中医基础理论研究丛书

总主编　邢玉瑞

# 中医治则治法理论研究进展

田丙坤　编著

全国百佳图书出版单位

中国中医药出版社

·北京·

**图书在版编目（CIP）数据**

中医治则治法理论研究进展 / 田丙坤编著 . —北京：
中国中医药出版社，2021.5
（中医基础理论研究丛书）
ISBN 978-7-5132-6299-6

Ⅰ.①中… Ⅱ.①田… Ⅲ.①治则 ②中医治法
Ⅳ.① R242

中国版本图书馆 CIP 数据核字（2020）第 118049 号

---

**中国中医药出版社出版**

北京经济技术开发区科创十三街 31 号院二区 8 号楼
邮政编码 100176
传真 010-64405721
河北品睿印刷有限公司印刷
各地新华书店经销

开本 880×1230 1/32 印张 17.25 字数 362 千字
2021 年 5 月第 1 版 2021 年 5 月第 1 次印刷
书号 ISBN 978 - 7 - 5132 - 6299 - 6

定价 69.00 元
网址 www.cptcm.com

社 长 热 线 010-64405720
购 书 热 线 010-89535836
维 权 打 假 010-64405753

微信服务号 zgzyycbs
微商城网址 https://kdt.im/LIdUGr
官 方 微 博 http://e.weibo.com/cptcm
天猫旗舰店网址 https://zgzyycbs.tmall.com

如有印装质量问题请与本社出版部联系（010-64405510）

## 内容提要

中医治则，即中医治疗疾病的原则，对指导临床制定治疗方法、选择方药起着重要作用。治法是在治则的指导下确定的具体的治疗方法与措施。治则治法理论是中医理、法、方、药中的重要一环，是连接理论与临床实践的桥梁。本书围绕中医治则治法理论的概念、内涵、临床应用、实验研究等，对近 70 年来中医治则治法理论研究现状，分治疗观、治则、治法三部分，从理论研究、临床研究和实验研究三方面进行系统的梳理总结。

本书可作为中医专业学生及中医临床、科研、教学人员提高理论、科研与临床水平的重要参考书。

# 总序

在现代科学的研究中，恐怕没有哪一门学科像中医理论研究，至今为如何研究与发展而争论不休。特别是近年来，中医理论的研究得到中医界学者与领导的高度重视。一种基本的共识认为，中医理论发展的滞后，已经成为制约当代中医学术发展的瓶颈。但对如何开展中医理论的研究，则可谓仁者见仁，智者见智，争鸣不断。为此，有必要认真梳理现代中医理论发展与创新的方式，总结经验教训，理清下一步研究的目标、路径和方法。

## 一、现代中医理论发展与创新的方式

现代中医理论发展与创新的方式，大致可概括为以下几个方面。

### （一）科学诠释——解析说明性研究

任何一种医学的发展都是一定文化的产物，与特定的思维方式相联系。中医学的产生、发展深深植根于中国传统文化的土壤之中，其演进和中国传统文化的发展之间具有同步的规律。先秦诸子学—两汉经学—魏晋玄学—隋唐佛学—宋明理学—清代朴学，中国传统文化的连续性发展，无疑是中医学术不断发展、壮大的根本保障之一。但是，鸦片战争以来，西方文化凭借着先进的技术与科学（包括西医学）之势，给数千年绵延不断的中国传统文化以前所未有的冲击，许多民族精英们也将中国落后的原因简单归结于传统文化而加以指责，造成了中国传统文化的式微、断裂。由此对中医学造成两方面的冲击：一方面，中医学的发展失去了固有文化发展的支持。诚如李致重在《从国学看中医》一文中所指出："当扎在国学之中的研究方法的根系被切断的时候，中医的科学理论体系与临床技术体系将随之衰落。而当中医的临床治疗失去原有的科学与技术体系支撑的时候，中医便沦落为不见文化思想深根的浮萍草——游离于自身科学与技术体系之外的中医，所留下的只是原有体系中的经验部分了。然而经验是人类认知过程的初阶段，它是不能称之为科学的。"另外，患病人群文化、意识形态观念的更替变化，在就医选择中对中医和其学术的信任与理解，决定了中医的社会心理地位与真实发展的规模及潜能；同时，伴随着西医学的超速发展及占据科学与技术的高平台，中医学发展滞后，自然导致中医疗法受众对中医学理解的困难，以及随之而来的认可度和公信力的降低，中医学面临着话语权的不断丧失。

为了解决上述问题，中医人历经了百年的探索，从最早的中西医汇通，到中西医结合理论研究及近年提出的中医现代化研究，都是借用现代科学（包括现代医学）的理念、方法、知识等，来研究中医理论，试图揭示中医理论的现代科学内涵，取得现代科学背景的受众对中医学的理解、接受，当然也是为了借助现代科学及技术以促进中医学的发展。以中医肾的研究为例，沈自尹等从20世纪50年代始，历经数十年的研究，提出中医肾与下丘脑—垂体—靶腺（肾上腺、性腺、甲状腺、胸腺）轴相关的观点。"973"中医理论基础研究专项"基于'肾藏精'的藏象理论基础研究"也是借助现代生物学理论与技术，试图证明"肾精命火"主要体现为干细胞、微环境和神经—内分泌—免疫（NEI）网络的动态平衡，"肾藏精"主要体现为干细胞及微环境的调和状态，补肾填精法主要通过调控干细胞、微环境和NEI网络发挥作用。

课题的理论创新是建立"肾藏精"藏象理论与干细胞和NEI网络关系研究的新思路。类似的研究无疑都是对中医固有理论的一种科学诠释性研究，即借用现代科学技术方法与知识对中医理论加以解析说明或论证。此类研究的问题主要有两个方面：一是由于现代科学技术的不断发展，对中医理论的科学诠释从器官、组织、细胞到分子、基因等，总是尾随其后，似乎难以穷尽；二是借用库恩范式理论的观点，中医学与现代科学范式具有不可通约性，对中医理论的科学诠释性研究的成果，绝大部分既不能纳入中医学的理论体系，为中医基础理论提供新的概念、理论，又无法归入西医学的范畴，在西医学已有的理论基础上提出新的假说、新的发现或西医学尚未注意到的新的事实，对西医学的发展也意义不大。因此，此类研究也受到了一些中医学者的批评。

## （二）文献梳理——理论建构性研究

对文献的整理研究一直是中医学术继承与发展的重要方式，虽然《黄帝内经》确立了中医学理论体系的基本范式，但从形式而言，则不好说《黄帝内经》建构了中医理论框架。历代分类研究《黄帝内经》诸家，可谓从形式建构中医理论框架的最早尝试者，从唐·杨上善《黄帝内经太素》分摄生、阴阳、人合、脏腑、经脉、输穴、营卫气、身度、诊候、证候、设方、九针、补泻、伤寒、寒热、邪论、风论、气论、杂病十九大类，到明·张介宾《类经》分摄生、阴阳、藏象、脉色、经络、标本、气味、论治、疾病、针刺、运气、会通十二大类，明·李中梓《内经知要》分道生、阴阳、色诊、脉诊、藏象、经络、治则、病能八类，可谓古代中医理论框架建构的概况。

伴随着中医教育事业的发展，教材建设可谓中医教育事业的重中之重。古代中医教育大多以《素问》《神农本草经》《伤寒论》《脉经》《针灸甲乙经》《难经》《诸病源候论》《备急千金要方》《龙树论》《圣惠选方》等经典及名家著作为教材，还谈不上对中医理论的系统梳理。《医宗金鉴》作为清代皇家主编的专用教材，虽说具有综合性、经典性、先进性、实用性等特点，但从中医药理论建构的角度而言，恰恰是其不足之处。因为《医宗金鉴》缺乏对《内经》理论的扼要论述，也缺少本草药性部分，造成其在基础理论上有所欠缺。进入近现代以来，随着西方科学技术知识与教育模式的传入，中医教育与教材建设也发生根本性的转变，基于文献整理研究的教材建设，有力地促进了中医理论体系框架的建构。早在1928年，由秦伯未、蒋文芳等人提议，在上海召开了我国中医史上第一次全国性的中医学校教材编辑会，虽因参会人员学术见解不同，意见不统一，最终未能就课程、教材、学制等问题达成共识，但蒋文芳提出的"整理固有医学之精华，列为明显之系统，运用合乎现代的理论，制为完善之学说"成为之后中医学课程教材建设的指导原则。中华人民共和国成立后，中医教材建设的思路基本没有超越此原则。20世纪50—60年代，北京中医学院编著的《内经讲义》（1955）、杉原德行（白羊译）的《中医学基础简释》（1957）、南京中医学院编著的《中医学概论》（1958）、福建中医学院编著的《中医学基础》（1963）等，开启了运用现代语言文字整理、建构中医理论的新篇章。从《内经讲义》的原文选编与现代中医理论建构混合，分化出包含基础理论与中医诊断学的《中医学基础》，再到《中医基础理论》和《中医诊断学》的独立，统编 / 规划教材不断修编，至今已修编至第十版，加之20世纪80年代中后期，各地出版了《中医学导论》《中医藏象学说》《中医病因病机学》《中医养生防治学》等基础理论的分化教材，教材建设有力地促进了中医理论的发展，主要体现在以下几点：一是系统梳理了历代中医理论研究的成果，建构了富有时代特征的中医理论体系框架；二是定义、规范了中医理论的相关概念，并引入了一些新概念；三是丰富、完善了中医理论，补充了思维方法、精气学说、体质学说等内容。

另外，基于文献梳理或结合临床研究编著的中医工具书、制定的术语标准等，也是现代中医药理论研究的重要成果，其中有代表性的如《中医大辞典》《中医基础理论术语》《中医临床诊疗术语》等，为中医理论的规范化做出了重要贡献。

虽然文献梳理的理论建构性研究，对中医理论体系的丰富、完善具有重要贡献，但也存在着一些问题，主要表现为集成有缺漏，归真有变异，纳新有西化等，还需进一步研究。

（三）实践升华——理论创新性研究

临床实践经验是中医理论建构与不断发展的不竭动力，中医学术发展史上各种流派的形成，莫不是临床实践经验的总结和升华，中医学在现代社会的存在、发展，也以临床实践所取得的疗效与经验为根本保障。故邓铁涛指出：中医学的传统研究方法是继承前人的理论—进行临床实践—总结提高—创立新论。临床实践是传统研究最重要的一环，在继承前人理论的指导下诊察病人、治疗病人，给病人以治疗信息，进而收集接受治疗后反馈的信息，如是循环往复，总结提高，上升为理论，以修改、补充前人的论述。因此，从名老中医诊治现代重大疑难疾病的经验入手，总结创新中医理论，仍然是中医理论发展的重要途径。

例如，现代临床常见的脑血管意外、脑动脉硬化、癫痫病、帕金森病等多属于中医内风证的范畴，中医称之为中风、眩晕、痫证、颤证等。临床实践证明，这类病症除了具有动摇、眩晕、震颤、抽搐等风气内动的症状外，常常兼见舌质紫暗或舌下脉络青紫、面色晦暗或青黑、皮肤粗糙、血液黏稠度增高等瘀血症状。大量临床实践表明，内风证常兼有瘀血症状，活血化瘀可以治疗内风。何绍奇在《现代中医内科学》中总结临床实践经验，明确提出："瘀血阻滞，脉道不通，血行不畅，筋脉失濡而手足颤动，屈伸不利，此即瘀血生风。"刘昭纯等结合临床实践经验，总结出瘀血生风的发病特点为多见于老年患者、多继发于慢性病、多出现神志异常、多与其他内风证并存，进一步完善了瘀血生风的病机理论。

再如20世纪80年代后期日本学者运用黄连解毒汤治疗中风取得良好疗效，继而国内也有大量运用黄连解毒汤加减治疗中风的报道，清开灵、醒脑静注射液等运用于中风病急性期的治疗也效果显著。而清开灵、醒脑静注射液皆可谓集清热解毒药之大成，具有明显的清热泻火解毒之功。再者，临床观察发现，中风病急性期的转归与腑气不通有密切的关系，随着大便秘结或不通程度的加重，病程延长，病情加重，疗效降低。采用通腑、化痰、泄热法治疗中风急性期患者，常可取得良好的疗效，有较早减轻脑水肿的作用。一般认为，通腑、化痰、泄热法对中风病急性期的良好疗效是其发挥了畅利枢机，疏导蕴结之热毒、痰浊的作用，为内生之毒的清除打开了门户之故。这也为中风病毒损脑络病机假说的形成提供了临床经验的支持。在此基础上，王永炎提出了中风病"毒损脑络"的病机假说。

现代中医理论研究的重大课题，也无不与解决现代人类重大疾病及健康问题密切相关，特别是中医诊疗理论的研究，更是着眼于中医治疗的优势病种来进行。中医药类国家级成果奖绝大多数为临床研究成果，即使"973"计划中的中医理论基础研究专项，也多与临床研究密切联系。如"基于'肾藏精'的藏象理论基础研究"，该项目六个课题中四个即着眼于临床研究，分别从不孕不育、骨质疏松症、老年性痴呆、障碍性贫血探讨有关"肾主生殖""肾主骨""肾生髓""脑为髓海"等理论。再如"中医病因病机理论继承与创新研究"的九个课题均涉及临床研究，包括肝硬化、艾滋病、心脑血管血栓性疾病、甲状腺功能亢进症、出血性中风病、冠心病心绞痛、胃癌前状态性疾病，以及周仲瑛、颜德馨两位国医大师的经验总结。上述研究的基本路径为：第一，从名医大量临床病案中提炼科学假说；第二，考镜源流，寻找文献依据；第三，通过临床研究体现创新理论的实践意义；第四，通过实验研究揭示中医理论的科学内涵。

当代重大疾病的中医药治疗经验为中医理论的总结提供了经验材料，但从目前的研究状况来看，基于临床实践的中医理论总结创新明显滞后，由于课题研究的分散，结论的离散度很大，要将其提炼升华为逻辑自洽的理论还任重道远。如"中医病因病机理论继承与创新研究"的四个课题涉及毒——外毒、瘀毒、内毒、毒热，那么，作为此四种不同毒邪属概念的毒的内涵、外延如何？产生原因、致病特点如何？毒的现代科学表征是什么？与其他有关毒的研究成果之间如何整合？诸如此类的问题，至今尚未得到解答。

总之，人类防治疾病、促进健康，就需要提出种种实用性或技术性的问题，解决已有理论与经验事实的矛盾，寻找经验事实之间的联系并做出统一的解释，无疑是中医理论发展的永恒动力，也是中医理论研究永远的着眼点。

## （四）科学问题——发现创新性研究

自然科学发展的历史表明，问题是科学发展的真正灵魂，贯穿于科学研究的始终。科学研究不但开始于问题，而且正是问题推动研究，指导研究。自然科学发展的历史，就是它所研究问题发展的历史，是问题不断展开和深入的历史。正如著名科学哲学家卡尔·波普尔在《猜想与反驳》中说："科学和知识的增长永远始于问题，终于问题——愈来愈深化的问题，愈来愈能启发新问题的问题。"

中医学历经千百年的实践所积累的经验，以及与中国古代哲学融合所形成的中医理论中，蕴含着许多大大小小的科学问题。从大的方面来说，如中医学在中国古代哲学"天人合一"整体思维指导下所形成的形与神辩证统一的思想，为研究人体生命活动与心理活动的关系提供了思路，围绕这一命题，现代学者在系统梳理古代文献的基础上，结合当代自然科学的相关研究成果，建构了中医心理学、中医情志学等理论体系。再如人类生活于空间与时间两个维度环境之中，相对而言，现代医学的发展主要着眼于空间维度，相关的研究也达到了很高的水平，但对于时间与生命的关系研究较为薄弱。而传统中医学更重视时间维度，在时间与生命活动及疾病的防治方面积累了较为丰富的实践经验，并从理论上进行了有益的探索，提出了时藏相关的命题。这一命题具有丰富的科学价值，但并未引起中医学界的足够重视和深入研究，大多只局限于古代文献的梳理和临床验案的报道，已有的实验研究也仅仅是试图证明有关经典理论的正确性，缺乏创新性的研究。现在，应当在临床流行病学调研和实验研究的基础上，系统总结和归纳中医有关人体生理、病理节律模式，探索时间节律的调控机制，建构新的时藏相关理论，进而指导中医临床诊断与治疗，并开发针对时间相关性疾病的治疗方法与技术。另外，王琦、匡调元等学者从中医文献梳理中提炼出中医体质的概念，结合临床与现代科学技术加以系统、深入的研究，建构了中医体质学理论。从小的方面来说，如《素问·六元正纪大论》提出"有故无殒，亦无殒"的观点，认为药物的效用、毒性反应与患者机体的状态相关，提示在完全符合辨证治疗的理想状况下，在一定的范围内，药物的耐受性及毒性反应是随着机体疾病状态的不同而变化的，由此开启了中药毒性评价的新思路与新方法。诸如此类，不胜枚举。对此，也可借用林德宏在《东方的智慧》中评价东方自然观对现代科学的价值时所说："古老的东方自然观不能代替现代的科学研究，它的功能是为科学研究提供一种理论思想、思维的方法，提供某种思路和角度。"中医学经验与理论中所蕴含的科学问题，则为现代学者的研究提供了极佳的研究思路与方法。

综上所述，现代中医理论发展与创新方式可概括为科学诠释的解析说明性研究、基于文献梳理的理论建构性研究、通过实践升华的理论创新性研究、提炼科学问题的发现创新性研究四个方面，其中在总结历代学术思想基础上的教材建设与相关辞书、标准的编著，可以说是中医理论体系丰富、规范及框架建构的主体；面对现代重大疾病的中医诊疗实践，是中医理论创新的动力；凝练科学问题，结合中医临床，借用现代科学技术开展实验研究，是中医理论加速发展的必由之路。

## 二、新形势下中医理论研究的路径及重点

关于新形势，人们可以从不同的层面加以认识。从宏观层面而言，可以说我们正处于大科学、大数据、大健康的时代，也是一个大变革的时代。从与中医理论研究及发展相关的较为具体的层面而言，新形势主要体现在以下四个方面：一是伴随着生物化学、分子生物学、基因工程学、电子学、新兴材料学、信息技术等各种现代科学的迅猛发展，西医学突飞猛进，相比之下，中医学的发展不仅明显滞后，而且难以与现代科学技术形成互动共进的发展态势。二是随着西医学的迅速发展，依托于现代科学的西医学不仅拥有更多的话语权，而且导致中医临床阵地萎缩，特别是临床中西医混合治疗的普遍实施，使从临床总结理论的传统中医理论发展通道受阻或难度加大，阻碍了中医理论的发展。三是滋养中医理论发展的中国传统文化，自五四运动以后发生断裂，导致中医理论在当代科学及西方文化占统治地位的情况下，失去了应有的话语权，丧失了哲学理论的引导。四是现代疾病谱的变化，以及人类对健康需求的提升，又为中医学术的发展提供了良好的机遇。

反思 60 余年来中医理论上述四方面的研究成果，可以发现尚存在诸多问题，如科学诠释性研究存在难以回归中医理论体系，以及随着现代科学的发展而难以穷尽两大问题；基于文献梳理的理论建构性研究存在着集成有缺漏、归真有变

异、纳新有西化等问题，但归真、西化如何确定其划界标准，又难以达成有效共识，特别是对中医概念的研究相对滞后，理论体系的逻辑分析不足，体系建构有待进一步完善；基于临床实践的中医理论总结创新明显滞后，由于课题研究的分散，结论的离散度很大，如何将其提炼升华为逻辑自洽的理论还任重道远；着眼于科学问题的创新性研究，由于研究群体的知识结构、视野，以及相关学科研究人员的交叉较少等局限，并没有得到足够的重视，或没有凝练出准确的科学问题加以研究，理论的逻辑分析与论证环节十分薄弱。正由于上述问题的存在，以致王健教授在香山论坛上指出，中医"理论研究呈现零星化、碎片化，融合不够、开放不够、序贯不够、继承不够、创新不够、分化不够、引领不够"。

面对中医理论研究与发展的困境，结合中医药研究队伍的实际，以及未来社会发展的需求，中医理论研究可重点着眼于以下几个方面。

### （一）面向古代传统的概念与理论框架研究

中医学作为中国传统科学的重要组成部分，是有别于现代科学范式的另一类科学体系，有其独特的概念、理论体系、思维方法等。现代中医理论体系的构建也是近几十年的事，还很不完善，有待于从概念、构建方法、理论框架、理论证伪等方面加以深入研究。

概念是理论构建的基本单元。中医学的概念富有自身的学术特征，主要表现为以自然语言为主体，名词繁多而定义很少，定义多为外延定义，具有多相性、形象性及辩证思维特征，概念的规范性弱，定义缺乏逻辑的严密性，发展形式为叠层累积，从语用角度看多有符号替代使用现象等。由此造成了中医一些概念的歧义、混乱，阻碍了中医学术的发展。因此，应以坚实的文献研究为基础，借用现代逻辑学方法等，对中医理论体系概念范畴进行"名"与"实"的源流考证，理清不同时代相关概念的发展演变，规范名词术语表述，准确揭示概念的内涵与外延，为构建新的中医理论体系框架奠定坚实的基础。

中医学思维及理论构建方法的独特性，造成了中医理论体系中人文科学与自然科学内容交融，实体概念与功能概念不分，理论的外源与内生、经验与推论、理论与假说并存等，其根本特征是高度抽象性和不确定性，难以证实，也不易被证伪，对未知的经验事实预见性较弱，理论与临床经验之间有一定程度的分离，二者缺乏良性循环加速机制。因此，有必要以中医基本概念（或范畴）、基本理论为基点，以哲学方法、逻辑方法、思维方法、科学方法论等为手段，从发生学的角度对中医基本概念、理论进行认真的研究，揭示其形成过程、本质内涵及方法论特点，以促进中医概念、专业术语的规范化及中医理论的现代语言转换，并为中医理论与现代科学包括现代医学的融通寻找切实可行的切入点和正确的方法论途径，搭建现代中医药理论体系构建的平台。

在对古今中医原始文献系统研究的基础上，提取中医理论的概念、命题并加以分门别类，确认其理论意义、实践基础、内在联系，结合上述概念及构建方法研究，从而建立结构合理、层次清晰、概念明确、表述规范，能够指导临床，体现学科内在规律的体系框架。

由于历史的原因及模式推理的广泛使用，中医理论中理论与假说并存的现象较为普遍，典型的如中医运气学说对现代疫病的预测等。故急需在坚实的文献与临床实践基础上，敢于正视问题，借用发生学、逻辑学、科学哲学等方法，开展中医理论的证伪研究，去伪存真，提炼科学问题，以促进中医理论的健康发展。

## （二）面向临床实际的中医理论创新研究

历史的经验告诉我们，中医理论研究成果的取得，遵循了共同的规律：面向时代需求，源于临床实践，指导临床实践，在实践中检验。如关于冠心病的病因病机，代表性学说有血瘀说、瘀毒从化说、痰瘀互结说、心脾痰瘀相关说、脾胃相关说、络病说等。其中，血瘀说又有气虚血瘀、阳虚血瘀、气滞血瘀、痰阻血瘀等不同类型。其他如中风病的毒损脑络、肾脏疾病的毒损肾络、冠心病的毒损心络、慢性肝病的毒损肝络、消化性溃疡的毒热病机等，无不是基于临床实践的理论创新。另外，对 SARS、艾滋病、禽流感等古人所没有经历过的疾病的诊治，中医学就其病因病机的认识及相应的诊疗方法，无疑也是一种理论创新。因此，要坚持面对新问题，探索新规律，提出新思想，以防病治病的实际问题为中心，立足现代重大疾病的防治，总结和发展中医的病因病机及诊疗理论。

## （三）面向当代科学的中医理论多学科研究

当代科学技术的迅猛发展，特别是现代系统科学、科学哲学、大数据技术等研究，既为中医学的发展带来挑战，同时也为中医理论的发展带来机遇。首先，信息科学及现代医学诊疗技术的迅猛发展，为中医诊疗技术的发明与借鉴提供了良好的机遇，在此基础上的临床实践无疑又为中医理论的总结、升华提供了实践基础。其次，现代科学特别是现代医学对相关疾病机理的认识，为中医理论的创新提供了支撑，如王永炎提出的中风病毒损脑络理论、陈可冀提出的冠心病瘀毒致病理论、周学文提出的消化性溃疡毒热致病理论等，其背后都隐含着现代医学对相关疾病病理认识的支撑。最后，对于一些创新性的理论，还需借助现代科学技术进一步研究，如中风病毒损脑络或多种疾病毒损脉络的病机，关于毒的本质、层级结构、脑络或脉络的具体所指、损伤的过程与机制等，以及中药活性部位和中药组分的药性实证研究等。因此，在现代科学技术环境及语境下，中医学术的研究应持开放包容的态度，既要保持中医的特色与优势，也应考虑中国文化的走向及中国人生活方式的变迁，同时遵循科学技术的一般规律，要准确理解中医理论的内涵，把握科学问题，借助学科交叉，利用多学科新知识、新成果，发展和创新中医理论，以更好地指导临床实践。

（四）面向未来需求的中医健康理论等研究

随着人们生活水平的不断提高及医学模式的转换，健康问题受到国人的高度关注，2013 年国务院即颁发了《关于促进健康服务业发展的若干意见》，2015 年又颁发了《中医药健康服务发展规划（2015—2020 年）》，党的十八届五中全会提出了"健康中国"的概念。中医学作为我国独具特色的健康服务资源，强调整体把握健康状态，注重个体化，突出治未病，临床疗效确切，治疗方法灵活，养生保健作用突出，故充分发挥中医药特色优势，加快发展中医药健康服务，是全面发展中医药事业、促进健康服务业发展的必然要求。与此相适应，中医有关健康的概念、思想与观念，以及健康状态的内涵、要素、分类等健康理论体系的研究作为中医理论研究的重要范畴，也应得到高度重视。此外，中医治未病、康复理论等，也需要从哲学观到具体的医学理论，乃至理论指导下的操作技术，进行系统而深入的研究，而不能仅仅局限于理念的层面。

习近平总书记在 2014 年《在文艺工作座谈会上的讲话》中指出："传承中华文化，绝不是简单复古，也不是盲目排外，而是古为今用、洋为中用、辩证取舍、推陈出新，摒弃消极因素，继承积极思想，'以古人之规矩，开自己之生面'，实现中华文化的创造性转化和创新性发展。"这也可借鉴为现代中医理论研究的指导思想。总之，要关注中医理论基本概念和基本原理的传承创新，注重重大疾病防治规律与理论提升的应用创新和以自由探索为主体的先导创新，弘扬主体理论，鼓励多样性探索，重视科学问题的提炼，围绕问题开展研究，同时也要重视对已有研究成果的综合集成创新，全方位地促进中医理论研究创新发展。

要理清中医理论研究的目标、路径和方法，就有必要对现代以来中医理论研究、发展状况予以系统梳理，搞清楚脚下之路的基本状况，即当代中医理论研究取得了哪些成就、存在哪些问题、走了哪些弯路等，如此，方可进一步搞清楚"我是谁，我从哪里来，我将走向何方"的问题，科学理性地选择研究路径和方法，少走弯路，促进中医学术的健康发展。为此，我们在国家重点基础研究发展计划（973 计划）项目的资助下，对 60 余年来现代中医学术创新进行了理论分析与总结，较为系统地梳理了中医理论研究的基本情况，在此基础上，编著成《中医基础理论研究丛书》，包括《中医学概念问题研究》《中医哲学思维方法研究进展》《中国古代天人关系理论与中医学研究》《〈黄帝内经〉二十论》《中医藏象学说的理论研究进展》《中医藏象学说的临床与实验研究进展》《中医经络理论研究进展》《中医体质理论研究进展》《中医病因病机理论研究进展》《中

总序

医治则治法理论研究进展》《中医学的科学文化研究》《中医模型化推理研究》等 12 本。该丛书既是对陕西中医药大学中医基础理论学科所承担的国家重点基础研究发展计划（"973"计划）项目"中医理论体系框架结构研究"部分工作，以及国家社会科学基金项目"中国古代天人关系理论与中医学研究"的总结，也是作为国家中医药管理局与陕西省重点学科的部分工作总结。

陕西中医药大学《中医基础理论研究丛书》的编著，以陕西中医药大学中医基础理论重点学科团队人员为主体，山东中医药大学的王小平、鲁明源，华南师范大学的赵燕平，咸阳师范学院的蒲创国等同志也参与了编写工作。该丛书的出版，得到了陕西中医药大学领导的大力支持和陕西省重点学科建设经费的资助，中国中医药出版社华中健主任从选题到出版都给予了大力支持，在此一并表示衷心感谢。

邢玉瑞

2017 年 2 月于古都咸阳

# 前言

　　中医的生命力在于临床疗效，这是千百年来中医大家的共识。而临床疗效的获取，离不开中医诊疗理论体系的指导，离不开临床经验的不断积累。中医学的诊疗体系有着极其丰富的内容，治法是连接中医基础理论与临床实践的桥梁，融理、证、方、药于一体的中医应用体系，它是以古代辩证法的整体观、运动观、矛盾观为指导，是中国古代哲学理论在中医防病治病过程中的具体体现。

　　中医治法理论可根据治法的抽象程度高低及其在临床中的地位作用，分为治疗观、治则和治法三个层面，其中治疗观是治疗过程中最高层次，其抽象程度最高，对医师的临床治疗行为起着主导作用。如治未病、治病求本、因势利导、以平为期等。治则则是在指导病证治疗过程中的基本原则，是治疗观的具体化，对具体治疗方案、方法的选择与确定起重要指导作用。包括扶正祛邪、正治反治、标本缓急、调整阴阳、调理气血津液、调理脏腑、三因制宜等。治疗观和治则是治疗疾病过程中密不可分的两个组成部分。一般而言，治疗观具有抽象性和灵活性的特点，治则抽象程度相对较低，针对性强一些；治疗观在治疗领域具有统率作用，治则在治疗观指导下制定，同时又反映治疗观，随着医疗实践活动的深入，治疗观亦在不断丰富发展，相应地治则也在不断充实完善。治法则是在治则指导下制订的针对疾病与证候的具体方法，治法具有更为具体和灵活多样性。审证立法，依法选方用药，故治法是制方、选方、用药、确定治疗方法的依据，各种疗法如针灸、推拿、气功、外治、食疗等，在具体运用中均须贯彻治法的精神。治则指导治法的确立，治法是治则的具体体现，它由治则所规定，并从属于一定的治则。治法反过来验证治则、修正治则。治法也有层次的差异。高层次治法可称为一般治法，是针对不同类病因病机提出的治法。《医学心悟》所言汗、吐、下、和、温、清、消、补八法，当属一般治法，亦可称之为治疗大法。低层次治法可称为具体治法，是贯穿表里上下、脏腑经络病理，结合病证特点，区别主次缓急，具有具体化意义的治法。如辛温解表法、辛凉解表法、清暑解表法等均隶属于汗法（解表法）；下法可分为寒下法、温下法、润下法等。

70 年来，中医治法得到了前所未有的发展。各种治法应用于临床实践，随着疾病谱的变化，既有原有治法的拓展，又有新的治法的产生；既有老中医立足经典的解读与应用，又有新中医立足中西医结合的实验与研究。在此过程中，有一些中医治法理论方面的著作问世。如陈潮祖的《中医治法与方剂》（人民卫生出版社，1975 年第 1 版，2014 年第 5 版）分上、下两篇，全书共论述 148 条病机，148 条治法，812 首方剂，对中医病机、治法与方剂均有所贡献。姜春华、沈自尹的《中医治则研究》（上海科学技术出版社，1983 年第 2 版）论述了十大治则，从中西医结合角度阐释了其作用机理。孙孝洪编著的《中医治疗学原理》（四川科学技术出版社，1990 年）对 24 种治法进行了专题研究，探讨中医治疗学一般规律，初步揭示了中医治疗学作用原理。周超凡等的《历代中医治则治法精华》（中国中医药出版社，1991 年）荟萃自秦汉迄清为止有关中医治则医论的中医文献资料，按治疗总则、辨证治则和辨病治则三类进行了整理。侯树平的《中医治法学》（中国中医药出版社，2015 年）从文献整理和临床应用系统梳理了中医治法学的 15 个大法，能启迪临床思路。另有沈涛的《中医肿瘤治法与方剂》（人民卫生出版社，2017 年），李铜元的《骨伤科治法与常用方药》（人民卫生出版社，2015 年），田维君的《中医脾胃治法》（江西科学技术出版社，2001 年），王付的《治法与选方用药》（军事医学科学出版社，2006 年），沈绍功等的《中医心病治法大全》（中国中医药出版社，2005 年），张煜等的《现代名家医论医话选·治则治法卷》（中国中医药出版社，2012 年）等。总之，各家著作对中医治法或从文献研究，或从临床研究，或从方剂角度进行了梳理，促进了中医治法发展。但由于或者成书较早，或者局限于某一方面，未对 70 年来中医治法理论进行全方位（理论、临床、实验）的系统整理，因此，有必要对中医治法进行系统的梳理。在继承发扬创新的思想指导下，在多年的教学、临床、科研工作的基础上，笔者编撰了《中医治则治法理论研究进展》一书，主要采用择其精要、述而不评的方法，拟从三个层次、三个方面梳理 70 年的中医治法理论：全书分为治疗观研究、治则研究、治法研究三个层次，每一层次又分为理论研究、临床研究、实验研究三个方面展开。选择 70 年来具有代表性的论文、论著，整理其对治法的概念、内涵、源流、配伍技巧、应用规律、作用机理等研究成果，以期在以下三方面有所建树：一是系统梳理现代医家对中医治法源流、概念、内涵、应用规律的认识与经验；二是展示治法的综合应用思路、临床应用技巧，并通过对疾病病因病机和症状的解析，力求探索出各种治法在临床应用的具体方法及措施，遵循中医理论，系统总结出中医治法规律，不仅授人以鱼，更要授人以渔，让初学者不仅学会中医具体治法，更要学会中医临床思维方法，启发开拓思路，不断提高临床疗效；三是反映中医治法理论的研究现状，揭示治法的

**前言**

作用机理，力求客观公正全面地展示中医治法的应用及研究进展，为现代中医临床实践提供启示与经验，为中医现代化研究提供思路与借鉴。

人类历史上任何一种科学技术的进步，都是站在巨人的肩膀上发展的，在这里对本书引用文献资料的作者表示诚挚的感谢。本书撰写过程中承蒙邢玉瑞教授和张登本教授悉心指导，中国中医药出版社的编辑给予了大力支持，研究生弓铭、刘志国、黄芦凯等参与了文献资料的整理，在此一并致谢。由于笔者能力所限，纰漏之处在所难免，敬请读者不吝赐教，共同为中医治法理论的发展而努力。

田丙坤

2021 年 1 月于秦都咸阳

# 目
# 录

目
录

目
录

目
录

目　录

治则涵盖的内容十分广泛，其中对疾病治疗一般原则的理论思考，极富思辨和人文医学色彩，含有丰富的哲学和辩证法思想，对临床治疗具有重要的指导意义，称之为治疗观。可以说它既是世界观，也是方法论。有学者将之归纳为中医治疗观"十论"，即疾病可治论、治未病论、治病求本论、医患相得论、因势利导论、三因制宜论、病治异同论、知常达变论、整体相关论、以平为期论。中医的治疗观高度概括了疾病治疗的一些基本规律，反映了中医在疾病治疗的认识上所达到的理论高度及决策上的高度技巧[1]。下面主要就治未病、治病求本、以平为期和因势利导予以总结。

[1]　张友贵.中医治疗观十论［J］.安徽中医药大学学报，2000，19（2）：1-4.

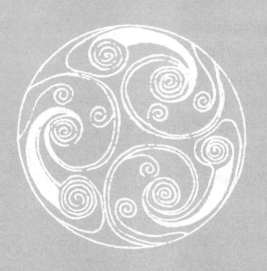

第一章　治未病研究

在人类返璞归真，回归自然热逐渐兴起以及人们追求绿色疗法、重视养生保健的今天，治未病成为近年的研究热点，研究文献丰富，其研究主要从"治未病"理论渊源、内涵、临床应用及养生防病等几个方面入手，现将研究成果概括如下。

# 一、理论研究

## （一）理论渊源

上古时期的人类活动和先秦时期所产生的哲学思想是治未病理论形成之源。在朴素辩证法思想指导下，先秦诸子的哲学观念对中医治未病思想影响深远，诸如《道德经》"图难于其易，为大于其细"，《孙子兵法》"有备无患"，《管子》"有道者能避患于无形"，为后来所形成的疾病观、预防观奠定了哲学基础[1]。《黄帝内经》最早提出了"治未病"。《素问·四气调神大论》曰："圣人不治已病治未病，不治已乱治未乱。"以此为源，历代医家对"治未病"屡有发挥。汉末张仲景在《金匮要略》中提出"见肝之病，知肝传脾，当先实脾"，成为指导"治未病"的一大法则；唐代孙思邈强调"上医医未病之病，中医医欲起之病，下医医已病之病"，将医生的能力区分为上、中、下3个层次；金元四大家之一的朱丹溪在《丹溪心法》中专论《不治已病治未病》，将"治未病"作为重要内容进行深入研究；清代叶天士更是提出"先安未

---

[1] 封舟，叶进.秦汉前"治未病"思想源流考[J].上海中医药杂志，2011，45（7）：18-20.

受邪之地"的预防观点，强调采取主动措施防变于先的重要意义。经过两千多年来历代医家的不断充实和完善，"治未病"逐步形成了具有深刻内涵的理论体系。

中医"治未病"理念的本旨是消弭疾病于未形，永葆康强至期颐。"治未病"理念集中地反映了中华民族固有的忧患意识，其文化内涵主要为强调居安思危，注重防微杜渐[1]。

**（二）概念研究**

通常认为，中医治未病包括未病先防、既病防变和病后康复三个方面。中医的治未病说，包括疾病微而未显（隐而未现）、显而未成（有轻微表现）、成而未发（有明显表现）、发而未传（有典型表现）、传而未变（有恶化表现）、变而未果（表现出愈或坏、生或死的紧急关头）的全过程，是一个复杂的系统工程。值得提及的是，把中医的未病说与现代提出的"亚健康"状态等同看待的认识，是欠全面的。现代所谓的"亚健康"状态，仅是中医未病中部分阶段的表现，即疾病微而未显、显而未成的时期，而不能包括中医未病说的全部。治未病的意义在于养精调神，铸就健康支柱；合理饮食，打造健康基石；强身壮体，充实健康动力；科学用药，提供健康保障[2]。金光亮[3]认为《内经》所论"未病"有三层含义：其一为未患病的健康状态；其二为邪伏而未发病的状态；其三为疾病进程中

[1] 段逸山."治未病"的本旨及其文化内涵[J].中医药文化，2010，5（1）：8-10.

[2] 温长路.科学认识和理解中医的"治未病"说[J].世界中西医结合杂志，2006，1（6）：313-315.

[3] 金光亮.《内经》未病概念与"治未病"理论探讨[J].北京中医药大学学报，2006，29（12）：804-806.

邪气将要累及的状态。刘焕兰[1]认为,《内经》"治未病"的内容包括:①未病养身,防病于先。②见微知著,治病萌芽。③已病早治,防其传变。④瘥后防复。《内经》"治未病"体现了中医预防为主,防重于治的思想。庞国明[2]认为,治未病的基本理论内涵就是:"未病先防""已病早治""既病防变""愈后防复""择时防发"。

亦有学者建议将"治未病"的概念限定于其在《黄帝内经》中的本义"治于未病之先"比较确切。这就包括"养生保全,未病先防"与"防微杜渐,先病而治"。这种限定,不仅更符合其原创本意,也使之不至于被扩大到中医防治的整个过程。其科学内容包括未病养生和慎微先治[3]。

## (三)意义价值

治未病理念符合西医学目的的调整和医学模式的转变,治未病理念的推广,将可以有效缩减政府总体医疗成本,提升中医学社会价值。如果从中医学体系来认识"治未病",尤其是作为一种思维方法来认识,它不仅仅是对疾病的事先预防和事后养护,还能指导临床诊疗中对病程传变、病症转归、病位分析的把握,提高疗效,降低复发率。"治未病"以追求健康为唯一诊疗诉求,不拘囿于对疾病表象的对抗性处置,

[1] 刘焕兰.《内经》"治未病"解读及其应用探讨 [J].广州中医药大学学报, 2009, 26 (6): 583-586.

[2] 庞国明."治未病"理论的基本内涵 [J].环球中医药,2008,1 (4):5-6.

[3] 张志斌, 王永炎.试论中医"治未病"之概念及其科学内容 [J].北京中医药大学学报, 2007, 30 (7): 440-444.

与西医学目的调整和医学模式转变不谋而合，提高"治未病"的科研水平能有效提升中医学的社会价值[1]。

"治未病"是中国传统健康文化的核心内容。经实践证明，"治未病"思想具有服务我国经济社会发展、体现"以人为本"、崇尚自然的精神、适应现代医学模式转变及中医药自身发展需要的重大现实意义[2]。中医借助自然方药、非药物疗法等丰富的调治经验，疗效显著的大量方药，显示其在调整不良状态，改善体质，提高人群健康水平等方面的优势[3]。这些都将为中医"治未病"这一学说的发展运用提供良好而广大的空间。通过文献的挖掘与整理、临床循证医学的验证、借助西医学手段扩展"治未病"的应用范围等方法，探讨中医治未病理论的研究思路与方法，治未病理论有着广阔的应用前景[4]。

［1］ 肖燕 ."治未病"理论在临床思维中的应用及其对中医学发展的启示［J］. 中医药导报，2009，15（8）：14-16.
［2］ 唐莉 . 中医"治未病"理念的重大现实意义［J］. 亚太传统医药，2010，6（8）：1-2.
［3］ 王琦 . 调治亚健康是中医学在 21 世纪对人类的新贡献［J］. 北京中医药大学学报，2001，24（2）：1.
［4］ 许前磊，蒋士卿 . "治未病"理论的研究思路与方法［J］. 河南中医，2010，30（1）：15-16.

## 二、临床研究

### （一）治未病与疾病

1. 内科疾病

（1）呼吸系统疾病：王丽等[1]在随导师临床过程中总结了用冬病夏治方法治疗慢性支气管炎、支气管哮喘、慢性阻塞性肺疾病等呼吸系统的经验。吴杰等[2]认为小儿哮喘"未病先防"可采取积极的措施干预哮喘的高危因素，以减少小儿哮喘的发生；"既病防变"时可选用中药或成药内服、中药穴位敷贴、食疗等方法防止缓解期哮喘患儿的发作，以减少发作次数。

（2）内分泌疾病：李力[3]根据未病的4种状态（健康未病态、潜病未病态、前病未病态、传变未病态），设计不同的治未病方法：未病养生；欲病救萌、防微杜渐；已病早治，防其传变；瘥后调摄、防其复发。借助现代诊查手段，充分发挥中医药身心调养、卫生保健在糖尿病治疗中的作用。陈静[4]根据多年治疗糖尿病性肾病的经验及糖尿病性肾病的发病特点，认为运用中医"治未病"的思路，对糖尿病性肾病

[1] 王丽，翁惠."治未病"思想在呼吸系统疾病方面的运用[J].辽宁中医药大学学报，2009，6（6）：10-11.

[2] 吴杰，虞坚尔，闵伟福.从中医"治未病"浅谈小儿哮喘的防治[J].中医文献杂志，2008，26（4）：27-28.

[3] 李力.未病学思想在2型糖尿病中的应用[J].南京中医药大学学报，2006，22（4）：211-213.

[4] 陈静.中医"治未病"理论与糖尿病性肾病防治的探讨[J].中华实用中西医杂志，2005，18（9）：1182-1183.

的防治有重要意义。马明[1]指出，对于早期临床表现不明显的血脂异常，遵循"治未病"的指导思想，按照"治未病"的三层含义，积极治疗，科学调脂，就是对于缺血性心血管疾病的最有效的一、二、三级预防，可以减少其病死率和病残率，因而具有重要的实用价值。朱红亮等[2]认为，代谢综合征（MS）以肝肾阴虚为本，痰瘀互结为实，发展到后期，邪气深入，渐入脉络，致使脉络瘀阻不通，继而发生心脑血管靶器官损害。从治未病中寻求防治MS的策略：一是应当增加治未病研究的关注度与投入；二是需要选择治未病研究的方法与内容，对在不同阶段的MS患者的防治寻求不同的治未病方案。并要加强治未病宣传，使防治代谢综合征策略发挥充分价值。

（3）情志疾病：余方[3]从提倡心理卫生、加强自我调节以预防疾病，"四气调神"以适应自然环境变化，调七情之偏颇以适应社会环境变化，涵德养性以适应生命过程的变化等方面，阐述了中医心理卫生思想中的治未病观。

（4）感染性疾病：杜彩霞等[4]从中医学"治未病"理论出发，应用艾灸对无症状HIV感染期进行干预，可起到培补元气，益其真

［1］ 马明．中医"治未病"理论对血脂异常治疗的指导意义［A］．2009人民大会堂中医治未病与亚健康高峰论坛暨首届亚健康经络调理学术研讨会论文集［C］．中华中医药学会，2009．

［2］ 朱红亮，郭宏敏．从治未病中寻求防治代谢综合征策略［J］．长春中医药大学学报，2012，28（6）：1019-1020．

［3］ 余方．中医心理卫生思想中的治未病观［J］．中医药临床杂志，2009,21（1）：46-47．

［4］ 杜彩霞，周艳丽，高希言．从中医学"治未病"谈艾灸对无症状HIV感染期的干预作用［J］．2009，41（9）：8-10．

阴，防病治病的作用。

（5）老年疾病：老年人体质特点简要归纳为虚、痰、瘀几个方面，老年"治未病"的着眼点在于改善病理性体质，防止相关疾病的发生。注意做到以下三点：重视保养"精、气、神"，重视形神兼养，强调平衡、协调[1]。临床实践表明，中医"治未病"思想可有效延缓老年慢性疾病的发生与发展，从而降低不良事件的发生率，对于提高老年患者生活质量及健康水平均具有积极作用[2]。

2. 妇科疾病

高涛[3]总结何嘉琳妇科治未病经验，未病注重饮食（孕产妇产前宜凉，产后宜温）、起居（经期前后注意卫生）、情志（稳定的情绪是妇科治未病的第一基础）的针对性指导；已病则早治、防传变，输卵管堵塞用三管通络（通管汤，Ⅳ号灌肠剂，输卵管插管），调经种子用经验方育麟方、孕后安胎饮加减，母儿 ABO 血型不合用茵陈蒿汤加味效果良好。

3. 眼科疾病

眼病预防可从情志、饮食、卫生、安全、优生等方面着手；既病之后宜积极治疗，防止病情加重；注意引起病情复

---

［1］梁海凌.中医"治未病"思想与老年病防治［A］.中华中医药学会第八届中医体质研讨会暨中医健康状态认知与体质辨识研究论坛论文集［C］.中华中医药学会体质分会：中华中医药学会，2010.

［2］白海琴.中医"治未病"思想在老年病防治中的应用［J］.亚太传统医药，2015，11（17）：111-112.

［3］高涛."治未病"在中医妇科临床中的应用［J］.上海中医药杂志，2009，45（5）：36-38.

发的食复、药复、劳复等[1]。

### 4. 骨科疾病

骨质疏松症属中医"骨痿""骨痹"的范畴，病因主要归于肝肾亏虚、脾虚、血瘀。以"治未病"的理论指导来提高峰值骨量、延缓骨量的丢失，以期达到降低骨质疏松发病率，减少患者骨痛和骨折发生，提高生活质量的目的[2]。

### 5. 恶性肿瘤

在当今肿瘤难以完全治愈的情况下，将中医治未病思想和现代肿瘤学的三级预防有机结合，对指导肿瘤防治工作有重要意义。"治未病"不仅突出整体观念，更具个性化、差异化的辨证优势，特别是防止癌症复发转移，通过扶正祛邪具有更好的效果[3]。郁仁存教授通过长期的临床实践提出了肿瘤发病的"内虚学说"，指出脏腑虚损是肿瘤发生发展的根本原因。并根据《黄帝内经》"治未病"理论，在"内虚学说"的指导下，应用中医补气养血、健脾补肾等方法于肿瘤临床的各个治疗时期，在"未病先防""既病防变"和"防止复发转移"等方面，提高癌症患者的抗病能力，改善机体的内环境，减轻患者的痛苦；提高生存质量，进而提高患者总生存时间[4]。宫颈癌是在全球妇女中仅次于乳腺癌的高发的恶性肿瘤。人乳头状

[1] 金茹娜，吴丹巍.中医眼科之"治未病"[J].现代中西医结合杂志，2008，17（33）：5136-5137.

[2] 王立童，詹红生."治未病"理论指导骨质疏松症的防治 [J].中医文献杂志，2008，26（4）：29-32.

[3] 刘北石，张宁苏.治未病与肿瘤防治 [J].实用中医内科杂志，2013，27（5）：68-70.

[4] 胡凤山，张青.基于"治未病"理论的"肿瘤内虚学说"[J].中医杂志，2011，52（19）：1630-1632+1664.

瘤样病毒（HPV）感染是宫颈癌发生最主要的危险因素。宫颈组织上皮内瘤病（CIN）是宫颈癌发展的重要阶段，因而早期诊断和治疗 CIN 非常必要。中医药防治 HPV 相关宫颈癌有其应用简便、价格低廉、有效安全等优势，符合中医"治未病"的思想。由此推理，中医药防治 HPV 相关宫颈癌有着广阔前景，值得深入研究[1]。

### （二）治未病与亚健康

亚健康和中医"未病"之间存在诸多的关联，厘清两者的关系很有必要。同时，对亚健康的干预和中医"治未病"的研究也有助于构建有中国特色的未病防治体系。归纳历代医学家强调的未病概念，它具有多重含义，具体分析如下：其一是"尚无病"之未病。进一步分解出"平人""未病之病"两个属概念。其二是"已病"状态下之未病。进一步也可分解为两类情况："病虽未发，征兆已见"，"已病尚未传变"。尚无病与已病之间还兼有一"欲病之病"者。国内外对亚健康暂无公认的统一定义。如董玉整[2]认为，所谓"亚健康"是指人们表现在身心情感方面处于健康与疾病之间的健康低质量状态及其体验。王琦[3]指出亚健康状态是指人的身心处于疾病与健康之间的一种低质状态，是机体虽无明确的

---

［1］ 贺丰杰，郝玉凤，袁宁霞. 从"治未病"思想探讨中医药防治 HPV 相关宫颈癌的研究意义［J］. 陕西中医学院学报,2009,32（1）:4-7.

［2］ 董玉整. 亚健康初探［J］. 广州医学院学报, 1998, 26（3）: 77-78.

［3］ 王琦. 调治亚健康状态是中医学在 21 世纪对人类的新贡献［J］. 北京中医药大学学报, 2001, 24（3）: 1-4.

疾病，但在躯体上、心理上出现种种不适应的感觉和症状，从而呈现活力和对外界适应力降低的一种生理状态。亚健康是介乎健康与疾病之间的一类状态或一个过程，它的发生、发展常与社会、心理等因素密切相关，既可表现为有自觉症状但各种检查结果正常，也可表现为检查结果有所偏离却不符合临床疾病诊断标准或尚够不上亚临床标准，其本质大多是可逆的心身失调。"未病"是一个大概念，它既包括无病者，也包括有病者。亚健康则主要涉及中医"未病"中"未病之病"及部分"欲病之病"。而余者都不应是今天亚健康概念所涉及的对象，它们应是临床治疗学所必须关心的内容。概言之，治未病包括：一是未病先防，二是欲病早治，三是已病防变。其核心就是"主动防范"。该理念囊括了如今一级预防、二级预防、三级预防的核心思想。它在养生、保健、防病、治疗、康复等健康医学与临床医学全过程都有突出意义。亚健康的预防和调整，则可在结合一级预防的思想指导下，更多地参合对人体不同状态的调整，这正是中医的优势所在[1]。不论是现代的亚健康，还是中医提出的"未病"理论，都是积极的预防医学观的体现。注重亚健康研究，可以更切实有效地贯彻"一级预防"这一医学的最高原则[2]。随着医学模式的转变，人们对健康问题的重视，人群的亚健康状态凸显出来，而亚健康状态与中医体质学息息相关。偏颇体质之人，体内阴阳气血已经失调，但尚未发展成疾病，处于病与未病之间的亚健康状态。调理偏颇体质，并从治未病思想出发改善体质，从而来维护

[1] 倪红梅，沈红艺，方盛泉，等.亚健康状态的心身综合干预 [J].上海中医药杂志，2009，33（4）：14-16.

[2] 倪红梅，何裕民，沈红艺，等.亚健康与中医"治未病" [J].中国中西医结合杂志，2009，29（8）：750-751.

健康[1]。张福昌[2]认为，一旦呈现微循环障碍表征，则提示亚健康状态处于发展期。"自由基氧化应激损伤"和"肠道菌群失衡"是致亚健康状态的重要成因。控制这种西医学无确诊为"疾病"依据的状态，传统中医学谓之为"未病"的亚健康状态者，除采用一级预防、保健原则外，抗自由基疗法并倡导使用微生态制剂，改善微循环，不失为重要举措；而中医强调"治未病"，至关重要。综合采用中西医结合手段，方可使"亚健康状态"者逆转为健康状态。

（三）治未病与诊法

治未病的核心是预防，正确预防疾病的前提，是要能准确判断机体的生理状况，而诊脉是观察人的整体状况的重要方法。正常人出现滑脉、实脉、长脉、缓脉、迟脉，提示其身体健康，正气充足，抗病能力较强；而正常人出现数脉、细脉，提示其体质较为虚弱，抗病能力较弱，必须注意预防疾病的发生[3]。王春明等[4]从自由基生成与清除、氧化性损伤与修复、氧化－抗氧化平衡及其与中医阴阳平衡的关系来

［1］郭文娟，王旭，杨育同，等.亚健康状态与中医偏颇体质及治未病思想探讨［J］.时珍国医国药，2013，24（1）：186-187.

［2］张福昌.自由基肠道菌群失衡和亚健康的关系与"治未病"：三论亚健康状态与微循环障碍的关系［A］.2009年全国微循环与血液流变学基础研究及临床应用学术研讨会专题报告及论文集［C］.黑龙江省微循环血液流变学学会，2009.

［3］唐亚平.从诊脉谈治未病［J］.世界中医药，2008，3（6）：325-326.

［4］王春明，陈和平，郑荣梁.自由基医学理论用于"治未病"的探讨［J］.中国预防医学杂志，2009，10（7）：685-688.

探讨将自由基医学理论用于"治未病"的可能性。传统的中医"治未病"手段与自由基医学指标变化在临床实践上的关系,用氧化—抗氧化平衡的打破来预见病与未病的问题,用平衡的恢复和维持来评价"治未病"的效果。

### (四)治未病与治疗

#### 1. 膏方与治未病

膏方是我国古代流传下来的中药剂型的一种,是传统医学的精华,膏方具有以下特点:一是注重全面的、整体的调理;二是既辨证,又辨体质;三是纠偏却病,适用范围广泛;四是药力缓和,稳定持久。因而运用膏方对临床多种疾病的预防控制具有良好作用[1]。

#### 2. 针灸与治未病

李晓泓等[2]认为针刺对人体的刺激,可以激发机体的内源性保护体系,从而预防疾病发生或阻止病情进一步传变。张淑君[3]认为灸法在用于防病保健、延年益寿方面,方法简便易行,疗效确切。灸法可促进人体的新陈代谢,提高机体的免疫功能,从而达到防病延年"治未病"的目的。近年来,针灸界提出的"针灸预处理"一词,与古代的"逆针灸"有相似之处。所谓针灸预处理,是指预先采用针灸的方法对机体的某些腧穴进行刺激,以提高机体的抗病与应变能力,并产生阻抑或减轻随后疾病对机体组织器官损伤的作用。经过大量的实验和临床研究显示,针灸预处理对心、脑、肺、胃肠、

---

[1] 毛水泉.浅淡膏方"治未病"的临床体会[J].中华中医药杂志,2010,25(1):70-71.

[2] 李晓泓,张露芬.应激、热休克蛋白与针灸防病保健[J].上海针灸杂志,2003,22(5):40-43.

[3] 张淑君.试论灸法"治未病"[J].中国针灸,2008,28(10):739-741.

脊髓等部位缺血、缺氧有良好的保护作用[1, 2, 3, 4]。

### 3. 中医名家论治未病

（1）祝味菊：祝味菊先生重视"治未病"思想，并有独特见解。未病划分为健康未病态、潜病未病态、前病未病态、传变未病态。"健康未病态"取决于先天禀赋和后天调摄；反对违反"治未病"规律，对婴幼儿妄施寒凉药物，破坏"健康未病态"；廓清传统"伏气"学说，强调"潜病未病态"在辨证施治中的重要意义；指出中医治疗"前病未病态"具有特色优势；传变未病态方面，重视扶持人体正气，提出突破传统辨证，针对病理治疗，强调全面考虑，"一举而数善备"[5]。

（2）何任：何老"治未病"思想的学术渊源有三，即中医经著、诸家学说、人生经验，学术内涵主要有六，即顺应四时气候变化、修炼精神、节饮食慎起居、锻炼体魄、讲究

[1] 章小平，林雪霞，黄凡.针刺对中风先兆证的干预机制探讨[J].中西医结合心脑血管疾杂志，2004，2（5）：258-260.

[2] 莫江峰."冬病夏治"三伏贴防治慢性呼吸系统疾病[J].四川中医，2008，26（8）：68-69.

[3] 赵宇辉，孙忠人，魏运芳.针灸预处理对缺血再灌注大鼠心肌Bcl-2mRNA和BaxmRNA基因表达的影响[J].中医药学报，2009，37（1）：16-18.

[4] 丁炯，顾振，吴文忠，等.电针预处理对大鼠局灶性脑缺血的影响[J].中医临床康复，2004，8（1）：106-107.

[5] 黄力.近代名医祝味菊"治未病"学术思想特色浅探[J].中医药导报，2011，17（11）：29-31.

环境卫生、防止传染[1]。

（3）班秀文：班老认为，调养气血，应从起居、饮食、精神等方面着手，起居防寒，坚持锻炼，饮食调摄，调节精神；已病早治，既病防变。习惯性流产的防治，在下次有孕之前，应先注意调养气血，温养冲任，补肾固元，固护根蒂；产后病的防治，应在审证求因、审因论治的基础上，正确处理养血扶正与化瘀生血的关系，其治疗原则是补血之中要化瘀，化瘀之中要扶正；病后防复，重在肝肾，妇科疾病重在调补肝肾，固肾培元、疏肝柔肝是班老在妇科病后期常施之法[2]。

## 三、问题与展望

对于多数尚未出现明显不适主诉而又无症可辨的"未病"，中医也只能视其为"平人"。这是因为，中医的"辨证"是在"有诸内者必形诸外"的基础上运用四诊方法。对于体内已发生变化而尚未在外象上有所反映时，往往束手无策。正是这种传统诊察方法的局限性给早期发现"未病"，早期治疗"未病"的研究留下了诸多空白。要解决这一难题，填补这一空白，可继续对"但见一症便是"及"以方测证"进行深入研究。但这很不够，如前所述，单纯靠四诊直观、粗略地宏观诊察已力不能及。"病前状态"虽在外在宏观上无症可寻，但多数存在微观结构上的诸如血液流变学、免疫学、细胞学等方面的微小变化。这在当今的实验室研究及临床研究中得到证实。

［1］ 徐光星.国医大师何任教授"治未病"学术思想研究［J］.浙江中医药大学学报，2011，35（5）：654-656.

［2］ 蓝丽霞，黄政德.国医大师班秀文妇科治未病思想和经验浅析［J］.广西中医药，2012，35（3）：37-38.

哮喘患者即使外象上无肾虚证的表现，但在微观上也有类似于肾阳虚的隐潜性变化——肾上腺皮质功能偏低，采用温肾法能预防哮喘发作。从而提示通过现代检测手段找出肾上腺皮质功能偏低的微观指征就可辨为肾阳虚证并给予温补肾阳治疗"未病"的哮喘。类似的研究现代中医称之为"微观辨证"，开展得还不广泛深入，却可启发我们运用现代化的微观检查与传统的宏观辨证论治相结合的方法发现"病前状态"，达到"治未病"的目的。对此如能深入研究，可望为解决"治未病"的难题开拓出一条新路[1]。现代临床通过"未病"来考虑预防和治疗的病种很多，其应用主要集中在养生防病、将病防发、有病早治、既病防变、病盛防危、病后防复6个方面。只是有关治未病诊疗评价体系以及实验动物研究还不多见，诊察手段落后，现行宏观辨证不足，学术界理论上不够重视，缺乏系统的、大样本临床试验设计和研究等，但毕竟历代中医经典著作中已经勾勒出了"不治已病治未病""救其萌芽""精神内守"等防患于未然的预防医学轮廓，奠定了现代中医预防医学的理论基础，内容丰富，阐述全面，在世界民族医学中也是不多得的，具有无限生机，期待我们去关注、整理、挽救、挖掘和提高[2]。

［1］ 江乐."治未病"新探［J］.甘肃中医，1995，8（3）：1-2.
［2］ 刘进，李国信，李丹.治未病学术思想探源及研究展望［J］.中华中医药学刊，2008，26（6）：1309-1312.

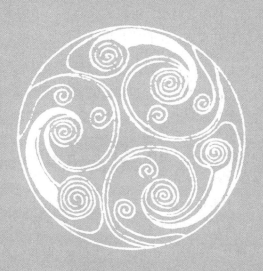

第二章　治病求本研究

# 一、理论研究

## （一）治病求本诠释

"治病必求于本"语出《黄帝内经》,《素问·阴阳应象大论》曰:"阴阳者, 天地之道也, 万物之纲纪, 变化之父母, 生杀之本始, 神明之府也。治病必求于本。"治病求本是中医学最根本的治疗原则。值得指出的是, 治病必求于本是中医诊治疾病的总原则, 而其他任何治则都是治病求本在不同情况下的灵活运用。治病必求于本与其他治则不是并列关系, 而是从属关系。治病求本的基本精神是辨证论治。千百年来, 中医临床施治都是依据该原则进行。关于"本", 历代医家提出了不同见解与阐释, 总体上有以下几种解释。

1. 治病求本古说

治病求本古说源自《黄帝内经》的治病求本, 古代医家多有阐释发挥。①阴阳为本。《素问·阴阳应象大论》说:"阴阳者, 天地之道也……治病必求于本。"据此, 又提出《素问·至真要大论》"谨察阴阳所在而调之, 以平为期"与《素问·生气通天论》之"生之本, 本于阴阳"以及《素问·阴阳应象大论》"善诊者, 察色按脉, 先别阴阳"之论。阴阳是疾病的诊断与治疗总纲。②病因为本。出自《素问·至真要大论》"必伏其所主, 而先其所因", 后世据此提出病因为本说。张景岳在《景岳全书·求本论》中说:"起病之因, 便是病本。"③脾肾为本。李中梓《医宗必读·肾为先天脾为后天本论》云:"经曰: 治病必求于本。本之为言根也, 源也。……故善为医者, 必责根本。而本有先天后天之辨。先天之本在肾，肾应北方之水，水为天一之源。后天之本在脾，脾为中宫之土，土为万物之母。"他从人的衰老规律强调脾肾为人之本。④胃气为本。以《素问·平人气象论》之"平人之常气禀于胃，胃者平人之常气也，人无胃气曰逆，逆者死"为据，张景岳阐发了胃气为本，有胃气则生，无胃气则死。《类经·脉色类》认为："人生所赖者水谷，故胃气以水谷为本，而五脏又以胃气为本。"倡导胃气为本。⑤体质为本。《灵枢·通天》曰："古之善用针艾者，视人五态而治之。"《灵枢·阴阳二十五人》等篇区分人之不同体质。所以《医门棒喝·人身阴阳体用论》说："治病之要，首当察人体质之阴阳强弱，而后方能调之使安。"此即体质为本说。⑥病机为本。《素问病机气宜保命集·病机论》说："察病机之要理，施品味之性用，然后明病之本焉。治病不求其本，无以去深藏之大患。"⑦本为"标本之本"。如《圣济经·推原宗本》说："治病不求其本，何以去深藏之患。盖自黄帝标本之论，后世学者阐以兼治之术，故能智明而功全……诚能由标而探本，斯能由本而明标。"

2. 治病求本今释

现代医家对于治病求本亦有进一步的发挥。

（1）调节功能为"本"说：吴俊玲等[1]基于生命的运动本质，提出调节功能是中医的"治病之本"。认为生命的本质是生命运动，不在于解剖形态，生命运动一旦停止，解剖形态上的完整性便失去了价值，人体很快也就瓦解了。疾病的发生在本质上首先是生命运动功能的异常，因此疾病在本质上首先是功能性的，功能性异常可

---

[1] 吴俊玲，王春燕."治病求本"涵义探微 [J].山东中医药大学学报，2003，27（3）：179–180.

产生解剖形态的改变，也可不伴有解剖形态改变。所以，治病求本，本在功能性调节。

（2）自稳调节为"本"说：从现代系统自组织理论来看，"阴阳自和"是人体阴阳运动变化的深层规律，是阴阳的本质属性。所以，"治病求本"之"本"不应只落脚于阴阳，而应是指"人体阴阳之自和"。故而中医治疗学亦应着重于"用阴阳之自和，调阴阳之自和和助阴阳之自和"的论治法则[1]。所以，结合系统论的疾病发生学机制和相关的基本治疗原则，抓住疾病发生、发展的主要矛盾，讲求整体最佳的治疗效果，运用各种治疗手段，依靠、推动、发挥机体固有的抗病、祛病、愈病的机制和能力进行系统调节和自主调理，应是"治病求本"的主旨所在[2]。陆广莘[3]认为，治病必求于本，是发现发掘由疾病向健康转化的内在动力，即病人的正气。治病必求于本，这个本就是"症"。"症"是有病的正气，正气是指自稳调节，中医学把自稳态的维持，看成是一种调节和流通的统一。他认为，治病必求于本，本于阴阳自稳调节，也是要求找出人体自身实现由疾病向健康转化的内在动力机制，同时这也是正确识别毒和药的科学根据，是药物治疗依靠对象和服务对象。他还认为，治病必求于本，既是诊断要

[1] 祝世讷."阴阳自和"是人身阴阳的深层规律［J］.山东中医学院学报，1996，20（3）：147.

[2] 王鹏，欧阳兵.试从系统论探讨"治病求本"的涵义［J］.福建中医药，2003，48（1）：46-47.

[3] 陆广莘.中医学之道——陆广莘论医集［M］.北京：人民卫生出版社，2001.

求，又是治疗目标。并指出治病的任务是帮助实现愈病，诊断的根本目的应当找出实现愈病转化的根本原因，要找出正确区分毒和药的科学根据。魏凤琴等[1]分析治病求本的经典含义及其源流，认为历代医家的思路有二：一是从认病求本的角度阐释治病求本；二是从机体自身着眼探求治病求本。借鉴历代医家的认识，吸收现代系统自组织理论，特提出以机体自组织释本。这不仅从理论上对治病求本的实质得到正确的理解，也使治病求本治则对临床立法、处方、用药的指导作用得到体现。突出了中医治疗顺性补虚，因势攻邪，以调动机体自身调节能力为主的特色。

（3）证为本说：李潮源[2]认为，在中医临证中，"本"必须尽可能全面地反映病位、病因、病性、病机、症状等疾病的全部情况，一个证名的确立，是对疾病本质的高度概括和明确表述。因此，证反映了疾病的本质。探讨中医治病求本的本到底是什么，如果从治本的疗效期望上进行分析，对于准确理解本的内涵，不失为捷径。

（4）本为根本大法：李玉华等[3]认为，"本"之含义博大精深，绝非为单纯某方面所能包括。它的确切含义应是"根本大法"。"治病必求于本"，即是"治病必寻依其根本大法"。"根本大法"为何？即是中医学整体观念与辨证施治相结合的诊治方法。"治病必求于本"之"本"义博大，而非单指"阴阳""病因""胃气""病体"等偏执一词。

（5）本为病与证本质的统一：通过分析各种对病"本"的认识，

[1] 魏凤琴，迟华基．论治病求本［J］．山东中医学院学报，1993，17（5）：9-12．

[2] 李潮源．慢性疾病治疗措施持续有效的充分必要条件［J］．中国医药导报，2008，5（33）：165-168．

[3] 李玉华，晏士慧．"治病必求于本"阐义［J］．中医研究，2000，13（3）：8-9．

童园园等[1]提出治病求本的概念可以描述为：是指临床时寻求出病证的本质，然后针对其本质进行治疗。治病求本作为最高的治疗原则，不仅要认识疾病某一阶段的主要矛盾，还应该认识整个疾病过程中的基本矛盾。因此，治病求本，应该是辨病求本与辨证求本的有机结合。通过辨病，找到不同疾病各自独立的基本矛盾；通过辨证，找到疾病处于不同阶段时病理变化的本质，从局部上抓住病变的主要矛盾。在病、证本质明确的基础上，使疾病的基本矛盾和主要矛盾在治疗中得以综合解决。由此可知，治病求本之本，应该既包括病之本质，又包括证之本质，是病、证本质的统一。

（6）本有广义狭义说：迟华基[2]认为，广义病之本，就是正气；狭义病之本，与标相对而言，所指无定，因病而异。治标治本、正治反治，从其实质言，都属治病求本的范畴。"治病求本"之"本"既定为正气，就应具备可操作性。求正气，要求医生的一切治疗行为，都要以探求保护正气，恢复正气，提高正气功能为目标。对狭义之病求"小本"，《黄帝内经》提出标本论治，即急则治其标、缓则治其本之意。

（7）综合概念说：何建升[3]认为，治病求本之"本"是一个综合概念，本指病因，病机上指阴阳失调，病位上指五

[1] 童园园，梅晓云."治病求本"概念讨论［J］.南京中医药大学学报（自然科学版），2002，18（4）：204-206.

[2] 迟华基.关于"治病求本"的认识［J］.山东中医药大学学报，2001，25（1）：2-3.

[3] 何建升.治病求本析义［J］.陕西中医学院学报，1982，5（2）：30-31.

脏，辨证上指证候。因此，治病求本就有分析病因，阐明病机，落实病位，认识疾病本质的意义。正如《医宗必读》所说："治病必求于本，本之为言根也，源也。世未有无源之流，无根之木，自然之经也。澄其源而流自清，灌其根而枝乃茂，故善为医者，必责根本。"董正华[1]认为，在《伤寒论》病证的辨治过程中，处处贯穿了治病求本的精神。将其归纳为正气为本，扶阳护胃存阴津；病机为本，补虚泻实调阴阳；本质为本，透过现象抓根本；治本治标，权衡轻重与缓急等四个方面。

（二）治病求本新说

结合现代控制论、系统论和科学技术，现代医家学者对治病求本有了新的认识。

1. 治病求本与控制论

徐宝尔[2]指出，治病求本是中医辨证论治的一个基本原则，它根据人是一个有机的整体，强调在错综复杂的疾病症状中，要透过现象抓住疾病的本质进行治疗。但"求本"是一个复杂的过程，如果能应用控制论方法，那么定会有所裨益的。控制论有两大基本原理。其一，控制论的信息变换原理；其二，反馈控制原理。在"治病求本"过程中，"望、闻、问、切"所收集的资料，是信息的获取和输入，初步推断出的病本，是对信息处理的结果，进行针药治疗系信息的输出及执行，而疗效判定后对原诊疗的影响，则属信息的反馈。临床运用控制论时，还需注意动态原则。需要用动态的眼光

［1］ 董正华.《伤寒论》治病求本观初探［J］.陕西中医学院学报,1994,17（2）:1-3.

［2］ 徐宝尔.治病求本与控制论［J］.浙江中医学院学报, 1989, 13（5）:11-12.

来看待疾病的"本"，密切注意疾病的发展变化。

### 2. 治病求本与系统论

鞠宝兆等[1]从系统论阐释了治病求本。系统是自然物质的存在形式，要素、结构、功能、环境是规定一个完备系统的必要条件，系统观要求在系统和要素、要素和要素、系统和环境的相互作用和联系中，动态地、系统地考察对象。在疾病的治疗过程中，亦须把握疾病系统发展变化的规律和趋势，决定最佳目的，实现最佳控制。①求本的整体性原理：强调疾病要素间、疾病与人体系统、人体整体与外环境的时空变化保持动态联系，归为阴阳一体，反映了整体观的深层本质，即求本的整体性原理。②求本的自组原理：调整阴阳并通过阴阳的自我运动、自我衍化，恢复"阴平阳秘"这一求本核心，尊重和依靠机体固有的调节防卫机制，在内外条件涨落的动态变化中，即阴阳动态消长过程中，达到"阴阳自和必自愈"的目的。③求本的稳定性原理：通过自我调节，恢复原来有序态和原有结构功能，在非平衡状态下保持自身有序性，以实现内稳态，是中医调治疾病的基本方法。④求本的层次性原理：通过各个要素、各个子系统间向上向下纵横交叉的各层次间相互作用和相互联系构成完整系统。求本之道在于明辨阴阳，探求自然规律、人体生命规律及疾病变化规律的动态联系，表现为层次性与整体性的统一。⑤求本的开放性和相似性原理：掌握人体疾病内在脏腑的变化，如

---

[1] 鞠宝兆，张有民. 论中医治病求本的系统观[J]. 医学与哲学，2001，22（11）：18.

脾胃肾的根本作用，同时外应自然界四时阴阳变化规律，并注意医患标本、人证标本等治疗法式，实为系统开放性原理的表现。

3. 治病求本阶段说

蔡辉等[1]将治病求本划分为"宏观治病求本阶段、宏观各病专本阶段、微观治病求本阶段、微观各病专本阶段"四个阶段展开讨论。从科技发展的内在规律及 21 世纪世界科技发展的总趋势推断，中医学将进入一个崭新的阶段，体现在治病求本方面的发展可能是"微观各病专本假说"的建立。此研究旨在通过探索"治病求本"思想的形成与发展，揭示辨证论治发展的内在规律，为辨证论治的发展走向乃至整个中医学的发展走向提供一定的理论与实践依据。

4. 治病求本的层次说

考察历代医家对治病求本的认识以及中医认识和治疗疾病的过程，仲强惟[2]认为中医"治病必求于本"应该包括三个层次上的思维过程：即本于病因，本于病机和本于体质。临床治病的层次，也是中医辨证思维的一个方面。病因明确、病程短暂可以从病因而"审因论治"；病情复杂、病程长久需要从病机而"辨证论治"；而各种病之迁延难愈、交替复发或频繁复发，则应从正气而"调整体质"。

## 二、临床研究

作为临床诊疗的总原则，治病求本广泛应用于指导临床各科疾病的诊疗。

---

[1] 蔡辉，王艳君，李恩，等.关于"治病求本当求各病专本"思想的再思考[J].中国中医基础医学杂志，2000，6（12）：12-15+17.
[2] 仲强惟.治病求本的层次[J].天津中医药大学学报，2010，29（3）：113-114.

## （一）肾病

在中医肾病临床实践中，聂莉芳认识到 IgA 肾病存在着较为突出的标本问题，弄清 IgA 肾病的标与本，可明显提高该病的临床疗效。在临床中体会到，由于 IgA 肾病的疗程较长，治疗中先病为本、治病求本的法则宜贯穿整个过程，且应长期守法、守方。IgA 肾病更多的情况是多种原发病所致，如肝气郁结、肝阴不足和肝胆湿热同时存在，且其病程长，往往累及于肾，导致肾脏亏虚，而出现原发脏腑与继发脏腑同病，如脾肾两虚、肝肾阴虚等情况。故临床实际运用中常多种原发病同治，或标本同治方可收到较好效果[1]。

## （二）肝病

刘平教授在肝病论治过程中，对中医学传统辨证论治与辨病治疗相结合有较精辟的论述，主要内容包括：识病机强调阴虚为本、湿热瘀血为标；辨症状究其因，变化为先；论治法重视辨证立法、对症治疗并举；选方剂注重经方，强调时方配合；遣药贵在灵活，守原方并参专攻特效[2]。

## （三）心脑血管疾病

阮士怡教授认为，辨治疾病需要抓住主要矛盾，而不同疾病、同一疾病的不同阶段，其"本"各异。治疗应求本，即本于病机、本于病因、本于本脏。临床上心系疾病重脾肾，兼有痰浊宜软坚；谨守病因辨虚实，祛邪还需固正气；辨清

[1] 余仁欢，聂莉芳.从治病求本谈 IgA 肾病的治疗 [J].新中医，1999，31（12）：46.
[2] 龙爱华.识病求真 治病求本——刘平教授肝病论治思想探析 [J].江苏中医药，2005，26（12）：3-5.

脏腑分喜恶，益气涤痰复脉律[1]。方祝元[2]指出，中医在诊治高血压病要时时注意求本。治疗本病应紧紧抓住阴虚与阳亢这对主要矛盾，并注意阴虚是本，阳亢是标，根据"急则治其标，缓则治其本"，处理好标本缓急。当肝阳亢盛，直冲清窍，风阳欲动之际，宜急用平肝潜阳、镇肝息风类药物，酌情加清肝泻火之品；待木平风息，症情较缓时则以养阴柔肝、滋水涵木、补肾填精治本为主。

### （四）免疫疾病

神经精神损害是系统性红斑狼疮（NPSLE）致死致残的主要原因，尤其是合并出现严重的多系统损害时。沈思钰研究团队认为：随着"治病求本"理论的深化，"治病者当求各病专本"思想有助于对神经精神狼疮本质的认识及治疗范围的扩大，其基本病机可概括为"久病入络"所致的虚滞、瘀阻、毒损络脉，这可能就是 NPSLE 的"公本"。根据其不同的临床特点，又表现为络气郁滞、络脉瘀阻、络脉绌急、络脉瘀塞、热毒滞络、络虚不荣、络脉损伤等临床各有侧重的"专本"，正是"公本"和"专本"的相互结合，最终导致病情顽固，缠绵难愈。治疗上，当以叶天士"凡病宜通"的学术思想，并根据标本虚实的特点有所侧重，偏血瘀者宜活血通络为主，偏痰浊者宜化痰通络为主，偏肾虚者宜络虚通补为主，但无论如何辨证，不管有无瘀血症状，都应酌用活血通络方药。如此，有助于维持其长期临床缓解，提高生存质量[3]。

［1］ 王晓景，张军平.从治病求本浅析阮士怡辨治心血管病经验［J］.中医杂志，2015，56（16）：1366-1368.
［2］ 方祝元.中医药治疗高血压病当注重"治病求本"［J］.江苏中医药，2007，39（10）：5-6.
［3］ 沈思钰.从"治病求本"思想的深化探讨神经精神狼疮的证治关系［A］.全国中西医结合临床教学工作研讨会论文集［C］.中国中西医结合学会，2010.

## （五）妇科疾病

马大正主任医师对治病求本在妇科领域的应用主要体现在以下 4 个方面：注重脾肾，标本兼顾，去伪存真，注重四诊。认为在诊疗妇科病症时，只有遵循"治病求本"，"审证求因"，确立正确的治法，才能真正达到预期的效果[1]。

## （六）儿科疾病

体质决定了疾病的发病特点、证候演变、兼夹病和预后。吕志香等[2]认为，根据患儿的体质进行"因质制宜"治疗小儿支原体肺炎，正是中医"治病求本"思想的具体体现，可以取得事半功倍的效果，值得大力推广。

## （七）外科疾病

史济柱老中医强调要做到精于内而专于外，形成了"诊外疡重整体，治病求本"的学术思想。史老认为，治病必求于本，是中医传统经典教导，证之临床确有其深刻意义，特别是一些疑难重症，更须重视肾脾先后天之本[3]。李兰青[4]遵循治病求本精神，认为臁疮发病最根本的原因是"虚"和"瘀"，

［1］ 孙云.马大正"治病求本"妇科诊疗理念探析［J］.江西中医药，2012，43（1）：11–13.

［2］ 吕志香，刘薇薇，宫淑琴，等."因质制宜"在小儿支原体肺炎治疗中的"治病求本"思想［J］.辽宁中医杂志，2013，40（9）：1809–1811.

［3］ 诊外疡重整体，治病求本的史济柱［J］.上海中医药杂志，1998，44（3）：22–23.

［4］ 李兰青."治病求本"——从"虚"，从"瘀"论治臁疮［A］.第十六次全国中西医结合疡科学术交流会论文汇编［C］.中国中西医结合学会，2013.

益气活血法为治本大法，以补阳还五汤重用黄芪（60～120g）加减，效果显著。闫秋虹等[1]认为，带状疱疹后遗神经痛（PHN）所致疼痛只是本病的外在表现，在"治病求本"思想指导下，针对疼痛的根源——"不通，不荣"进行辨证施治，方可获得满意疗效。

### （八）恶性肿瘤

刘嘉湘教授在国内率先提出了"运用中医扶正法治疗恶性肿瘤"的学术观点，并逐渐形成了较完善的理论体系。在肺癌治疗方面，尤有心得经验，从"治病必求其本""着眼肺癌之本""重视先天之本""兼顾后天之本"四方面简要分析总结[2]。贺凡等[3]认为，对于肿瘤疾病而言，"求本"有其特殊性，即以延长生存时间和提高生活质量为目标，"求本"动态贯穿肿瘤治疗的全程，使中医的战略思维能够具体、有效地指导临床，对于肿瘤临床治疗具有相当重要的意义。

### （九）五官科疾病

宋晓岚[4]根据病因病机的不同，将喉痹分为外感风热型、肝肾阴虚型、脾胃虚弱型，在治疗时要本着治病求本的原则，辨证施治，进而采用不同的理法方药治疗，达到良好疗效。

［1］ 闫秋虹，陈宏.从治病求本谈带状疱疹后遗神经痛的中医治疗［J］.吉林中医药，2010，30（3）：208-209.

［2］ 徐蔚杰，孙慧莉，刘嘉湘.治病必求于本——刘嘉湘教授治疗肺癌经验浅析［J］.上海中医药大学学报，2005，19（4）：28-29.

［3］ 贺凡，王雄文.肿瘤"治病求本"新解［J］.环球中医药，2018，11（10）：1627-1628.

［4］ 宋晓岚.治病求本在临床中的应用［J］.中国医药指南，2011，9（30）：340-341.

## （十）针灸治疗

骆芳等[1]自拟"治病求本方"，从调整整体功能着手，脏腑调和，则阴平阳秘，百病不生。取穴仰卧位以腹部任脉和脾胃经为主（中脘、下脘、气海、关元、天枢、大横），俯卧位以膀胱经的背俞穴及大椎穴（肝俞、心俞、脾俞、肺俞、肾俞、膈俞、大椎），再辅以局部取穴，针刺方法：伏卧法与仰卧位交替针刺，每日1次，取穴从上而下、从左向右，针用补法，留针30分钟。治疗顽疾，常获良效。沙岩[2]认为，中风属本虚标实，在本为肝肾不足，气血衰少；在标为风火、痰湿、气逆、血瘀阻扰于内。因此在对本病的治疗上，调补脏腑、平衡阴阳为本，息风、降火、化痰、活血通络为标。治病求本、调节脏腑，对针灸治疗中风恢复期及后遗症期有着重要的指导意义。

## 三、实验研究

虞桂等[3]拟以 miRNA 及其调控网络为切入点，结合病证结合、方证对应的临床研究模式，获取相关证候以及方剂起效前后的 miRNA 表达谱，进而寻找相关的靶基因及其细胞分子网络。这为阐明中医治病求本的机制提供了新的视角。

---

[1] 骆芳，马骏麒.治病求本在针灸临床中的应用[J].中国中医基础医学杂志，2010，16（7）：593+595.

[2] 沙岩.治病求本原则在针灸治疗中风中后期中的应用[J].针灸临床杂志，2002，18（6）：3-4.

[3] 虞桂，王阶.miRNA 及其调控网络与中医治病求本机制研究[J].中华中医药杂志，2012，27（11）：2789-2791.

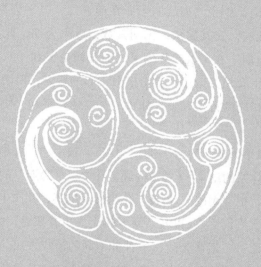

第三章　以平为期研究

# 一、理论研究

## （一）渊源研究

郝斌等[1]认为，"以平为期"是《黄帝内经》中提出的治疗理念，在中医治病过程中起着重要的指导作用。《素问・至真要大论》中说"谨察阴阳所在而调之，以平为期"，又说"皆随胜气，安其屈伏，无问其数，以平为期，此其道也"。"以平为期"在《素问》的《三部九候论》和《六元正纪大论》中也有相关论述，是指根据正邪的盛衰，斟酌阴阳之虚实，用相应的方法调整人体机能，以达到平和、协调、稳定的状态。

"以平为期"的治疗理念是儒家"致中和"思想渗透于中医理论体系的结果。《黄帝内经》在"以平为期"的治疗理念指导下，把"太过""不及"作为诊病纲要，并产生了"虚则补之，实则泻之"，以及"寒者热之，热者寒之，微者逆之，甚者从之……适事为故"等种种不同的治疗方法。从中可以看出，无论采取补或泻、寒或热、缓或急、逆或从等，都是"执其两端"的方法，而目的只有一个，就是"用中""致中和"，也就是"以平为期"。

## （二）概念研究

郝斌等[1]认为"以平为期"治疗理念，明确指出治病的重点在于调节人体阴阳，恢复人体正常功能，在于"治人"

---

[1] 郝斌，宋乃光.试论"以平为期"的治疗理念[J].中国中医药信息杂志，2007，14（4）：91-92.

而不是"治病"。首先，中医理论认为，治病不能简单杀灭病邪，而应疏通、调节，顺应人体脏腑的功能，因势利导，以阴阳平和为治疗的最终目的，即"治病以留人"的策略。其次，由于对"以平为期"的重视，中医治病时非常强调对"度"的把握，中病即止。必要时还应该等待时机，让人体自然恢复，采取"无代化，无违时，必养必和，待其来复"的方法，避免妄用药物、过伤正气，以达到"不药而愈"的效果。从阴阳之间的关系而言，现代人对"以平为期"的理解，可以分为以下两个方面。

1. 动态平衡说

《素问·至真要大论》说："谨察阴阳所在而调之，以平为期。"对"平"的理解，停留在"调整阴阳，补偏救弊，补其不足，泻其有余，恢复阴阳的正常状态"这一点上是不够的。由于个体的差异和病情轻重的不同，即使两个人患的是同一种病，也不存在"阴阳平衡"的统一标准。"以平为期"是与其具体病体、病况紧密联系并以此为基础的，它不同于健康人、也不同于别的病人。总而言之，就"病体"谈"以平为期"，它是处于一种"低水平"上的"平"。如果治病得法，水平是可以逐步提高的。这是个动态的过程，需要医生仔细掌握。对于一些已经有较深度的慢性病变的脏器来说，如慢性肾功能不全、肺气肿、冠状动脉供血不足、肝硬化等，维持低水平上的"阴阳平衡"是明智的、有效的。人体与器官的代偿能力巨大，只要加以珍惜、护养，即使有了病，也是能生活得很长久的[1]。

---

[1] 窦国祥."以平为期"发微 [J].中医杂志，1995，36（8）：501.

中医治则治法理论研究进展·第三章 以平为期研究

## 2. 阳气主导说

祝世讷[1]认为，对于"平"的认识，还要结合《素问·生气通天论》的一段重要论述来展开，即"凡阴阳之要，阳密乃固。两者不和，若春无秋，若冬无夏，因而和之，是谓圣度。故阳强不能密，阴气乃绝；阴平阳秘，精神乃治；阴阳离决，精气乃绝。"阴阳关系最为紧要的不是单纯的平衡问题，中医不是从数或量上进行推断，而是从"象"上进行这种平衡的判断，这个象的特点就是"阳密乃固"，后世诸家均从此说，认为人体阴阳平和中正的关键，在于阳气的固密，只有阳气固密在外，阴气才能固守于内。现代学者对"阴平阳秘"的解释，有阴阳平衡、阴阳动态平衡以及非稳态等的不同认识。

陈新宇等[2]认为，仲景学说为中医调平治疗提供最好的范式。太阳、阳明、少阳、太阴、少阴、厥阴等六经与阴阳气的关系密不可分，故六经辨证治疗提供一个可行的分阶段进行调平治疗的方法。在阴阳关系中，重视阳气与固护阳气是主线，温补之药与温补之方的应用是仲景方剂应用的主流，其他治法与方药是权宜。可以说，仲景是一个基于温法为主线的调平治疗。中医重视阳气，其中最为重视的就是心肾阳气，代表方有桂枝汤、四逆汤。

[1] 祝世讷.中西医学差异与交融[M].北京：人民卫生出版社，2000.

[2] 陈新宇，陈青扬.谨熟阴阳，以平为期[J].湖南中医药大学学报，2013, 33（1）：53–56.

## 二、临床研究

### （一）临床应用

吴润秋[1]提出"以平为期"治则的临床应用，主要应注意察阴阳、辨标本、识正反、用药法度四个方面。察阴阳就是分析病机，明确病位、病性，找出不平衡之所在。辨标本，在察阴阳所在的基础上进一步辨明症之标本，对于施行具体治法有重要意义。识正反，病有正反，正者病顺，反者病逆。正则正治，反则反治。用药法度，药为病而设，无病不宜服药，有病用药亦要讲究法度。首先要权衡病与药的轻重，其次注意药物性味之缓急，分别应用。具体临床应用主要有以下几个方面。

#### 1. 艾滋病

汤艳莉等[2]认为，中医学把正邪矛盾及脏腑系统失调病变高度概括为阴阳平衡失调所致，实质是反映疾病过程中损伤与修复的失衡状态。以平为期不仅是中医治疗的目标，同时也是解释疾病病机的一条总原则，对于现代医学难以攻克的顽疾难症，如艾滋病（AIDS），有着特殊的意义。艾滋病病理机制的两大失衡：机体免疫力与病毒侵袭力失衡，免疫抑制与免疫激活失衡，均与"以平为期"的原则背道而驰。"以平为期"指导艾滋病中医治疗，其内在基础在于"阴阳自和"，其实践手段为扶正祛邪，其中药配伍关键在于"调""缓"。"以平为期"提示艾滋病免疫功能评价的靶标应放在具

[1] 吴润秋.论"以平为期"[J].贵阳中医学院学报，1982，4（1）：15-16+34.

[2] 汤艳莉，王阶."以平为期"理念在艾滋病免疫失调调节中的应用[J].中华中医药杂志，2011，26（5）：915-918.

有关系的多个指标或单个指标多样性变化的平衡上。实践证明，中医药治疗艾滋病具有一定疗效，但中药作用的重点不在于降低病毒载量，而在于协调平衡，以平为期。如何用现代语言解释"以平为期"的内涵，如何选取合理的免疫功能评价指标，如何应用中医药使 HIV 与人体能够在一个相对稳定的状态下长期和平共处，维持不发病状态或晚发病，为病毒和人体共存的理论建立一个更好的模型和干预措施应当成为中医今后研究的重点。

2. 高血压

高血压是影响老年人健康及致残率、病死率上升的重要因素。由于老年人有其自身的生理特点，老年高血压有其自身的特点，即在血压变化、中医证候病机方面均以不平稳、不平衡为主要表现。老年高血压的治疗需要多重干预，注重血压的平稳以及阴阳虚实、脏腑气血之间的平衡。中医"以平为期"治疗理念以阴阳和合为基础，不仅对于老年高血压的中医诊疗方案具有指导意义，同时对于中西医之间的平衡互补策略也具有重要价值。通过重视平衡中西医结合策略、平稳血压、平调用药及对生活方式的平和干预，"以平为期"理念可贯穿于中西医结合治疗老年高血压从治疗到调护的始终[1]。高血压病多由于阴阳失衡，气血失调所致。治疗高血压病从辨证求因，审因论治着手，其治疗大法应是平调阴阳，调和气血，以平为期。本着虚补实泻的原则，养肝、柔肝、

---

[1] 叶晖，张学智.中西医结合"以平为期"治疗老年高血压 [J].环球中医药，2014，7（1）：39-41.

益肾、平肝、疏肝、清肝以获阴阳平衡。中医药对高血压病，特别是高血压病血压变异性的认识表明，中医药防治高血压病，改善异常的血压变异性，阴阳作为中医学的基石及病因病机分析的基础，调整阴阳作为辨证施治高血压病血压变异性的大法，在改善血压变异性中起着提纲挈领的作用[1]。

3. 肿瘤

明·李中梓《医宗必读·积聚》指出："积之成也，正气不足，而后邪气居之……立初中末三法：初者，病邪初起，正气尚强，邪气尚浅，则任受攻；中者，受病渐久，邪气较深，正气较弱，任受且攻且补；末者，病魔经久，邪气侵凌正气消残，则任受补。""屡攻屡补，以平为期"的古代中医思想，在现代肿瘤诊疗中有借鉴意义，攻补治疗建立在肿瘤病期基础上，中西医虽攻补手段、不同病期的任务各不相同，但"以平为期"思想是肿瘤治疗的总目标。郁仁存指出：肿瘤的发生、发展、转移就是由于诸多的失衡导致的，如癌基因与抑癌基因失衡，增殖与分化失衡，促转移因子与抗转移因子失衡，机体免疫力与肿瘤侵袭力失衡等。以平为期，就是用古今攻补手法使得各种矛盾和平共处，当然消灭矛盾的一方是特殊性，对立统一是普遍性，即正邪统一共存[2]。

4. 月经失调

郑纯教授认为月经失调是在多因素复杂病因基础上导致肝脾肾等内脏功能失调、气血阴阳消长失调、冲任经脉失调，其治疗根据

[1] 于泓，王海云，徐凤芹.从"调整阴阳，以平为期"干预高血压病血压变异性[J].中西医结合心脑血管病杂志，2012，10（6）：744-745.
[2] 王登正，刘佩珍，张洪亮，等.论肿瘤治疗的"屡攻屡补，以平为期"原则[J].新疆中医药，2008，26（5）：70-71.

"谨守病机，谨察阴阳所在而调之，以平为期"的宗旨，采取调和脏腑，平衡阴阳，调和气血，调理冲任使月经如常。其治法、用方颇具特色，强调以平为期，调和中正[1]。

### 5. 寻常性银屑病

刘红霞教授认为，寻常性银屑病的发病机制复杂，综合考虑与阴阳失衡，属本虚标实之证。临证治疗寻常性银屑病，首辨阴阳，提出"调理阴阳，以平为期"的观点，运用于临床，采用平调阴阳法，标本同治，进行细微的中医药调理，使之达到新的平衡状态，取得了较为满意的疗效[2]。

### （二）名医经验

#### 1. 朱南孙

朱南孙认为妇女一生是一个动与静相对平衡的矛盾运动过程。如经水盈亏满溢，周而复期；十月怀胎，一朝分娩；产褥哺乳，经水暂闭。动静平衡体现在妇女每个生理阶段和每月、每日的生理变化之中。阴阳乃变化之根本，属抽象概念，而动静则是具体表现。动静平衡协调则健康，动静失衡则必致疾病。治疗原则须以《黄帝内经》"所胜平之，虚者补之，实者泻之，不虚不实，以经取之"，以及"谨察阴阳所在而调之，以平为期"为根据。此曰"平"、曰"调"，即审其阴阳之胜负与动静之偏向而使之恢复平衡之常态。具体应把握反治法、兼治法以及证不变，守法守方，证情转变，灵活

[1] 丁正香，郑纯.郑纯教授"以平为期，调和中正"调经学术经验 [J].中华中医药杂志，2014，29（12）：3856-3858.

[2] 刘朝霞，刘红霞."调理阴阳，以平为期"治疗寻常性银屑病临床辨证思路 [J].实用皮肤病学杂志，2018，11（6）：364-366.

权变的法则；并将法则概括为"从、合、守、变"的辨证论治要旨。强调"从""合""守""变"四法分述有异，皆紧扣病机，临证施治，须纠正动静失衡，以平为期[1]。

2. 夏翔

夏翔教授提出了"以平为期，以调为法"的学术思想，形成了调整阴阳、注重气血辨证、擅长活血化瘀的临证特色。调整阴阳，以"平"为期。夏教授提出了辨证论治应"以平为期""治病必求于平"。如热证用寒药、寒证用热药，气逆降之、气陷举之，阴虚养阴、实热泻火、阳虚补阳、阴盛散寒等，均力求一个"平"字，其最终目的仍应着眼在阴阳的平和，这样才能达到祛邪治病的目的。中病即止，以"平"为度。夏教授在临床中特别强调对"度"的把握，尤其要避免用药太过的弊端。认为一种治法不宜应用时间太久，否则容易使病情走向另一面。同时，对"平和"的重视，夏教授非常讲究食疗，认为"三分治疗七分养"。扶正祛邪，阴阳自平。扶正与驱邪的关系也是一种调节人体平衡的关系，其目的是使人体"阴阳自和"[2]。

3. 方和谦

方老认为，治病的根本目的，主要是调整人体阴阳的偏盛偏衰，以恢复和保持阴阳平衡。方老应用《黄帝内经》阴阳学说和治病求本的理论，总结历代医家的经验，在临证施治时，特别注重用"调和阴阳""以平为期"为基本法则来指导临床实践，形成了自己的

———————————

［1］ 朱南孙.动静相宜，以平为期——妇科疾病诊余杂谈［J］.上海中医药杂志，2002，36（9）：4-6.

［2］ 张振贤，郑岚，赵阳.夏翔教授"以平为期，以调为法"的学术思想［J］.上海中医药大学学报，2010，24（5）：1-5.

治疗思想。如提出和解法，即"和为扶正，解为散邪"的观点，就是通过和解、调和，使表里寒热虚实的复杂证候，脏腑阴阳的偏盛偏衰归于平复，以达到祛除病邪恢复健康的目的。他创制的"和肝汤""滋补汤"等经验方，均是在《黄帝内经》"谨察阴阳所在而调之，以平为期"的思想指导下，形成的有效方剂[1]。

### 4. 邵朝弟

泌尿系统疾病（CKD）是一组进行发展性、难治性疾病，有些甚至可最终导致终末期肾病（ESRD）。邵朝弟认为 CKD 虽起于隐微而变化莫测，但凡以"阴阳失衡"为病理基础，以"以平为期"为主要治疗目标，以"平衡阴阳"为最高治疗法则，以阴阳相济、虚实相兼、寒热相得、通涩相伍为用药特点，对 CKD 形成独特的诊疗思路。他在"平治于权衡"法则的指导下，针对 CKD 不同阶段，选择适合病情的方剂与药物，体现出"以平为期"的用药特色。临床善于运用地黄丸类制剂调理阴阳作基础，随证化裁治疗 CKD。通过平衡脏腑阴阳来平衡水液的出入，是他对各种原因的 CKD 施以肾气丸为基础加减化裁的主要依据[2]。

### 5. 李建生

肺炎继发的抗生素相关性腹泻是指肺炎治疗过程中应用

[1] 李文泉，范春琦，权红，等.方和谦学术思想研究 [J].中医杂志，2010，51（6）：491-494.

[2] 邹新蓉，王小琴，王长江，等.邵朝弟"调理阴阳、以平为期"治疗泌尿系统疾病的经验 [J].湖北中医杂志，2011，33（7）：19-20.

抗生素导致肠道内感染及菌群失调而继发的腹泻，为较常见的药物不良反应。李建生教授根据本病"脾气受损、寒湿内生"的病机特点，治疗上遵"谨察阴阳所在而调之"，以温运脾气、并化寒湿，调节肠道微生态，"以平为期"，治疗屡获良效。温补脾气扶助正常菌群，临证遣方多为小建中汤、黄芪建中汤、参苓白术散、附子理中汤、七味白术散之类，随证选用；用药多益气温阳健脾之品。化湿逐邪抑制致病菌群，化痰逐湿祛邪选方以用二陈汤、半夏厚朴汤、小青龙汤等为主[1]。

## 三、实验研究

张东淑等[2]以"自血穴位注射"为检索词，检索 Pubmed、CNKI、万方、维普等数据库 1990—2017 年文献，分析自血穴位注射疗法干预痤疮的效应机制，在自血穴位注射疗法前期临床及基础研究的基础上，探讨其效应机制研究思路。提出在今后的研究工作中，以自血穴位注射对 Th1/Th2 免疫偏移及皮损局部微生态失衡的影响为切入点，可为本法"调和阴阳，以平为期"的作用提供实验依据，为其临床应用提供一定的科学依据。

[1] 刘敬霞.李建生教授"以平为期"治疗肺炎继发抗生素相关性腹泻举隅［A］.第六次全国中西医结合养生学与康复医学学术研讨会论文集［C］.北京：2009.

[2] 张东淑，刘璐，李俊雄，等.调和阴阳，以平为期——基于 Th1/Th2 免疫平衡的自血穴位注射效应机制探索［J］.世界科学技术 – 中医药现代化，2017，19（5）：791–796.

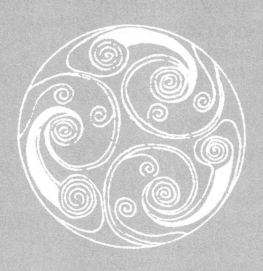

第四章　**因势利导研究**

# 一、理论研究

## （一）理论渊源

### 1. 深受道家无为思想影响

"因势利导"是《内经》重要的治疗方法之一。所谓因势利导，就是顺应疾病邪正斗争的势态，及时导邪外出。《内经》"因势利导"的治疗学思想深受道家"无为"思想的影响，强调应顺脏腑气机运行之势、脏腑苦欲之势、经气运行之势及病位、病性、病程之势和病人之所便来加以治疗，从而达到"无治"而"无不治"的效果[1]。

### 2. 源自古代兵法思想

"因势利导"原本见于《史记·孙子吴起列传》，其云："善战者，因其势而利导之"，反映了古代兵法中交战必先争夺主动权的战略思想，即掌握、顺应事态发展的自然趋势，加以引导推动，同时规避风险，以取得最后的胜利。《内经》有感于此，将其引入中医治疗思想当中[2]。

### 3. 后世代有发挥

后世对《内经》因势利导治则的研究，主要是探讨其临床应用规律、治法原理及其科学内涵。第一，据此确立了汗、吐、下以及固涩、降逆、升举等基本治疗方法。如张仲景《伤寒杂病论》创制汗、吐、下诸方剂，并对其用法做了详细

[1] 欧阳波，翟双庆.《内经》的"因势利导"与道家"无为"而治[J]. 中国中医药科技，2014（5）：544-545.

[2] 翟双庆《内经》论因势利导[N]. 中国中医药报，2013-02-22（005）.

辨析，其中《金匮要略》所论即包括因病位表浅而针灸之、因病势趋外而汗之、因病势趋上而涌吐之、因病势趋下引而竭之、因病势相兼而双解之等五方面[1]。张从正《儒门事亲》将汗、吐、下三法广泛应用于临床，并对其原理进行了深刻探讨；清代程国彭《医学心悟》则厘定汗、吐、下三法的应用规范，标志着三法的临床应用趋于成熟。此外，李杲《脾胃论》从脾主升清之生理本能提出补中益气、升举清阳以止精气下陷诸证，并创制了益气升阳类方剂，使因势利导治疗大法作为临床常规治法也更加全面、完善。第二，深入开展了因势利导治法原理的研究。研究者认为，中医药治疗作用的实质是从整体功能方面进行宏观、动态的综合调节，而因势利导则是从一个侧面对这种调节方式和手段的概括与规范。它根据机体抗病力趋势加以助势引导，其要点是，机体抗邪之力趋势向外者宜散，向上者宜越，向下者宜下；机体护正之力趋势向内者宜收，向下者宜降，向上者宜升[2]。

## （二）概念研究

因势利导，即根据正邪交争的自然发展趋势，培正祛邪，以控制病情病势之变化，重在一个"顺"字[3]。此即顺势思维，顺应自然之势以及事物时序变化规律，以治疗疾病和养生防病的中医思维方法[4]。《类经·论治类》强调："顺之为用，最是医家肯綮。"总

---

［1］ 刘杰，戴天木.试论《金匮要略》中的因势利导治则［J］.湖北中医学院学报，2006，8（3）：38–39.

［2］ 烟建华.《内经》因势利导治疗法则及其临床应用研究［J］.中国医药学报，2002，17（10）：582–585.

［3］ 翟双庆.《内经》论因势利导［N］.中国中医药报，2013–02–22（005）.

［4］ 邢玉瑞.中医思维方法［M］.北京：人民卫生出版社，2010.

体来说，"因势利导"的治疗原则实为借鉴先秦兵家作战理论，在中医学整体观念与辨证论治思想的指导下，去判断疾病的发展趋势从而采取相应治疗手段的概括与规范。"因势利导"的治疗原则主要包含以下几个方面：一是顺病邪性质和部位而治。根据不同病邪所造成的"势"，尤其是以实邪为主的病证，应根据邪气所在部位和性质而采取相应措施，使之从最简捷的途径，以最快的速度排出体外，以免病邪深入而过多地损伤正气。二是顺邪正盛衰而择时治疗。治疗时须避过邪气猖獗势头，而在其既衰之际击之，尤其是对某些周期性发作的疾病，应在其未发病之前治疗，因为这个阶段容易截断扭转病势。三是根据人体正气抗邪的趋势，顺势引导，助益正气。如《素问·至真要大论》所言"高者抑之""下者举之""散者收之"，《素问·阴阳应象大论》所云"气虚宜掣引之"等[1]。

（三）顺势疗法与因势利导

流行于现代西方的顺势疗法认为，当机体生病时，机体所出现的各种症状，这些症状的反映并不是疾病本身，而是机体动员来对抗致病因素（包括生物致病和非特殊的刺激）防御机制；症状的产生是机体在病因刺激下可能最好的反应，是机体借以尝试重新获得其失去的平衡，恢复其内环境稳定的手段；为了帮助机体重新建立内环境的平衡，医生应该帮助和强化这些反应，而不是抑制它们。而中医常说的"因势利导"治疗思想，正是现代所说的顺势治疗思想的真正体

[1] 翟双庆.《内经》论因势利导[N].中国中医药报，2013-02-22（005）.

现。这种西方的顺势疗法与中医因势利导的顺势治疗思想，同中有异，异中有同。《黄帝内经》的顺势疗法包括循病处而利导、循病发而利导、疏郁而利导（即五郁治疗）；后世顺势治疗发展包括顺势开郁法、顺势升降法、顺势发越法。例如慢性肾衰时由于患者体内毒素经肾排泄受限而逐渐滞留于体内，机体本身为了促进这些毒素从体内排出，积极动员体内各种脏腑代偿功能的加强以参与排毒，用以减轻自身的中毒症状。慢性肾衰尿毒症时体内自身排毒素的方式，目前研究认为主要是以下三个方面比较突出，第一是呼吸道排毒，第二是皮肤排毒素，第三是肠道排毒。针对以上三个排毒途径，应该因势利导，加强体内呼吸道这种排毒功能。源于自然医学中的顺势疗法是着眼于患者生病时整体状态，他们认为每一个症候群不是疾病本身，而是机体借以尝试重新获得其失去的平衡，恢复其内环境稳定的手段；为了帮助机体重新建立秩序，医生应该帮助和强化这些反应，而不是抑制它们。顺势疗法的这种思想与中医学的因势利导的顺势治疗调节具有同样的内涵和意义，如果能将这种理论和中医学的辨证论治及因势利导思想融为一体，那么，这对于我们进一步发扬顺势效果一定大有裨益[1]。

（四）顺势思维与顺势治疗

顺势思维作为中医临床疾病诊疗和养生保健的常用思维方法之一，其渊源可以回溯贯穿《周易》整个体系始终的"天人合一"思想，强调人与自然处在一个整体之中，是顺势思维的文化源头；老子、庄子、荀子等对"道"的解读，是顺势思维的直接来源；"因循"

---

[1] 刘培英. 中医顺势治疗思想刍议 [J]. 中国中医药现代远程教育，2011，9（2）：5-6.

思想主张遵循自然变化，是顺势思维的哲学表达[1]。顺者，顺应，有趁、乘之意；势者，形势，趋势也。顺势，顺应事物自然而然之势，遵循规律，加以正确引导推动，从而促进事物向良好的方向发展。中医学的顺势思维对中国传统中医学的发展起着至关重要的作用。

顺势治疗，是指根据病邪所在部位、正气抗病反应趋势、脏腑经络气血运行及阴阳消长规律、自然界阴阳五行变化之势等，把握最佳时机与途径，以最小代价达到最佳疗效的治疗原则。顺势治疗原则的形成，深受中国古代哲学的影响。中医顺势治疗包括顺应正气抗邪之势，顺应人体气机升降之势，顺应脏腑苦欲喜恶之势，顺应脏腑经络气血时间变化之势，顺应体质差异之势。由此可见，顺势思维产生了因势利导观，因势利导观应用于临床实践产生了顺势治疗。中医顺势治疗与中医逆势治疗各有不同的前提，可结合临床实际具体运用。中医顺势治疗与西方国家的顺势疗法名同实异。西方顺势疗法的根本原则是相似定律，即药物引起的病症与药物所治疗的病症存在相似性。故使用小剂量或极微小剂量的药物，以治疗疾病表现与该药物大剂量或常用剂量给予健康人时所引起的毒副反应相似的疾病。如大剂量的吐根使健康人发生恶心呕吐，而小剂量却能够治疗消化不良引起的恶心呕吐。这种疗法类似于中医"以毒攻毒"的疗法，而与中医

---

[1] 叶青，周亚东.中医顺势思维的文化渊源探析[J].南京中医药大学学报（社会科学版），2017，18（3）：146-149.

顺势治疗名同实异[1]。

胡希恕论治伤寒具有明显的顺势思维及其特征。"正邪交争"是对人体本能排除疾病过程的描述方式，是一组变化的证的集合。贯穿此过程的是人体排除疾病的"势"。"势"是病程中各个截面状态的证型依次排列而形成"正邪交争"集合的内在原因。胡希恕的顺势思维体现为论治伤寒中时时注重落实"正邪交争"的具体状态，强调熟悉和把握"正邪交争"过程中具有客观规律性的"势"，而非进行主观推断。"势"的存在是内因和外因同时作用的结果，是客观存在的，有重复性，并可通过对"证"的干预进行验证。胡希恕在对伤寒论治中的顺势思维全面、立体、动态，反映了整体的变化规律，并将治疗手段的使用和疾病现象的产生、转归和预后紧密绑定在一起，完全依据客观事实选择治疗手段，具有高度的应用性[2]。

## 二、临床研究

### （一）临床应用体会

烟建华教授对因势利导的临床应用体会进行了系统总结，分别从根据邪气所在部位施治、根据正气抗病趋势施治、利用病证的周期性特点施治三个方面[3]。王洪图教授认为，因势利导应用到医学中，成为指导治病的原则，主要是针对由于有形的实邪而引起的某

[1] 张喜德，邢玉瑞.中医顺势治疗的临床应用[J].上海中医药杂志，2001，35（3）：10-12.
[2] 张牧川，张其成.从"正邪交争"谈胡希恕论治伤寒的顺势思维特征[J].中华中医药杂志，2012，27（4）：874-878.
[3] 烟建华.《内经》因势利导治疗法则及其临床应用研究[J].中国医药学报，2002，17（10）：582-585.

些实证的治疗问题。其基本精神是根据邪气的性质和所停留的部位，而采取适当的方法，使之从最简捷的途径、以最快的速度排出体外，以免病邪深入，防止过多地损伤人体正气。"因势利导"主要是针对有实邪的疾病而提出来的治疗原则，正如吴鞠通《温病条辨》所说："逐邪者，随其性而宣泄之，就其近而引导之。"又说："邪不传化，传表传里，因势导之。"并就在此原则指导下而确立的主要治法——汗、吐、下等的适应证及其辨治规律进行了概述[1]。

### （二）临床各科应用

#### 1. 乙型病毒性肝炎

黄健华等[2]从中医脏腑特性和相关病理因素的特点，探讨了乙型病毒性肝炎具有嗜肝性可能的原因，并提出"从阴达阳，因势利导、给邪出路"的解决之道。导邪由阴出阳，因势利导，给邪出路。邪气在脏，导邪归腑，从腑而泻之，应是因邪之势而利导之以祛其外出的一条主要通路。这只是可能存在的诸多通路中的一条。应特别注意少阳枢与少阴枢在阴病转阳病治疗中的作用。表现为寒湿性质的疾病，在三阴时重视少阴枢。少阴寒化证偏多，四逆汤为代表方。另外，治疗少阴热化证的黄连阿胶汤也应为少阴枢的代表方。阴病

［1］王洪图."因势利导"治则的临床运用［J］.贵州医药,1979,4（6）:35-39.

［2］黄健华,严明,叶放."从阴达阳,因势利导,给邪出路"治疗慢性乙型病毒性肝炎的探讨［J］.中医杂志,2013,54（8）:656-658.

出阳，表现有三阳性质的疾病时，应重视少阳枢机转邪气从阴出阳位的作用，小柴胡汤、大柴胡汤为其代表方剂。转成阳病之后，就可以因势利导，给邪以出路以祛之。转入阳明气分者，或清之或凉下之或温下之，使其从下而解；邪从少阴转入太阳、卫分者，可宣之或利之，使之从汗、小便而解；邪从厥阴转入少阳者，可和之，使其被枢转而出。周扬等[1]认为乙型肝炎其主要始动因素为湿热疫毒之邪，其致病过程中易出现火郁的病理变化，体现在以下三个方面：疏泄不及，肝气化火；湿热相合，气郁化火；过用寒凉，湿遏热伏。治疗应结合"火郁发之"的原则，在苦寒直折的基础上，佐以升散，寓升于降，升降同用，使火热之邪顺其势而散，而非简单的清热泻火除湿，具体运用中应根据郁热证形成的原因，祛除致郁之由。

2. 带状疱疹

郭玉峰等[2]用火针赞刺法治疗带状疱疹，用烧至针尖发亮的火针在皮损局部反复浅刺、再加火罐充分拔吸几步操作组成，不仅顺应了机体驱邪外出的趋势，加快了邪气外排的速度，而且较人体自身正气排邪的程度更为完全，因此不仅有效地缩短了病程，还减少了后遗神经痛的发生。"因势利导"治则和"其在皮者，汗而发之"治法的应用是火针赞刺法治疗带状疱疹获得良效的关键。

［1］ 周扬，徐列明，平键. 因势利导，郁火当发：浅谈"火郁发之"对慢性病毒性肝病证治的启示［J］. 上海中医药杂志，2011，45（11）：42-43+47.
［2］ 郭玉峰，王映辉，赵吉平，等. "其在皮者，汗而发之"：因势利导治则与火针赞刺法治疗带状疱疹［J］. 中国中医基础医学杂志，2007，13（6）：472.

### 3. 肿瘤治疗

肿瘤病情凶险，病变多端，病机错综复杂，非简单辨证所能概括。根据肿瘤病情发展演变的特点，结合机体抗邪趋势，辨病势论治，无疑是《伤寒论》因势利导思想在肿瘤治疗中的应用。①痰郁排之——开肺排痰法治疗晚期肺癌痰多难咯症，针对患者痰液量多、痰涎上涌但无力咯出的特点，考虑此病症为病势趋上，结合中医因势利导理论，参考肺痈的治疗，提出"急则开肺排痰治其标"的思路。处方以甘桔汤、苇茎汤和薏苡附子败酱散加减。②涩者通之——通腑降气法治疗吗啡止痛后的便秘呕吐症。③考虑因为恶性淋巴瘤和胆囊癌的发病部位及临床表现，病位均为少阳膜原，为伏邪郁结难以排泄，治疗可考虑应用伏邪搜之——开达少阳膜原法，通畅少阳膜原，给邪以出路，再结合具体辨证进行加减组方，以柴胡达原饮为基本方[1]。

### 4. 情志病治疗

宋立群教授[2]注重顺应患者情志之势，在治疗郁证之中疗效显著。首先，要准确判断病机的邪正虚实，虚则补之以顺应正气抗病之势，实则泻之以顺应正气驱邪之势；其次，要善于根据正气与邪气的趋向，推测和分析病邪所处部位、病性，就近原则取邪气易于祛除之法；最后，要注意使邪有

[1] 辛海，王笑民.《伤寒论》因势利导思想在肿瘤治疗中的应用 [J].北京中医药大学学报（中医临床版），2005，12（1）：33-35.

[2] 葛旭，宋立群.宋立群教授运用中医顺势疗法经验 [J].长春中医药大学学报，2013，29（2）：217-218.

出路。认为《黄帝内经》论郁，昭示了以肝为前提，木失疏泄继而引起五脏不和，瘀血、痰浊、食积，故而"木郁达之"为治疗郁证的总则。指出医生治病，在遣方用药上，应当照顾到患者的心理状态，既要着眼于疾病的证候表现，更要注意到患者的性情好恶和精神状态。张庆祥[1]临床应用说理开导、顺势治疗、和畅气机、调理脏腑，诸法并用，治愈一例因母亲去世而失眠的患者，充分体现了中医学顺势治疗、形神同治的优越性。

[1] 张庆祥.论情志致病特点及顺势治疗［A］.第四届中国中西医结合学会心身医学专业委员会换届大会暨第七届全国中西医结合心身医学学术交流会论文汇编［C］.西安，2013.

中篇　中医治则研究进展

　　由于中医治则是指中医临床治疗应遵循的基本原则，具体通过治法予以反映，所以对治则的现代研究，局限在理论层面，无法进行具体的实验研究，而且研究较多地集中于治则治法体系、正治反治、标本治则、扶正祛邪和三因制宜等方面。

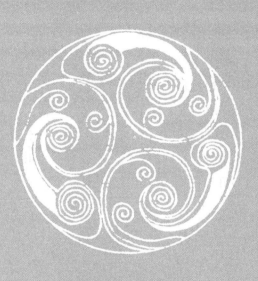

第五章 中医治则治法理论体系研究

# 第一节 治则治法体系的研究

近年来，人们根据治则抽象程度的高低、适应范围的大小，把治则或连同治法划分为不同的层次，试图建立中医治则治法的体系。

## 一、问题的提出及其价值

### （一）问题的提出

在对中医治则治法理论体系的深入研究中，人们发现存在着以下缺陷和不足：①治则治法概念不清，混为一谈。如宁云峰[1]认为由于中医学的许多名词术语缺乏规范化，治则和治法又是主观对客观的概括，所以在一些相关论著中常常会有人为制订的色彩，甚至混为一谈，有的统称为"法则"，有的将"治法"称为"治则"。张大明等[2]考察多版中基教材列于治则项下的内容，结果也是治则、治法混言，甚至言治法多而述治则少。②治则内容不统一。周超凡[3]曾对17种中医书籍进行统计，治则内容可分为21项之多。就目前而言，中医界对整个治则体系尚缺乏权威性的、统一的认识。《中医

---

[1] 宁云峰.中医肿痛临床运用治则治法存在的困惑[J].实用中医药杂志，2007，14（22）：3072-3073.

[2] 张大明，杨建宇.从构成角度看治则与治法之区别——兼与《中医基础理论》教材商榷[J].上海中医药杂志，2009，43（9）：55-56.

[3] 周超凡.中医治则学[M].北京：中医古籍出版社，1997.

基础理论》[1]的治则内容包括：治病求本、扶正与祛邪、调整脏腑功能、调理气血关系、因时、因地、因人制宜5则；《现代中医治则治法学》[2]的治则内容包括：治病求本、标本缓急、正治与反治、异病同治与同病异治、扶正祛邪、阴阳调治、因异制宜（三因制宜）7则；《中医治则研究》[3]的治则内容有：治病求本、治有标本、缓急先后、寒热疗法、虚实治要、寒热攻补同用、气血调治、阴阳调治、因人、因时、因地制宜、用药不可偏10则。③治则层次划分没有统一标准。如周超凡[6]在进行治则层次划分时也提出了三种划分标准。不同的划分标准和因之而得出的不同治则层次，极不利于学习者对治则体系的记忆和掌握。④治法层次逻辑混乱。张大明等[4]指出："程氏八法"中的汗、吐、下、清、消均为具体的祛邪之法，竟占八中之五，而各种具体补法却只概括为一补及一温，仅占八中之二。"温"相对于"补"是补法之下的一种具体补法，同理，"汗""吐""下"等法亦为攻法之下之具体攻邪法，与"补"并非同一层次内容，八法之中却将它们并列，由此看来，"程氏八法"不免繁简失度，逻辑混乱；张子和的"汗下吐三法赅众法之论"，则是以偏概全；张介宾"八略"之论多为两种相对的治法的派对，逻辑上优于程氏八法，然层次单一，失之于简，影响不大。

[1] 王农银.中医基础理论［M］.北京：中医古籍出版社，2003.

[2] 李忠，赵莉敏.现代中医治则治法学［M］.北京：中国医药科技出版社，1992.

[3] 姜春华，沈自尹.中医治则研究［M］.上海：上海科学技术出版社，1983.

[4] 张大明，杨建宇.中医治则治法体系再构建的探讨［J］.北京中医药大学学报，2001，24（4）：14-15.

## （二）重要价值

周超凡[1]认为，中医治则上承诊断，下启治法，是连接中医药理论和中医临床实践的桥梁，研究、补充、完善中医治则理论，对丰富中医理论，指导中医临床实践具有重要作用。它不仅是对临床各科都有指导作用的原则性内容，而且也贯穿于临床各科治疗过程的始终。中医治则体系的合理层次划分，能使治则理论体系脉络清晰、泾渭分明，可以更好地起到指导预防、治疗、养生的作用。刘文兰等[2]认为，中医治则治法理论体系，是在不断重新认识和重新构建中得到充实和完善的。为了进一步发挥中医治则治法的特长和优势，也需要在理论上对遗留的治则治法体系进行梳理，重新划分层次，明晰基本概念，为今后的深入研究打好基础。综上所述，在当代，对中医治则治法理论体系进行再认识和重构建研究，对促进中医学的发展，有着迫切而又十分重要的意义。

## 二、中医治则治法理论体系构成研究

### （一）三分法

丁京生等[3]认为，治病求本，是辨证论治的根本原则和最高准则，也是中医各种辨证的共同目标，此为第一层次。调整阴阳、扶正祛邪、三因制宜是从属于"治病求本"这一

［1］　周超凡.中医治则学［M］.北京：中医古籍出版社，1997.

［2］　刘文兰，张炎，范晔.中医治则治法的研究现状及研究重点［J］.时珍国医国药，2007，18（4）：836-837.

［3］　丁京生，周超凡.中医治则的多层次思想［J］.中医药学报，1987（2）：55-56.

原则的，居于第二层次。第三层次的治则，是联系治则与治法的桥梁，其特点是抽象度较低，针对性较强，大多可直接过渡到治法。如虚则补之与补法、实则泻之与下法、调整气血、阳病治阴、阴病治阳等等。刘艳芳等[1]指出，中医治则三大体系是指总则、辨证治则、辨病治则体系，三者之间既有区别，自成体系，又有联系不可分割，体现了中医治则体系的层次性和完整性。具体而言，治则的三大体系，治疗总则包括治未病、治病求本、调整阴阳、标本缓急、正治反治、同病异治、异病同治等；辨证治则包括针对阴阳、五行、表里、寒热、虚实、气血、脏腑、经络、卫气营血、三焦等辨证的治则；辨病治则包括针对感冒、胃痛、胸痹等病症的治则。

何裕民[2]认为，治则的定义为"治疗疾病的方法和原则"是比较合适的。并认为治则是一个有着三大层次的体系，其最高层次为治疗观，或称作治疗思想，是抽象的内容；第二层次为治疗大法；第三层次为具体治法。李扬林等[3]也将治则分为三个层次，认为最高层次为治病求本和三因制宜，是哲学思辨的产物；第二层次为扶正祛邪，是最高层次的具体化，又对种种治疗措施起着指导作用，是根据虚实辨证制定的治疗原则；第三层次是调理脏腑、调理阴阳、调理气血津液，它们是具体治疗措施和治疗手段。

[1] 刘艳芳，周超凡.论中医治则三大体系的区别与联系 [J].黑龙江中医药，1993（4）：7-8.
[2] 田治明，贾怀玉，周超凡.第二届全国中医治则学研讨会论文综述 [J].黑龙江中医药，1989:（1）：52-54.
[3] 李扬林，王永萍.中医治则治法理论体系图表试重构 [J].贵阳中医学院学报，2010, 32（6）：6-9.

中医治则治法理论研究进展·第五章 中医治则治法理论体系研究

吴弥漫[1]提出把治法分成如下三个层次：①基本治法，或称"治疗法则"：这是一类适用范围比较广泛、带有一定法则性指导意义的治疗方法。如"实则泻之，虚则补之""正治与反治""同病异治"与"异病同治"等。②一般治法：指针对某一类具有相同病机或病性的病证而确立的治疗方法。《素问·至真要大论》之"寒者热之，热者寒之……逸者行之，惊者平之"等，《素问·五常政大论》之"消之削之，吐之下之，补之泻之"等。后世总结为"汗、吐、下、和、温、清、消、补"八法。③具体治法：是指针对某一病种或某一病证而设立的治疗方法，如《难经》治肝旺肺虚证（"东方实，西方虚"）的"泻南（火）补北（水）"法、后世所称的活血祛瘀法、利水法等等。这类方法既体现了治则学说的基本思想，又是上述基本治法和一般治法的具体运用，它直接用于临床上对某一病证的具体治疗。治法范畴中的各层次之间，也有相应的指导、制约关系：基本治法指导制约一般治法，一般治法又指导制约具体治法。

## （二）四分法

吴润秋[2]认为，"中医治疗学"的理论结构分为四大层次：论治思想，治疗原则，治疗大法和治疗手段。而治则属第二层次。并从四方面论述了论治思想（第一层次）与治疗原则的区别。主张按哲学观点对论治思想分类，按中医基础

[1] 吴弥漫.简论《内经》治则治法学说的规范[J].中国医药学报，1990，5（1）：55-58+15.
[2] 吴润秋.论从"中医治疗学"来研究治则基本理论[J].湖南中医药大学学报，1989，9（1）：1-4.

理论对治疗原则分类，按八纲八法对治疗大法分类，按施治的方式、途径对治疗手段分类。李扬林等[1]将中医治则定义为在中医理论指导下制定的，对保持健康、祛除疾病和恢复健康具有普遍指导意义的一系列原则，它对预防和疾病的治疗均具有普遍指导意义，包括指导思想、方法手段（各层次治则内容）和目的结果，指导着预防和疾病治疗过程中的立法、处方、用药及采用措施等。提出将治则横向分为三个内容，即指导思想、方法手段（各层次的治则内容）、目的结果；纵向分为四个层次，即治疗总则、治疗通则、治疗常则、具体治则（表5-1）。可以避免以往的治则层次逻辑混乱的问题。治则体系中的"指导思想"有"天人合一""三因制宜""扶正祛邪""辨证论治""治病求本""调节阴阳、气血、脏腑"。治则体系中的"目的结果"可以"以平为期"括之。严格地说，横向中的"方法手段"才是真正治则的具体内容，而"指导思想"和"目的结果"，则是疾病治疗的出发点和归宿，决定着具体治则的大方向和总任务。中医治法是在治则指导下，预防和治疗疾病的各类方法。治法体系将治法层次纵向分为四个层次，即治疗手段、治疗通法、治疗常法、具体治法（表5-2）。

[1] 李扬林，王永萍.中医治则治法理论体系图表试重构[J].贵阳中医学院学报，2010，32（6）：6-9.

表 5-1 中医治则理论体系试重构表

| 指导思想 | 治法层次 | 方法手段（各层次治则内容） | 治未病 / 治已病 | 目的结果 |
|---|---|---|---|---|
| 天人合一<br>辨证论治<br>三因制宜<br>治病求本<br>扶正祛邪 | 第一层次（治疗总则） | 治未病：既病防变 | 治未病：养生<br>调和阴阳 气血脏腑 | 以平为期 |
| | 第二层次（治疗通则） | 攻补治则 | | |
| | 第三层次（治疗常则） | 1 同病异治　2 异病同治　3 标本治则　4 正治治则　5 反治治则 | 略 | |
| | 第四层次（具体治则） | 急则治标则　缓则治本　标本兼治　热者寒之　寒者热之　虚则补之　实则泻之　散者收之　燥者润之　寒因寒用　热因热用　塞因塞用　通因通用 | 略 | |

表 5-2 中医治法理论体系试重构表

试重构后的治法理论体系

| 层次 | 药物治疗 | | | | | | | | | | | | | 针灸、推拿、饮食、气功、心理、音乐、五色及其他疗法 |
|---|---|---|---|---|---|---|---|---|---|---|---|---|---|---|
| 第一层次（治疗手段） | | | | | | | | | | | | | | 针灸、推拿、饮食、气功、心理、音乐、五色及其他疗法 |
| 第二层次（治疗通法） | 攻法 | | | | | | | 补法 | | | 攻补兼施法 | | | 攻法、补法、攻补兼施法 |
| 第三层次（治疗常法） | 1 解表法 | 2 涌吐法 | 3 泻下法 | 4 清热法 | 5 祛湿法 | 6 祛痰法 | 7 开窍法 | 8 温里法 | 9 固涩法 | 10 润燥法 | 11 理血法 | 12 理气法 | 13 和解法 | 略 |
| 第四层次（具体治法） | | | | | | | | | | | 活血法、止血法 | 行气法、降气法 | | 略 |

### （三）五分法

张大明等[1]提出治则治法的五层次说：一是治疗目的与运用法则。治疗目的即"以平为期"，治疗法则总的来说可概括为"知常达变，因异而异"，具体内容包括三因制宜、标本缓急、因势利导，正治反治等。二是治疗大法，主要为扶正祛邪，还包括惊者平之，脱者固之，和解少阳，调和肝脾，调和肠胃等。三是治法，为治疗大法的具体化，如祛邪的具体治法有汗、吐、下、清等；具体的扶正法有温阳、益气、滋阴等；具体的调适法有和、因、固等。四是具体治法。五为选方遣药。由治疗目的、治疗大法、治法、具体治法、选方遣药五个层次，而构成新的治则治法体系。

### （四）六分法

张惜燕等[2]认为，治则治法理论体系的划分，应该在《内经》疾病观和治则治法理论指导下，根据逻辑隶属关系重新进行界定。治病求本是中医治疗疾病的总的治疗原则，也是治则治法系统的最高指导，称之为总治则，为第一层次；基本治则为第二层次，包括三因制宜、治标治本、正治反治，它们是在治疗疾病的过程中为达到治病求本的目的而必须遵守的治疗原则，服务于治病求本，又指导着第三层次；第三个层次是在治疗某一种疾病的过程中，根据其邪正盛衰、阴阳失调、脏腑功能气血失调等基本病机所制定的相对较具体

---

[1] 张大明，杨建宇.中医治则治法体系再构建的探讨［J］.北京中医药大学学报，2001，24（4）：14-15.

[2] 张惜燕，田丙坤.中医治则治法理论体系层次新探［J］.陕西中医学院学报，2014，37（1）：10-11.

的治疗原则，包括扶正祛邪、调整阴阳、调整脏腑功能、调理气血等，称之为病机治则；第四层次为治疗大法，是针对某一种疾病所采用的治疗方法，如汗、吐、下、和、温、清、消、补八法，比较笼统，还不够具体，尚不能指导方药选择。第五层次是具体治法，是在治疗大法指导下，针对某一种疾病某一阶段的证候所使用的具体治法，可以指导遣方用药，属辨证论治。如汗法之下的辛凉解表法，可以选用银翘散或者桑菊饮治疗。第六层次是症状治法，在具体治法基础上，针对疾病过程中较为突出的症状或者体征采用的治法用药，属随症加减。

黄玉燕等[1]认为，随着中医治法理论的发展，治法日渐繁多，从多个角度进行表述，分类难度较大，而目前治法分类尚无全策。治法的确立是主观思辨的过程，治法存在多种角度的表述方式，治法分类有主观性、局限性与多维度属性。因此，治法分类需要首先确定一个基准的理论体系，其次确定一级分类的最佳维度以及其他维度分类的层级关系，再确定各类治法的筛选标准。提出从主流中医理论体系出发，联系病机入手，辅以按因分类等方法，对治法进行一级分类，较为可行。为解决治法分类出现的交叉重复、冗繁等问题，可通过确定标准概念与异名，取最小单元，筛除属功效而非治法者等方式对各层级之下的治法进行筛选。

[1] 黄玉燕，张立平，汤尔群.关于中医治法分类的思考[J].南京中医药大学学报，2018，34（5）：436-439+479.

## 第二节 治则与治法特征及其关系研究

中医治则治法理论体系涉及治疗观、治则、治法，那么治则与治法的特征及其关系，自然也就成为现代研究的内容之一，概括起来，主要有以下几个方面。

### 一、治则治法的特征

孟庆云[1]认为中医治法治则有三大特征：一是用诸临床的实践性与桥梁作用。治疗法则中概括了治疗的硬技术和软技术，如果说治法是医疗的硬技术，治则便是抽象的软技术。二是在治疗法则语义中蕴含哲学特质。治疗法则往往采取"舍事而言理"以富于哲理性的术语来概括。三是有些治疗法则的语言具有文学艺术性，体现了传统文化的特征。常用取类比象以喻医理，用四字句的艺术语言来概括。李济仁等[2]则认为中医治则有四个基本特征：①能反映中医整体观的理论特点。②能反映中医关于疾病的发生发展是病邪与人体正气相互斗争的认识特点。③能反映中医辨证论治的治疗特点。④对中医临床治疗有普遍指导意义。

[1] 孟庆云.中医治法治则的科学内涵及发展[J].中医杂志，1992，33（10）：8-10.

[2] 李济仁，胡剑北.中医治则探讨[J].安徽中医学院学报，1988，7（1）：11-14.

## 二、治则与治法的区别与联系

### （一）从构成角度区分治则与治法

张晓雷等[1]认为治则与治法的鉴别应该主要从构成角度来区分，即治则总是由某种病证情况紧跟某种解决方法，一级治则跟的是抽象的方法，二级治则跟的是具体的治法；治法由单一的一个动词或者动词紧跟宾语，一级治法后面不跟宾语或者是抽象的宾语，二级治法跟的是具体的宾语（具体的正气或邪气）。

### （二）从目标体用思维方式区分治则与治法

在多数情况下，治则与治法有层次、目标、体用和思维方式的不同。明确的诊断是确定治则的前提，治则直接对应于病机，其目标是为治疗做战略决策，是医学思想或对疾病规律认识的体现；治法的层次低于治则，是在治则指导下用于治疗的具体方法，其目标是为治疗做战术决策，是医疗技术或技巧的体现。从体用而言，治则是原则性，治法是灵活性；治则是方，治法是圆。治则抽象概括，治法具体变通。如从思维方式而论，治则属于指导论，一旦阐明病机，治则因证而定；而治法属于从属论。治则的运用，反映了医生的判断能力和理论水平；治法的选取则体现了医生的主观能动性和治疗的艺术水平，即"医者意也"，可以同病异治，也可以异病同治。治则统率治法，依据治则制定具体的治疗方法，治疗方法是灵活多变的，具体的治疗方法的实施结果，是鉴别治则准确与否的唯

[1] 张晓雷，马家驹，沙茵茵，等. 论"从构成角度将治则治法进行区分与分级"[J]. 环球中医药，2015，8（11）：1414-1415.

一标准[1]。

李济仁等[2]认为治法与治则的区别：①治法必须在治则指导下制定。②治法是针对具体病变采取的治疗措施，治则是对疾病治疗规律的概括。③由于具体病变必然涉及病性、病因、病位，因此治法应反映对病变的病因、病性、病位的针对性。而治则是治疗疾病的原则，具有一般指导性，较治法抽象而不具体。治法与治则的联系：治法是构成治则的基础，没有治法，治则的作用也无法体现；治法的选择是在治则指导下进行的，没有治则指导，治法的运用也会混乱。一种治法的确立往往是多项治则指导的结果。多种治法可在同一治则指导下确立。可见，治则与治法的联系是多向综合的，不是单一的。并提出中医基本治则为治病求本、标本缓急、补虚泻实、正治反治、三因制宜、寓防于治和病证合参。

孟庆云[2]认为，治则的层次较高，规范性强。治则层次高于治法，故又有称治则为大法者，"治之大则"。治则本身有两类，一类是概括治病的总原则或治疗一类病总原则的，例如"治病必求于本"。另一类便是专论各不同病证的治疗原则，此类治则有时又和治法相重，如"活血化瘀"。治法通常指治病的具体方式，治法也有总法与专法之别，总法如内治法、外治法和八法等。专法系隶于总法下更专细的方法，如化痰法、祛风湿法等。治则与治法比较，治则为抽象的范式，

---

[1] 刘荣奎.中医治则治法的演变与发展[J].山东中医杂志，2006，26（3）：152-153.

[2] 孟庆云.治则与治法[J].中国中医基础医学杂志，1995，1（3）：23.

治法为具体的途径。从思维方式而论，治则为决定论，取决于病机，因此一种病证只有一个治则，而治法是选择论，取决于治病的实际条件、医生的用方用药习惯及主观能动性，以致一个病证可有几种不同的治法。综其所述，治则以其原则性、规范性表述的是治病决策中的战略；而治法，以其艺术性、灵活性表述的是决策中的战术。这便是治则与治法的辩证关系。

杨晗等[1]明确治则与治法的关系是中医治则治法理论研究的重要内容。梳理前期研究资料发现，目前治则治法关系研究的主流是纵向关系研究，存在横向关系研究不足的现状。文章明确了治则与治法之间存在着重要的横向指导关系，并阐释了横向关系在治则治法理论体系构建和临床辨证论治思维中不可或缺的地位和指导作用。

[1] 杨晗，魏凤琴. 中医治则治法关系研究 [J]. 时珍国医国药，2018, 29 (9):
2215–2216.

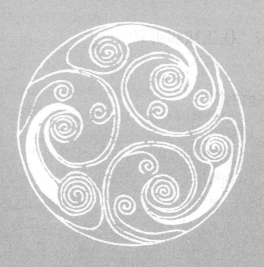

第六章 基本治则研究

中医治则，即中医治疗疾病的原则，对指导临床制定治疗方法、选择方药起着重要作用。研究治则是为了更好地指导临床治疗，发展中医治疗学。下面将基本治则研究现状做一总结。

# 第一节 扶正祛邪研究

## 一、理论研究

### （一）概念研究

扶正，就是通过药物或其他疗法扶助机体的正气，以增强体质，提高机体抗邪、抗病能力，达到战胜疾病、恢复健康的目的的一种治疗原则；祛邪，则是通过药物或其他疗法祛除或削弱病邪，减少邪气侵袭和损害，达到邪去正安的目的。扶正祛邪是中医治病的重要原则，二者是对立统一的，掌握其治疗精髓，根据邪正消长及盛衰，决定治疗的主次，扶正不留邪，祛邪不伤正，从而达到阴平阳秘、阴阳平衡的目的，此即为中医治病的本质[1]。

李学麟教授认为："正"即是不偏斜，正偏则为"邪"，祛邪即是扶正，正则无邪。扶正祛邪是为"纠偏达正"，应整体、动态看待，因势利导使人体阴阳自和。可以认为这是一

[1] 廖蔚茜，林春阳.从"扶正祛邪"探中医治病的本质[J].中医学报，2013，28（9）：1311–1312.

种广义的"扶正祛邪"思想,包含了"虚则补之,实则泻之"的邪正相搏思想在内。临证上,强调人体自身正气的抗邪能力,权衡正邪,因势利导,八法为用;时病扶正,重视通阳;癌病治疗上,强调人病共存,扶正重视脾胃[1]。

### (二)理论渊源

扶正祛邪观形成完整理论和实践体系始于《伤寒论》。《伤寒论》对临床各科均有极高的指导价值,辨证论治是临证灵活选用经方,驾驭扶正祛邪治则的关键,在运用这一原则时,仲景不仅重视组方的攻补相辅,更强调了正气和邪气在疾病发展过程中的转变,揭示了处理补虚、留邪,祛邪、伤正两组矛盾的辩证思路,成功地实现了医药基础理论向临床实践的过渡,是中医药理论里程碑式的跨越性发展。以六经病而言,三阳病多邪气盛,所以总的治则是祛邪。三阴证多正气虚,所以总的治则是扶正。张仲景临床运用扶正祛邪法则时,细致地观察和分析正邪双方相互消长的盛衰情况,并根据正邪在矛盾斗争中所占的地位,决定扶正与祛邪的主次、先后,扶正避免留邪,祛邪谨防伤正[2]。

### (三)扶正祛邪治疗的优势

扶正祛邪,既看到邪气(致病因素)的一面,又看到正气(机体的抗病能力)的一面;既看到局部的病理变化,又看到整个机体的状态。这种全面看问题和十分注意整体的观点,是中医学的精粹所在。实验和临床研究证明,扶正祛邪作用是多方面的,它对于机

---

[1] 朱崇嘉.李学麟."扶正祛邪论"解[J].江苏中医药,2013,45(9):25-26.

[2] 王鹏.《伤寒论》扶正祛邪观探析[J].光明中医,2009,24(6):1012-1014.

体免疫系统、内分泌系统、神经系统、心血管系统等均有影响。比较于西医的病因治疗（如抗生素、杀灭癌细胞等）及支持疗法等，中医的扶正祛邪疗法重在对病人进行全身性调理，通过增强病人的抗病能力，扶助正气，驱除邪气，从而间接达到消除病原和病灶的目的。正本清源，祛邪而不伤正，故远期疗效明显，很少毒副作用[1]。

### （四）扶正祛邪的应用

#### 1.扶正祛邪并用

扶正祛邪并用当权衡轻重缓急，主次补泻而各有侧重。正邪消长，由于正胜则病向愈，邪胜则病转重，故治疗中要仔细观察正邪力量对比消耗与增长的起伏转化，而确定扶正祛邪的先后。临证情况，"虚不受补，实不任攻"，极易犯"补虚忘其实，治实不顾虚"之戒。但只要认真辨认，把握时机，投以扶正祛邪并用之法，往往获效甚佳[2]。

戴北山曾云：补泻合剂谓之和。和补同用，实际是扶正祛邪同用的一种方法，适应于凡病邪并不盛，而正气亦不强时的病证。用之可通过和解、调和，使表里虚实的复杂病证，脏腑阴阳气血的偏盛偏衰，得以和而解之，归于平衡，达到祛除病邪，恢复正气的目的。和补同用之法，不但用于少阳之证，还可运用于痞证。如伤寒表解，胃虚水饮食滞致痞，当和胃消痞补正祛邪以散水气，用生姜泻心汤。伤寒证上热

---

下寒腹痛呕吐，可用黄连汤和之降之；胃虚痰阻，噫气不除者，用旋覆代赭石汤。用于内伤杂病，如肝郁脾虚者，和肝郁，培脾土，用痛泻要方。火土不合的吐泻证，用理中汤加黄连，心肾不交者用交泰丸[1]。

## 2. 扶正抑邪

大量的临床实践表明，对于某些恶性肿瘤或肿瘤的中晚期，通过扶正的方法监视邪、管制邪、控制邪，使邪与正长期"和平共处"，最大限度地保证病人机体的病态平衡，达到延长寿命和保证生存质量的目标，这就是"扶正抑邪"的治疗原则。"扶正祛邪"与"扶正抑邪"在治疗目标、临床适用范围、治疗方法、使用方药上均不尽相同。从治疗目标来说，扶正祛邪着眼于邪的有无，强调除邪务尽，以邪去为最终目标；扶正抑邪则着眼于人的生存时间和生存质量，以邪不破坏机体的病态平衡为目标。从临床适用范围来说，扶正祛邪适用范围广，绝大多数肿瘤都可在这一原则指导下进行治疗；扶正抑邪适用范围相对狭窄，主要用于指导某些恶性肿瘤和癌症晚期的治疗。从治疗方法上来说，扶正祛邪主张在扶助正气的同时采取各种祛邪的方法，如活血化瘀、软坚散结，甚至以毒攻毒。扶正抑邪则主张用平和补益之法，多以调理脾胃、养血益气、补益肝肾、宁心安神等法治之。从方药上来说，扶正祛邪多以消散、通利、破血、软坚甚至大毒之药；扶正抑邪则主张尽量少用或不用有可能损及正气的药物。扶正之所以能够抑邪是因其能提高机体免疫功能，增强自然抗病能力，促进肿瘤细胞凋亡，达到抑瘤目的，

---

[1] 张玉帆，董康."扶正祛邪"同用浅探[J].光明中医，2004，20（2）：35-37.

取得带瘤生存的效果[1]。

### （五）扶正祛邪与免疫学研究

1. 邪正与免疫

一般认为，正气是包括了免疫功能在内的一切抗病能力，免疫系统及其所表达的功能是构成正气的重要因素，邪气则代表一切可导致人体功能紊乱，内环境失衡的因素。大量研究证明：虚证病人的免疫功能均有一定程度的损害，表现为细胞免疫功能低下，体液免疫功能的紊乱。实证病人由于邪气亢盛，正气未衰其免疫功能或受到抑制，或呈偏高趋势，总体上为免疫功能紊乱。苗彦霞等[2]通过中医邪正观与乙型肝炎病理机制的对比研究，认为免疫功能是正气的重要组成部分，但却不是正气的全部功能，而且免疫功能也不完全属于正气的范畴，二者呈现出一种交集的状态。神经－内分泌－免疫系统间存在相互调节和联系的网络系统，对整体功能的调节以及自身内环境的稳定和抵御疾病发生具有重要作用，与中医学正气范畴的内涵更为接近。

2. 扶正祛邪与免疫调节

从现代医学观点来看，扶正的基本作用，可能在于改善或恢复患病机体的神经－体液的调节，改善或加强机体的免疫功能，支持或加强机体抗病性生理反应，促进患病组织器官的机能、代谢和形态结构的改善或修复。祛邪的基本作用，

---

[1] 卢世秀. 肿瘤治疗中的扶正祛邪与扶正抑邪探讨[J]. 世界科学技术－中医药现代化，2006，8（1）：36-38+60.

[2] 苗彦霞，邢玉瑞. 中医邪正观与乙型肝炎发病机制的思考[J]. 山西中医学院学报，2003，4（1）：56-58.

在于抑制或消除发病原因，抑制或消除病抚因子对机体的有害影响，减轻或消除各种损伤、障碍现象，加速毒物的排泄等[1]。

现代免疫学研究表明，中医学的虚证多表现为免疫功能下降，实证多表现为免疫功能亢进或紊乱；祛邪可以抑制免疫也可增强免疫，扶正可增强免疫也可抑制免疫。临床运用中药免疫促进剂，必须在中医辨证论治的理论指导下进行，而不能把提高免疫的中药（如清热解毒的黄芩、黄连以及剧毒攻破的蟾酥、斑蝥等）不加辨证就拿来增强免疫。否则，不但达不到良好的疗效，而且还会使正气更虚，免疫功能更加削弱。但是，若辨证为实证或虚实夹杂证，且免疫功能低下者，这些提高免疫功能的祛邪药则有特殊意义。扶正祛邪与免疫相结合，必须以中医理论为基础，以免疫学为手段，以辨证论治为核心。以免疫学观点正确处理扶正祛邪、免疫、辨证论治三者的关系，将其进行有机结合，对提高临床疗效，使辨证论治客观化、具体化具有重要意义[2]。

扶正是对虚证选用具有补益、强壮的方药，来调补人体脏腑经络、气血津液等的不足，以调动机体的抗病力，提高机体的免疫功能，增强其稳定性。祛邪泻实的方药，一方面可抑制过高的病理性免疫反应，另一方面还可通过消除病邪对人体正常生理功能的干扰，使正气恢复抗病作用，达到免疫平衡状态，从而也可增强人体的免疫功能，许多方药对免疫系统具有双向调节作用。总之，扶正与祛邪作为中医治疗的基本治则，均对人体的免疫机能起到调节作用，

［1］詹文涛，孟如.对扶正祛邪的初步探讨［J］.新医药学杂志,1978,28（3）：10-13.

［2］张国华，吕琳.扶正祛邪、辨证论治与免疫［J］.中医研究,2000,13（2）：4-5.

扶正药与驱邪药也均有免疫抑制和增强的作用，扶正祛邪具有补虚泻实的双重调节作用，是免疫性疾病的主要治则[1]。

刘祖贻认为，扶正与祛邪也是调控人体免疫力、治疗所有免疫相关性疾病的基本法则。扶正重视补益脾肾，但以补脾为先；祛邪贵在托毒泄实，却以不伤正为则。扶正与祛邪孰轻孰重、孰急孰缓，临证之时仍需辨病与辨证相兼为用[2]。

扶正祛邪治则是基于"谨察阴阳所在而调之"，扶正祛邪双向调理，符合中医生理观和病理观。具有双向调节作用的中药单体和复方所含成分多，决定了中药作用于机体具有多靶点效应，其对机体免疫功能的调节作用已成为人们认识和治疗免疫性疾病的有效途径之一，为古老的"扶正祛邪"调节理论注入了新的活力[3]。

## 二、临床研究

扶正祛邪作为中医治疗的基本法则，贯穿于临床各科疾病的治疗之中，得到了广泛应用，这里仅就一些名家的应用经验加以总结。

[1] 孙理军，杨宗林．论扶正祛邪治疗的现代免疫机制 [J]．陕西中医学院学报，2002，25（2）：4-6.

[2] 刘春华，卜献春，刘芳，等．刘祖贻学术思想及临证经验集萃（四）：扶正祛邪与中医免疫理论及其实践 [J]．湖南中医杂志，2013，29（9）：28-31.

[3] 李俊莲．"扶正祛邪"治则理论探讨 [J]．中华中医药杂志，2005，20（5）：275-276.

## （一）何任

何老认为扶正祛邪的本质，就是既看到邪气的一面，又看到正气的一面；既看到局部的病理变化，又看到整个机体的状态，这种强调整体观念，是中医学的精粹所在，是中医学的基本特征之一。从扶正祛邪的关系来看，特别强调扶正祛邪两者不可分割[1]。何老治疗癌症的用药规律十二字原则，即：不断扶正，适时祛邪，随症治之。何老应用中医扶正祛邪法治疗肿瘤，常用猫爪草、白花蛇舌草，重用薏苡仁，形成了独具特色的治疗方法[2]。

## （二）高普

高普运用扶正祛邪法治疗老年痹症，以滋补肝肾、健脾和胃、补益肾阳及气血双补等治则来顾护老年患者体内正气，采取祛风散寒、清热利湿、活血化瘀等祛邪，配合针灸、理疗、蜡疗、熏洗、功能锻炼等治疗方法，可以最大程度改善老年痹症患者的症状[3]。

## （三）李戈

李戈在治疗胃癌方面积累了丰富的临床实践经验，认为可将胃癌的发生归纳为"正气亏虚，邪毒内蕴"，其辨证治疗重点在扶正祛邪。多以四君子汤加减为主，对于邪气较盛患者多加以攻邪药，如天南星、藤梨根、白花蛇舌草、半枝莲等，对于正虚为主的患者则

[1] 何若苹，徐光星，顾锡冬.何任教授扶正祛邪思想研究 [J].天津中医药，2009，26（4）：268-270.

[2] 陈芳，范晓良，李靓.国医大师何任扶正祛邪法治疗肿瘤学术思想探讨 [J].中华中医药杂志，2015，30（8）：2756-2758.

[3] 相田园，高普，宋芊，等.高普教授运用扶正祛邪法论治老年痹症 [J].中医药学报，2015，43（6）：100-103.

减轻攻邪药剂量[1]。

### （四）林洪生

林洪生提出肿瘤是整体属虚、局部属实的全身疾病的局部反应的观点，癌症的根本病机是正气亏虚，毒瘀互结。主张扶正培本是基础、祛邪抗癌是关键。他指出扶正培本大法的确立，不应仅仅局限于使用补益药，还应根据患者的具体病情和治疗阶段，合理地运用"补""调""和""益"等方法，在健脾益肾的同时，把调节和恢复人体阴阳、气血、脏腑、经络功能的平衡稳定作为主要目的。祛除"癌邪"的治法治则主要体现在将活血化瘀法、清热解毒法以及软坚散结法灵活地与扶正培本法配比组合，应用于肿瘤的中医治疗中。认为中医非药物疗法在恶性肿瘤的防治中占重要地位，归属于扶正祛邪法范畴。在临证中特别重视心理疗法、运动疗法、饮食疗法等非药物疗法的应用[2]。

### （五）陆明

陆明教授认为中医治疗乳腺癌应以扶正祛邪为总的治疗原则。根据病程、正邪盛衰、肿瘤部位等，确定不同治法。早期宜祛邪为主，扶正为辅；中期虚实夹杂，宜扶正和祛邪相结合，攻补兼施；晚期正气虚衰，宜内服扶正、外敷祛邪，强调扶正以祛邪，祛邪不伤正。其治疗乳腺癌在以扶正祛邪为主要原则的基础上，提出"分层治疗模式"，即"术后早期

［1］ 毕晓艳，李戈.李戈教授扶正祛邪法治疗胃癌经验［J］.中国中医药现代远程教育，2012，10（3）：11-12.

［2］ 王学谦，邹剑铭，张英，等.林洪生扶正祛邪法治疗恶性肿瘤学术思想初探［J］.北京中医药，2015，34（9）：697-699.

中医药重建修复；术后长期中医药调理清除残余病灶；放化疗、靶向治疗、内分泌治疗与中医药结合；晚期乳腺癌内补外攻，延长生存期"。重视顾护胃气，辨病辨证中西合参，擅用外治法[1]。

（六）张沛虬

张沛虬认为慢性肾炎病机为内外合因，虚实夹杂，概括起来有以下三方面，即肺脾肾功能失调；风湿毒邪塞阻于内；气血不和，气滞血瘀。故治疗时，明辨虚实，补泻并用，运用扶正祛邪法治疗慢性肾炎疗效较为显著[2]。

（七）马居里

马居里认为禀赋不足，五脏柔弱，过食肥甘厚味，或情志所伤，房劳过度，精气俱亏，肾虚水泛等影响脾肾功能，终致气阴两虚，阴虚火旺发为糖尿病肾病；提出"扶正祛邪"的基本治疗方法，根据病变程度分为气阴两虚、阴虚火旺、阴阳两虚、燥热、瘀血等证型，辨证施治；扶正以健脾、补肾为主，配合补气、养阴、温阳等法；祛邪以清热、活血为主。在辨证论治基础上，可一法独用，也可数法合用，随证变化，灵活运用[3]。

（八）张作舟

张作舟认为，白癜风患者，多因正虚邪侵而致病。正虚表现为肝肾阴虚、气血不足，邪侵乃为风邪外侵、经络阻滞。提出用扶正，

［1］ 吴涛，马金丽，陆明.陆明运用中医扶正祛邪法治疗乳腺癌经验［J］.北京中医药，2017，36（3）：251-253+280.

［2］ 方洁，张子言.张沛虬老师用扶正祛邪治疗慢性肾炎的经验［J］.浙江中医学院学报，1985，9（1）：26-29.

［3］ 赵莉.马居里扶正祛邪辨证分型治疗糖尿病肾病［J］.实用中医内科杂志，2014，28（11）：8-9.

重视气血，滋补肝肾以治其本；祛邪，疏风祛邪，活血通络以治其标。制订了中药治白癜风的基本方剂白癜合剂。在整体辨证的基础上，特别注重外用药的配合治疗，自拟了白癜酊。在药物治疗的同时，特别注重对患者的心理疏导[1]。

## （九）张震

张震运用扶正祛邪理论治疗艾滋病的临床经验表明，扶正祛邪方药能调整机体的免疫功能，改善生活质量、延缓艾滋病机会性感染的发生等。①审病求因，治病求本。艾滋病发病初期，由于正气未虚，艾滋病病毒侵入人体为外邪（温疫之邪）致病，辨证多属于邪实，故治疗上重在祛邪，即以祛邪为主。缓则治本，重在扶正。艾滋病潜伏期无明显特征性艾滋病临床表现，从邪正虚实辨证着眼为邪实正亦未虚，即邪毒（HIV）侵入损害机体，治疗原则多采用扶正培本，拟定"扶正抗毒方"，药物组成以人参、黄芪、灵芝、黄精、白术、女贞子、仙灵脾、菟丝子、甘草等具有益气养阴，滋肾健脾之品，制成丸剂或胶囊。②扶正祛邪，攻补兼施。AIDS相关综合征期、艾滋病期出现艾滋病特征性临床症状、体征，如淋巴结病、发热、腹泻、乏力、盗汗等。此期属虚实夹杂，正邪交争。治疗原则为扶正与祛邪兼顾，攻补兼施。张老根据临床实践，拟定康爱保生方，药物组成以紫花地丁、黄芩、桑白皮、人参、白术、茯苓、女贞子、旱莲草、姜黄、夏枯草、紫草皮、甘草等。具有清热解毒活血，益气健脾养阴之

[1] 李冬梅.张作舟教授运用扶正祛邪法治疗白癜风[J].光明中医，2012，27（4）：814-815.

功。③辨证辨病，综合施治。张老经过多年临床实践，对中医药治疗肿瘤化疗毒副反应积累了一定治疗经验，亦可用于已接受服用抗病毒药物的 AIDS 患者的治疗。治疗原则为辨证辨病相结合，综合施治[1]。

### （十）刘嘉湘

刘嘉湘扶正法治疗肺癌，形成了自己的独特的学术思想。①谨守病机，以正气虚为要；②扶正补虚为大法的辨证施治。临证应用，扶正采用益气养阴、滋阴生津、益气健脾、温肾助阳、阴阳双补等法，四君子汤、沙参麦冬汤等常常贯穿其中。祛邪针对气滞、痰凝、血瘀、毒聚的病理变化分别治以行气活血、解毒化瘀、化痰软坚等法，常用八月札、石上柏、七叶一枝花、绞股蓝、白花舌蛇草、夏枯草、生牡蛎、海藻、昆布、薏苡仁、石见穿、莪术、守宫、蜂房、山慈姑、蛇六谷等药物，扶正祛邪有机结合。另外，调和药物的应用是扶正法的重要特色，包括调养情志、调理脾胃以及调和药性[2]。

## 三、实验研究

不少学者结合理论和临床研究，进行了实验研究，探析扶正祛邪法的作用机制。

### （一）对白血病细胞及其耐药细胞作用的实验研究

以扶正祛邪复方中药（人参 20g，黄芪 30g，麦冬 15g，五味子 15g，青黛 10g，白花蛇舌草 9g）进行了白血病细胞及耐药细胞的体

---

［1］ 王莉，张震.导师张震应用扶正祛邪理论治疗艾滋病经验［J］.云南中医中药杂志，2011，32（7）：1-2.

［2］ 沈晨君.刘嘉湘运用扶正法治疗肺癌经验［J］.河北中医，2010，32（7）：966-967.

外细胞毒试验，通过体外实验观察扶正祛邪中药复方含药血清对急性早幼粒白血病细胞 HL60 及长春新碱诱导的耐药细胞株 HL60/VCR 细胞的生长抑制率。结果显示，扶正祛邪含药兔血清对 HL60/VCR 及 HL60 均有明显的抑制作用，且其对 HL60/VCR 的细胞毒作用呈剂量依赖性。扶正祛邪复方中药具有一定的抑制白血病细胞及耐药细胞的作用[1]。并进一步观察扶正祛邪中药复方含药血清对长春新碱诱导的急性早幼粒白血病耐药细胞株 HL60/VCR 细胞耐药基因 Bcl-2 表达水平的影响。结果显示，扶正祛邪含药血清对 HL60/VCR 细胞内凋亡抑制基因 Bcl-2 的表达有明显抑制作用，扶正祛邪复方中药抗白血病多药耐药的作用可能与下调 Bcl-2 的表达有关。初步探讨了扶正祛邪中药复方对白血病耐药细胞株的逆转效应和机制[2]。实验显示，经扶正祛邪含药血清处理的 HL60/VCR 细胞凋亡率明显增加，说明扶正祛邪含药血清对白血病 HL60/VCR 耐药细胞的耐药逆转作用可能是通过诱导其凋亡而实现的。综上，扶正祛邪含药血清对 HL60/VCR 细胞的耐药逆转作用可能是通过诱导其凋亡实现的，其诱导凋亡的机制

［1］李秀军，严鲁萍，姚宇红.扶正祛邪中药复方含药血清抗白血病细胞 HL60 及 HL60/VCR 细胞的体外实验研究［J］.广东医学，2012，33（7）：896-897.

［2］李秀军，严鲁萍，姚宇红.扶正祛邪含药血清对白血病 HL60/VCR 细胞 Bcl-2 表达水平的影响［J］.中华中医药杂志，2013，28（11）：3406-3407.

很可能与下调原癌基因 Bcl-2 的表达有关[1]。

### （二）对肺癌细胞作用的实验研究

扶正祛邪方（生黄芪 18g，党参 18g，北沙参 18g，天冬 18g，麦冬 18g，生白术 9g，石上柏 18g，石见穿 18g，生牡蛎 18g，蜀羊泉 9g，夏枯草 9g 等）是由李雁教授在数十年的临床实践中总结出的，以健脾益肺、解毒散结为治法防治肺癌转移的中药复方。在初期的临床及动物实验中发现扶正祛邪方具有抑制肿瘤转移的作用[2, 3, 4]。进一步研究扶正祛邪方对肺癌 A549 细胞上皮 - 间质转化（epithelial-mesenchymal transition，EMT）的抑制作用及机制研究。提示扶正祛邪方能抑制肺癌 A549 细胞 EMT 的发生，并且抑制作用与药物剂量成正比。表明抑制信号通路可能为扶正祛邪方抑制肺癌 EMT 的作用机制之一[5]。

[1] 李秀军，罗心一，姚宇红，等. 扶正祛邪含药血清对白血病耐药细胞株 HL60/VCR 细胞凋亡率的影响 [J]. 中华中医药杂志，2014，29（8）：2645-2647.

[2] 李雁，方志红. 扶正祛邪治则及其联合化疗对 Lewis 肺癌小鼠抑瘤作用的实验研究 [J]. 中华中医药学刊，2011，29（10）：2176-2178.

[3] 李雁. 中西医结合疗法对非小细胞肺癌患者 SCD44v6 的影响 [J]. 中华中医药学刊，2008，26（4）：704-706.

[4] 方志红，李雁，李天苗. 扶正祛邪方联合化疗治疗晚期非小细胞肺癌疗效分析 [J]. 时珍国医国药，2013，24（10）：2433-2434.

[5] 方志红，李雁，王艳春，等. 扶正祛邪方对肺癌 A549 细胞 EMT 的抑制作用及机制研究 [J]. 中华中医药学刊，2015，33（3）：536-538+769.

## （三）对慢性阻塞性肺疾病（COPD）稳定期作用的实验研究

根据传统中医理论和长期临床实践，郭思佳等[1]提出 COPD 稳定期的"正虚邪郁"病机理论，认为 COPD 稳定期本虚标实，治疗需扶正祛邪相结合。前期临床试验研究发现，扶正祛邪法（党参、熟地、山萸、陈皮、黄芩、赤芍）可以改善 COPD 患者呼吸困难、痰多等临床症状，减少急性发作次数，改善患者的整体机能，能够调节血清中炎性因子水平，从而对机体起到保护作用。封继宏等[2]探讨扶正祛邪方治疗 COPD 稳定期的可能作用机制。本研究成功建立了 COPD 稳定期大鼠模型，采用扶正祛邪方进行干预。结果显示，给药后血清中 TLR4、NF-κB、hBD-2 含量较模型组给药后及本组给药前明显降低（$P < 0.05$）。提示扶正祛邪方治疗 COPD 稳定期可能是通过调节 TLR4/NF-κB/hBD-2 信号转导通路，调节免疫炎症反应，相对提高下呼吸道细菌负荷阈值，进而减轻病原体的损害。

［1］ 郭思佳，孙增涛，李月川，等. 补肺颗粒对慢性阻塞性肺疾病稳定期患者血清 IL-6、IL-8、TNF-α 及 TGF-β1 的影响［J］. 时珍国医国药，2013，24（12）：2933-2934.

［2］ 封继宏，祁海燕，李美凤，等. 扶正祛邪方对慢性阻塞性肺疾病稳定期模型大鼠肺组织细菌菌落的影响［J］. 中医杂志，2016，57（4）：337-341.

（四）对骨髓增生异常综合征骨髓细胞红系转录因子水平调控的表观遗传学机制研究

许鸣等[1]检测骨髓增生异常综合征（MDS）患者骨髓单个核细胞（CBMMNCs）红系转录因子（GATA-1），组蛋白去乙酰化酶（HDAC1）的表达水平，分析经 HDAC 抑制剂（HDAC1）伏立诺他（SAHA）、扶正、祛邪中药复方对不同证型 MDS 患者 BMMNCs 干预后的 HDAC1、GATA-1 表达变化，探讨 MDS 红系转录与表观遗传学组蛋白去乙酰化的可能关联性，以及扶正、祛邪中药对其干预的作用机制。结果显示，扶正、祛邪中药能上调各组 GATA-1 表达水平，下调 HADC1 表达水平（$P < 0.05$）。表观遗传学组蛋白乙酰化与红系转录水平异常与 MDS 发病有关，扶正、祛邪中药对正虚、瘀毒型 MDS 患者 BMMNCs 的组蛋白乙酰化和 GATA-1 表达水平均具有调控作用。在 MDS 患者的 BMMNCs 中，HDAC1 与 GATA-1 表达呈负相关趋势，可能存在经 HDAC 调控红系转录的信号通路，中药具有 HDAC1 类似的干预作用，但扶正、祛邪中药间尚未发现明显差异。

（五）抗 ConA 模型小鼠肝损伤的作用机制研究

刘俊红等[2]探讨扶正祛邪方通过对刀豆蛋白 A（ConA）模型小鼠肝组织中肿瘤坏死因子 $-\alpha$（TNF-$\alpha$）、凋亡因子（Fas）、凋亡因子配体（FasL）、巨噬细胞（CD68）表达的影响从而发挥对

［1］ 许鸣，郭元成，任建业，等 . 扶正、祛邪中药复方对骨髓增生异常综合征骨髓细胞红系转录因子水平调控的表观遗传学机制［J］. 中国实验方剂学杂志，2018，24（7）：199-206.

［2］ 刘俊红，朱平生，朱正望，等 . 扶正祛邪方抗 ConA 模型小鼠肝损伤的作用机制［J］. 中国实验方剂学杂志，2019，25（20）：70-75.

肝损伤的保护作用。结果扶正祛邪方中、高剂量组肝组织中 TNF-$\alpha$、Fas、FasL、CD68 表达均显著降低（$P < 0.05$，$P < 0.01$）。提示扶正祛邪方可通过抑制 Kupffer 细胞和 Fas / FasL 系统的活化，有效减少 ConA 模型小鼠肝细胞凋亡。

## 四、研究新思路

有学者[1]基于免疫系统有关免疫活性细胞或分子与外来抗原相互作用的非线性的动力学模型，对中医学正邪相争理论及其扶正祛邪治则进行了新的诠释，提出了新的研究思路。认为中医学关于外感邪气致病的六经、卫气营血和三焦辨证在本质上是识别抗原与免疫活性细胞或分子相互作用的三种不同的非线性动力学诊断模式，其证相应于这一过程中不同的非线性动力状态，可以用一个或一组非线性动力学方程进行定量描述。一个证常常对应于抗原与免疫活性的细胞或分子非线性动力学相互作用相空间中的一个稳定或不稳定的极限环和混沌，这可以作为证诊断的图形或形象标识。以中医学扶正祛邪的治疗思想为先导，有可能研制出全新靶向的和更有效的治疗传染性疾病的药物。

[1] 冯前进，赵平.基于免疫系统非线性模型对中医正邪相争理论和扶正祛邪治则的一个非线性动力学诠释 [J].山西中医学院学报，2004，5（3）：1-5.

# 第二节　正治反治研究

## 一、理论研究

### （一）理论渊源

1. 源自《内经》

正治与反治，是中医治疗疾病的方法，最早见于《素问·至真要大论》"逆者正治，从者反治"，认为均是治病求本的方法。中医各版教材大部分都把正治、反治之法，列于治病求本的治则之下，然对正治与反治的表述，多有错误之处。有人提出，正治，是逆疾病的征象而治，故又称"逆治"；反治，是顺从疾病的征象而治，故又称"从治"。从本质来讲，都是治病求本的[1]。正治法与反治法是治病求本的两种表面相反而实则归一的表现形式，正治法逆其表象而治，反治法顺其表象而治。《内经》中特意提及反治法并非无的放矢，实为提醒后世医家临证采集资料时必须重视疾病的表象，并且需要明辨表象与疾病本质的关系，才能透过表象抓住本质。可见，治病求本是中医学治疗法则的总纲。正治法又名"逆治"法，是指治疗用药的性质、作用趋向逆着病证表象而治的一种常用治则，所谓"逆者正治"。适用于病情轻浅而单纯，疾病性质与所表现的病象相一致的病证。寒者热之、热者寒之、虚则补之、实则泻之及坚者削之、客者除之、劳者温之、结者散之、留者攻之、燥者濡之、急者缓之、散者收之、损者温之、逸者行之、惊者平之等均属正治法范畴。反治法又名"从治"法，是指治疗用药的性质、作用趋向顺

---

[1]　胡远林．正治与反治［J］．家庭中医药，2000，8（3）：18.

从病证的某些表象而治的一种治则，所谓"从者反治"。适用于病情复杂、表象与本质不完全一致的病证[1]。

### 2. 发展于《伤寒论》

《伤寒杂病论》中对反治的运用亦非常灵活，是治病求本原则的具体体现，仲景常用的反治法主要有热因热用、寒因寒用、塞因塞用及通因通用4种。《伤寒杂病论》对反治的运用灵活亦有法度。仲景从错综复杂的寒热虚实真假症状中找到病证的本质，然后针对本质进行治疗，施予与病证本质性质相逆的治法和方药，正是"治病求本"之道[2]。

### （二）概念研究

#### 1. 概念表述辨析

很多学者对于正治反治的概念进行了探讨。

（1）针对症状而言：刘虎林[3]认为七八年版的《中医学基础》对于正治与反治的论述大有商讨之必要。教材中关于正治反治的定义："所谓正治，就是通过分析临床证候，即疾病表现出来的现象，辨明病变本质的寒热虚实，然后分别采用'寒者热之''热者寒之''虚则补之''实则泻之'的不同治疗方法去解决。因其属于逆证候而治的一种正常的治疗方法，所以叫作'逆者正治'，又称为'逆治'。""但是，有些疾病特别是

［1］ 瞿双庆.《内经》论正治法与反治法［N］.中国中医药报，2013-02-01（005）.

［2］ 孙伟，孙磊.《伤寒杂病论》之"反治"［J］.辽宁中医药大学学报，2012，14（2）：109-110.

［3］ 刘虎林.略谈正治与反治——兼与七八年版《中医学基础》编写人员商讨［J］.新中医，1981（2）：26-28.

一些复杂、严重的疾病，表现的某些证候与其病变的性质不符，也就是出现一些假象。这在治疗时就不能简单地见寒治寒，见热治热，而应透过假象，辨明真伪，治其本质……以上'寒因寒用''热因热用''塞因塞用''通因通用'，都是顺从疾病证候而治的不同于一般的治疗方法，故称之为'从者反治'，又叫'从治'"。刘氏认为，该教材对正治与反治的论述是错误的。造成错误的原因是对证候与症状的概念是模糊的。正治与反治，是针对症状来说的，逆于症状者为正治，顺从症状者为反治，它并不是针对证候而言。

（2）针对疾病表象而言：吴敦序主编的普通高等教育中医药类规划教材《中医基础理论》认为"正治，是指逆疾病的临床表现性质而治的一种最常用的治疗法则。反治，是指顺从疾病外在表现的假象性质而治的一种治疗法则"。印会河主编的《中医基础理论》教材也认为："正治是逆其证候性质而治的一种常用治疗法则。反治是顺从疾病假象而治的一种治疗方法。邢玉瑞认为，正治与反治是对治本概念的同层次划分，所以划分标准必须同一，而不能正治从疾病性质界定，反治从疾病假象界定，如此则违背了概念划分规则。《素问·至真要大论》在论反治法时就明确指出："其始则同，其终则异。"无论正治、反治，均是逆疾病性质而治的治本措施。正治与反治的区别，关键在于治疗用药与疾病表象相反还是相同，故对其划分，必须以疾病表象为标准，正治当指治疗用药的性质、作用趋向与疾病表象相反的治疗，适用于病情单纯，表象与本质一致的病证；反治则指治疗用药的性质、作用趋向顺从疾病表象的治法，适用于病变复杂，表象与本质不完全一致的病证[1]。

［1］ 邢玉瑞.正治反治析疑［J］.中国中医基础医学杂志，1996，2（2）：61-62.

（3）治疗现象论：张大君[1]认为，正治反治不是治则，亦不是治法。正治反治只是处方用药与疾病的某些症状发生相逆或相从的两种不同现象。因为：其一，治疗疾病必须针对疾病的本质，治法只能与疾病的本质相逆，寒者必须治之以热，热者必须治之以寒，虚必以补，实必以泻。其二，治疗疾病必须辨证，然后方能立法。通过辨证，认识疾病表现中错综复杂的寒热虚实真假症状。立法处方用药是在已经认清了疾病的本质之后，逆病的本质进行治疗，而不存在正治法、反治法。其三，正治反治的关键在于"必伏其所主而先其所因"。正治反治，只不过是在处方用药时出现了药物性质与疾病某些症状相逆或相从的两种不同现象。总之，在组方遣药时，只能抓病本而不能抓假象，所以只有一种逆病本而治的治法，不必再另立所谓"正治法""反治法"。对于正治反治，只能作为两种现象去对待，临床工作中应该把重点放在辨证论治和治病求本上。

2. 正治反治的实质

"正治法"应用于疾病性质与证候表现一致的病证，所用方药的性质与疾病的性质和证候表现相反。"反治法"则应用于疾病性质和证候表现不一致，即证候表现为假象的病证，所用方药的性质和疾病的证候表现相同而与疾病的性质相反。就标本而论，疾病的性质属本，而证候表现属标。可见，无论正治或反治，所用的方药均与疾病的性质相反，其实质均是"治病必求于本"，都以求本为目的，二者之间是没有根本

---

[1] 张大君. 正治反治浅议 [J]. 吉林中医药，1984（3）：43.

矛盾的[1]。

3. 反治法的存舍之争

（1）反治法的重要性：反治法是在一些复杂、严重疾病表现出假象的情况下运用，是临床上特殊情况的特殊治疗法则。王尔玺[2]通过对塞因塞用治疗胸痹、通因通用治疗崩漏两个反治法治疗疑难病症的案例分析认为，"正治不应则反治"是使用反治法的基本原则；用反治法逆向探索是探讨疑难病证实质的有效途径；用反治法逆向探索疑难病症是严格的。使用反治法，重要的就是准确地区分开"甚者"与"微者"。所谓甚与微，在概念上不仅是指病势的轻重缓急，严格地说，应该是指辨证论治的困难程度。常规辨证论治能解决的病证，可视为"微者"，而不能解决的病证，即为"甚者"。

谢世立等[3]认为，反治法对急重疾病治疗有着重要的的临床意义。反治法，是治疗某些严重疾病出现假象时的一种治法，反治是对正治而言的。顺其假象，治其本质的反治法，仍属正治法，不过是常变不同而已。在使用反治法治疗急重疾病的过程中掌握下列几个问题：善辨真伪，及时用药；脉症互参，权衡取舍；证情疑难，结合"试探"；适可而止，药随证转。如要熟练掌握使用，理应遵循"治病必求于本"的原则，善于分析，去伪存真，透过假象，抓住本质，做到"伏其所主，先其所因"。

［1］ 李培林.谈《伤寒杂病论》中的反治法［J］.云南中医学院学报,1981（3）:
     21-23.
［2］ 王玉玺.反治法是探讨疑难病证的有效途径［J］.国医论坛,1992（5）:
     21-22.
［3］ 谢世立,范生满.谈反治法对急重疾病的临床意义［J］.新中医,1983（4）:
     14-17.

吴国昌[1]通过考证研究，指出现行教科书关于"反治"的定义是不确切的，"反治"的完整定义应包括"真反"与"假反"相互独立两个方面；初步探讨了"真反"的原理，如顺势原理、导引原理、合气原理等。综上所述，"反治"这一概念中蕴涵着丰富的中医学原理和思想，应当认真研究挖掘，用以充实中医治疗学，使之更好地为临床服务。并希望在新的教科书中能澄清这一概念，恢复中医传统理论关于"反治"的本来面貌。

翟双庆[2]认为，《内经》中特意提及反治法并非无的放矢，实为提醒后世医家临证采集资料时必须重视疾病的表象，并且需要明辨表象与疾病本质的关系，才能透过表象抓住本质。

（2）摒弃反治法

经长期教学与临床实践，章增加等[3]认为各类教材对"反治"的认识均前后不伦，理论难以自圆。"反治"在临床医学中的地位亦形同虚设。"正治"与"反治"同属于治病求本的范围。科学的论述方法，二者的概念指向应该精确一致。《中医基础理论》教材（印会河主编）在阐述这对概念时却双重指向："正治法，是指逆疾病的证候性质而治"，而"所谓反

[1] 吴昌国.反治研究［J］.南京中医药大学学报（自然科学版），2002，18（4）：207-208.
[2] 翟双庆.《内经》论正治法与反治法［N］.中国中医药报，2013-02-01（005）.
[3] 章增加，胡依平.关于反治法的思考［J］.中医药通报，2002，1（6）：23-24.

治，是指顺从疾病表面假象而治的一种治疗方法"。前者所针对的是"证候性质"，而后者则针对"疾病表面假象"。这种双重指向既不科学也不严密，更给初学者理解这对治法带来了难度和困惑。辨证论治是中医学的基本特点之一。因此，"反治"的概念不符合辨证论治的精神实质。它并不是针对疾病的本质而治，而是顺从作为少数临床表现的假象而治。"塞因塞用"和"通因通用"不属反治范围。将"塞因塞用""通因通用"置于反治之中，不仅不符合主治病证的本质，且与"反治"之概念不相符合，理论阐述难以自圆。"反治"理论无助于指导临床实践。因为对病情复杂，掺杂假象的病证，关键在于辨别真假。真假一明，仍用正治法则进行指导治疗。综上所述，所谓"反治"，其实质是与"正治"相同的治则。由于理论上自相矛盾的表达方式，客观上使学习者理解此法带来了困难，且使"实则泻之，虚则补之"的治则节外生枝，转弯抹角，把本来简单易懂的问题复杂化了。由此决定了它在临床实践中指导意义有限，其完全可纳入"正治"之体系中。摒弃"反治"不仅不损害中医治则体系的完整性，反可使其赋予更多规范化、标准化、科学化的素质，使之更加符合中医"辨证论治"的精神实质和特点。谢鸣[1]对"辨真假"和"反治法"的概念进行了剖析。认为所谓"假象"，也是疾病本质的一种表现形式，"假象说"的本身就缺乏坚实的哲学基础，因而建立在该基础之上的"辨真假"和"反治法"的科学性，便值得怀疑。同时还指出，"辨真假"和"反治法"的立论不符合中医学基本原理，并违背逻辑学基本规则。

---

[1] 谢鸣.辨真假与反治法析疑[J].成都中医学院学报，1993，16（1）：1-4.

### （三）反治法应用注意事项

谢世立等[1]认为，反治法在急重疾病领域中的应用，如果审证明晰，对证选用，往往效如桴鼓。在使用中，要注意下列几个问题：①善辨真伪，及时用药；②脉症互参，权衡取舍；③证情疑难，结合"试探"；④适可而止，药随证转。

## 二、临床研究

### （一）名医经验

#### 1. 方药中

方药中教授认为，所谓"反治法"，即不同于正治法的一种特殊的治疗方法，其疾病的治疗方法与临床表现相同相从，因此又称"从治"，如寒因寒用、热因热用、塞因塞用、通因通用等等。反治法属于一种特殊方法，常常应用于寒热虚实真假难辨的复杂病机。并指出："正者正治也好，还是反者反治也好，从治疗机能来说都是治病求本。这也就是说，疾病的临床表现可以是多变的，不一定与其病因完全相应……因此在治疗上我们就不能简单地见寒治寒、见热治热，而要认真分析病机，治病求本，这就是为什么中医在治疗上有正治、反治之分的原因[2]。运用不当，那就会实实虚虚，犯原则上的错误。如何运用"反治"，方老提出了以下3点：真假难辨，首用正治；次者探之，先缓后峻；中病则止，效必更方。

［1］谢世立，范生满.谈反治法对急重疾病的临床意义［J］.新中医，1983（4）：14-17.

［2］方药中，许家松.黄帝内经素问运气七篇讲解［M］.北京：人民卫生出版社，1984.

方老在临床上反复强调"中病则止，过当则伤和"，并指出了"效必更方"的适用范围：①治危重急症起效时；②运用大寒大热之品见效时；③运用反治法有起色时；④主症好转但其他症状有变化时[1]。

2. 刘铁军

刘铁军教授运用反治法在肝病临症中的应用验案数则如下，肝病脾切除后发热，热因热用，右归饮加减；肝性脑病寒战，寒因寒用，清营汤加减；肝硬化便秘，塞因塞用，四君子汤加味；胆结石便溏，通因通用，大承气汤加减。可见以热治热、以寒治寒、以补治塞、以泻治通之所以称为反治，乃是指药性与外表之证象的一致性而言的，这些证象一般都属于假象。如以病机而言，仍属于热以治寒，寒以治热，补以治虚，泻以治实的正治法，仍是治病求本的具体表现。所以《素问·至真要大论》云："必伏其所主，而先其所因，其始则同，其终则异，可使破积，可使溃坚，可使气和，可使必已。"这就说明必先找出致病的根源，采取相应的治疗方法，方能达到治愈疾病的目的[2]。

3. 孙伟

慢性肾脏病多日久迁延，病势缠绵，病性复杂，真假难辨，临床医生当努力做到去伪存真，透过现象看清疾病本质。孙伟教授对反治法研究透彻，并将精髓升华，延伸出病位反治、病因反治、病

---

［1］ 胡跃琪，方芳. 正治反治求其本，守方更方求其本——学习方药中先生治验 2 则［J］. 中医杂志，2002，43（5）：333–335.
［2］ 刘彦晶，王亚红，吉兴旺. 刘铁军教授应用反治法治疗肝病验案举隅［J］. 中西医结合肝病杂志，2011，21（4）：235–236.

性反治应用于临床，获效显著[1]。

4. 王静安

王静安应用反治法治疗口腔溃疡、高热、久泻脱肛、久咳有着独到的经验和见解。他认为，久病重病，由于阴损及阳，阳损及阴，往往证候复杂，寒热互见，真假难辨。医者察脉审症，切勿粗枝大叶，必须慎之又慎，不可犯虚虚实实之戒[2]。

5. 刘国强

刘国强教授运用反治法辨证治疗疑难病症，独具见解，疗效显著。介绍了刘教授通法治发热、活血化瘀治崩漏、泻法治泄泻3则验案。刘教授认为，反治法是中医治疗疾病的思维方法之一，是顺从疾病的假象而治的一种治法，又称从治。在临床应用方面，凡是疾病发展转为异常，病情较为复杂，病势严重，病变性质与临床表现不完全符合时，用反治法，顺从疾病的表象，则逆其性质。故反治法是针对疾病本质而言的法则，原则上属于"治病求本"治法[3]。

6. 王自立

通过活血化瘀治崩漏、补气健脾治便秘及甘温法治发热3则验案，探讨王自立主任医师临证时透过现象看本质，充分

［1］ 赵静，孙伟.孙伟运用反治法治疗慢性肾脏病验案举隅［J］.江苏中医药，2012，44（1）：43–44.

［2］ 刘宁，王静安.王静安临证反治医案举隅［J］.四川中医，2005，23（12）：8–9.

［3］ 陈香妮，刘国强.刘国强教授运用反治法治疗疑难病症验案3则［J］.新中医，2004，36（8）：10.

运用中医辨证论治原则，采用顺从假象而治即反治法论治疾病的特点[1]。

### 7. 江顺奎

举例介绍了江顺奎主任医师通因通用、塞因塞用和燥因燥用的临床应用经验。认为反治法是古代中医常用方法，实质上还是针对疾病本质进行治疗，该法是中医辨证的一种思维方式，是中医特有的，值得我们每一位中医爱好者去认真研究[2]。

### 8. 席梁丞

反治法是中医治则理论中比较难以运用的法则，因为用该法所治之病大多病情复杂，证候险恶，虚实交错，寒热假现。认证不准，便有覆卵之虞。因此要求医者具有较高的素养和学识。从席梁丞老中医运用反治法的临床验案4则（大建中汤合理中汤加减治暴食生冷的腹痛发热，至宝丹治便血伴四肢厥冷，资生丸治早期肝硬化腹胀，桃红四物汤合失笑散治崩漏），可以看出其医术已臻炉火纯青之境，对我们有良好的借鉴作用[3]。

### 9. 石冠卿

介绍石冠卿教授运用反治法验案2则。①通因通用治下痢。②塞因塞用治癃闭[4]。

［1］ 李初谊，李竞，王煜，等. 王自立主任医师中医反治法的临床运用［J］. 西部中医药，2013，26（5）：39-40.

［2］ 范平，侯敏，杨春艳，等. 江顺奎主任运用反治法的临床经验介绍［J］. 云南中医中药杂志，2013，34（5）：3-5.

［3］ 李应寿，王自立. 席梁丞老中医运用反治法的临床经验［J］. 甘肃中医，1994，7（4）：22-23.

［4］ 崔爱竹，石培星. 石冠卿教授运用反治法验案［J］. 中医研究，1994，7（1）：32.

### 10. 丁甘仁

《丁甘仁医案》（上海科学技术出版社，1960年版）内容丰富，独具特色，载病例400个，其中运用反治法治疗的病例47个，约占12%。丁氏运用反治法，灵活从容，极尽能事，使诸多险证重病转危为安。丁氏善用此法扶抑阴阳，补偏救弊，治病求本，其学术经验值得进一步研究继承[1]。

### 11. 李佃贵

慢性萎缩性胃炎病因病机复杂，临床常出现真热假寒、寒热互见，真实假虚，真虚假实，虚实夹杂的现象，在治疗时要治病求本，故采用寒因寒用、塞因塞用、通因通用等反治法。李佃贵教授针对具体病例采用反治法取得了较好的临床疗效[2]。

李教授结合长期的临床经验，认为慢性萎缩性胃炎临床常见胃脘痞满、疼痛、嗳气、大便黏滞不爽甚至泄泻等症状，反复发作，缠绵难愈，此皆由"浊毒"内蕴所致。欲除"浊毒"，必须给邪以出路，治疗切不可见泄止泄，一味升提收涩，而生闭门留寇之虞。治法当取《素问·至真要大论》中"通因通用"。李教授认为临床应用"通法"，切不可拘泥于单纯的"下法"，凡能顺胃"以降为顺、以通为用"之性，能化浊解毒、祛除浊毒的方法均为"通法"。李教授围绕"浊毒"内蕴病机特点，运用"通因通用"法，化浊解毒治疗慢性萎

---

［1］ 王春才.《丁甘仁医案》运用反治法探析［J］.四川中医，1992，11（8）：20-21.

［2］ 杜艳茹，王浩春.李佃贵教授反治慢性萎缩性胃炎之经验［A］.第八次李时珍医药论坛暨浊毒理论论坛论文集［C］.昆明，2015.

缩性胃炎，以化浊解毒方（茵陈 15g，藿香 12g，佩兰 12g，茯苓 20g，砂仁 12g，黄芩 12g，黄连 12g，半枝莲 15g，半边莲 15g，全蝎 9g，白花蛇舌草 15g）治疗，取得了显著疗效[1]。

### 12. 李祥云

李祥云在妇科临床上运用反治法获得满意疗效。通因通用，以桃红四物汤加减治疗崩漏；塞因塞用，以补中益气汤加减治疗减肥导致闭经伴腹胀便秘；热因热用，以温肾益气法治疗更年期发热；寒因寒用，以滋阴清热法治疗人流后腰酸肢冷[2]。

### （二）临床各科应用

#### 1. 妇科疾病

反治法在妇科有着广泛的临床应用，可用于崩漏、更年期综合征、闭经、月经不调等[3]。作为一个有经验的临床医师，必须摒弃其假象，抓住疾病的本质，这样才能真正达到治病求本，治病救人的目的。提示广大中青年医师，在日常临证工作中，一定要认真细致，不要被疾病的假象所迷惑，特别是中医妇科，因为妇女经、带、胎、产的原因，病情表现更加错综复杂，一定要思之慎之，尽量避免漏诊、误诊，最大限度地减少病人的疾病痛苦和经济负担[4]。另

［1］ 唐晓亮.李佃贵运用"通因通用"法治疗慢性萎缩性胃炎临床经验［J］. 河北中医，2010，32（7）：965-966.

［2］ 田秉星.李祥云运用反治法治验举隅［J］.中医杂志，2002，43（1）： 24-25.

［3］ 吴迈青.反治法在妇科病中的运用［J］.浙江中医学院学报，2003，27（5）： 42-43.

［4］ 陶兆敏.反治法在妇科临床上的应用［J］.辽宁中医杂志，2005，32（7）： 725.

外如活血化瘀治滑胎，甘寒清胃补乳汁，润肠通便疗阴挺[1]，均说明反治法可以治疗各种妇科疾病。

2. 儿科疾病

黄平[2]报道了反治法在儿科脾胃病中的应用，虚泻似热，热因热用；热泻似寒，寒因寒用；虚弱便秘，塞因塞用；积滞泄泻，通因通用。

王爱明[3]将反治法运用于儿科临床，通因通用，以五苓散治尿崩症；塞因塞用，以理中汤治便秘；热因热用，通脉四逆汤治发热。结合小儿生理病理特点，儿科病证的辨治更当详察其情，细审其证，辨证施治，或正治或反治，治病求本，方不致误治，实为前贤医家经验之谈，切不可一味对症用药而疏忽病机之本质所在。

王雪峰教授认为当病情比较复杂，虚实难辨时，一定要遵循"治病必求于本"的原则，通过全面分析，透过表面现象，辨明疾病本质，进行四诊合参。而在发作性睡病患儿的临床治疗中，应用反治法，在以开窍醒神治法同时清热化痰或引火归元、交通心肾，都能取得很好的疗效[4]。

［1］段美芳.妇科病反治举隅［J］.中医杂志，2001，42（7）：440.

［2］黄平.反治法在儿科脾胃病中的应用［J］.中医杂志，2000，41（10）：593.

［3］王爱明.反治法在儿科临床上的运用［J］.南京中医学院学报，1994，10（3）：30.

［4］关正龙，王雪峰.王雪峰教授运用反治法治疗早发型发作性睡病［J］.中国中西医结合儿科学，2017，9（2）：180-182.

3. 温病

刘涛[1]认为，在温病的治疗中"寒因寒用""通因通用""塞因塞用"的实质是清泻内郁之邪热，通下实热积滞，滋阴润燥以充化源。

4. 针灸应用

刘瑞华[2]报道了针灸反治法4则医案。认为反治法分别用于病机与征象不一致，但就实质而言，仍不失为"寒者热之，热者寒之，虚则补之，实则泻之"。只不过是在特殊情况下的正治法而已。因其病情复杂，往往使人被假象所惑，延误失治而引起不良后果。对于这类病证，必须详辨其寒热虚实，尤其是假寒假热均多发生在病危之时，阳盛格阴和阴盛格阳均属病情逆转，应予注意。

（三）应用体会

《素问·至真要大论》所说"微者逆之，甚者从之"，是从病情的轻重程度上指导人们如何运用正治与反治，这个法则古代应用较多，现在应用渐少。孟新德[3]学习应用"甚者从之"这一治疗法则，治疗6例疑难杂证，收效显著。"甚者从之"，同"寒因寒用""热因热用""塞因塞用""通因通用"一样同属反治范畴，所不同的是，"寒因寒用""热因热用"是以疾病的性质上指导如何应用反治；"塞因塞用""通因通用"是从正邪斗争趋势上指导人们如何应用反治，而"甚者从之"则是横跨病因、病位、病情、病势，正邪斗争诸方

———————————

［1］ 刘涛.《内经》反治法在温病治疗中的应用［J］.南京中医药大学学报，1998，14（5）：6-7.

［2］ 刘瑞华.针灸反治法医案4则［J］.上海针灸杂志，2004，23（6）：27-28.

［3］ 孟新德."甚者从之"对疑难杂证应用的体会［J］.陕西中医，1999，20（1）：40-41.

面，从疾病变化的量上确定如何应用反治，当然这个量是模糊的，在传统医学还没有达到定量分析的阶段，这个量只有靠临床经验的积累去把握。以上 6 例皆依据"甚者从之"的原则启示取效。他多年来对某些病情严重，久治无效，诊治陷于茫然无措的情况下，常着眼于"甚"字把自己的思维从漫无边际的领域集中缩小到有限的反治领域里去考察，有意识地把握辨证依据，为施治提供新的治法。

## 第三节　标本缓急研究

### 一、理论研究

#### （一）理论渊源

##### 1. 源自《黄帝内经》

《素问·标本病传论》载："知标本者，万举万当，不知标本，是谓妄行。"提出了分辨标本的重要性。本与标相对应，本为根本；标为末梢。标本比喻事物的元始本体与效应现象。先发与后发及上与下，内与外，病与医等两方面的先后轻重缓急。《黄帝内经》中标本的含义：①表示十二经脉脉气的起处为本，止处为标。②病与医，病为本，医为标。③病之先成为本，后成为标。④水肿病肾为本，肺为标，肿在下为本，喘逆在上为标。笔者同意正虚为本，邪实为标的观点。一般来说，治本则标证可以解除，如在危急情况下，虽为标证，亦当治标，但治标总属权宜之计，治本才是根本之图，急则治标的目的也是更好地治本。当然，在标本俱急的情况下，也可采取标本同治的原则，但总以治本为其主要[1]。

"标本"学说源于《黄帝内经》，后世医家也有诸多发挥。就其基本概念来说主要是说明相互对立关系事物主次关系，是一个相当广泛的概念。《简明中医辞典》解释"标本是个相对的概念，也是一种主次的关系。"就其内容大致有以下几个方面。①医生与患者。《素问·汤液醪醴论》说："病为本，工为标；标本不得，邪气不服。"从医学角度讲，治疗疾病，恢复病人健康为首要任务，故病为本。医生诊治与病情相符为"标本相得"，反之便是"标本不得"，那样就难治愈疾病了。②先病与后病。《素问·标本病传论》说："先病后逆者治其本。"说明先病者为本，后病者为标。在一般情况下应先治原发病，后治变生病。③治疗次序的选择。《素问·标本病传论》说："有其在标而求之于标，有其在本而求之于本，有其在本而求之于标，有其在标而求之于本。"既有标病又有本病时，据其缓急、主次来决定。选择有决定意义的主要矛盾先于解决，次要矛盾随之而解，或稍加调整。④病因与现象。《素问·标本病传论》说："先寒后生病者治本，先病后生寒者治本。"表明病因为本，后出现征象为标。治疗疾病应注重起因。⑤病的来源区分。《素问·至真要大论》说："病生于本……生于标……""百病之起有生于本者，有生于标者。"据《天元纪大论》《六微旨大论》和张志聪解释，本为风寒湿火燥热六气，标为三阴三阳。⑥内病为本，外病为标。《灵枢·师传》："春夏先治其标，后治其本；秋冬先治其本，后治其标。"

[1] 杨新蕊.标本的含义与治病求本 [J].光明中医，2011，26（8）：1539-1540.

说明春夏先治在外的标病，秋冬先治在内本病。⑦本质与现象。《素问·至真要大论》说："知标与本，用之不殆……粗工嘻嘻，以为可知，言热未已，寒病复始，同气异形，迷诊乱经""夫标本之道……可以言一而知百病之害。"只有明白疾病的本质才能治疗无误，否则便如浅陋医生以表面现象作为诊据。综上可看出，标本是代表相互关联事物双方的一个概念。借以说明诊治疾病的一般规律以及特殊变化。可以清楚看出，治标治本是程序上的问题，治病求本是治疗原则问题。所以并称"标本"与治病求"本"。二者既有联系又有区别，前者帮助我们正确地寻求疾病之根源，后者为一切治疗手段之目的[1]。

### 2. 发展于《伤寒论》

张玉英等[2]对《伤寒论》中有关运用标本缓急治疗法则的内容从三个方面进行了归纳分析整理。认为标本缓急辨治法则主要是用于辨治错综复杂的病证，起到执简驭繁的作用。临证在辨清标本轻重缓急的前提下，对急重证须本急治本，标急治标；轻缓病证者可先本后标，或标本同治，这一法则对临床各种病证的辨治都有较高的指导意义。它既是医学界十分重要的一种辨治方法，也是医学辩证法领域的一个重要内容。

[1] 王敬.标本缓急与治病求本[J].天津中医学院学报，1996（4）：3+9.

[2] 张玉英，柯雪帆，杜雨茂.浅论《伤寒论》标本缓急辨治法则[J].陕西中医学院学报，1992，15（1）：1-3.

## （二）概念研究

标本是一个相对概念，是用来说明相互关联事物在变化过程中的各种矛盾关系。"本"与"标"是相对而言的。"本"系根本，代表着疾病过程中占主导地位和起主导作用的方面。"标"系枝末，是由"本"而产生的或从属于次要地位的方面。中医学引用这一相对概念，具有多种含义，用以揭示错综复杂的病变过程中各种矛盾双方的主次、先后及因果关系。标本缓急治则作为中医治疗学中的一个重要法则，不仅包含临床治疗疾病要抓住主要矛盾，同时也体现了疾病的性质，总是随着矛盾主次关系的相互转化而发生变化的特点。中医学认为，疾病的发生、发展过程是极其复杂的。在临床实践中，分清疾病的标本主次、轻重缓急，具有提纲挈领的作用。标本缓急是根据临床具体问题具体对待的原则，体现了治病求本的精神。在治疗疾病时，应随时捕捉病机的变化，把握病势的缓急，知常达变，灵活地应用标本缓急治疗原则。同时应注意，急则治标也是为达治本的目的，故标症缓解时，应遵循"治病求本"的原则。因此，只有掌握了标本先后的治则，灵活变通地恰当运用，才能适时准确地对疾病进行有效的治疗，从而提高疗效[1]。金光亮[2]认为，标本是中国古代哲学中的一对范畴，用以抽象地认识事物的本质与现象，或影响事物发展的主要因素与次要因素等。《黄帝内经》首先运用标本范畴分析具有先后发病特点的疾病，提出"间者并行，甚者独行"的治疗策略，即在先治本后治标、先治标后治本和标本

［1］ 孟静岩，应森林，孙晓霞，等．标本缓急治则的探析及应用［J］．天津中医药，2006，23（2）：130-132.
［2］ 金光亮．论标本范畴与中医标本治疗策略思维［J］．安徽中医药大学学报，2018，37（1）：1-4.

兼顾之间选择适当方案，形成了中医学最早的治疗策略。在此基础上，后世医家又运用标本范畴分析病因病机演变的先后关系、疾病的正邪关系、脏腑关系和表里关系等，以指导在复杂疾病条件下治疗策略的选择，丰富和发展了《黄帝内经》的标本治疗策略。蔡旭[1]则认为，"急则治标，缓则治本"之说既甚违《内经》原旨，又有不符合临床实践之处。治则之标本的概念应是本为标之因，标为本之果。通过结合临床说明标本各有缓急及标本可同等缓急，进而释析《黄帝内经》标本治则的原旨。王锡安[2]认为标本治则的"标"，不能解释为"末"，更不能解释为"次要矛盾"，而只能解释为标志、表现和现象（包括症状）。吴敦序主编《中医基础理论》六版教材所说，"标"与疾病的危急程度有关，危急者先治。病证急重时而采取的应急措施有3种，标急者先治标，本急者先治本，标本俱急者宜标本兼治。此说比"急则治其标，缓则治其本"合理。它不仅符合医道，也符合辩证法，更符合实践，即谁急就应当先治谁。

## 二、临床研究

### （一）临床应用

1. 疑难病症

疑难病病情复杂多变，诸多因素互相影响，此起彼伏，

［1］ 蔡旭.《黄帝内经》标本治则释析——兼论"急则治标缓则治本"不妥［J］.中国中医基础医学杂志，1998，4（10）：17-19.
［2］ 王锡安.标本论治新探［J］.中国中医基础医学杂志，1998，4（4）：9-10.

急难丛生，标本缓急不易区别。尤其是疑难病多为急重症，欲治其所急不能仅治其标，必要时亦应急则治本。如一些症状复杂的急性热病，不能仅治其标，单纯退热，而应从本论治，亦辨清属气虚发热、阳虚发热、湿郁发热、肝郁发热、瘀血发热等，因证而治，方有卓效。又如，感冒诱发风心病心衰，诱发慢性肾炎急性发作等，这种情况的外感往往比较短暂，有些甚至在不知不觉中发生。但旧疾恶化来势迅猛，必须尽快遏止，否则有酿成心痹厥脱或水泛成毒之虞。尤其是在久治不愈的慢性病证中，区别标本轻重缓急更为重要，许多疑难病症之所以复杂，就是因为有许多头绪，抓住任何一点进行治疗都有一定道理，但最终取效却是善辨缓急而击中主要矛盾的方法，才能击中肯綮[1]。

慢性疾病往往是本虚标实，只不过是不同疾病在不同阶段表现为标本缓急轻重不同而已。鉴于此，在临床工作中根据主证将疾病分成标本两大系列，从古代文献和临床实践中摸索总结出不同疾病若干标实证型和本虚证型，然后拟定治法方药，在辨证上既考虑各证型的相对独立性，又考虑到各证型之间的内在联系，根据不同疾病各阶段的不同临床表现，可以组合成不同的新证型，然后根据新组合的证型，从拟定的方药中组合成新的方药。标本主从的判定，主要考虑疾病是发作期，还是缓解期。发作期治标为主，兼治本虚；缓解期治本虚为主，兼治标实。这样，面对复杂的临床表现，抓住主证、主因，以各证型之间的内在联系为纽带，通过证型组合的方

---

[1] 周保国.中医辨治疑难病思路浅探［J］.内蒙古中医药，2002（6）：41－42.

法适应之，可望提高诊断符合率和疾病的治愈率[1]。

2.肺系疾病

杜月英等[2]对哮病"急则治其标，缓则治其本"提出质疑，认为哮证发作期和缓解期应标本同治，哮证发作时最好的方法是攻其邪治其标，同时兼顾正气治其本，既使症状得到控制，又不伤元气；在缓解期或症状减轻时，扶正培本，同时要兼顾其祛邪，因为气道的炎症是长期持续的存在。郭向勤[3]认为，支气管哮喘属中医哮证、喘证范畴，发作时本虚邪实，缓解期为脾肾不足。故治疗本证，着眼于"急则治其标，缓则治其本"。治标重在肺，以祛邪为主升提肺气，缓则重在本，补肾以纳气，健脾以培土。在缓解期以人参蛤蚧散加味，以促使脾肾元气健壮，培土生金助其纳气。发作期重用麻黄、射干、杏仁、五味子、桂枝、白芥子、半夏、白芍、干姜等温化水饮，开肺利痰，散寒平喘，并据寒热表现不同，随症加减，必要时中西医结合控制病情，缩短病程，预防并发症发生。韦衮政等[4]认为，肺胀阳虚水泛证是肺胀病的一个证候，属肺胀病的末期，常反复发作，以乏力、气喘、动则尤甚、双下肢水肿为特征。肺胀阳虚水泛证在急性

[1] 周文泉，方凡.抓主证，求主因，标本缓急须分清——疑难重症诊疗思路琐谈[J].天津中医，1992（5）：44+14.

[2] 杜月英，王健民，吴倩菇.哮证标本治则[J].浙江中医学院学报，1999，23（2）：15.

[3] 郭向勤.标本缓急分治慢性支气管哮喘200例[J].山西中医，2002，18（S1）：7-8.

[4] 韦衮政，韦苹，韦碧沙.肺胀阳虚水泛证的标本治则探讨[J].环球中医药，2013，6（2）：117-120.

期可能伴有风寒、风热、痰热、痰浊、痰瘀、痰蒙、喘脱证候；在缓解期，可能伴有阴虚、痰浊、瘀血等复合证候，依据兼夹证候的不同，治疗时遵循标本缓急的原则，有只标不本、重标轻本、先标后本、标本同治等不同的治疗措施，应区别对待。从更深的层次进行辨证论治，更能切中病证机要。

3. 心脑血管疾病

黄永胜教授认为，更年期高血压病的病机关键在于肝肾阴虚为发病之本，毒燥伤血络为本病之标，根据本病病机确立以补肝肾，祛浊邪为主的标本兼顾，求因治本的中医治则，临床疗效显著[1]。范景峰等[2]运用祖国医学标本治则理论，对高血压病之病因、病理、证候要点及治疗高血压病常用药物类型之药理功用等进行分析分类，所拟之治疗方案，在应用中获满意效果。

过伟峰等[3]认为眩晕有虚实之分，虚者以肝肾阴虚、气血不足为主；实者由肝风、痰浊、瘀血上扰清空，闭阻脑窍所致。在诊治眩晕的临床实践中，体会到眩晕多见本虚标实、虚实夹杂，应根据发作期和缓解期的病性特点分而治之，其中把握证候的演变转化、随证治疗是提高疗效的关键。发作期以治标缓急、解除症状为主，着重抓住风、痰两个主要病理因素；缓解期重在培本补虚，虚实兼顾，并注意区别肝肾亏虚还是气血不足，以期控制复发。

[1] 安乐君，葛丽，林雪. 黄永生治疗更年期高血压病经验探微 [J]. 中国实验方剂学杂志，2012，18（24）：360-362.
[2] 范景峰，范莹，范春光. 祖国医学标本治则理论在高血压病治疗中之运用 [J]. 中西医结合心血管病电子杂志，2016，4（29）：44-45.
[3] 过伟峰，袁园. 从标本缓急论治眩晕临床体会 [J]. 上海中医药杂志，2010，44（7）：47+54.

孙恩润[1]认为，充血性心力衰竭的临床表现错综复杂，是虚实夹杂、正虚邪实之证。正虚有气、血、阴、阳虚损之异，邪实有外邪、湿浊、瘀血、风动、蕴痰之分。其治疗的成败，关键在于权衡标本缓急。治本的益气温阳之剂常用附子汤、四逆汤、参附汤，治标的利水消肿之剂常用五苓散、五皮饮、赵锡武消水圣愈汤等。

4. 血液病

李振华教授擅长辨治脾胃病及疑难杂症，对于以脾气虚弱为基本病机的原发性血小板减少性紫癜属气不摄血证，尤重于从脾论治，采用健脾益气摄血以治本，收敛止血以治标，兼阴虚者，佐以滋养阴津；辨有血热者，兼以清热凉血。如此从本论治，取效巩固；对于病情顽固者，需守法守方，常获良效[2]。

黄世林教授运用中医标本缓急理论首创程序性、综合性疗法，分期治疗重型再障，疗效显著。重型再障肾虚精亏贫血为本，出血、高热、感染为标。依据中医"标本缓急"的理论，将其病程全程（发病－缓解－基本治愈）分为急进期、稳定期和缓解期。根据各期的临床特点，或治标，或治本，或标本兼治，采用中西医药物综合治疗。黄世林教授在论治重型再障中，牢牢抓住了"治标"与"固本"的关系，从病因病机上提出重型再障是本虚标实性疾病的理论，在治疗上，

［1］ 孙恩润.心力衰竭的治疗应权衡标本缓急［J］.山东医药,1992(5)：58.

［2］ 李永泉，郭淑云.国医大师李振华教授从脾论治紫癜验案2则［J］.中医研究，2012，25（5）：43-45.

进行分期施治，并强调采用综合性治疗措施。认为治疗重型再障的成败关键在急性期，标本兼治，以治标为主；稳定期以治本为主；缓解期仍需一定时间的固本治疗，对于维持正常稳定的造血功能来降低复发率具有重要意义[1]。

### 5. 皮肤病

金起风教授认为皮肤病虽属肌表疾患，但究其病机，多是脏腑病变的外在表现，故以"治外必本诸内"的原则，重视阴阳气血、虚实寒热、脏腑经络及标本缓急的辨析，采用急则治标，缓则治本及标本兼顾的治疗法则论治，临床收效颇佳[2]。

### 6. 痰饮病

痰饮病的产生与肺脾肾三脏功能失调有密切的关系，以温药和之是主要治疗法则。临证治疗时急则治标，缓则治本，或标本同治。痰饮病电脑诊治上百个病例，在急性发作得到控制之后，缓解期治疗收效显著而出现最多的方剂是温中除湿的苓桂术甘汤合二陈汤以及温肾纳气、化痰止咳的痰饮丸（附片、甘草、莱菔子、苍术、干姜、肉桂、白术、白芥子、苏子）[3]。

### 7. 癌性疼痛

杜业勤等[4]运用频数分析方法对中药外用治疗癌性疼痛的用药

［1］ 刘子民，蔡新吉.辨标本缓急分期治疗重型再生障碍性贫血［J］.医教研究，1994，22（1）：18-19.

［2］ 李映琳.金起风教授学术经验—标本缓急治则在皮肤科临床应用举隅［J］.中国农村医学，1996，24（2）：61-62.

［3］ 杨在纲.标本治则在电脑诊治痰饮病中的运用［J］.云南中医杂志，1985（2）：11-13.

［4］ 杜业勤，王庆全，刘晶，等.中医外治法治疗癌性疼痛用药规律分析［J］.辽宁中医杂志，2010，37（12）：2278-2280.

规律进行了初步探讨。从中药用药角度进一步证实，现代临床医家在中药外用治疗癌性疼痛时，主要遵循"不通则痛，通则不痛"的原则，以治标为主，遣方用药多选活血化瘀、芳香走窜、攻毒解毒之品，同时结合兼证，辅以温阳通络、化痰散结、理气开郁等药物。

8.肾病

刘文军[1]通过回顾中医治疗慢性肾小球疾病的病因和病机，梳理众多医家关于慢性肾小球疾病证候标本的论述，结合临床的经验，认为外感邪毒留滞体内、潜伏扰肾是慢性肾小球疾病蛋白尿的本证，正气虚可能只是其表象，是标证，是因实致虚。临床治疗慢性肾小球疾病蛋白尿应重视标本缓急，急性发作宜祛除外感诱因，缓解期以祛邪透邪为主，从标本缓急论治慢性肾小球疾病蛋白尿可提高临床疗效。

聂莉芳教授在论治慢性肾衰时，特别强调标本缓急理论的运用。其通过运用标本缓急理论对慢性肾衰进行分析，将病机错综复杂的慢性肾衰从宏观角度分为虚损期和关格期，虚损期病机特点以正虚为主，关格期病机特点以邪实为主。在治疗上，强调要权衡标本缓急，虚损期缓则治本，以扶助正气为主；在标病甚急，可危及患者生命或影响对本病治疗时，则应急则治标，以祛邪为要务；在关格期的诸种邪实当中，湿浊内停是为重心，治疗以调理脾胃为主[2]。

[1] 刘文军.从标本缓急论治慢性肾小球疾病蛋白尿[J].现代中医临床，2014，21（3）：12-14.
[2] 薛武更，聂莉芳.聂莉芳运用标本缓急理论论治慢性肾衰经验采撷[J].辽宁中医杂志，2010，37（8）：1450-1452.

# 第四节　三因制宜研究

三因制宜，即因时、因地、因人制宜，是中医学的理论特色和精华，贯穿于中医学的发展与实践，充分体现了中医治病中的原则性与灵活性的相互结合。

## 一、理论研究

### （一）理论渊源

#### 1. 源自《黄帝内经》

李志更[1]梳理了三因制宜的学术脉络，认为《黄帝内经》奠定了中医学"三因制宜"学术思想的基础。在因时制宜方面，《黄帝内经》对时令与人体生理、发病、治疗、预后、养生等多方面的关系都有所论述，初步建立了因时制宜的理论构架。如《素问·生气通天论》《灵枢·寒热病》等。在因人制宜方面，《黄帝内经》从不同角度论述了个体在禀赋寿夭、生理发育、情志心理、生活方式、发病及预后等几个方面的区别，并进一步提出了因人制宜的具体方式，包括临证时要参考性别、年龄、职业、预后等因素。如《素问·示从容论》《素问·三部九候论》。在因地制宜方面，《黄帝内经》中指出不同地域的地理气候、物候物产、生活环境等常对人的体质、发病、寿命等产生不同的影响。如《素问·异法方宜论》。具体问题做出具体分析，制定出相应的治疗方法，这就是因人、因地、因时制宜的基本精神。当代中医要继续发扬。三因制宜思想是对时间、地

[1] 李志更. 历代中医学家对"三因制宜"学术思想的认识 [J]. 中国中医基础医学杂志，2010，16（2）：98-100.

域、性别、年龄、职业、境遇、体质等因素对于人体健康影响的全面概括，是从天象、地象、人象的角度对人体状态进行全面的参照，充分体现了中医学的整体观念，故而"三因制宜"学术思想有其深刻的理论背景和实践价值，是对中医学的一个重大贡献，并对后世医家的遣方用药产生了深远的启迪。

王彦丽[1]则分析了《黄帝内经》体质观与三因制宜的关系。《黄帝内经》体质理论表明，因人制宜，重在辨识体质的个体特征；因时制宜，意在把握体质的动态变化；因地制宜，强调重视体质的地域差异。因此，三因制宜的实质在于随体质制宜。《黄帝内经》注重体质的个性特征，强调患者的特殊性，并认为这是决定治疗手段和治疗剂量的内在依据。辨证论治是立足于患者体质认识病情，从而确定施治的方法，因此辨别体质是因人制宜的本质，也是辨证论治的核心。研究分析时代变化对体质的影响，寻求由之产生的疾病、证候类型等方面的变异，对更好地把握疾病的时代特征，提高疗效，无疑具有深远的意义和重大的科研价值。并提出《黄帝内经》中因地制宜的治疗原则是从体质的环境制约论定观点提出的。

2. 发展于《伤寒杂病论》

（1）《金匮要略》应用三因制宜治杂病：吕娟[2]认为，《金匮要略》在应用三因制宜原则时强调辨证论治必须从整体

［1］ 王彦丽.《内经》体质观与三因制宜［J］.云南中医中药杂志，2011，32（6）：94-95.

［2］ 吕娟.浅议三因制宜在《金匮要略》杂病诊疗中的应用［J］.中医杂志，2004，48（10）：953.

入手，重视天人相应，充分考虑整体失调对疾病的发展、对患病个体、对治疗因素的影响。将整体观念与辨证论治有机地结合起来，把疾病放到人与自然环境的整体关系中加以认识，从而全方位地分析疾病，选择最适宜的治疗方法。

（2）《伤寒论》重视三因制宜：孙磊等[1]认为，《伤寒论》重视因时制宜，其中论及时间的内容非常丰富，多达百条，诊断中注意时间，《伤寒论》常常结合时间来考察病理情况的发展转化及预后。《伤寒论》有一二日始于太阳，二三日传于阳明，三四日少阳，四五日太阴，五六日少阴，六七日厥阴，由时间可推知邪传何经，何经病变。时间是自然界变化规律的客观尺度，而"日传一经""自愈日""欲解时"则是在天人相应观指导下认识人体与自然界同步消长的内在时机。治疗中注重时间，《伤寒论》的辨证论治确立了先表后里、先里后表及表里同治的治法，体现了张仲景以时间为序分步治疗或分阶段治疗的思想。用药中注重时间，《伤寒论》一些特定方剂中的特定药物都强调了煎煮的先后次序，即先煎、后下之别，先煎如石膏、厚朴、茯苓等，后下如薄荷、大黄、桂枝等。《伤寒论》也非常注重因人制宜和因地制宜。如西北地区，人们多外感风寒或外寒内热；同为外感风寒，根据不同体质就有发为伤寒、中风的不同，故而用药上也分别给以麻黄汤、桂枝汤。

[1] 孙磊，王兴华.《伤寒论》中的"三因制宜"[J].吉林中医药,2011,31（4）:
284-285.

## （二）理论探讨

### 1.首重因人制宜，尤重体质

梁万雨[1]指出，只有综合运用三因制宜，才能准确辨证，制定相应的治法方药，提高临床疗效。而要想综合运用三因制宜，必须先厘清一个主次问题，即因时、因地、因人三者当中谁占主导地位。因人制宜，在三因制宜中占据主导地位，无论因时、因地制宜，都必须从人出发，服从于因人制宜。如果首重因时制宜或因地制宜，常容易先入为主，导致误诊。

王尔宁等[2]从体质角度对"三因制宜"的实质进行了探讨。认为"三因制宜"的实质是因病人体质制宜，这一治则的最大特点在于重视影响患者体质的各种因素，把握病人体质的特异性，从而使治疗个体化。

### 2.三因制宜的特点

三因制宜的治疗原则体现了辨证论治整体的动态的特点，在此原则指导下常表现为临床诊病时无固定成方，灵活化裁的"方药个体化"[3]。

### 3.与时俱进发展三因制宜

赵建明等[3]认为，随着疾病谱的变化，三因制宜内容应予以丰富和补充，尤其临证时在四诊八纲辨证的同时，应随时结合三因以审因论证，充分体现中医的整体观、动态观，

---

[1] 梁万雨.论三因制宜[J].光明中医，2010，25（4）：688.

[2] 王尔宁，林向."三因制宜"实质探析[J].福建中医学院学报，1996，6（1）：4-5.

[3] 赵建明，刘雁峰.对"三因制宜"理论的认识与思考[J].中医药研究，1999，15（3）：6-7.

因时制宜除考虑四时气候之外，还应包括疾病发生、发展的不同时期、不同阶段，以及患者所处的社会历史时期（这一时代的政治经济、文化等状况），患者病情加重或减轻的时间，应充分利用现代气象学关于四时气候的变化规律，了解其对疾病的影响，拟定更为适宜的治疗方案；因地制宜除考虑地理环境，地质水土外，还应注重环境，大气污染等公害对疾病的影响，注重现代家庭环境、社会环境对患者的病情的影响；因人制宜除考虑年龄、体质、性别、生活环境外，还应考虑患者受教育程度、精神状态、社会经济地位、职业、种族、生活习惯、人际关系、心理因素（患病后具有的心理素质，直接影响到疾病的转归）等等。刘东辉等[1]认为，"三因制宜"优势，应研究伴随现代化产生的自然及社会环境的新要素的病因学意义，对传统的"三因制宜"体系给予现代整合，使中医辨证施治优势与时俱进。①全球气候的非周期性变化"因时而治"，参考气候等环境要素而辨证施治，对急性传染病和非传染性的慢性病实施更有针对性的整体调控，是中医学的传统优势；②城市环境因子与"因地制宜"，世界各地的大都市虽处于不同的原生环境，但慢性病和现代社会综合征发病率普遍高于非城市区域是其共同特点。因此，把传统的"因地制宜"深化到"因城乡差别制宜"层次，是中医现代化、国际化的重要环节；③不良生活方式与"因人制宜"，在古代，贪食厚味、安逸少劳的不良生活方式尚不具普遍性，而随着现代化到来，现已变成最重要的社会致病因素。

---

[1] 刘东辉，邵雅华.论当代中医"三因制宜"的新要素[J].黑龙江中医药，2002，45（2）：6-7.

## 二、临床研究

### （一）养生治未病

#### 1. 养生防病

当代名老中医既是医术精深的医家，也是养生防病的理论家和实践者。从因时制宜、顺应自然，因地制宜、防病治病，因人制宜、辨证施养三方面初步探讨他们的"三因制宜"养生防病思想，以弘扬其学术精神，为丰富中医养生防病学术内涵做出探索[1]。

#### 2. 亚健康干预

吕翠田[2]认为，以微观思维为主的西医学对亚健康的认识和干预存在一定的局限性，而擅长宏观思维和整体观念的中医学对亚健康干预具有极好的优势。在对亚健康的干预中，中医的基本治疗原则——三因制宜体现了对亚健康个性化调理的优势。其中因人制宜主要表现为对亚健康人群病理性体质的辨析和干预；因时制宜主要表现在根据不同季节特点，对亚健康人群提出适宜的养生调理方法；因地制宜则表现在根据不同地域的环境气候特点和经济生活特点，对亚健康人群提出适宜的干预方法。总之，三因制宜不仅是治疗疾病的重要原则，同时也是干预亚健康的重要原则。

［1］邓小英，卢传坚. 当代名老中医"三因制宜"养生防病思想研究［J］. 辽宁中医杂志，2011，38（9）：1917-1919.

［2］吕翠田. 三因制宜在亚健康干预中的应用［A］. 第三届中和亚健康论坛暨2009亚健康产业展览会论文集［C］. 北京，2009.

### 3. 药膳

中医药膳养生保健三因制宜，包括因时制宜、因地制宜和因人制宜。由于天时气候因素，地域环境因素，患病个体的性别、年龄、体质、生活习惯等因素，对于疾病的发生、发展变化与转归，都有着不同程度的影响。因而，在应用药膳养生保健时提倡根据四时气候，因时制宜施膳、考虑地域环境，因地制宜施膳和针对患病个体，因人制宜施膳[1]。

### 4. 膏方治未病

孙晓生等[2]认为，中医膏方治未病，需要医者准确地三因制宜，否则药味繁杂却不能切中病机，效果不佳且增加患者经济负担。三因制宜的核心思想，就是天人相应，包括因时制宜、因地制宜和因人制宜。三因制宜膏方治未病思路，是中医养生思想的整体观念和辨证论治的原则性和灵活性的充分体现。在应用于亚健康人群的调理时，宜尽量选用卫生部公布的药食同源的食品和保健品使用范围药品，尽量避免有毒性和偏性的药物；应用于慢性病稳定期或久病虚弱的守方治疗时，根据个体证型和体质，提高辨证施膏准确性。此外，膏方多为温热滋补之品，内火偏盛、痰湿偏重者慎用。

### （二）临床应用

### 1. 儿科疾病

夏小军等[3]结合临床实际，认为因时、因地、因人制宜在小儿

———————————

[1] 高日阳.三因制宜在中医药膳养生保健中的应用［J］.中医药临床杂志，2007，19（2）：202-203.

[2] 孙晓生，谢波.中医三因制宜膏方治未病初探［J］.新中医，2012，44（2）：99-100.

[3] 夏小军，张士卿.《黄帝内经》"三因制宜"在小儿泄泻治疗中的应用［J］.中医儿科杂志，2006，2（5）：16-18.

泄泻治疗中具有十分重要的地位。

### 2. 内分泌疾病

肥胖症是指机体内脂肪组织堆积过多和（或）分布异常，体质量增加，是遗传因素和环境因素共同作用的结果，宰军华等[1]认为，治病时不能独立的看病证，必须看到人的整体，不同人的特点，看到环境、时令因素对人体疾病的影响，即"三因制宜"。

### 3. 骨科疾病

强直性脊柱炎（AS）是一种多种形式起病，可发生于不同年龄，不同性别，不同人群，且不同地域，不同时期临床表现、证候不尽相同的疾病。郝冬林等[2]认为，只有真正认识到因时、因地、因人三因制宜在AS治疗过程中的重要性，善于应用三因制宜，发挥中、西医对AS的治疗优势，才可以更好地改善患者病情，减轻患者痛苦，以达到"治所以异而病皆愈"的效果。

### 4. 心脑血管疾病

翁维良教授在高血压病的治疗当中贯彻了中医三因制宜的学术思想，根据患者的年龄、情志，以及治病的季节等因素灵活辨证处方，对于降低血压尤其是平稳血压方面都取得

---

［1］ 宰军华，金小琴."三因制宜"在肥胖症治疗中的应用［J］.中医学报，2010，25（6）：1201-1202.

［2］ 郝冬林，汪悦.浅谈"三因制宜"在强直性脊柱炎治疗中的运用［J］.辽宁中医药大学学报，2008，10（2）：66-67.

了较好的临床疗效[1]。

5. 呼吸系统疾病

赵斌[2]认为，在外感病的论治中应积极考虑天、地、人的因素，这也是中医学整体观的具体体现。在外感病的论治中若能充分考虑和运用三因制宜的思想，相信一定会有满意的治疗效果。岭南温病学家钟嘉熙教授师承刘仕昌教授，结合数十年临证经验，据岭南呼吸道病毒感染的发病不同阶段的特点，辨证运用银翘散、桑菊饮、止嗽散三方加减，起病早期根据发热及咽喉症状，可选用银翘散及桑菊饮加减；病情发展后期往往为过用寒凉所致脾胃损伤，不可再用寒药，可选用相对平和的止嗽散；临证过程根据舌苔变化注意兼化湿邪；治疗过程中"三因制宜"，辨证采用岭南特色药对及单药。刘叶[3]通过总结钟教授医案，认为钟教授用药轻灵，清解透邪，顾护气阴，其辨证注重结合岭南地区地域及气候特点，其辨治方法集中体现岭南温病学家对外感热病动态辨证的思路。

6. 疑难病症

周保国[4]认为，"三因制宜"是整体观念的重要体现，临床实践表明，不少常法治疗少效或一些疑难病症，在整体观念三因制宜理论指导启迪下可取效。其一是审时以达变，知常达变更需因时制宜，

[1] 张东，李睿. 翁维良治疗高血压病的三因制宜学术思想探讨 [J]. 世界中医药，2013，8（3）：308-309.
[2] 赵斌. 以三因制宜观认识中医对外感病的治疗 [J]. 光明中医，2012，27（4）：639-640.
[3] 刘叶. 钟嘉熙教授"三方"辨治上呼吸道病毒感染经验撷要 [A]. 全国温病论坛暨温病临床应用高级研修班论文集 [C]. 北京，2012.
[4] 周保国. 中医辨治疑难病思路浅探 [J]. 内蒙古中医药，2002，21（6）：41-42.

常见同一病证，因发病时间不同而沿用常法不效，此时应辨析"时"对病证发生发展之影响而审时以达变，常可取得满意疗效。如遗尿多关乎肾，治疗多用补肾缩尿，而经前遗尿用常法不效，有人辨属肝郁化火，开阖失司，用丹栀逍遥散加减治愈。心悸发生在暑热之季，应审暑热之季与心悸之内在联系，往往用清解暑热以宁心之法而获效。许多定时发病或加重的病证，常法难于取效时，如能分析时辰、日月、季节等对人体气血阴阳变化之影响以及与发病之内在联系，知常达变，常可取得意外的满意疗效。其二是观人以达变，由于人的性别、年龄、体质、性情、环境、习惯等不同，而对病证的发生发展有重要影响。同一病证常法不效时，若能"因人制宜"观人以达变，往往可顿时悟出病因病机的关键所在。如临床上见到的便秘患者，除内热肠燥外，还因人而异有许多不同证型，有肺气不足、大肠虚秘者，有肺失肃降、大肠气秘者，有湿阻大肠便秘者，有痰浊郁阻便秘者，有水气凝结便秘者，有肝气郁滞便秘者，有瘀血阻滞便秘者等等，只有细心辨治，方能提高疗效。又如月经不调发生在乙肝病人身上，必须注意调经不忘邪毒，不能同于一般月经不调。其三是察地以达变。地域环境、气候等对病证的发生发展同样有重要影响。同一病证常因地域不同而辨治有异。对一些久治不愈的病证，若能询问病人的地域变迁，"因地制宜"，察地以达变，常可取得意外之满意疗效。蒲辅周治一久治不愈的自汗病人，察知病人虽居住北方但发病前去过多暑湿之南方数日，由此感受暑湿，病延至次年春，暑湿之邪仍未净，乃从湿热久羁，三焦失利论治而愈。

三因制宜是长期以来指导医者处方用药的治疗法则之一，是辨证施治中的重要环节。然而孤立地、绝对地看三因制宜则是狭隘的。陈克敏[1]指出，三因制宜，贵乎变通。以桂枝汤加银翘治温热地区虚人感冒，桂枝加附子汤治夏日高热漏汗不止，射干麻黄汤、金匮肾气丸治香港居民的哮喘、慢支、肺气肿，都是三因制宜治疗法则的灵活运用。三因制宜示人以规矩，随证应变教人以活法，法以证立，证变法亦变，知常达变，疾病无遁情。

### （三）临床试验

朱利新[2]研究了肺系疾病与因人制宜的特征性表达。在研究中发现肺系疾病伴随着不同人群有显著的差异：支气管哮喘患者中，儿童患者明显多于其他年龄段；慢性阻塞性肺疾病多发于老年人，且随着年龄的增长，病情越危急；间质性肺疾病以中年人多见且血瘀体质的患者明显易患；肺癌患者在老年段高于其他年龄段；同时也发现支气管哮喘的发病率与性别关系不明显，男女患者的发病率大致相同；肺癌病患者中男性多于女性。

[1] 陈克敏.三因制宜 贵乎变通[J].上海中医药杂志，1999（4）：39-40.

[2] 朱利新.探肺系病与因人制宜的特征性表达[D].济南：山东中医药大学，2011.

# 下篇　中医治法研究进展

中医治法，是在治则指导下确定的治疗疾病的具体治法。《医学心悟》将其概括为汗、吐、下、和、温、清、消、补八法。下面以八法为例，并结合临床研究热点，概括其研究进展。

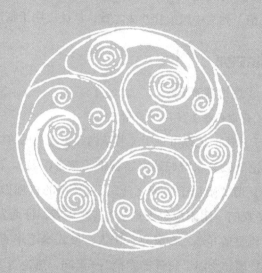

第七章　中医八法研究进展

# 第一节　汗法研究

汗法，是临床最常用的治疗法则，也是最能体现中医治疗特点的治法之一。汗法利用人体的自然生理结构和生理反应，能够达到疏通气血、祛除病邪、调整阴阳的作用，被《医学心悟》列为中医治疗八法之首，广泛应用于临床。

## 一、理论研究

### （一）理论源流研究

1.《黄帝内经》汗法理论研究

关于汗法的记载可见于《黄帝内经》之前的许多文献中，而在理论上较为系统归纳者当首推《黄帝内经》。《素问·阴阳别论》谓"阳加于阴谓之汗"，对汗出的机理做了高度的总结。《素问·阴阳应象大论》："其在皮者，汗而发之"；《素问·玉机真脏论》："今风寒客于人，使人毫毛毕直，皮肤闭而为热，当是之时，可汗而发也"；《素问·热论》："其未满三日者，可汗而已；其满三日者，可泄而已"等，对于汗法的应用做了较明确的规定。对于汗法用药，《素问·阴阳应象大论》提出了"辛甘发散"等选药原则。后世医家以此为基础，在汗法的具体应用上发扬光大，使之成为临床应用频率最高的治疗大法之一。确立汗法的指导思想是天人相应、和为圣度、因势利导；汗法的疗效机理为燮理阴阳、调和营卫、舒畅枢机、协调脏腑；汗法应用不仅广泛应用于外感病，而且通过启玄府和气血、调出入助升降作用而应用于内伤杂病[1]。

汗法是在整体观指导下的因势利导观念的应用，关注的是人体整体功能状态的动态变化，尤其是阴阳变化、津液输布变化，通过调整津液的输布达到调节阴阳，恢复阴阳平衡。《内经》为汗法的理论形成、运用原则、适应证等奠定了基础，但尚不完善，没有提出具体方药的选用[2]。

《内经》汗法的作用是多方面的，并不限于解表；也不能认为汗法具有解表作用，就把它同解表法等同起来。汗法不完全只是解表的，它还具有宣肺布津、调和营卫、疏散风邪、发泄郁热、透散邪毒等功效，在运用上也不一定要表证俱备。《内经》汗法的运用不一定要有表证，还是要具体问题具体分析、具体对待，这样才能扩大汗法的适应范围[3]。

2.《伤寒杂病论》汗法理论研究

（1）20 种汗法说：从《素问·阴阳应象大论》提出"其在皮者，汗而发之"的理论之后，东汉名医张仲景即以《内经》的这一基本原则为立论根据，对汗法的具体运用，在《伤寒论》中有了进一步的发展，对外感病的防治做出了重大的贡献。归纳为 20 种汗法。峻汗法：参阅原文第 3、35、36、37、46、51、52 条。本法适用于太阳伤寒表实证，麻黄汤主之；微汗法：参阅原文第 2、12、13、15、24、53、54、56、57、97 条。本法适用于太阳中风表虚证，桂枝汤

［1］ 严淑芳.《内经》汗法理论及应用探讨［D］.济南：山东中医药大学，2010.

［2］ 田丙坤，烟建华.《内经》汗法理论溯源［J］.中国中医基础医学杂志，2009，15（10）：730-731.

［3］ 贺又舜.《内经》汗法之我见［J］.湖南中医学院学报，1980（2）：15-18.

主之；小汗法：参阅原文第 23、25 条。本法适用于太阳轻证，桂麻各半汤主之；发汗化饮法：参阅原文第 40、41 条。本法适用于太阳伤寒兼水饮咳喘证，小青龙汤主之；发汗清里法：参阅原文第 38、39 条。本法适用于太阳伤寒兼内热证，大青龙汤主之；发汗止利法：参阅原文第 32 条。本法适用于太阳伤寒兼下利证，葛根汤主之；发汗止呕法：参阅原文第 33 条。本法适用于太阳伤寒兼呕吐证，葛根加半夏汤主之；发汗退黄法：参阅原文 263 条。本法适用于太阳阳明合病之湿热发黄证，麻黄连翘赤小豆汤主之；发汗舒经法：参阅原文第 31 条。本法适用于太阳伤寒兼项背强几几证，葛根汤主之；解肌舒经法：参阅原文第 14 条。本法适用于太阳中风兼项背强几几证，桂枝加葛根汤主之；解肌清里法：参阅原文第 27 条。本法适用于太阳中风兼内热证，桂枝二越婢一汤主之；解肌定喘法：参阅原文第 19、43 条。本法适用于太阳中风兼喘证，桂枝加厚朴杏子汤主之；解肌止痛法：参阅原文第 279 条。本法适用于太阳中风兼腹痛证，如属太阳兼太阴腹痛则用桂枝加芍药汤，如属太阳兼阳明腹痛则用桂枝加大黄汤；解肌益气养阴法：参阅原文第 62 条。本法适用于太阳中风兼气阴不足身痛证，桂枝新加汤主之；解肌温阳除满法：参阅原文第 22 条。本法适用于太阳中风兼胸满证，桂枝去芍药汤主之，若兼肾阳亦伤者，则用桂枝去芍药加附子汤；解肌温阳固表法：参阅原文第 21 条。本法适用于太阳中风兼阳虚汗漏证，桂枝加附子汤主之；解肌祛风除湿法：参阅原文第 179、180 条。本法适用于风湿留着肌肉或关节证，若风湿留着肌肉用桂枝附子汤，若风湿留着关节用甘草附子汤；温中解表法：参阅原文第 168 条。本法适用于太阴兼太阳证，桂枝人参汤主之；温经发汗法：参阅原文第 301、302 条。本法适用于少阴兼太阳证，麻黄附子细辛汤主之，如病情轻缓者，麻黄附子甘草汤主之；发表和解法：参阅原文第 151 条。本法适用于少阳兼太阳证，柴胡桂枝汤主之[1]。

（2）15 种汗法说：《伤寒杂病论》对汗法的运用是灵活多变，复杂而又条分缕析。笔者对全书中所用的方法作了统计，共有以下 15 种：辛温开表峻汗法，即《伤寒杂病论》中麻黄汤汤证所应用之发汗法；开表清热峻汗法，即书中大青龙汤汤证和越婢汤汤证；调和营卫缓汗法，也叫解肌发汗法，即书中桂枝汤汤证所应用之发汗法；小发其汗法，即书中桂枝麻黄各半汤汤证所应用的发汗法；微发其汗法，是仲景依病而制的另一种发汗轻剂，和小发其汗法相比，启表之力更弱，发汗之力更小，是书中桂枝二麻黄一汤汤证和桂枝二越婢一汤汤证，以及后边要说的风湿相搏证所应用的发汗法；先其时发汗法，是仲景告诫我们在对外感病的治疗中，如何掌握与抓住最佳发汗时机的发汗法；复汗、更汗法，复汗是再次发汗，更汗是再三再四发汗，这种方法适用于外感后反复不解者；升津发汗法，即书中葛根汤汤证和桂枝加葛根汤汤证所用之法；和解发汗法，即书中柴胡桂枝干姜汤汤证所应用的发汗法；温阳发汗法，即书中麻黄细辛附子汤汤证和麻黄附子甘草汤汤证所应用之发汗法；清透发汗法，即书中麻黄连翘赤小豆汤汤证所用之法；祛湿发汗法，即书中麻黄加术汤汤证、桂枝附子汤汤证、麻黄杏仁薏苡甘草汤汤证所应用的发汗法；化饮发汗法，

---

[1] 陈大舜. 对《伤寒论》中汗法之研讨 [J]. 贵阳中医学院学报，1983（3）：10–14.

即书中小青龙汤汤证和溢饮治疗所应用之发汗法；利水发汗法，即书中五苓散汤证、越婢汤汤证及麻黄附子汤汤证所应用的发汗法；熏蒸发汗法，是仲景诸多发汗法中的一个外治法。可见，汗法为八法之一，在仲景的心中和手中，不仅可以用来治疗各类外感病，而且还可用来治疗风湿病、水肿病、黄疸病、痰饮病等许多内科杂病[1]。

（3）汗法应用宜忌：汗法是《伤寒论》中最重要的治疗方法。全书398条，涉及汗法的条文就达百条之多，足见仲景对于汗法使用的重视。①汗法的适应证：风寒客于肌表，太阳经气不舒或营卫不和是汗法的主要适应证。《伤寒论》中谈到的可汗之证，有70余条、29方，包括表不解者可汗；脉浮者可汗、恶寒者可汗、身疼痛者可汗。②汗法的基本原则：凡属表证均宜汗解，本来是毫无疑问的，但是由于病人的病情、病程、兼证、治疗经过以及病势发展趋向等多种因素的影响，汗法的适应证可以表现出很大的差异性，临床实际运用汗法必须从整体观念出发，注意标本缓急，知常达变。其一，单纯表证的汗法，分太阳伤寒和太阳中风两种；其二，表里同病的汗法有先表后里、表里双解和标本兼顾。其中表里双解，又分为解表与清里并用、解表与和解并用、解表与蠲饮并用、解表与攻下并用四种，标本兼顾，分为解表与温阳并用、解表与补虚温中并用、解表与益气养营并用、先里后表的变例四种。③汗法的注意事项：汗法是以解表逐邪为

---

[1] 柴瑞震.《伤寒杂病论》"汗法"探析 [J].中华中医药学刊，2008，26（8）：1658-1660.

目的，使用不当又每易留邪伤正，耗津亡阳。因此，仲景对于汗法的使用极为慎重，他不仅注意辨证选方的精确，而且注意服药方法及护理的合宜。宜取微汗为佳，凡用汗法解表，必须掌握"遍身漐漐，微似有汗益佳"，不可"令如水流漓"；分次服药，中病即止，"若一服病瘥，停后服，不必尽剂，若不解，更服依前法"；啜粥、温覆助汗，"服已须臾，啜热稀粥一升余，以助药力，温覆令一时许"；注意饮食将息，服药期间，凡属"生冷、黏滑、肉面、五辛、酒酪、臭恶等物"均不宜食用。汗法禁例，仲景关于汗法的禁例所论极详，凡疮家、淋家、呕家、汗家、衄家、亡血家、喘家、酒家，以及素有阴虚内热、咽喉干燥的病人，均应慎忌汗法。此外，脉见沉迟微弱、吐利肢厥的也不能妄投汗剂。凡表邪已离太阳之表，邪陷入里者也必须忌用汗法，除太阳误治的坏病之外，还有少阳、阳明、少阴证"不可发汗"[1]。

　　仲景在《伤寒论》不厌其烦地反复指出其禁忌，涉及条文达20余条。下面从体质、脉症、疾病、误汗的后果等方面，探讨汗法的禁忌。①禁汗之因。《伤寒论》禁用汗法的原则主要有二：一是保护阳气、荣气，以防汗出伤阳损荣；二是邪非在表，为汗法所不宜。②禁汗之人。仲景在《伤寒论》中列举了一些不宜于运用汗法的人，归纳起来，大致可分为两类：一类是素体阴血津液不足之人，如"淋家""疮家""衄家""亡血家""汗家""咽喉干燥"者；另一类是阳虚之人，如"有寒"者。禁汗之病，仲景论禁汗之病症，亦是本着前文所述禁汗之原则进行。③误汗之辨治，以太阳病误汗为例，探讨误汗之辨治，欲以举一反三，启发思路。太阳病误汗多由

[1] 宋绍媛.《伤寒论》汗法试析［J］.天津中医，1989（6）：26–28.

见气随汗泄，因损津而伤阳。仲景针对阳伤的具体情况分别对待，详辨其部位及程度施治。伤于卫阳者，温阳固表，制芍药甘草附子汤；心阳受伤者，温补心阳，选桂枝甘草汤；肾阳虚损者，温肾助阳，用真武汤。并不拘泥某方某法，而是"观其脉症，随症治之"。仲景补卫阳用附子为主药，温心胸阳主药则用桂枝，助肾阳则将附子炮用，增其助阳之力[1]。《伤寒论》治疗禁忌的理论是根据医生使用何种误治以及患者的不同体质等因素在临床实践中总结出来的。通过对《伤寒论》治疗禁忌中有关汗法禁忌的内容分析，得出阴虚、阳虚、气血亏虚、太阳温病、病人少阳和阳明里热不可发汗。《伤寒论》对汗法提出的禁忌理论既有原则性，又有灵活性，禁汗是禁峻汗或单纯的辛温发汗，后世辛凉解表、滋阴解表、益气解表、养血解表等法均是在此基础上发展而来，临证应根据不同情况，采用相应不同的治疗方法[2]。

（4）《伤寒论》汗法的特点：①汗法的原则特点：第一，汗法的顺时原则，分清表里轻重缓急，决定汗法的先后；汗法的具体时间的选择，汗法的使用不必总是拘泥于时间，以脉证为准。第二，汗法的使用要适度。第三，汗法的途径要灵活。②汗法禁忌的特点：结合体质阐述汗法禁忌；汗法禁忌证中尤其注意虚证汗法的使用；可以总结为阴虚、阳虚、气虚、血虚是不可发汗的。③《伤寒论》汗法护理的特点：

---

[1] 徐西中.《伤寒论》汗法禁忌探讨 [J].中医研究,2003,16（4）:8-9.
[2] 陈宁勇、李芸，范欣生.《伤寒论》汗法禁忌探析 [J].中华中医药杂志，2013，28（9）：2518-2520.

重视对汗法的护理；汗法的护理紧扣辨治法则；汗法护理的具体论述详尽周到[1]。

（5）微汗法应用：微汗是仲景运用汗法的基本原则，在《伤寒论》《金匮要略》中均有论述，如《伤寒论·辨可发汗病脉证并治》："凡发汗，欲令手足俱周，时出似漐漐然，一时间许益佳，不可令如水流漓。"微汗原则是指汗出程度要适当，不可太过不及，其具体要求有四：一是服用发汗剂要以汗出为解；二是汗出不仅局限于局部体表，要手足俱周，遍身汗出；三是不可见汗辄止，汗出持续时间为"一时许"；四是不可大汗如水流漓，须"漐漐微似有汗"，即潮润地、微量持续地出透。达到上述四点要求，一般均能汗透表解。微汗原则的实质是存津液、保胃气。发中有敛，敛中有发，发而不致太过，祛邪勿使伤正，体现了中医学整体观念的学术特点。微汗法在杂病中运用十分广泛，主要用于邪气在表的病证。临证中虽有可汗之征，但要运用得法，注意其禁忌[2]。

3. 历代医家汗法研究

（1）刘完素：刘完素对于汗法又有新的认识。认为表证固应汗解，但外感初起多是"怫热郁结"，辛热之品虽能发汗，但病因属热，再用热药解表，则更使热邪加重，提出以辛凉或甘寒解表之法，并结合具体病情分别施用。在张仲景辛温解表法的基础上，补充了辛凉解表与表里双解之法，并创制了防风通圣散、双解散等双解表

---

［1］ 张金良，承虹.《伤寒论》汗法的特点分析［J］.内蒙古中医药，2007，26
（4）：47-49.

［2］ 张建梅，马晓峰.微汗法在杂病中的运用［J］.江西中医药，2009，40（6）：
11-12.

里的方剂[1]。

（2）张子和：张氏以汗、吐、下三种攻邪祛病的治法，综合运用各种攻邪手段和方法，积累了丰富的经验，扩大了应用范围，并赋予了新的特点和内容。①扩解汗法的概念：张氏根据"因其轻而扬之"，开玄府逐邪气，摆脱了传统汗法的窠臼，提出凡有疏散外邪统归汗法，力辟习俗固守"发表不远热"之旨，认为不仅辛温能发汗，寒凉亦能发汗。②赋予汗法新的内容：除药物发汗外，包括灸、蒸、熏、渫、洗、熨、烙、针刺、砭射、导引、按摩等诸多方法。张氏将药物发汗分为辛温、辛热、苦寒和辛凉。临床常用辛温与辛凉。以天地寒暑之理与人参之而详加辨别，至今仍有指导意义。③扩大了汗法的适应范围：凡邪在肌表尚未深入均可用之。其一，凡风寒暑湿诸邪之表证，其症或发疼痛走注、麻木不仁及四肢肿痒拘挛，皆可汗。其二，感受风邪诸疾，如风寒湿痹、小儿惊风等均可发汗以祛风排毒。其三，里热郁表，如酒客、狂病等热郁疾病，常用汗法以疏散热郁，即"火郁发之"之义。提出了汗法法度：张氏指出："发汗之法，辨阴阳，别表里，定虚实，然后汗之"，"凡发汗不欲如水淋，若汗暴出，邪气多不出，重发汗者使人亡阳。凡发汗中病则止，不必尽剂。"汗法可与吐、下法配合运用，达到"吐法兼汗"的目的[2]。

[1] 胡满根.历代医家论汗法[J].浙江中医杂志，2003，36（6）：238-239.

[2] 何云长，何云锋.对张子和汗法的认识[J].内蒙古中医药，2001，20（5）：18-19.

张氏医案集中在《儒门事亲》卷六至卷八，计 162 例，139 案。其中单用汗法者 9 例，汗吐合施者 2 例，汗下并行者 4 例，汗吐下联用者 17 例，以外治法发汗者 34 例。书中举汗药凡 40 味。除用药物外，还采用了灸、蒸、熏、洗、熨、烙、针刺、导引、按摩等法取汗，并提出了"涌吐取汗"法。张氏用汗法所治病证多达 20 余种，涉及内外妇儿眼等临床各科病证，包括外感风寒、风水、中暑、水肿、劳嗽、咳血、涌水、飧泄、不寐、癫、风搐、狂、口疮、鬼交、不孕、停饮、瘿瘤、虚劳、杖疮、小儿悲哭、目盲等[1]。

汗当择药而用，《儒门事亲》列举汗药共 40 味，这些药物并不都是一般意义的解表药，而是在某种意义上具有"开玄府"功效的药物。张氏汗法之根本目的在于攻邪散结，而不是单纯为汗而汗，因此张氏汗药均有"主寒热邪气"，或"除邪气"，或"除寒热热结"，或"逐风邪开腠理"，或主风寒，或主诸热，或疗"热洗洗在皮肤中"等功效。温凉宣渗之汗方，张氏所选汗方，属辛温者，有麻黄汤、桂枝汤、升麻汤、葛根汤、解肌汤、逼毒散等；属辛凉者，有通圣散、双解散、当归散子等。尚有大、小柴胡汤、柴胡饮子等苦寒之剂，用于内热郁盛之证。另有宣渗之方，亦属张氏汗剂之中，如桂苓汤，这是张子和汗剂中最有创意的方剂。体现了宣渗解表、疏通玄府的特点。不药之汗方，张氏并不专恃汗药之取汗，其不用药，而用食疗取汗很有特点。其他如九曲玲珑灶之熏、蒸、熨、澡浴之洗澡、燠室之燔、导引按摩、砭刺出血、涌吐取汗等，均为不药之汗方，很有临床应用价值。汗法方药之用，充分体现了因时、

---

[1] 赵留记，时小梅，杨建宇，等.张子和汗法医案析略［J］.中国民间疗法，2001，9（7）：52-53.

因地、因人、因病制宜的发汗原则。四因制宜是大法，择善避忌是禁忌，中病即止是准则。发汗方药之用，不可不谨记。张氏汗法方药，发展了仲景河间，扩大了取汗之方法，丰富了汗法之内涵，创立了宣渗汗法之论，系统了汗法方药之理论及其汗法治疗体系，在理论和临床实践中具有重要的现实意义[1]。

（3）张景岳：以张景岳所著《景岳全书》为例，该书《新方八略》的《四散略》中指出："用散者散表证也……但用散之法，当知性力缓急及气味温寒之辨，用得其宜，清经无不妙也；如麻黄、桂枝峻散者也，荆芥、防风、紫苏平散者也，细辛、白芷、生姜温散者也，柴胡、干葛凉散者也，羌活、苍术走经去湿而散者也，升麻、川芎能举陷上行而散者也；第邪浅者忌峻利之属，气弱者忌雄悍之属，热多者忌湿燥之属，寒多者忌清凉之属。凡热渴烦躁者喜干而呕恶者忌之，寒热往来者宜柴胡而泄泻者忌之，寒邪在上者宜升麻、川芎而内热炎升者忌之，此性用之宜忌所当辨也"，这些对汗法用药宜忌论述精辟，颇有临床实用价值[2]。

（4）吴又可：吴又可的《温疫论》对汗法很重视，吴氏从发汗的机理、类型、选用的方剂、注意事项及汗法运用的意义等方面系统阐释了汗法的理论，并且进行了大胆的创新，补充和发挥了前人之说，已经从最初的发汗解表发展为因势

［1］ 姚为民，杨建宇，张继红.张子和汗法方药辨析［J］.光明中医，2001，16（2）：58-60.

［2］ 胡满根.历代医家论汗法［J］.浙江中医杂志，2003，38（6）：238-239.

利导，透邪外出，汗出而解，亦属于汗法的范畴。丰富了祖国医学治疗外感热病的内容，为后来温病学派的发展做出了很大贡献[1]。他启示后世使用汗法要注意阳气的盛衰、津液是否匮乏和身体内外的通达[2]。

（5）吴鞠通：吴鞠通所著《温病条辨》对"汗"的生理病理、以及汗法在热病临床的运用论述甚详。他在《杂说》中说："汗也者，合阳气阴精蒸化而出者也"；又说："温热阳邪也，阳盛伤人之阴也"。详细论述了汗法在温病中的应用，这是汗法的重要发展。其所创制的银翘散、桑菊饮又成为辛凉解表方剂的代表方，在临床上广泛应用[3]。

（6）叶天士：对于温病初起，叶天士指出"在卫汗之可也""在表初用辛凉轻剂"，且有病例示范，较河间之论，更为具体详明。叶氏还提出了对于温邪入营宜"透热转气"的透邪法，丰富了汗法的内容。并且有学者指出，叶氏"在卫汗之可也"之说非为汗法，其实质是辛凉开肺，宣透郁热。使肺气开达，气机通畅，郁热透散，肺卫之温热随微汗而解[4]。

（7）俞根初：立加减葳蕤汤，体现了滋阴解表之变法，突破了仲景"津亏"忌汗之论。

---

[1] 郝静，王一飞.《温疫论》汗法浅析[J].四川中医，2007，25（5）：27-28.

[2] 杜鹃.浅谈《温疫论》中的汗法[J].江西中医学院学报，2005，17（4）：13-14.

[3] 胡满根.历代医家论汗法[J].浙江中医杂志，2003，38（6）：238-239.

[4] 马振兴，高彩香.叶天士"在卫汗之可也"浅析[J].上海中医药杂志，1997（3）：7-9.

（8）喻嘉言：创"逆流挽舟法"，治疗痢疾初起又有表证。喻氏认为其痢乃因表邪陷里所成，用汗法使邪气仍从表出，表邪疏解，里滞解除，其痢自愈。因之创扶正解表之人参败毒散，汗法内容更趋充实[3]。

（9）程钟龄：《医学心悟》对汗法亦做了详细论述，并把汗法列为医门八法之首，成为中医治疗大法第一法。

（10）张锡纯：①发汗未必汗药：张氏基于"人身之有汗，如天地之有雨。天地阴阳和而后雨，人身亦阴阳和而后汗"的认识，认为"发汗原无定法，当视其阴阳所虚之处而调补之，或因其病机而利导之，皆能出汗，非必发汗之药始能发汗也。"故即如补气之黄芪、滋阴之熟地、敛汗之山萸、清火之知母等药，张氏都能用来发汗。②发汗不拘汗剂："白虎与白虎加人参汤，皆非解表之药，而用之得当，虽在下后，犹可须臾得汗，况在未下之前乎。不但此也，即承气汤，亦可为汗解之药，亦视乎汗之如何耳。"故清热之白虎，攻下之承气，和解之柴胡，滋阴之左归等方，张氏都能用之于发汗，这于人们认识广义的汗剂，有开阔视野之益[1]。张锡纯治疗温病擅用汗法，多取辛凉、辛寒之法，不论新感伏气温病，根据病机、证候，因势利导，促进邪从汗解，认为"阴阳和而后汗""出汗之道，在调剂其阴阳"。提出了轻解透汗法、养阴透汗法、辛寒达热法、益气助汗法、和解透汗法和通下解表法六种发汗之法，他的这些学术思想和临床经验值得继

［1］ 柴中元.张锡纯汗法方药理论和经验［J］.北京中医，1987（4）：42-44.

承和发扬[1]。

李德顺[2]研究了汗法与历代气候的关系。结果发现：①中国古代气候变迁过程中，寒冷时期主要产生辛温解表剂，而温暖时期主要产生辛凉解表剂，气候变迁是影响解表方剂沿革的重要客观因素；②中医史上的寒温之争及经方、时方之争的实质都与气候变迁相关；③中医的历史发展受客观自然环境因素的影响和制约，看待中医历史不能脱离特定的外部环境。从气象学的角度研究汗法的沿革，理清汗法沿革的内在脉络，有助于从历史唯物主义的思维高度理解和认识汗法沿革的深层次原因，从而最终有利于临床应用汗法及解表剂的客观化、思路的清晰化。

## 二、临床研究

### （一）名家应用汗法

1. 李士懋

国医大师李士懋在传统汗法的基础上，提出了广义汗法与狭义汗法的概念，认为传统治法采用发散的药物，以发汗为目的的治疗方法为狭义汗法；而不以发汗为目的，通过调整阴阳使机体出现正汗出的治疗方法为"广义汗法"；同时认为，表证常常脉沉，并非皆脉浮；汗法不仅用于表证，还可应用于里寒证、阳虚寒凝证等情况；提出测汗法测便法的概念；提出正汗与邪汗的概念；以平脉辨证为体系核心，主要以脉来确定寒凝证，并提出应用汗法的标准、正汗

[1] 孙浩，龚婕宁.张锡纯擅用汗法治温病 [J].南京中医药大学学报，2007，23（3）：143-144.

[2] 李德顺.古代气候变迁与汗法沿革的相关性研究 [D].成都：成都中医药大学，2006.

的标准、寒凝证解除的标准；组创了汗法的典型方剂"寒痉汤"等。李士懋的汗法体系，拓宽了传统汗法的应用范围，制定了汗法应用与预后判断的标准等，使得汗法有法可循，规范了汗法的应用，对中医学汗法体系的完善做出了很大的贡献[1]。

对于汗法应用，李老认为：

（1）并非表证皆可发汗。外邪包括风、寒、暑、湿、燥、火，感受六淫之邪所现的表证，其临床表现及机理又各不相同，并非皆为汗法所宜。所谓表证当汗，尚须具体分析，不能笼统言之。真正须以发汗法所治之表证，主要指寒邪袭于肌表的表寒实证，以及湿伤肌表的表湿证，寒与湿皆为阴邪宜辛温发散。至于风、暑、燥、火温热之邪所引发的表证，若兼寒者，则当兼发其汗；若不兼寒邪非汗法所宜，治各不同，不能笼统地讲表证当汗。

（2）汗法可用于里证。根据李老多年临床实践经验，认为里证亦可汗，甚至杂证、久病也可汗。若寒邪凝闭于里者，无论新感、久病或时令、杂证，亦皆可汗之。如冠心病、高血压、风湿或类风湿关节炎、肾病、干燥综合征、消化系疾病、泌尿系疾病、五官科疾病等，只要具寒邪闭郁所引起的寒象、疼痛、水饮凝结等特征，其脉沉弦紧滞凝泣者，虽无表证，李老亦以汗法治之。

（3）正虚兼寒凝者亦可发汗。正虚者固不宜汗，然而正

---

[1] 李士懋，田淑霄.汗法临证发微［M］.北京：人民卫生出版社，2011.

虚兼寒邪凝闭者，亦可在扶正的同时，汗而解之。所谓正虚，包括阴阳气血的虚衰。阳虚而寒凝者，可温阳散寒，如麻黄附子细辛汤、麻黄附子甘草汤。《伤寒论》麻黄附子甘草汤即"微发汗"。阴血虚而寒凝者，此寒无论在表或在里，皆可在养阴血的同时，汗而解之，如加减葳蕤汤、张景岳理阴煎。气虚而寒凝者，可益气散寒，如人参败毒散或补中益气汤加散寒之品。正虚而兼寒凝者，须权衡正虚与寒凝的轻重，或以发汗药为主，兼以扶正；或以扶正为主，兼以散邪发汗。

（4）汗法的应用指征。李老认为，脉弦紧拘滞，乃寒主收引、凝涩之反映在脉象的特征，仿佛脉呈痉挛状态，李老将此脉命名为痉脉。这种脉象，可浮可沉，若邪客于表者，可因寒之凝涩收引而脉沉；寒袭于里者，亦可脉沉。见这种寒痉之脉，若出现心绞痛，则解为寒痹心脉；若出现高血压病之头晕头痛，则解为寒凝血脉痉挛而血压高；若见憋气、呼吸不利，则解为寒伏于肺；若见消化系统症状，则解为寒犯胃肠；若见水肿，小便不利，则解为寒伏三焦等等，凡此皆可汗而解之。至于舌诊，可正常，可舌淡胖，可舌红暗绛紫等。此等红暗绛紫之舌，皆寒凝血瘀所致，不以热看。临床见此痉脉，即可用汗法散其寒，待汗出透之后，再观其变，依法治之。

（5）汗法的疗效标准。发汗后，有的患者症状减轻，疾病痊愈；有的患者病情未减，甚至加重。李老强调，同样是汗出，有的为正汗，有的为邪汗。邪汗临床特点：①局部汗出，往是头部或头胸部汗出；②阵阵汗出，往往是上部阵阵汗出；③大汗或汗不彻；④汗出热不衰，脉不静。正汗是表解里和，阴阳调和之自然汗出，其临床特点：①遍体皆见，头、躯干、四肢皆见汗；②持续不断，汗出可持续半夜或整夜；③微微汗出；④随汗出而热衰脉静。

（6）发汗的必要条件。李老师认为，欲用发汗剂令其汗，不仅有是证用是药，且须用之得法，方可汗出。其法包括：①啜热粥，或多饮暖水；②温覆。③连续服药：不能早晚各一煎，而是每隔二三小时服一次，直至正汗出乃止。若未见此正汗，则继续服，直至二三剂。若未见正汗而先见变证，则不可续予发汗剂，当观其脉证，知犯何逆，随证治之。李老将此三法，称为"辅汗三法"。服发汗剂，加此辅汗三法，皆可得汗；无此三法，虽用汗剂，亦未必发汗。用辅汗三法的最佳标准是正汗出[1]。

2. 蒲辅周

蒲辅周对外感病的治疗，即运用解表之汗法学术见解，有诸多精警透辟处，临证经验至为丰富，作为表证的治疗大法，汗法位列治疗"八法之首"，有其"防微杜渐"之深邃含义。故先生多次强调"急性病，外感六淫之病，重点是抓表里寒热"，"伤寒、温病首先要分清表里"。将温热病初起亦划归外感病范畴。温热病初起，病在肺卫，宣透、开闭为其急务。认为"透邪外出，就是汗法的目的。""汗而毋伤"，是为先生应用汗法之矩度。他备赞《伤寒论·太阳病篇》仲景论汗法具体而透彻。除因人、因证使用汗法外，先生尤强调季节不同，用药自异，有所谓"冬用麻黄，夏用香薷"之说。他还对仲景学说关于汗法禁忌予以罗致与引申，指出亡血家、

---

[1] 王四平，吕淑静，吴中秋，等.李士懋论汗法［J］.中医杂志，2013，54（4）：283-285.

淋家、疮家不可汗；经期和产后慎汗；寸脉弱为阳虚，汗之亡阳；尺脉迟或弱，汗之亡阴。临床应用汗法经验丰富，可概括为辛温解表、辛凉透表、清宣达热、宣上解表、温下发汗、滋阴解表、益气发汗、理气解表、和中解表、蠲饮发汗、除痰解表、透疹解表、清暑解表、宣降扶正、通阳利湿、温凉并开共 16 种[1]。

3. 赵绍琴

赵绍琴认为，汗法即通过各种治疗方法，包括药物、针灸、推拿、饮食及运动疗法，达到汗出邪去的目的。就用药而言，汗法应包括两大方面：一是指发汗，运用辛温发汗之品，通过药物或助以热粥、热水，使汗出，但不可致淋漓大汗，邪从汗解，营卫调和而体安。二指得汗，即通过调理气机，宣畅三焦，使营卫调和，肌腠舒畅，玄府开阖正常，以达渍渍汗出。此汗示气机得调，三焦已畅，邪有出路。前者主要适用于风寒客于肌表之证，后者用于多种疾病，包括温病在内，因邪阻气机，三焦不畅，通过运用调理三焦，疏调气机方法，不用发汗而得汗出邪去的目的。凡正虚感邪者，应据邪正之偏颇，若邪实为主，当以祛邪为先，邪祛则正安，单用汗法即可；若正虚明显，有汗出正伤之弊，当辅以补法。汗法的具体运用。①辛温发汗，宣肺开郁；②辛凉清解，汗之可也；③宣郁化湿，微汗去湿；④透热转气，邪从汗泄。以上仅举临证常用之汗法实例，他如补阳益气发汗法、增液发汗法、育阴发汗法，亦为临证所用[2]。

[1] 李兴培.蒲辅周汗法学术见解暨临证经验 [J].辽宁中医杂志,1992,35( 5):1-7.

[2] 万友生，赵绍琴，杜树明，等.汗法的运用和体会 [J].中医杂志,1989,30（6）:4-9.

### 4. 周超凡

《内经》"其在皮者，汗而发之"是汗法临床应用的指导原则。汗法是治疗表证的方法，但是，并不是治疗表证的唯一方法，表证可以不用汗法，而汗法的使用也不仅仅局限于表证。运用汗法治疗的杂病虽不具有发热、恶寒、脉浮等表证，但多有无汗及肺气不宣，邪郁肌表的特征。另外，对许多疾病的治疗，因症而佐入发汗药，可以增强活血、通阳、开郁的作用。现代实验研究也证实了汗法、汗剂具有发汗散热、抗菌、抗病毒、镇痛、改善微循环、调节人体免疫功能、抗过敏的作用以及调节人体代谢、水液代谢、促进代谢产物排泄的功能[1]。

### 5. 周平安

从临床观察到，凡高热病人，无论是感染性或非感染性疾病（包括恶性肿瘤和结缔组织疾病），通过治疗，无论中药或西药，在退热过程中，多伴有或多或少的汗出，因此，汗法的适应证不应局限于表证。汗法为八法之首，确能祛邪愈病，其关键在于因势利导，透邪外出，而决非不分寒热，强用辛温发汗之剂迫汗外出。若纯虚无邪，或腑实里结，热盛动血等毫无透散之势者，当禁用汗祛。如妄行发汗，甚至迫津外泄，汗出淋漓，则不但不能祛邪，反会造成阴竭阳脱之险情，不可不知[1]。

[1] 万友生，赵绍琴，杜树明，等.汗法的运用和体会[J].中医杂志，1989，30（6）：4-9.

### 6. 孟澍江

温病初起，其病在表者，治宜疏透邪热，此乃常法，人皆知之。然须知四时温病，感邪有风、暑、湿、燥等不同，临床表现自然有所差异，故表证亦非执一法一方所能概治，必当辨证求因，审因论治，施用疏风解热、涤暑解表、宣表化湿、疏表润燥诸法。吴鞠通《温病条辨》指出："温病忌汗，汗之不惟不解，反生他患。"又说："温喜汗解。"孟老认为，温邪在表非汗不解，吴氏所言禁汗显指禁用麻桂之类辛温大汗，其言"温喜汗解"明谓只有畅汗方可透邪外达。由此可见，发汗实为治疗温病卫表证的基本治法。对于具体方药的选择，应视其疾病本身汗之有无而定。一般来说，无汗者须用豆豉、葱白、香薷以启腠畅汗，亦可配合荆芥、防风性平辛散之品；有汗者力当重视宣畅肺气，以使汗出畅通，外邪尽出，此取"辛凉开肺，便是汗剂"之意，药用菊花、桑叶、桔梗、杏仁、银花之类。孟老曾谓："治温病邪在卫表，畅汗固然重要，然须汗之适时，汗之得法。适时则表邪易外泄，得法在于肌肤湿润即可，不可令汗出流漓，如此方可谓得温病汗法之正旨。"当汗不汗，或微汗而不及病，谓之失汗，失汗则邪留不去，表不能解，其后必致内传逆变，故言"有汗则生，无汗则死"。不当汗而汗，或过用峻剂大汗，谓之误汗。误汗轻则助热化燥伤阴，重则热扰心神引动肝风，甚则阴枯而亡[1]。

### 7. 范春如

中医对汗法的应用颇广，在临床上必须明确邪气之微甚，正气之虚实，始可探本穷源，一汗而解，试观古方中尽属风寒，必用麻桂；而一见烦渴，便兼用石膏；又如见温热则用银翘、桑菊；见湿郁则

[1] 吴成，戴春福.孟澍江学术经验举要［J］.江苏中医，1988（1）：2-4.

用羌防术芷；阴虚则葳蕤宜施，阳虚则再造当选；夹气滞则以香苏，夹水饮则以姜辛。此皆当汗证中，因其病情不同，而用药各异也。中医治病，贵在辨证施治。值得提出的是，在临诊中，不仅对必须使用汗法的证候，可以汗之而愈，而对其他一些证候，运用相应的治法方药，往往也可得汗而解[1]。

8.侯树平

侯树平对汗法进行了系统研究。

（1）汗法的内涵：汗法是运用具有辛散轻扬、宣透发散、疏泄腠理作用的方药，以开泄腠理、透邪泻热、调和气血、宣发肺气、促进发汗，以达到发汗、解表、透疹、宣湿、退热、散火、消肿、疏利经脉、逐邪外出、条达气血等作用的一种治疗大法。

（2）汗法的适应证：汗法主要适用于外感病邪侵犯体表所引起的各种表证，以及里证兼表、时行病证、疮疡早期、风水、痹证等病证。对于欲透邪外出，或透邪于表，或畅通气血，或调和营卫，或欲散郁热等情况时亦可根据具体情况酌情选用汗法。

（3）汗法的临床应用及其配伍技巧：①汗法在外感病证中的应用：汗法在外感病证中有祛除外邪、疏散风邪作用。在外感疾病中，及早使用汗法及汗法方药治疗，既可使邪尽早从表而出，达到祛邪之目的，而且还能阻止邪气的进一步深入或传变他疾。②汗法在湿邪所致疾病中的应用：用汗法

---

[1] 姜达歧，蔡丽乔，张汉新.老中医范春如谈汗法在临床的应用[J].上海中医药杂志，1982，28（9）：11.

使其微似汗出、缓缓蒸发，则营卫通畅，而风湿俱去。汗法还可通过某些药物的辛散轻扬之性，以达发越阳气、辛散升阳、升提中气、升提清阳之作用。汗法的祛湿作用则是通过汗法之发散通透达到。③汗法在痹证中的应用：汗法的药物多具有升、散、行、透、窜等作用，且有一定的促进血行、通利脉道作用，但痹证多有气血瘀滞之象，除用汗法药物外，多配以川芎、当归等和营行血之品，借以疏通血络、消瘀活血，使邪外泄、络道畅达，达到祛邪、通脉之目的。④汗法在出疹性疾病中的应用：对于出疹性疾病疹未透发，或难出而透发不畅，应用汗法透之，使疹毒随汗透而散于外。透疹之汗法一般宜用辛凉，忌用辛温，少用苦寒，且多选具有透疹解表作用的汗法药物组成。在应用透疹法时，当根据邪客部位不同，除选用汗法透疹外，尚可灵活应用活血、凉营之品透疹。⑤汗法在郁热内蕴证中的应用：表现为脏腑有"郁热"象，对于此类病证治疗欲散郁热外出，或欲予郁热出路时，亦可酌情辨证选用汗法及其药物。泄卫透热系用辛凉发散药物使里热从卫表透达、里热随之而散，以达透风于热外之功；火郁发之是指对于火热之邪伏于里的病证，应用辛凉发散的方法，使内郁之热经表而散。五脏之火郁，以升散透达之法治之，如脾胃积热、肝经郁热、肺经有热等证治疗。汗法亦是升阳散火的重要方法和措施之一。⑥汗法在水肿病中的应用：汗法的消肿作用是通过发散通透，既可宣达卫气，使水液从肌肤随汗而外出，又可疏肺以洁水源、宣肺利水、通调水道、助膀胱气化，亦可辛开宣肺、促进百脉流通、气血周流，而使水浊散化，以达消肿之目的。可归纳为"提壶揭盖法""开鬼门"。⑦汗法在头痛中的应用：汗法具有升浮上达之性，对于某些病因与外邪有关的、发病部位偏上的病证主用汗法。⑧汗法在鼻疾、喉疾中的应用：鼻疾、喉疾亦为汗法之长，大多汗法药物其气轻味薄、长于通鼻窍，用之以达祛邪散壅、宣通窍闭之目的。一般临床上用轻清芳香通散的药物进行配伍。⑨汗法在治疗脾胃疾病中的应用：在治疗脾胃疾病中部分汗法药物除具有升提、升举中气外，尚有理脾、疏肝、散郁热之作用，这些是汗法治疗脾胃疾病不可缺少的配伍思路与技巧。⑩汗法在外科疾病中的应用：汗法在湿疹、瘾疹等疾病中的主要作用，一为疏风解表，透邪于外，使外邪从肌表而解；二是祛风止痒，使风去痒止，亦有消斑之作用。

（4）汗法的用药时机、法度及注意事项。临证在运用汗法时，既要把握病机，贵在及时，又应中病即止，不可过剂。应根据不同的病邪、不同的证候，并当注意正邪之盛衰、邪气性质、邪客部位及治疗目的的不同，准确掌握汗法的适应证，并掌握运用汗法的法度，发汗应适度，汗出不彻、病邪不解的特点，汗出过多、耗伤气津，临证正确使用汗法，使汗出邪去而不伤正。①注意汗法的用法法度：以平为期，严合法度，汗法不是以使人汗出为目的，而是以发汗为手段达到祛邪、解表、透疹、宣湿、退热、散火、消肿等治疗作用，汗出标志着腠理开、营卫和、血脉通，从而达到祛邪外出之作用。发汗应以汗出邪去为度，不宜过量，以防汗出过多，伤阴耗阳。②重视汗法的用法时机：肌表是人身的屏障，外邪客人，首犯肌表，此时邪尚轻浅，应及时发散解表。③注意汗法的用药情况：应用汗法除注意药物用量宜轻、用药种类宜少，遵"治上焦如羽，非轻不举"的原则，旨在透汗自然[1]。

### （二）临床各科应用

#### 1. 肾病

汗法在肾病中运用广泛，其主要目的有三，即发汗解表、利水消肿、发汗排毒。肾病与表证关系密切，许多肾病因表证而起或加重，所以，在肾病的过程中能否正确地运用汗法，及时地解除表证，与肾病的预后转归直接相关。发汗利水用于外感所致的肾炎水肿，如急性肾炎的水肿、慢性肾炎急性发作期的水肿等。发汗排毒主要用于慢性肾功能不全、尿毒症患者促进有毒的代谢废物从汗液排泄[2]。

#### 2. 皮肤病

汗法不仅局限于表证的治疗，在皮肤病的治疗中也有广泛的应用，常可应用于治疗瘙瘾疹、发背、附骨疽、麻风病、破伤风、鼻疔、牙疔等诸多皮肤病。汗法治疗皮肤病的常用药物，除甘草外，使用频次最高的前十位药物是：麻黄、荆芥、黄芩、细辛、芍药、石膏、桂心、当归、桔梗、白芷。汗法治疗皮肤病的主要作用机理可以概括为：汗法可开通玄府以利祛邪，调和营卫气血使营阴与卫阳相互协同，温煦五脏六腑之气而调理脏腑功能。汗法不仅可以祛风散寒，仍可具有疏通内外、解散内蕴之毒、散骨髓寒毒、通适血脉等诸多作用。汗法在皮肤病中应用时常配合补益气血、清热解毒、理气祛湿、活血化瘀等治法相须为用。使用汗法治疗皮肤病，大多

[1] 侯树平.汗法的配伍技巧及临床应用研究[J].中国中西医结合儿科学，2011，3（3）：237-241.

[2] 肖相如，崔玉琴.汗法在肾病中的运用[J].辽宁中医杂志，2003，30（4）：252.

以微微汗出为度，部分重症皮肤病患者体质尚实者以"大汗出"为度。但临床治疗中还须注意汗法应用的禁忌证[1]。

银屑病的病因病机十分复杂，王建茹等[2]从给邪找出路的角度出发，提出在治疗银屑病中配合汗法的思路，通过"病邪在表，汗以透邪外达"，"邪气在里，汗以开门逐盗"，"邪盛变证生，汗以拔疾除疴"三个层次辨证使用。汗法用于银屑病的治疗，其目的旨在扫除障碍，畅通道路，给邪以出路，可贯穿于银屑病的各阶段；运用时当有所侧重，绝非不分缘由，专事汗法，舍本逐末，犯虚虚实实之诫。

### 3. 内伤杂病

汗法应用于表证的治疗随着医疗实践的不断深入，由崇尚辛温解表向重视辛凉解表逐渐转变的过程。汗法应用于内伤杂病的治疗，历代医家在继承仲景的基础上不断发展。汗法具有开泄腠理，调和气血，宣发卫气，通利三焦，促进真气流通，推荡邪气的作用，绝非仅限于表证的治疗。解表法不等于汗法，发汗并非局限于药物治疗一种方法。凡由风寒湿等外感之邪引起的内伤杂病，都可配合采用汗法治疗。部分内伤杂病导致了卫气郁闭、营卫失和的病理，通过配伍风药在微汗出的状态下以达到沟通内外、调畅气机正是汗法治疗这一部分杂病的作用机理所在。微汗法是汗法治疗外感、内伤杂病的关键。大凡是人体水液代谢失常及气血的疾病，

---

[1] 赵梁."汗法"在皮肤病中应用的理论研究[D].昆明：云南中医学院，2014.

[2] 王建茹，唐雪勇，杨志波，等.刍议汗法与寻常型银屑病治疗[J].中医杂志，2014，55（5）：444–445+448.

大体皆可以在辨证施治的基础上配合采用汗法治疗。采用汗法治病，出汗只是一种手段，一种方法，并不是目的[1]。

（1）黄疸。运用汗法治疗黄疸具有退黄迅速等优点，并认为具有下列指征之一者即可使用汗法：①黄疸初起，有恶寒、发热、头痛、身痒、肌肉疼痛、脉浮等其中两个症状以上者；②黄疸已退或未退，夹外感病证者；③黄疸持续不退，热郁不达者[2]。

（2）老年性尿频。丁氏曾用麻黄汤治愈两例老年性尿频，分析其病机均属太阳经脉不利，膀胱气化失司。由于麻黄汤为发汗峻剂，丁氏唯恐发汗太过，或佐以桑螵蛸，或加入龙牡等以为监制之用[3]。

（3）小儿夏季热。阮氏认为该病乃暑湿伤犯脾胃，"暑当与汗俱出"，"因于暑……体若燔炭，汗出而散"，汗闭则暑湿无由泄出，故阮氏强调以汗法为治疗大法。结合暑邪容易伤津耗气的特点，除运用辛散透法外，并运用芳香药物如藿香、佩兰以辛散芳香、疏达腠理，阮氏还强调结合具体病情分别采用涤暑资汗、生津作汗、益气助汗等治病求本之法，总以发汗透邪为目的[4]。

（4）痹证。董氏根据临床经验认为汗法乃治疗类风湿性关节炎的有效法则。他认为在风寒湿三者中当以湿为首要因素，湿性黏腻，留滞不去，故发痹痛，而发汗可使毛窍腠理通疏，湿从外解。除肝肾亏虚型外，对于寒湿型、风寒湿型、湿热型、风湿热型均可运用汗法，

［1］ 韩文舫．"汗法"治疗内伤杂病的理论研究［D］．昆明：云南中医学院，2014．

［2］ 吴汉民．运用汗法治疗黄疸的休会［J］．中国医药学报1987，2（2）：35．

［3］ 丁德芳．老年性尿须从肺论治［J］．上海中医药杂志，1986，21（4）：19．

［4］ 阮诗玮．夏季热用汗法初探［J］．福建中医药，1985（1）：57．

又当针对各型的具体特点或先或后配以其他治疗方法[1]。

分析汗法治疗内伤杂病的运用机理，不外以下几类：其一，由外感而引起的内科杂病，如仲景麻黄汤治疗衄血，喻昌运用"逆流挽舟法"治疗泄泻等；其二，内科杂病导致了表实卫郁，通过"在卫汗之可也"以祛邪外出；其三，无表郁可汗之征当根据脏腑与形体之间的相互联系、表里关系等而以汗法"旁治"[2]。

（三）临床研究

范星霞[3]以研究汗法治疗杂病为对象，结合系统论、耗散结构理论等现代多学科理论和原理，对中医临床辨证思维的过程和方法进行了系统探讨。汗法在临床杂病中的广泛应用充分体现出中医治疗学的精髓和特色—以恢复机体自组织能力为宗旨的整体调节的思路和方法。汗法用于治疗外感病，同时又可治疗许多杂病，其灵活性除了与方药的选择有关外，主要强调对病因、病症的辨证思维，究其原因可以归结为人体本身是一个特殊的自组织系统，人体系统中血、汗、尿、津、气构成了互联互动网络，受五脏反馈机制的调控，维持生命活动的正常进行。应用人体系统中这种互联互动网络，通过积累的一些临床病例，具体分析了汗法治疗杂病的

---

[1] 董长富.汗法治疗类风扭性关节炎的临床休会[J].辽宁中医杂志，1984，27（7）：29.

[2] 尹玉芳.汗法不独解表——汗法在内科杂病中的运用[J].实用中医内科杂志，1989（4）：21-22.

[3] 范星霞.汗法治疗杂病思路辨析[D].武汉：湖北中医学院，2004.

作用机制。它在于通过对人体系统中血—汗网络、汗—尿网络和津—气—汗网络的调控作用，达到宣发肺气、调畅营卫、开泄腠理，进而恢复机体自组织能力的目的。基于这一思路，范氏最后进一步分析了汗法治疗杂病的思维辨析过程，采用复杂系统科学思想论证了中医认识、分析和诊治疾病的基本特点，明确提出了与汗相关的内在关系网，有机地将血汗同源论、汗尿相关论、津气关系等结合起来。

## 三、实验研究

现代汗法的研究和运用，更取得了长足的发展。通过解表方药的药理研究探索汗法的治疗机理，已经探明汗法有抗病原微生物、抗炎解热、调整免疫、镇静、抗惊、镇痛、提高心血管生理功能、解除体表血管痉挛、祛痰、平喘、止咳、利尿、改善心肌营养、改善机体反应状态、改善消化功能等多种作用。另一方面，汗法的治疗范围亦大为扩大，广泛地应用于流感、麻疹、百日咳、急性支气管炎、猩红热、流脑、肺炎、急性肾炎、肠伤寒、急性子宫内膜炎等感染性疾病，以及急性风湿热、急性过敏性鼻炎、荨麻疹、过敏性皮炎等变态反应性疾病的治疗中，起到缓解症状，促进痊愈或改善预后的作用。

吴忠泽[1]从理论和实验上对中医汗法进行了一定的解构，阐明汗法的实质和配伍用药规律的认识。①"玄府闭塞"是外感病重要的病理机制。"阳热怫郁"是外感热病共同的病理变化，根据病因的

---

[1] 吴忠泽.中医汗法的理论解构及实验研究［D］.广州：广州中医药大学，2008.

不同，治病当宜"火郁发之"，就是因势利导，通过发泄郁热之邪，顺遂温热开泄之性，以达到开散邪热的目的，从而使气机升降复常，机体阴阳达到新的动态平衡。②汗法的实质是开通玄府。③汗法配伍用药法度。发汗方药其性无论是寒、还是温，但其味辛则是共有之处。其宣清合用配伍的常用药物。随着对伤寒温病这一类外感热病的病理认识的不断深入，汗法的配伍用药也经历了从辛温解表为主，到辛凉解表为主，再到辛温复辛凉的配伍过程。本研究以发汗、流感病毒滴注肺热证模型、酵母发热模型为研究对象，从抑制病毒复制、发汗、退热等多角度阐释汗法不同方药在治疗外感热病中的作用及意义，为阐明中医汗法立法依据提供实验依据。

陈晓[1]通过对汗法实质的剖析，认为"通玄府"是汗法的重要机制之一，汗法不仅可用于外感病，亦可用于内伤杂病，其机制正是通过开通玄府而达到调节脏腑功能的目的。开通玄府，可使分布于机体表里上下各个层次的"玄微府"充分开通流畅，使津液、营血流行通达，气机出入升降有序，达到启毛窍、流气血、和营卫、调升降、开壅闭、畅经络、行六腑等治疗效应。而汗法的实质是通玄府，因此，汗法适用于内外妇儿五官诸科疾病及急危重证。现代研究说明"通玄府"与汗法有着内在的共性。现代实验研究证实了汗法、汗剂具有改善微循环的功能。现代医学认为汗法的作用机理

---

[1] 陈晓."通玄府"是汗法治疗内伤杂病的重要机制[J].内蒙古中医药，2010，29（2）：114-115.

主要有以下几个作用[1]：①促进汗腺分泌和血管舒张反应；②扩张周围血管；③改善全身和局部的循环功能；④通过发汗加强全身循环。王明杰[2]倡"玄府通微循环"说，并认为开通玄府的药物能调节微循环。而从西医学角度讲，开通玄府，一是有利于排泄体内蓄积的种种致病微生物及代谢毒素，达到"推陈出新"的作用；二是调节或刺激机体的神经、免疫、内分泌各系统，激动多种效应产生了许多生物活性物质。

刘国清等[3]研究麻黄汤不同配伍对大鼠的发汗作用。采用组织形态学方法，以大鼠腋窝部皮肤汗腺的空泡发生百分率作为评价发汗强度的指标，观察麻黄汤不同配伍给药后 30 分钟对大鼠的发汗作用。结果显示，麻黄＋桂枝组发汗作用最强，含麻黄的各配伍组其发汗作用均强于不含麻黄的配伍组；配伍桂枝后发汗作用增强；配伍杏仁后各配伍组的发汗作用没有明显变化；配伍甘草后发汗作用减弱。认为麻黄、桂枝、杏仁、甘草在麻黄汤中分别起到君臣佐使的作用，深刻体现了组方规律。麻黄汤的发汗作用与肾上腺素能受体有关。激动 $\alpha$ 受体，可以抑制发汗；拮抗 $\alpha$ 受体，可促进发汗。激动 $\beta$ 受体，可导致汗腺导管的扩张；拮抗 $\beta$ 受体，可抑制发汗，但不是通过激动 $\beta_1$ 受体实现的，可能是通过 $\beta$ 受体的其他亚型来实现[4]。

[1] 姜静娴.谈汗法的祛邪特点与作用机理 [J].中国医药学报,2002,17（2）：76-77.

[2] 王明杰.专题笔谈 [J].中医杂志,1989,30（2）：70-71.

[3] 刘国清,罗佳波.麻黄汤不同配伍对大鼠发汗作用的影响 [J].中药新药与临床药理,2005,16（5）：318-320.

[4] 刘国清,莫志贤,余林中,等.麻黄汤的发汗作用与肾上腺素能受体的关系 [J].陕西中医,2006,27（3）：363-365.

## 四、汗法的研究思考及展望

### （一）汗法的研究思考

汗法对于病证的治疗，既有病因学、病机学治疗意义，又有对症治疗意义。病因学治疗意义，汗法通过开泄腠理、宣发肺气、调畅营卫等作用使邪气随汗而解，因此，汗法能祛除风邪、风寒、风热、风湿之邪，是重要的祛邪途径之一；病机学治疗意义，主要在于透疹、透表、发表、通经、祛邪之作用，汗法为祛邪（透、散、越、消、泄、化）的主要形式与途径之一；对症治疗意义，主要通过宣散或辛散，以调整气机，宣畅三焦，达到退热、散热、止痒、退黄、消肿、止咳、平喘、化痰、利咽、利喉、舒筋、止泻、和营、止汗、止痛等治疗作用与目的[1]。

### （二）汗法的研究展望

50多年来通过汗法方药的药理研究已初步探索出了汗法的现代机制，但汗法及其方药的现代研究尚缺乏系统性，还难于揭示其传统内涵。因此，根据汗法及其方药的研究现状、发展趋势，今后汗法应进一步加强以下几方面的研究：

（1）通过汗法方剂及中药的药理研究，探索汗法的现代机制、治疗原理，以及汗法方剂的配伍规律，进一步阐明汗法方剂配伍的科学内涵，为临床用药及新药研发提供思路及科学依据。

［1］ 侯树平.汗法的配伍技巧及临床应用研究［J］.中国中西医结合儿科学，2011，3（3）：237-241.

（2）进一步全面整理古代医籍中汗法、汗法药物、汗法方剂中涉及对因、对机、对症治疗方面的经验及组方技巧，加强汗法系列方的开发与应用研究，为临床治疗服务。

（3）以中医治法理论为基础，对主治同一类病证方剂的用药规律或体现同一治法的同类方剂进行了归类总结、对比研究，须进一步加强对扶正解表法及其方药的药理作用范围、机制、药效物质基础等方面。

（4）突破从发汗着眼的传统认识，扩宽汗法临床应用范围及适应证，重视汗法及其方药非表证的临床研究。

（5）在应用现代科学手段开展汗法的研究中，采用先进的、符合中医特色的研究方法及观测指标，遵循中医药理论，选择理法方药四位一体的研究模式，开展汗法复方、单味、有效成分、有效部位与药效结合的研究模式，加强表证、风邪致病的实质研究，寻求证的客观指标与本质，并进一步揭示中医解表理论的现代科学实质，探讨汗法的作用、作用规律及治疗原理[1]。

## 第二节　吐法研究

### 一、理论研究

吐法，是通过涌吐的方法，使停留在咽喉、胸膈、胃脘的痰涎、

[1]　侯树平.汗法的配伍技巧及临床应用研究［J］.中国中西医结合儿科学，2011，3（3）：237-241.

宿食以及毒物等从口中吐出的一种治法[1]。

## （一）理论源流研究

《素问·阴阳应象大论》"其高者，因而越之"之论实为中医吐法理论之渊薮，同时指出酸味和咸味药物具有涌泄作用。《神农本草经》载有瓜蒂、藜芦、常山等催吐药。后汉张仲景不仅实际应用瓜蒂散、葱白豆豉汤、栀子厚朴汤治疗腹满而喘、头痛、懊恼等病证，而且在临床可吐与不可吐之病证鉴别、应用吐法的方法与禁忌等方面，也有所阐发。隋代巢元方《诸病源候论》以吐法治疗"伤寒四日候""伤寒取吐候""伤寒心痞候"诸证。其后，唐代孙思邈《千金要方·伤寒·宜吐》中记载用瓜蒂散、水导散、藜芦丸、酒胆方治疗伤寒、时气、温病，还首次记载了以盐汤探吐的物理取吐法。宋代许叔微《普济本事方》用稀涎散取吐法治痰厥中风，扩大了吐法的适用范围。《圣济总录》用常山散截疟；《孙尚方》用三圣散治发狂等等，均进一步扩大了吐法的临床应用范围。张从正认为："夫病之一物，非人身素有之也，或自外而入，或由内而生，皆邪气也"，"今予论吐汗下三法，先论攻其邪，邪去而元气自复也"，"凡上行者，皆吐法也"。主张用汗吐下三法治疗诸疾，使吐法临床运用进一步完善。张从正系统地总结了吐法的源流、适应病证、应用方法、救治禁忌等，对吐法的理解运用，达到了炉火纯青的境界，为后世医家所推崇。同时，张从正还将中医传统吐法的内涵进一步延伸，指出吐法不仅指口中引而吐出者，还包括流涎、嚏气、追泪等，

[1] 段富津.方剂学[M].6版.上海：上海科学技术出版社，1994.

认为凡能使涎液外流、喷嚏及追泪的方法均属吐法范畴。其后，朱震亨进一步总结形成中医"倒仓治法"，创造性地运用补中益气类药服后探吐治疗妊妇转胞、小便不通，独具一格。明代张景岳顺应天地阳升阴降之规律，创立"引气达吐"法，进一步发展了吐法的理论内涵。至清代，程钟龄将吐法概括为"八法"之一，云："吐者，治上焦也。有痰食痈脓，法当吐之。"在其《医学心悟》中有"论吐法"一节，认为危疑之症常以涌剂治疗，显而易辨的证候更可以放胆使用。随着人们对疾病认识的深入，吐法的适用范围也不断扩展。现代医家认为，凡痰涎、宿食、酒积、瘀血、热毒等有形实邪留滞人体，皆可考虑用吐法。同时，临床上开始尝试利用吐法治疗机体下部疾病，如癃闭、转胞、下利等。吐法适应证从开始的上实证、表实证，发展到三焦不利、气滞血阻之证；吐法用药从开始的涌吐剂、补益剂的引入，到辨证用药；吐法的机制从排出邪毒到生元助气，经历了应用范围从窄到宽、从局限至灵活、从浅至深的历程[1]。

陈家炎[2]对《伤寒论》中有关吐法的五个条文，从其理法方药及禁忌证作一探讨。纵观仲景之用吐法，是继承于《内经》，而又有所发展。其所应用吐法之病证、病位均在上焦胸部，正合《内经》"其高者因而越之"之训；论中用吐法意在祛除痰浊等在胸之实邪，也是遵从《内经》"湿气在上，以苦吐之"之言；所用之瓜蒂，味苦，亦正合《内经》"以苦吐之"之语。然《内经》有法而无方，正是由于仲景依《内经》所言，创制瓜蒂散，并应用于治疗，方使

[1]　邓永启.吐法源流与应用研究［J］.山东中医杂志，2007，26（8）：512-513.

[2]　陈家炎.《伤寒论》吐法探讨［J］.河南中医学院学报，2004，19（4）：11-12.

《内经》的原则具体化。仲景通过实践，对吐法之禁忌及应用有了深入的认识，在相关条文中作了表述。正由于仲景对吐法有深刻的认识，故其应用吐法既果断而又谨慎。对于当吐之症，仲景主张"当吐之""当须吐之"，语气果断，但在应用过程中，又不失谨慎，若服药而"不吐者"，仲景主张"少少加"，且"得快吐乃止"，以防过吐伤正。而对于不可吐之证则明言"不可吐"。总之，通过仲景对《内经》的继承发展，使得吐法得以成为有理论、有实践、有方药、有禁忌、有针对病症，可操作性较强的治法。

《金匮要略》中吐法的应用。

1. 以瓜蒂、藜芦为主催吐。①用于暑热夹湿之"中暍"；②用于食积胃脘之宿食证；③用于湿热上泛之酒疸；④用于风痰壅滞之"手指臂肿"。

2. 以蜀漆为主药催吐用于邪趋于上之牝疟，疟疾多呈少阳症状，但机体若有抗邪自上而解的趋势，亦可用吐法驱出。

3. 加量煎汁内服以物理刺激引吐。有意识地用具有治疗效果的煎汁过量服用，能起到药性治疗和催吐治疗两种效果。如千金苇茎汤"煮取二升，服一升，再服，当吐如脓"。

4.《金匮要略》吐法评述及特点：①认识到吐法是机体的一种排异反应而有意识地加以应用。②认识到吐法只适用于病在脘上或在表之阴性实邪。即病在表上之实、积、寒、痰。③明确指出了吐法的指征。《金匮要略》指明了最主要的两点：脉浮或浮大；泛恶，即"欲吐"。④药物使用上注意药专力宏，旨在速效。在方法上，采用了药性治疗与催吐治疗相结合的灵活措施。

5.《金匮要略》吐法禁忌。禁用于中下焦疾病，如热入血室；禁用于阴液亏耗疾病，如百合病误吐可致坏病；禁用于妇人妊娠[1]。

罗英等[2]从耗散结构理论探讨中医吐法的发展，从熵病理论来看，吐法的应用正是一个不断升华的过程，开始仅仅以呕吐作为排除上部积熵的手段。张从正则将漉涎、嚏气、催泪都归入吐法，丰富了这种排熵手段。至朱震亨引入补益剂探吐，这种手段就不仅有排熵的功能，还具有保持熵流畅通的功能。景岳引气达吐的治疗手段除了排熵、保持熵流通畅外，还能增强机体负熵化机制。最后，程国彭的"一法兼八法"，排熵与畅熵同时进行，是吐法最灵活的运用，也是对吐法含义最深广的理解，所谓"因证用药，随药取吐，不吐之吐，其意更深"。

## （二）吐法机理研究

吐法祛邪路多，治病谱广。人之感邪之道，亦是祛病之途；邪可以窍而入，亦可从窍而出。吐法，内可激荡肠胃以祛病，外可开放诸窍而祛邪。呕法治病，在涌出胃内容物同时，患者多兼流眼泪、鼻涕、汗液。口窍、目窍、鼻窍和毛窍（汗孔之称），都是祛病之窍。王全年等[3]认为，吐法治病机理，值得研究。

1.逆向祛邪机理：所谓逆向祛邪，即逆着病邪侵入的方向而逐邪外出的方法。吐法产生的驱邪外出的反方向性，是其效佳的原因之一。逆向正治作用，属于因势利导的中医正治法。

［1］ 王旭东.《金匮要略》论吐法［J］.江西中医药，1986（4）：5-6.
［2］ 罗英，肖莹，严峻峻.从耗散结构理论探讨中医吐法的发展［J］.中国中医药信息杂志，2004，11（2）：98-100.
［3］ 王全年，张世强，刘晓庄.吐法探微［J］.江西中医学院学报，2000，12（4）：171-172.

2.激荡机理：临床发现，适宜的吐法，具有振奋正气、醒脾悦胃、荡涤浊气的功效，吐时诸窍尽开，邪有去路。而对于机体内，胃肠上下震荡，胸腔、腹腔内压剧烈变化，机体在这种"激荡"状态下，很有机会"腑气通，脏气和"。阴阳互荡再定位，正邪相争重调整。一段磨合期后，机体进入了某一层次的"阴平阳秘"。"激荡"机理，也许是吐法最具有医学意义之所在。这种"激荡"期的医学意义，应该是吐法的研究焦点。

3.神经调节机理：从西医学角度来看，我们认为吐法治病的机理是，通过呕吐直接排出胃中有害的病邪；呕吐通过药物或机械刺激咽喉的作用，引起呕吐中枢兴奋，间接引起大脑皮层其他中枢，使全身重要组织器官活动增强，从而达到了恢复和调节组织器官功能的目的。这正是它虚实兼治、治病谱广的原因所在。

孙孝洪[1]将吐法机理归纳为5点：排除宿食毒物，引流痰涎；改善胃肠道蠕动及消化功能，改变腹压；改变水潴留状态；减轻管腔梗阻；改善机体反应性。因此，吐法不仅刺激消化道，兴奋呕吐中枢，而且和神经－体液－代谢－免疫系统有关。

朱新豪[2]认为涌吐剂具有刺激胃黏膜，间接兴奋延髓呕吐中枢，引起胃平滑肌逆向运动，贲门开放，导致呕吐；也

［1］　孙孝洪.吐法及其机理初探［J］.浙江中医杂志，1982，17（5）：230.

［2］　朱新豪.吐法探析［J］.安徽中医学院学报，1991，10（3）：13-16.

有直接刺激呕吐中枢引起呕吐，以排除胃内有毒之物。并认为吐法除了直接驱除积食、毒物，减轻胃肠负荷外，更为重要的是吐法能改变器官状态，有调和气血、安定脏腑的特殊功能，起到激发正气、抗邪祛邪的作用。

攻邪并不能概括吐法的作用机制，而通过刺激引发的呕吐反应激发机体对自身的调节在吐法的作用中起了不可忽视的作用。用现代反射调节理论阐述吐法作用的本质，从本质来讲，吐法是通过激发反射而达到治疗作用的[1]。具有涌吐作用的药物必然能对消化道黏膜产生较强的刺激性，当然，还可以用物理刺激（如直接刺激咽部）引发反射调节过程。这些刺激所引发的反射，一方面导致呕吐反应，另一方面会对机体其他功能或脏腑组织产生广泛的影响。用应激调节理论探讨吐法的非特异性调节机制，吐法通过对神经反射的激发和调节而影响到应激过程。吐法在急症中的显著效果肯定与其对这些疾病中的应激反应调节作用有关[2]。

张士瑞[3]认为，单纯以祛邪或攻邪来概括吐法作用机制有局限性，应注意吐法与中医气机调节的关系，并从现代反射理论和应激反应调节理论来深入探讨吐法的作用机制。①调节机体在应激状态下交感神经和副交感神经的张力，消除因交感神经张力过高导致的不良影响。②通过迷走－迷走反射，调节应激状态下腹腔脏器的功

［1］ 吕瑞秀.瓜蒂散快速催吐的研究及临床应用［J］.中华护理杂志，1994，29（3）：133.

［2］ 上海市传染病总院.中药甜瓜蒂喷鼻治疗病毒性肝炎免疫学机制的初步探讨［J］.新医学杂志，1979（9）：42.

［3］ 张士瑞.吐法的机制和应用探讨［J］.中医药导报，2006，12（8）：22－23+38.

能，改善胃肠道、肝、肾等脏器的血液供应，避免由于强烈应激反应导致的上述脏器的损伤；降低心脏的兴奋性，防止心律失常的发生；反射性调节应激状态下中枢神经的兴奋性。③通过神经－内分泌机制调节内分泌，改善因应激导致的免疫抑制，并通过调节局部和全身的血液，并为损伤修复创造有利的体内环境。吐法对慢性应激反应的调节在于通过对处于疾病稳态的机体施加强烈刺激，激活机体自身的反射调节作用，并因此而调节机体的体液分布、代谢、免疫、修复等机能。从反射调节的角度看，吐法能否达到治疗效果的关键，一是机体的状态，二是治疗的时间和强度的控制。

（三）吐法式微分析

周超凡[1]分析了近代医家为什么忽视了吐法的应用。究其原因，一是随着医药学的进步，治疗方法不断丰富，许多疾病可不用吐法，而用中医的其他治疗方法代替，使吐法的使用范围日渐缩小。二是因为吐法本身有其局限性，禁忌证较多，如现代医学将神志昏迷、惊厥、抽搐、食道静脉曲张、主动脉瘤、支气管扩张、肺结核咯血、胃溃疡出血以及腐蚀性毒物中毒等列为催吐禁忌证，使医者对吐法难以掌握。另外，因吐法会引起患者不适，患者对吐法也不易接受。中医吐法的作用机理十分复杂，在不同的疾病中作用不同。归纳起来有疏通气机、开上启下、解表和里、祛痰利咽、祛除积滞、排除毒物等功效。临床常用于风痰内闭引起的癫、狂、

[1] 刘学勤，吴震西，周超凡，等.吐法的临床运用与体会［J］.中医杂志，1990（2）：4-6.

痫；痰滞经络引起的中风偏瘫；三焦不通引起的癃闭、转胞；痰涎壅塞引起的缠喉风、锁喉风；顽痰蓄积引起的胸膈满闷；宿食停滞引起的胃脘疼痛等等。目前吐法虽应用不多，但在一些疑难病症的治疗中仍有一定的作用。

吐法的运用又渐趋式微，竟有难登大雅之堂之势。细究其因，易海志等[1]认为不外乎以下三个方面：现代医家对吐法作用认识的局限性，吐法临床运用的难度，社会因素对吐法运用的影响。因此，目前要做的就是在重新整理研究先贤的学术成就基础上，扬弃其中不科学，不合理的部分，继承和发挥其中有用，具有明显中医特色优势的简、廉、效的涌吐方法，并结合现代科学，阐古弘新，言前人所未发，开阔新的思路，指导临床实践。

## 二、临床研究

### （一）适应证及注意事项

1. 病位结合病症

病变部位在中脘以上，以胸膈为主，下至胃府上至头面，诸凡痰涎、宿食、酒积、瘀血、热毒等有形实邪留滞人体上部，形成实证，尽管变态百端，皆可考虑用吐。

（1）宿食内停。胃以消磨为用，脾以健运为能。偏食过食，损伤脾胃，积而不消，滞而不运，堵塞中道，容纳无权，就可形成宿食内停之证。症见脘部胀痛拒按、呕恶嗳气、口臭舌腻、脉象弦滑。这最是应用吐法的适应证，甚至病人也自知以吐出积滞为快。

（2）酒积胃脘。此证与上证有雷同之处，但多见于酒家。由于

[1] 易海志，陈绪忠.吐法式微析［J］.时珍国医国药，2006，17（10）：2063.

恣意过饮，久则停湿蕴热，湿热不攘，大筋软短，小筋弛长，又能生虫为变，怪症重出。

（3）痰涎留滞。痰涎是脏腑失调津液为病的产物，它可以随气升降，无处不到，停蓄凝聚在人体各个部位，导致多种病证，故而历来有"怪病多由痰作祟"之说。①痰滞胸膈。胸中为气机升降出入之要冲，痰涎阻滞胸膈，痞塞不通，清不得升浊不能降，症见头目眩晕、吞咽不爽、胸闷憋胀、纳食不香、痰多口黏、脉滑苔腻。这种肠间稠浊胶固之痰，泻不能去，必须涌而出之，才能使上下交通、气机复常。元代名医王珪制有滚痰丸，快利胸膈顽痰，最有神验。②风痰内闭。风痰多见奇症，若内闭心窍，心神失用，则见突然昏仆、握拳口噤、痰涎壅盛、手足厥冷、舌苔白腻、脉象沉滑，可急用稀涎散灌喂以开痰闭。如果痰蒙心窍，发为癫狂，哭笑无常，弃衣奔走，吐出痰涎则心神自安。治疗精神病，常用此法。③痰滞经络。痰湿走窜经络，轻者局部麻木不仁，甚则漫肿溃烂，或者症见突然发生口眼㖞斜、舌强言謇、半身不遂、肢体偏废、脉象细滑、苔腻多涎。朱震亨认为，痰在经络之中，非吐不可除之，因为吐法就有发散之义，祛经络之邪最为捷便。④瘀血上结。离经败血结滞胸胁或人体上部，气血营运受阻，失其温煦润泽之功，症见毛枯色晦，胸胁刺痛日久不愈，或头痛甚剧而有定处，或双目暴盲，或突然失聪，舌有瘀斑，脉象滞涩，若吐之得法，瘀去络通。⑤邪热蕴喉。热毒诸邪蕴结咽喉，以致喉肿疼痛、气息不利、痰声如锯、面青唇绀、病势急迫，宜急急开其闭塞，吐而令之通。⑥毒物初入。误食误服毒物、毒药，如即时发现，中毒不深，毒物尚在胃脘，应当急用吐法就近排出毒物。除用人工探吐外，还可根据毒物性质灵活选用催吐物。吐法的作用虽主要在上部却又不仅仅局限于胸膈胃脘，虽主要在祛邪却又不仅仅是排除异物，它对调整、恢复全身脏腑经络营卫气血的动态平衡都能发挥特殊的功用。究其之所以然，是否是因为呕吐这种逆运动牵一发而动全身，调动了胸腹腔多种脏器进入特别应急状态，利用这种状态造成的急速上行的力量，开通郁结，疏达凝滞，使阻塞气血运行常道的实邪得以排除，使气机得以条达，进而使气血、气水、寒温的种种异常得以纠正，起到调节整体的作用。因此，中医的吐法，不是洗胃、吸痰等西医疗法所能代替的，大有用武之地，值得进一步探讨[1]。

2. 辨证施用

（1）病位不囿于上，遣药尚求辨证。运用吐法治疗上部的痰食之积，这是吐法的主要适应证。但经过历代医家的探索发挥，它也常被用治于下部的疾病。如薛己治疗产后胞衣不出，张从正治疗女子经闭。吐法用涌吐药物，似乎是无可非议的，但其实不然。除了张景岳家传的非药物吐法外，还有辨证施治，对症下药的吐法。如喻嘉言用常山吐疟，张子和以通圣散加葱豉吐太阳伤寒，李梴用风药入二陈汤探吐提气，楼英用追风散探吐治半身不遂，朱丹溪用参芪、四物、二陈探吐治疗气虚、血虚、痰滞的小便不通。诚如程钟龄所说："盖因证用药，随药取吐，不吐之吐，其意更深。"

（2）祛邪贵乎迅捷，效同倾囊倒仓。过饮暴食或误服毒物，是运用吐法之的候，以其"邪在上脘，愠愠欲吐，是欲升不遂也，则因而吐之"，唯其可以直捣邪之囊窠，祛有形之邪于外之故。

[1] 朱勉生，雷顺群.论吐法［J］.山东中医学院学报，1985（1）：33-35+23.

（3）痰饮使用吐法，可以醒神定志。"脾为生痰之源"，吐法可驱除脘膈之痰，因此，它是治痰的一种直截了当的方法。吐法固然可以祛除胃脘胸膈的痰饮，但它的实际功效，远远超出了治疗胸脘疾病的范围。丹溪说："痰在肠胃间者，可下而愈。在经络中，非吐不可"。张景岳亦然。心主神明，痰迷心窍是神明迷乱的最常见原因，有关运用吐法治疗痰厥神迷诸神志疾病的论述甚多，且成为独特的治疗大法。不少医家还采用涌吐痰涎法来治疗癫狂证。

（4）吐法条达气机。吐法，就是诱导气机向上向外发越的结果。吐可治伤食痞闷脉伏，东垣称其"木郁宜达，故探吐之"；丹溪云："干霍乱者最难治，死在须臾，升降不通，当以吐提其气，极是良法……吐者，则兼发散之义。"张景岳治干霍乱，亦称"宜先用盐汤，探而吐之，一以去其滞膈，一以通其清气，但使清气得升，然后浊气得降，从泻而出，斯不致害"。吐法除涌去痰涎饮食毒物外，使气机条达通畅是它的另一重要作用。吐法可使清阳升发，丹溪借此用治于清阳下陷所致的漏下带下疾病[1]。

3. 催吐方药

临床常用的催吐药物，多为酸苦咸寒之品，《本草纲目》指出："吐药不一。常山吐疟痰、瓜蒂吐热痰、乌附尖吐湿痰、莱菔子吐气痰、藜芦则吐风痰也"，"食盐能吐一切时气风热、痰饮、关格诸病"，"石胆，其性收敛上行，能涌风热痰涎，发散风木相火"。据《儒门事亲》用验，豆豉、茶末、栀子、

---

[1] 马大正.吐法新论 [J].云南中医学院学报，1986（4）：16-19+40.

齑汁、牙硝、轻粉、地黄汁、皂角、铜绿、参芦头等也有较好的催吐作用。历代常用的催吐方剂，约而言之，用于急救的，有稀涎散、通关散、如圣散、解白散等；用于强吐的，有瓜蒂散、三圣散；用于缓吐的，如参芦散。应用催吐方剂呕吐不止的，可以选择以下止吐方法：凡草木类药物致吐的，可用麝香1～2厘，凡用矿物类药致吐的，可用甘草贯众汤；藜芦致吐的，可用葱白汤。在具体应用吐法时，还必须注意以下几点：

（1）量人虚实，不可尽剂。体质壮实者可强吐，体质较弱的宜分期分批数次轻吐。一般均宜以少量开始，视病情变化及病人耐受程度而增损，不可孟浪为之，用至六七成则止，尽剂伤人。

（2）吐后调摄，甚为重要。吐后如出现口干、头晕等津液损伤的反应，不必惊疑，稍事休息或饮以凉水、瓜、梨等，无须服药自能解除。吐后疾病尚未痊愈者，辨证论治以善其后。吐后要注意起居饮食，不可过饱，稀粥调养为宜，禁食硬冷油腻之物。禁止情志刺激，避免房事。

（3）诸种虚证或自吐不止者，不可用吐。即便是吐法的适应证候，如果病人为浮言所动，不信此法，则不宜勉强为之，否则不能互相配合，影响疗效[1]。

4.吐法分类

吐法根据病势的缓急、病情的轻重，临床有急吐、强吐、缓吐之别。

（1）急吐法：常用于急重危证，病情凶险、来势急迫者。如风痰内闭、邪热蕴喉、毒物初入等证。方取稀涎散、通关散、如圣散

［1］ 朱勉生，雷顺群.论吐法［J］.山东中医学院学报，1985（1）：33-35，23.

以及解白散等剂，常用皂荚、白矾、雄黄等药物。

（2）强吐法：常用于病邪较重，顽固日久，不甚急迫者，如酒食内停、痰滞胸膈、痰阻经络、瘀血上结等证。方取瓜蒂散、三圣散等剂。药用瓜蒂、赤小豆、藜芦等。

（3）缓吐法：常用于病势稍缓，病邪较轻，或正气不强者。方取参芦散，使其缓缓吐之，不伤正气。从临床用法来看，大致分为口服、吹鼻两大类。口服一般用于宿食、痰涎等；吹鼻法常用于救急复苏，两者可对证选用[1]。

5. 禁忌及注意事项

姜春华等[2]认为下列禁吐：老人、产妇、孕妇、出血性疾病、肝硬化伴食道静脉曲张者，胃及十二指肠溃疡有出血史者、心力衰竭、体弱者慎用。凡当涌吐之病，须待邪气安静而后下药，宜先少服，未效渐加，并加探引；不吐再服药，再探引，中病即止。要严格掌握其量、用法、不要过量，误吐则转生他病，延至不救。即使病者恳切要求，慎勿轻易迁就。另外，医者应密切观察患者服药后情况，若出现呕吐不止者，可服姜汁少许，或服用冷粥、冷开水以止之。倘吐仍不止，可根据所用吐剂的性质，采取不同的降逆方法缓解。用瓜蒂散而吐不止者，可服麝香 0.03 ~ 0.06g，或丁香末 0.3 ~ 0.6g 解之；服食三圣散而吐不止者，可用葱白煮浓汤解之；服稀涎散而吐不止者，可用甘草、贯众煎汤解之；若吐

［1］ 朱新豪.吐法探析［J］.安徽中医学院学报，1991，10（3）：13–16.

［2］ 姜春华，沈自尹.中医治则研究［M］.2版，上海：上海科学技术出版社，1983.

后呃逆不止者，可用大黄甘草汤来和胃降逆以平之。

### （二）名家应用吐法研究

#### 1. 张从正

对吐法的概念做了进一步延伸，指出"如引涎、漉涎、嚏气、追泪，凡上行者，皆吐法也"。使吐法理论更臻完善。可见张从正是集其前代吐法的理论与临床经验之大成，并结合自己的实践加以发展提高的。

（1）扩大了吐法治疗范围：张氏运用吐法主要治疗如下病证：①病位在上部的邪实之证，如胸膈间痰饮、宿食在上脘、头痛、眩晕、目赤、头目疮肿、食物中毒等；②表证：如伤寒、温热、中暑、冒风、时行感冒、疟疾等，邪尚在表者；③风病：如头风、小儿惊风、中风、风搐震颤等；④三焦壅闭、上下不通之证：如伤寒用三承气下之不通、小便不通、水湿内留、水肿等；⑤顽痰引起的病证：如癫、狂、痫、瘰疬、瘿瘤、肢体麻痹等；⑥气机郁滞、气血不通之证：如经闭、不孕、沉积不消等。张氏运用吐法治疗各种病证达50多种，大大扩大了吐法的治疗范围。

（2）涌吐的使用方法：张氏对吐法的使用极为娴熟谙练，极为周密，极具技巧性，因而在临床上往往起到药到病除，邪去正安的效果，并能最大限度地减少、减轻吐法的副作用，达到安全、高效的目的，具体包括：①用药方法：张氏对吐法使用的方药，大致有两类：一类是以催吐药为主组成的催吐剂；一类是根据辨证针对病情使用的方剂，主要由非催吐药组成，而是在服药后用探吐之法将药物吐出。张氏在《儒门事亲》中列举了36种吐法常用药，除13种属催吐药外，其示均为非催吐药。张氏在临证中大量采用辨证治疗方剂加以探吐的方法，既起到催吐作用，又能起到治病的效果，大大扩展了吐法用药范围。②服药方法：张氏对涌吐剂的服药方法很有研究，他主要掌握三点：一是药物要少量多次分服，"先宜少进，不涌旋加"，渐次进药，"中病则止，不必尽剂，过则伤人"。如邪未吐尽，亦可再进药，以邪尽为度；二是在服用吐药前，可"先以齑汁（腌菜的水）一碗横截之"，然后服药，待片刻再行探吐，能起到较好的催吐效果；三是要根据体质状况来决定催吐的强度，"强者可一吐而安，弱者可作三次吐之，庶无损也"。③探吐方法：张氏凡用吐剂，都一定辅以探吐的方法，多用钗股或鸡羽等物探吐，万一探吐不出，"以齑投之，投之不吐，再投之，且投且探，无不出者"，务使以得吐为止。④吐后的反应及处理措施：吐后觉眩晕者，可饮冰水或新汲水立解。吐后觉渴者，可饮用冰水、新汲水，食瓜、梨、柿及凉物。如使用催吐药后吐不止者，可用药解之，服瓜蒂用麝香汤解之，服藜芦用葱白汤解之，服石类药用甘草、贯众汤解之，服诸草木吐者用麝香解之。⑤吐后继续治疗措施：吐后如邪未尽者，可视病情及体质状况继续使用吐法，或续用汗、下之法，以祛除余邪；或滋阴，或清热，或健脾渗湿，或补益气血，务要根据证情辨证用药。切忌单纯为取吐而用吐药，而要与其他各法综合运用，才能取得较好疗效。

（3）吐法的禁忌：①禁用吐法的病证：张氏指出："病势垂危，老弱气衰者，不可吐；自吐不止，亡阳血虚者，不可吐；诸吐血、呕血、咯血、衄血、嗽血、崩血、失血者，皆不可吐。"②忌用吐法的病人：张氏认为"性行刚暴，好怒喜淫之人，不可吐；左右多嘈杂之言，不可吐；病人颇读医书，实非深解者，不可吐；病人无正性，妄言妄从，反复不定者，不可吐"。这说明使用吐法其中很重要的一条是要取得病人的配合，否则就很难实施。③使用吐法时的禁忌：涌吐之后，禁食硬物、肉干等难于消化的食物，禁过于饱食，"大禁房劳、大悲忧思"。类似这些，都是临床中要很好地加以掌握的。

（4）吐法的作用机理：①迅速祛除停留于身体上部的积食、痰饮、毒物。②开发腠理，疏散寒热风邪。张氏常用吐法治疗四时外感不正之气，吐中取汗，每获良效。③祛除上部火热之邪。火热之邪弥漫上部，可通过涌吐使火热邪气随吐而解。④宣畅三焦气机。涌吐可以开宣上焦之气，上焦开通，则中、下焦气机易于枢转，从而起到宣畅三焦气机的作用。张氏用吐法治水肿、妇人湿浊带下即此理。⑤开上通下，升降阴阳。通过涌吐的作用开宣上焦，可使清阳升发，则浊阴自降，下焦壅闭自然开通。张氏用吐法治疗大、小便不通，心肾不交等证，即是此理。⑥调畅气血。通过涌吐刺激性作用，促进气血的运行，从而起到调畅气血的作用。张氏用吐法治疗某些气血郁滞之证，如经闭、不孕、积聚等，即为此理。⑦激发正气，安定脏腑。通过涌吐刺激性作用，能改变脏腑气血的功能状态，激发、鼓舞人身正气，起到调整阴阳、安定脏腑、增强抗邪能力的作用[1]。张从正对吐法的理解运用，达到了妙至毫巅的境界。其所著的《儒门事亲·十形三疗门》所载139例验案中，共收医案162例，单用吐法者占22例，与吐、下兼用者及汗吐下兼用者占62例，治疗病证计有宿食、酒积、寒热、痰饮等60多种，并且多为疑难怪症[2]。

[1] 杜同仿.论张从正对吐法的贡献［J］.广州中医学院学报，1993，10（3）：159–162.

[2] 萧国刚.儒门事亲研究［M］.北京：中医古籍出版社，1998.

182

## 2. 朱丹溪

朱丹溪运用吐法一是吐痰邪，二是吐中上二焦邪气，三是升提气机。在用药上他或用补气药，或用补血药，或用祛痰药，或是简单的探吐法，依病情轻重辨证用药，辨证施吐，《丹溪心法》治小便不通最为显明其义："小便不通，有气虚、血虚、有痰、风闭、实热。气虚用参、芪、升麻等，先服后吐，或参芪药中探吐之；血虚用四物汤，先服后吐，或芎归汤中探吐亦可；痰多，二陈汤，先服后吐；已上皆用探吐。若痰气闭塞，二陈汤加木通（一作木香）香附探吐之。"体现了他"攻击宜详审，正气须保护"的学术观点[1]。

## 3. 蒲辅周

"吐而毋缓"，是蒲辅周先生在数十年临床生涯中为运用该法制定的矩范。此缘病邪壅滞胸膈之上，非轻浅或慢性之疾，故当急击勿失，庶免贻误战机。早年遇外邪郁闭肌表，先予些许对症药引吐，证实吐法有似汗法作用，奏效速捷。应用吐法治疗喉痹、急喉风痹、缠喉、锁喉等诸急症，并深切体会到，举凡喉症初起，总宜开泄宣通，至若过用早用苦寒凉药则在所禁忌。先生对丹溪以补中益气汤探吐治妇女妊娠转胞尿闭，张从正治病尝遣双解散（益元散、防风通圣散、葱白、豆豉、生姜）探吐取效的经验与胆识评价极高，时有效法及引申。"怪病多痰"亦先生所向推崇之论。如他曾以甘遂、甘草等分为末，制水泛丸如梧桐子大，治疗1例痴笑不

[1] 李海峰，陈正，周国琪．朱丹溪吐法探要［J］．中国中医基础医学杂志，2011，17（8）：832-833．

已之女孩[1]。

### 4. 王洪图

吐法具有起效迅速、操作简单的特点。同时，还能振奋人体的阳气，有利于疾病的康复。王洪图老师曾多次用药物催吐法治疗疑难精神性病证，每获佳效，应用瓜蒂散催吐治愈 2 例女性抑郁症患者。指出临床应用瓜蒂散当注意如下事项，一是中病即止，二是要用生瓜蒂，应使用未经炮制的生瓜蒂，才能达到催吐效果[2]。

### 5. 陈万选

（1）要辨证施治，随药取吐。他说，治实证者，辨表里上下之分，寒热痰食之别。表证宜吐者可用葱豉汤；里证宜吐者，可用瓜蒂栀子方；在上宜吐者，可用瓜蒂散；在下宜吐者，可用升麻汤，服后探吐。治虚证者，辨气虚、血虚之异，夹痰夹食之别。气虚者可用参芪汤、补中益气汤；血虚者可用四物汤。夹痰者可用二陈汤、夹食者可用盐汤探吐方，服后探吐。一熊姓妇人，产后胞衣不下，邀陈诊视。陈老视其脉弱息微，诊为产后气血大亏，胞衣无力娩出。嘱服独参汤后一时许，以鹅羽或鸡羽探吐。三吐之后，胞衣娩出。

（2）肺卫失宣，寓散于吐。恶寒发热，愠愠欲吐者，临床多用解表方，发汗而解。陈老认为吐法亦可解表。他常用葱豉汤、六一散服后探吐，治疗风寒感冒或伤暑发热。1949 年前，穷苦人家多无钱服药，陈老常教人以葱姜汤或苏叶煎水服后探吐治感冒发热或小儿感冒夹滞，深受病家欢迎。

---

［1］ 李兴培.蒲辅周吐法矩范暨临证经验发微［J］.实用中医内科杂志，1992，6（2）：3-4.

［2］ 王长宇.王洪图运用吐法病案二则［J］.中国医药学报，2003，18（5）：300-301.

（3）气机陷下，寓升于吐。陈老认为，气虚而下陷者，可宗朱丹溪法，以补中益气汤服后探吐；气滞而陷于下者，可单用升麻煎汤服后探吐，诱导气机向上，使诸证得以解除。1948年冬，陈老途经仙桃机场，遇一男性患者，因负重憋气，而致小溲不通，少腹胀满，按之如鼓，胸闷不适，陈老即以鸡羽探吐数次，而溲如涌泉矣。

（4）快吐之后，和胃温补。陈老认为，快吐之后，必然有胃气受损和气逆难平之虑。主张吐后即以汤药和胃理气，并视寒热虚实之证，余邪多少之异，或清或温，或补或泻，且以清淡饮食调养，忌食油腻辛辣之物[1]。

6.《名医类案》众医家

《名医类案》中众多医家灵活应用吐法，其治疗病种较全，涌吐方药较多。

（1）涌吐之法，应用广泛。据笔者统计，全书采用涌吐法治疗的病案为52例，治疗范围涉及内、外、妇、儿、五官等病种达24种，使用涌吐法的医家计22人。在众多医家中，所载使用该法最多的是张子和，达11例，涌吐所用方（法）药多达25种，足见古代医家对涌吐法的重视。

（2）涌吐之法，多为治急。涌吐之法，主要用于某些适应本法的急症。这与急性病症病势危急，病情重的特点有关。而涌吐之法使用简便，取效快捷，能适应急症之"急"。全部52例使用涌吐法的病案中，急性病症者多达28种。《名医类案》

---

[1] 荣延振.陈万选运用吐法的经验[J].湖北中医杂志，1988（4）：17.

中众多医家对涌吐的灵活运用，拓宽了其适用范围，丰富了涌吐方（法）药，尤其是对急症的治疗具有较高的参考价值[1]。修广慧等[2]通过古今经典医案，总结出吐法适用于三焦及全身疾病，主要是通过吐除邪气和宣畅一身气机实现，因吐法取效迅速，直达病所，可补其他七法之不足，尤其对急病、怪病有很好的临床效果。不过吐法易耗伤正气，现代临床很少使用，致使中医治病失去一法，甚为可惜，所以医道中人应努力探索吐法的机理，并予以继承和发扬。

## （三）临床应用

吐法临床应用多见诸个案报道，治疗临床各科疾病。

### 1.临床经验总结

赵世柱[3]对临床运用吐法颇有见解。"凡在上者，皆宜吐之"这句话常指导着他大胆运用吐法。凡一切上焦实滞壅塞之疾，非泻下所宜者，均可用吐法以宣开之。但还要掌握舌、脉、证几个辨证要点。如舌苔白腻或黄厚，或舌质红紫而胖，或面青而浊，或沉苦憔悴，神志烦扰不安，脉弦实结者方为的症。然亦有当吐而不能吐者，如既具有当吐证而其人气短胸闷，按之痞软者，此为宗气不足，肺脾虚而气机不利则不宜用吐，或往来寒热，胸满而烦，此又为少阳枢转不利，不该用吐，或各种血证，自吐不止，或年老体弱，久病虚损，舌苔薄白或滑剥，脉迟缓细软无力，无胸脘痞满拒按之实邪壅塞证者，均属不可吐之证。然亦有不能吐而又不得不吐者，如气血素虚之体，因暴食满闷，或误食毒物，正气拒格，或暴怒气逆，

［1］ 陈淑霞.《名医类案》涌吐法评述［J］.中医文献杂志，2003（3）：33.

［2］ 修广慧，孙丰雷.从古今医案看吐法的临床运用［J］.新中医，2015,47（4）：320–321.

［3］ 赵世柱.浅谈吐法的运用［J］.新中医，1987（1）：50+47.

痰涎上涌，凡此等等，又当先用吐法以宣开，继用调养气血。此外，临床催吐药物的选择运用亦需斟酌。如体壮新病，因于痰涎宿食者，宜瓜蒂散；寒热食滞，欲吐不吐者，宜烧食盐淬水探吐；风热痰疾，烦满闷胀者，宜白矾泡水；癫痫暴发，牙关紧闭者，宜黎芦散；老痰积滞，疟疾痰发者，宜常山煎；虚劳痰饮，年老体弱者，宜参芦汤。故张氏用吐药凡36种，盖各投其所宜也。还有，临床上有见服吐药后而吐不止者，必止其吐，以防其虚脱。如服矿石类药物而吐不止者，可用甘草6g，贯众20g，水煎缓服；因服藜芦而吐不止者，可用黄芪12g，绿豆30g，水煎服，因服瓜蒂而吐不止者，可用煨姜5片，橘皮5g，加水煎成20mL，再加竹沥5～10mL，外加麝香少许，和匀缓缓服下，其吐必止。

2. 治疗三焦病症

吐法可谓通治三焦，对于上焦之头痛、狂症、癫症、眩晕、痫症以及其他神智异常疾病；中焦之食积、体内寄生虫、中焦痰证；小便不通、转胞、泄利、带下等下焦病证运用吐法都有较好疗效。

（1）吐法治疗上焦疾病。①头痛。张万龙[1]等根据"其高者，因而越之"理论指导，研究头痛的病位病性，认为治疗宜用吐法，广义吐法之引涎、流涎、嚏气、追泪等具体方法也可用于头痛治疗，其效彰。②精神疾病。张兴发[2]以三

---

［1］ 张万龙，李永红. 吐法治疗头痛刍议［J］. 长春中医药大学学报，2013，29（2）：372-373.

［2］ 张兴发. 三圣散治愈癫狂重证案［J］. 陕西中医，1985（1）：9.

圣散涌吐逐痰，治愈癫狂重症妇女一人，随访十余年未复发。③心痞证。王丽婷等[1]研究表明，痰涎壅滞、瘀血阻滞及饮食不节等实邪所致心痞证均可用吐法。④痰厥。张有芬[2]运用稀涎散涌吐痰涎配合针灸治疗，治愈痰厥病人8例。⑤哮喘。哮喘为病专主于痰，吐法属八大治法之一，可吐出胸膈之痰，并有发汗、疏肝等多种功能，而达到对机体的调节作用以治疗哮喘。哮喘专主于痰，病情稳定，则需缓吐，若为哮喘持续状态，则应选用截痰之品，救急稀涎散（皂角15g，白矾6g）可酌情选用，年老体弱者亦可用参芦汤治之[3]。王正公善用莱菔子、桔梗、白前等药，并记载一有哮喘史20余年的患者，经用宣肺散寒、平喘化痰之剂及莱菔子冲泡温服涌吐和手指探吐，明显好转，哮喘缓解[4]。

（2）吐法治疗中焦病变。①暴饮暴食。李培生用酸浆水加鹅翎扫喉探吐治疗一暴饮暴食患者，收效良好[5]。赵世柱[6]用鲜芫花汁1g滴鼻治疗一患者，贪食过饱，夜归遇雨，胃脘胀痛，气上逆不得息，四肢厥冷，吐后汗出，诸症均愈。②急性胃扩张。孙清廉等[7]

［1］ 王丽婷，陈守强.张从正吐法在心痞证中的应用探讨［J］.湖南中医杂志，2015，31（9）：128-129.

［2］ 张有芬.稀涎散配合针灸治疗痰厥［J］.江西中医药，1986（1）：17.

［3］ 党海霞.吐法在哮喘治疗中应用探析［J］.辽宁中医学院学报，2002，4（1）：6-7.

［4］ 张家峻.王正公善用汗、吐、下治疗青少年哮喘［J］.上海中医药杂志，1992（10）：27.

［5］ 刘学勤，吴震西，周超凡，等.吐法的临床运用与体会［J］.中医杂志，1990（2）：4.

［6］ 赵世柱.浅谈吐法的运用［J］.新中医，1987（1）：50+47.

［7］ 孙清廉，陈发和.巧用吐法治重证［J］.中医杂志，1987（11）：18-19.

用食盐 30g，炒黄煎汤配合探吐治疗急性胃扩张 1 例，服后腹胀大减。③胆道感染。李浩然[1]治疗胆道感染 1 例，方用白矾、枳实各 15g，煎汤顿服，令探吐，吐后胸脘豁然，疼痛遂除。④痰食壅塞急症。查正春[2]治疗痰食壅塞证属气郁化火夹痰食阻隔上脘者，用瓜蒂、赤小豆、白矾、郁金各 10g，分4 包，每服 1 包，以栀子 10 枚煎汤送服。

（3）吐法治疗下焦病变。主要用于尿潴留。宋玉柱等[3]用补中益气汤加味配合探吐法治疗产后尿潴留 47 例，总有效率为 95.7%。其中直接用探吐法解出小便 21 例，占使用探吐法的 50%。王建珍等[4]治疗产后尿潴留，让产妇取坐位或侧卧位，嘱其张口用鼻呼吸，用压舌板轻轻刺激舌根部，同时，在下腹部稍稍加压，尿液即可随之排出。张新志[5]用浓盐水配合鸡毛探咽治疗 1 例前列腺肥大急性尿潴留患者，约 2 分钟后尿液始淋漓而出，继而涌出。

3. 其他疾病

（1）抑郁症。包信教授以涌痰调气，豁痰开窍为治疗原则，治愈抑郁症多例，效果明显[6]。

---

［1］ 李浩然. 吐法小议［J］. 浙江中医杂志, 1985（11、12）: 546.

［2］ 查正春. 吐法治验急证二则［J］. 江西中医药, 1983（2）: 6.

［3］ 宋玉柱, 何灵芝. 补中益气汤加味配合探吐法治疗产后尿潴留 47例［J］. 中医药临床杂志, 2001, 13（5）: 384.

［4］ 王建珍, 胡凤兰. 催吐法治疗产后尿潴留［J］. 护理研究, 1994,8（4）: 75.

［5］ 张新志. 吐法通小便一得［J］. 陕西中医函授, 1986（3）: 56.

［6］ 范缨. 包信教授吐法治郁验案四则［J］. 辽宁中医杂志, 2008, 3（9）:1408–1409.

（2）肝硬化腹水。房学民等[1]应用三圣散治疗肝硬化腹水32例，取得了满意疗效。实验研究表明口服瓜蒂散涌吐治疗急性农药中毒早期病人效果明显优于洗胃和口服温开水引吐的方法。

（3）伤科昏迷者。周跃宜[2]研究表明，当吐法可用于伤科病人，当伤科患者受伤后气闷血厥、痰涎壅塞，出现神志不清症状者，可用吐法以涌吐风痰、宽胸开窍。

（4）酒精依赖患者。王辉等[3]根据巴甫洛夫条件反射学说，采用瓜蒂散的催吐作用，对30例酒精依赖患者戒酒，效果优于30例采用阿扑吗啡戒酒。

# 第三节　下法研究

## 一、理论研究

### （一）理论源流

1.《内经》下法理论[4]

（1）《内经》对下法功效的认识。①祛邪外出：《素问·至真要大

［1］ 房学民，刘杰，王素霞.三圣散治疗肝硬化腹水32例［J］.安徽中医药大学学报，1996（5）：19-21.

［2］ 周跃宜.八法在伤科的运用［J］.中医药导报，1995（6）：42-44.

［3］ 王辉，陈葆颂，王文林，等.中药瓜蒂散戒酒的临床研究［J］.中国药物滥用防治杂志，2001（6）：40-41.

［4］ 吴颢昕.论《内经》中的下法［A］.中华中医药学会第十二届全国内经学术研讨会学术论文集［C］.中华中医药学会，2012.

论》云："留者攻之。"《素问·阴阳应象大论》亦云："中满者泻之于内""其实者，散而写之。"《类经·论治类》注："中满二字，最宜详察，即痞满大实坚之谓，故当泻之于内。"《内经诊释》注："散而泻之，以去表里实邪。"即表实当用解表法，里实证则采用下法以祛邪。《医学心悟》亦说："下者，攻也，攻其邪也。"下法具有祛邪外出的特点。黄宗文等[1]等通过36例用大承气汤防治急性胰腺炎的研究发现，大承气汤可加速肠内容物排泄，降低肠腔内毒素浓度，起到釜底抽薪的作用；并且通下大便时间越早、积滞大便排出越多，腹部症状体征缓解越快，内毒素吸收越少。上述研究结果充分说明了下法的首要功能是祛邪外出。②调节脏腑功能。《素问·五脏别论》云："魄门亦为五脏使"。即是说一方面五脏功能活动支配肛门之启闭，另一方面肛门正常开阖亦有助于脏腑功能活动的协调。故《素问·脉要精微论》认为："仓廪不藏者，是门户不要也。"从病理角度论述了大便的失常对内脏的影响。《素问·玉机真脏论》则明确提出："脉盛、皮热、腹胀、前后不通、闷瞀，此为五实……身汗得后利，则实者活。"即五脏的实性病变皆可通过解表与攻下的方法进行治疗，身汗解表邪后利去里邪。因此后世对由于各种实邪所导致五脏功能失常的疾病常用下法治疗。如治疗癫狂痰火扰心之礞石滚痰丸，治疗肺热痰喘之宣白承气汤，治疗脾胃湿热之茵陈蒿汤等等。③调理气血运行。气的升降出入运动是脏腑功能活

---

[1] 黄宗文，蒋俊明，陈光远.大承气汤为主防治急性胰腺炎肠道内毒素吸收的临床研究［J］.实用中西医结合杂志，1998，11（11）：4.

动的基本形式，而脾胃的升降运动是整个气机升降出入的枢纽。虽然《内经》并未明确提出下法具有调节气机运行的功效，但《素问·五常政大论》中"适寒凉者胀……下之则胀已"，则是从临床疗效上说明了下法具有调理气机的作用。下法除了具有调节气的升降出入的功能，还有促进血液运行的功效。此即《灵枢·五邪》所说"取血脉，以散恶血"之意。《内经》中治疗外伤瘀血、石瘕、鼓胀等血瘀导致的疾患，皆运用攻下，充分说明了攻下方法在治疗瘀血中的重要作用。

（2）《内经》运用下法治疗的具体病症。①外感热病。《素问·热论》在论及热病治疗时提出："其未满三日者可汗而已，其满三日者可泄而已。"《素问·生气通天论》云："阳畜积病死，而阳气当隔，隔者当泻。"其指出邪热入里，阳气内结，阻隔不通，应当攻下。《类经·疾病类》亦曰："满三日者，其邪传里，故可以下……所谓下者，攻其内也，实邪内结，不下何从而去？"书中明确指出《热论》所言"泄"当指攻下。②外伤瘀血。《灵枢·邪气脏腑病形》云："人有所堕坠，恶血留内，腹中胀满，不得前后，先饮利药。"瘀血在内，久而化热，常可致热肠胃而腹满，因而使用攻下法治疗瘀血之证较一般清热去瘀通经诸法更捷，逐瘀之力更强，乃釜底抽薪之法，常用于瘀血邪热较重之证[1]。③水肿。《素问·汤液醪醴论》提出水肿的治疗原则"平治于权衡"，并提出"去苑莝陈""开鬼门""洁净府"三大治法。近人通过考证后认为"鬼门"当为"魄门"，指肛门。"开鬼门"即是通过攻下逐水方法，使体内水液通过

[1] 吴颢昕.《内经》论瘀血的治法及其影响［J］.南京中医药大学学报（自然科学版），2001，17（6）：346-348.

大便排出体外，以达消除积水肿胀之目的[1]。④石瘕。《灵枢·水胀》云："石瘕生于胞中，寒气客于子门，子门闭塞，恶血当泻不泻，衃以留止，日以益大，如怀子之状，月事不以时下，皆生于女子，可导而下之。"石瘕一般认为妇科学中的子宫肌瘤属于"石瘕"的范畴，刘氏运用具有攻下逐瘀功效的抵当汤治疗子宫肌瘤28例，效果满意[2]。⑤胀病。《素问·腹中论》云："黄帝问曰：有病心腹满，旦食则不能暮食，此为何病？岐伯对曰：名为鼓胀。帝曰：治之奈何？岐伯曰：治之以鸡矢醴，一剂知，二剂已。""矢"同屎，清汪昂《本草备要》云："鸡矢醴，微寒，下气消积，利大小便。"鸡矢醴具有消积下气，通利二便之功效，故临床可用于治疗鼓胀。关于胀病的治则，《灵枢·胀论》曾指出："胀论言无问虚实，工在疾泻，近者一下，远者三下。"认为针灸治疗胀病，不论虚证、实证，胀病初起阶段都可以运用针刺泻法治疗。梅明等[3]认为针刺泻法亦可推广到治疗胃脘胀满可采用泻下药物治疗，其机理是借下行趋势帮助和顺应六腑的气机运行特点，消除和清理了人体各部的有形或无形郁滞，推陈出新，从而调整全身脏腑气机的升降，调理气血运行。

---

[1] 华海清."开鬼门洁净腑"质疑 [J].辽宁中医杂志，1987（9）：17.

[2] 刘兴明.应用抵当汤加味治疗子宫肌瘤28例 [J].现代医药卫生，2005，21（9）：1118–1119.

[3] 梅明，郭丽.下法的调理气机作用浅谈 [J].中国医药学报，2003，18（3）：162.

（3）《内经》运用下法的特色。①使用攻下以辨证为前提。其一，辨病位：从部位而言，《内经》认为下法多用于治疗中、下二焦的病变，如《素问·阴阳应象大论》中"其下者，引而竭之""中满者泻之于内"，其目的是用最简捷的方法、最快的速度将邪气排出体外，以免邪气入里损伤正气。石瘕病位在下焦，故适用于下法治疗；从五脏而言，《内经》认为下法多用于肺、脾二脏的病变。《素问·六元正纪大论》云："金郁泄之""土郁夺之。"从脏腑而言，下法多用于六腑病变，《素问·五脏别论》云："六腑者，传化物而不藏，故实而不能满也。"六腑病变常以满而不通为主要病理特征，如胀病、外伤瘀血所致腹满，《内经》皆以攻下法治疗。其二，辨虚实：《素问·三部九候论》云"实则泻之，虚则补之"，下法为祛邪而设，对于纯虚无实者切不可滥用，故《灵枢·百病始生》云："当补则补，当泻则泻。"对于虚实疑似之证，更要注意鉴别。为此《素问·至真要大论》提出运用通利的方药治疗结实下利的病证的方法，即"通因通用"的治则。②注重攻下的时机。《素问·热论》云："其未满三日者可汗而已，其满三日者可泄而已。"说明只有邪热入里方可使用泄热的方法。《素问·生气通天论》则提出了急下的情况："阳畜积病死，而阳气当隔，隔者当泻。不亟正治，粗乃败之。"指出阳热内结，应当及时攻下。《素问·标本病传》则从"急则治标"的角度提出："小大不利治其标"。可见《内经》认为掌握攻下的时机是正确使用攻下的关键。③以寒下为主。《素问·六元正纪大论》云："攻里不远寒"，可见《内经》中的下法以寒下为主，故主张用药宜寒凉，如治疗鼓胀的鸡矢醴即是。《素问·至真要大论》云："酸苦涌泄为阴，咸味涌泄为阴"，指出酸味、苦味或咸味的药，具有呕吐或下泻的作用，因此攻下味宜酸苦咸。王子信[1]曾统计《伤寒论》113 方中寒下方占 35 首，指出："仲景寒下方虽多，但除治热痢下重的白头翁汤之外，其余的都用了大黄。"

2.《伤寒杂病论》下法

辨证应用下法集大成者始于汉代张仲景，其《伤寒论》中有寒下、温下之分，有大小轻重缓急之别。苦寒泻下以三个承气汤为代表；攻逐水饮以大陷胸汤（丸）、十枣汤为代表；润肠缓下以麻子仁丸为代表；攻逐瘀血以桃核承气汤、抵当汤、抵当丸为代表；温下以三物白散为代表；下法与其他治法并用有大柴胡汤、大黄黄连泻心汤、附子泻心汤、茵陈蒿汤等；外用导法以蜜煎导与猪胆汁法为主。《伤寒论》中列述禁用下法的情况有：①表邪未解不可下；②病在少阳不能用下法；③中焦虚寒不能用下法；④少阴病阴虚不可用下法[2]。

张仲景在《金匮要略》中将下法理论和临床实践融为一体，运用该法的相关条文约 50 余条，相关方剂 27 方（大承气汤、小承气汤、大黄硝石汤、栀子大黄汤、茵陈蒿汤、泻心汤、苓甘五味加姜辛半夏大黄汤、大黄甘草汤、麻子仁丸、猪膏发煎、走马汤、三物备急丸、大黄附子汤、大黄䗪虫丸、下瘀血汤、大黄牡丹汤、抵当汤、鳖甲煎丸、桔梗白散、十枣汤、己椒苈黄丸、大黄甘遂汤、甘遂半夏汤、厚朴三物汤、厚朴大黄汤、厚朴七物汤、大柴胡汤），所治疗的疾病有：阳

［1］ 王子信.“攻里不远寒”——略论大黄在攻下法中的运用［J］.湖北中医杂志，1984（1）：50-51.

［2］ 吴洋.《伤寒论》下法及其发展应用研究［D］.合肥：安徽中医药大学，2014.

明痉病、胸满、腹满、痰饮、虚劳干血、宿食、脾约、黄疸、吐血衄血、下利、肺痈、肠痈、产妇腹痛、产后发热、妇人经水不利、妇人水与血俱结血室、妇人癥瘕、妇人阴吹、呕吐、咳嗽20个病种，应用范围相当广泛，其重要性毋庸置疑。然而，由于下法使用的药物大多药力峻猛，极易损伤正气，用之不当，则变证蜂起。故仲景在运用下法时，不仅强调辨证施治，谨守病机，对证用药，而且列举了大量误下而致的变证，将理、法、方、药、禁忌证有机结合起来，对后世完善下法理论体系有着重大意义和深远的影响。下法禁忌，津伤者不可下、气虚者不可下、阳虚者不可下、正虚邪实者不可下、脾胃虚者不可下；提出防止下法伤正之法，活用补益药以顾护中焦，仲景在下法方剂中苦寒攻下的同时，常加入补益中焦脾胃之品，攻下而不伤正，常用药有甘草、大枣、阿胶。服药剂量因人制宜，攻逐水饮之重剂十枣汤的用法强调"强人服一钱匕，羸人服半钱"；桔梗白散方后注"强人饮服半钱匕，羸者减之。"顿服，笔者统计了《金匮要略》注明"顿服"者，共计17处，涉及方剂15首，其中下法方剂6首。攻下药物顿服，一方面可使所服用药物药力集中，加速攻邪，如下瘀血汤、泻心汤、大黄牡丹汤、大黄硝石汤；另一方面，则可有效避免有毒药物其毒素在体内的蓄积，如大黄甘遂汤、甘遂半夏汤。中病即止，切勿因过服而伤正，故下法药物当中病即止，如大承气汤方后注云："得下止后服"。注意药后调护，机体邪气得去，正气初复，当注重调护以促进正气实，机体安。如服十枣汤"得快下后，糜粥自养"[1]。

[1] 田丽楠，苏广田.略述《金匮要略》对下法的运用[J].河南中医，2016，36（7）：1117-1119.

张仲景在临床治疗中非常重视下法的使用禁忌，对无向下病势、虚症及腑实未成三种情况是禁用下法的，而且还对误用下法后的补救治疗护理都做出了细致的说明。临床治疗中，需要使用下法时，应在排除禁忌情况的前提下，综合分析疾病的病势、病位及患者的虚实情况后方可选方用药[1]。

### 3. 后世医家应用下法研究

（1）刘河间：刘河间为金元四大家之一，其创立了两首下法的名方，其一为三一承气汤，其二为防风通圣散，两个方剂皆出自《宣明论方》。

（2）张子和：张子和是集下法之大成者，其大大拓展了下法的应用范围。虽然孙思邈将下法扩展应用到内、外、妇、儿诸科，然而张氏之前下法多被定义为清利肠胃燥结。而张氏则认为凡是下行者都是下法，比如攻下瘀血、下奶催生、攻积逐水、破经行气等。张子和亦运用下法于内伤杂病，如脘腹胀满，胃痛，大便不通之肠胃病；水肿，留饮之痰饮病；黄疸之肝胆病，以及抽搐、惊厥、痿痹、腰痛等疾病。张子和应用下法的药物非常之多，大大超过了之前的医家。其用攻下的药物多达30余种，不仅包括了大黄、芒硝、巴豆、甘遂这些常见攻逐之品，而且还有腻粉、戎盐、苦瓠子等不常见的药物。张氏运用下法的方剂有神芎丸、四生丸、无忧散、三和汤、握宣丸、牛黄通膈丸、进食丸、琥珀散、通经散、水煮桃红丸、神佑丸等等。张氏认为下法即是补法，对于因

---

[1] 蓝海，黄斯，黄妍丽，等.张仲景禁用下法思路分析［J］.北京中医药，2014，33（8）：605-607.

积滞所致的虚弱、危急重症，下药即是补药。对于一些暴病以及疑难病症，其主张反复攻下。张氏非常擅长应用下法，对于下法有轻重缓急的分别，也有缓下、润下的区分，或与补法共用，并明列了下法应用禁忌[1]。

（3）吴又可：吴氏擅用下法，在《温疫论》中阐述了大量对下法的独到见解。他强调对温疫病的治疗，应以逐邪为第一要义，推崇大黄之类的攻下药物，还提出了不少有别于前人的治疗法则：①邪贵乎早除。吴有性主张尽早使用攻下法，其好处是可以"早拔去病根"，以防迁延时日，"养虎遗患"。"总之邪为本，热为标，结粪又其标也，能早去其邪，安患燥粪也"即体现了吴氏有邪必早攻的新思想。②应下失下而应缓下。吴氏的辨证施治体系，不但强调了有邪必早攻，逐邪务尽的思想，还指出了部分病人应视其病情而采取"缓缓下之"的治法。③虽传变不常，但皆应下之。强调求同存异，细审详辨，丰富和提高了下法治疗急性热病的范围和疗效。《温疫论·辨明伤寒时疫》中指出："种种不同。其所同者，伤寒时疫皆能传胃，至是同归于一，故用承气汤辈，导邪而出。"④异病同治，下之乃愈。异病同治也体现了吴氏求同存异、治病求本的辨证施治特色。为避免以偏概全，强调治病求因的思想。在《温疫论·前后虚实》中指出："病有先虚后实者，宜先补而后泻；先实后虚者，宜先泻后补。"这也为我们今后临床辨证施治提供了一条很好的思路。⑤大黄为吴氏下法之要药。吴氏下法多选用苦寒之大黄及承气汤辈，其目的为逐邪、逐粪和通塞。吴氏在《温疫论》中，对

---

[1] 吴洋.《伤寒论》下法及其发展应用研究［D］.合肥：安徽中医药大学，2014.

由胃气壅塞而致的脉厥、体厥、发斑、发狂、下格、滞下、痢疾、水肿、黄疸诸病，均选用大黄进行治疗，异病同治，取得了较好疗效。⑥下后应注意固护阴津。温疫病为热性病，发病过程中易损伤人体的阴液，而攻下逐邪也易损伤阴液，所以治疗时应在积极祛邪的同时，不忘固护胃气，以保护正气，使胃气免受克伐。吴氏在《温疫论》也中提出了固护阴液、保存胃气、调理养阴的下后善后之法[1]。

《温疫论》以下法逐邪理论最具代表性，其中包括"急证急攻""下不厌早"等，现代医家应用下法在某些疾病中取得了很好的疗效，如感染类疾病、慢性病的预防以及急危重症等。①"急证急攻"思想。吴又可认为温疫初起，早服达原饮，以其疏利透达使膜原之邪溃败，再据其症状加以辨证，在外者当消外，在内者当消内。用药后若邪溃而见烦渴等里证，是为邪传入胃，"羁迟二三日，必死"，故当急下之，以此告诫临床医生当明确疫病的传变，及时施药。②"因证数攻"思想。吴又可在治疗瘟病时主张"因证数攻"的思想是由于疫邪太盛，难以一次攻下而尽去，即可见下后舌上复生苔刺，热渴未除等可复下的征象。③"逐邪勿拘结粪""下不厌早"思想。逐邪的目的不是单纯为了祛除结粪，而是在泄热，有热而无结粪者亦可用。由于下法勿拘结粪，故而吴氏强调温病"下不厌早"的下法特点，在疾病的早期，虽未形成燥屎，仍用承气辈尽下逐邪，使邪去自安。④关于攻补兼

[1] 张玥.吴有性《温疫论》下法初探[J].辽宁中医药大学学报，2012，14（10）：159-160.

施。吴又可在使用下法之时并不仅局限于单用下法，因其考虑到患者自身体质以及邪正盛衰，对于下法亦是灵活运用，攻补兼施。创黄龙汤或先承气后人参养荣汤等，并提出，运用攻补兼施之法当遵循：先虚后实者，先补后泻，待虚稍退，进而攻邪；先实后虚者，先泄后补，待邪退六七方可扶正[1]。

（4）吴鞠通：清代医家吴鞠通于《温病条辨》中即列急下证、当下证和缓下证数十条：急下证如舌干、舌强、舌卷、苔刺、苔黑、齿燥、鼻煤、胸腹满痛、狂、沉昏、身冷、发热、汗多、呃逆等；当下证如舌赤、苔黄、多言、善忘、头胀痛、烦躁、渴饮、便秘、胁热下利、热结旁流等；缓下证如舌苔淡黄、小便短赤、潮热等。他又随证斟酌，或兼扶正，或兼养阴，或用导法，法活而机圆，实堪效法。①急下存阴法：大承气汤，临床应用于痞满燥实坚腑实证；②滋阴攻下法：增液承气汤，临床应用当以大便秘结，口干唇燥，苔黄，脉细数为依据；③扶正攻下法：创新加黄龙汤以滋阴益气，泻热通便，主治热结较轻而气阴亏甚者；④宣肺攻下法：吴鞠通创宣白承气汤治疗此"下之不通……喘促不宁，痰涎壅盛，右寸实大，肺气不降者。"⑤清热攻下法：创导赤承气汤，治疗肠腑不通，结热不解，移热于小肠。⑥开窍攻下法：立开窍攻下之法，创牛黄承气汤，治以安宫牛黄丸化水调服生大黄末，用安宫牛黄丸开手少阴之闭，用承气通泻阳明，以救足少阴之液，达到两少阴同治之目的。《温病条辨》在应用下法方面较之《伤寒论》已大为丰富，此外，本书中焦篇第十条尚有承气汤合小陷胸法，以治痰热壅盛三焦俱急之

[1]　魏媛，郭思佳，李小娟，等.从《温疫论》论今时之下法［J］.光明中医，
　　　2016，31（12）：1677-1680.

证；第十五条有用护胃承气汤通下益护胃液之法[1]。

（5）叶天士：叶天士在《临证指南医案》中对使用下法的病证医案作了较为详细的记录和阐述。医著中所用的攻下法包括常用的寒下、润下、温下、逐水、攻补兼施等用法。其中治疗下焦蓄血证的桃仁承气汤及用于治疗大便艰难，以及年老和产后血虚便秘的五仁丸，主治寒极里实证的大黄附子汤等是临床常用方剂。而更衣丸、芦荟丸、当归芦荟丸、玉烛散等现代临床应用不太广泛。总之，在《临证指南医案》中不仅反映出叶天士对仲景、子和、东垣等前世医家下法思想的认真研究和继承，同时也体现了叶天士从临床出发，辨证论治创新的精神。叶天士的下法应用范围很广，对下法的应用辨证精准，根据病位、病性、病情轻重缓急的不同随证立法组方，在针对火腑壅结便闭、肝胆火旺实证时采用寒下法治疗，以通为用；针对年高阴虚者，注意顾护阴液；对阳虚患者，通下的同时予以扶阳；同时在久病体弱、血虚便闭病案中体现了以通为补的思想及辨证论治的使用攻补兼施、兼顾邪正的思想，体现了叶氏学习古方古法，但又不拘泥于古方古法，灵活多变，随机立法的特点，将下法经方灵活辨证论治的应用于各科疾病的治疗思路值得后世学习[2]。

综之，温病的下法表现出鲜明的特色：温疫祛邪下不厌早，温疫传染性、流行性强，且致病重，可早期运用下法快

[1] 段妍君.《温病条辨》中"下法"应用初探[J].光明中医；2012，27（10）：1955-1956.

[2] 马骎，陈文慧.叶天士《临证指南医案》下法应用浅探[J].云南中医学院学报，2013，36（3）：77-78+81.

速祛除病气；温热保津下之有度，温热类温病容易伤津，运用下法治疗当谨慎适度，防止津液的进一步损伤；湿热建中轻法频下，湿热类温病往往脾胃先伤再感湿热，运用下法清除湿热的同时当顾护脾胃、重建中州[1]。

## （二）下法作用机理研究

从临床应用以及现代研究来看，下法已不是单纯为了通调大便，而更为重要的是为了祛除病邪，祛邪以扶正，邪去正自安。张惜燕等[2]研究了下法的现代临床应用及机理：①抗毒素作用。检索下法治疗急慢性肝炎、肝硬化、肝性脑病、肝衰竭、胆囊炎、胰腺炎等的临床与实验研究文献共 96 篇。检索下法治疗肺系疾病得到文献107 篇，其中实验研究 11 篇。诸多研究表明，下法可治疗麻疹、慢性肝病及肺部疾病与其抗毒素作用密切相关。②利尿作用。检索得下法治疗肾病文献 14 条，下法治疗水液病文献 14 条，下法治疗高血压文献 11 篇，运用泻下利水、通过干预水钠潴留而取得了较好的降压效果，同时还避免了西药利尿剂的副作用。③抗血栓作用。下法在中风的治疗中应用广泛，检索文献 96 篇。此法可改善血液循环，促进新陈代谢，排除毒性产物，减轻腹压，使颅内压和脑水肿得以纠正，对改善脑细胞的缺血缺氧状态很有帮助。尤其在闭证中多见，故临床医家多倡导及早应用通腑攻下法[3]。④抗炎、抗病原

［1］ 朱为坤.温病下法特点及其源流探析［J］.光明中医，2017，32（1）：14–17.

［2］ 张惜燕，田丙坤.下法的现代临床应用及机理研究述评［J］.现代中医药，2014，34（5）：58–60.

［3］ 田丙坤，仲兆珍.脑出血常用中医治法述评［J］.陕西中医学院学报，2000，23（2）：50.

体、调节细胞因子作用。崔学教[1]通过动物实验发现，泻下药能够降低纤维蛋白原，抑制纤维蛋白产生，降低组织炎症反应，发现通腑泻热灌肠合剂对术后肠粘连有较好的预防作用。⑤其他作用。在对下法的临床研究中，治疗精神疾病文献5篇，冯万志[2]在临床运用寒下法治疗精神疾病。下法治疗前列腺疾病文献6篇，高展翔等[3]认为下法为前列腺增生症的重要治法。研究发现，泻下类药物除了具有不同程度的泻下作用以及以上药理作用之外，还具有降血脂、抗肿瘤、抑制病毒、调节体液平衡、健胃、利胆、保护肺肠，保护肝肾等作用[4]。

## 二、临床研究

### （一）临床各科应用

下法是中医治则治法理论体系中的重要治疗大法之一。现代中医学工作者将下法广泛地应用于消化系统、神经系统、循环系统以及妇科、儿科、皮肤科等多种疾病的治疗中，既丰富了下法的理论内涵，又拓展了下法的临床应用范围，其中，下法在各系统急症、危重症和痛症，以及以"热"以

---

［1］ 崔学教，王峻.通腑泻热灌肠合剂对术后肠粘连的预防的实验研究［J］.中国中西医结合外科杂志，1997，3（3）：185.

［2］ 冯万志.寒下法治疗精神疾病验案3则［J］.新中医，2005，37（5）：78-79.

［3］ 高展翔，赵建业.下法当为前列腺增生症的重要治法［J］.吉林中医药，2004，24（6）：11-12.

［4］ 赵先锋.下法的动物实验研究撮要［J］.中医药学刊，2003，21（2）：288-289.

"积"为主要特点的病症治疗中更具优势。从气机的角度来看，下法的病机辨证特点是有形之邪瘀滞，影响人体局部或整体的气机通畅，而下法可以消除人体各部瘀滞，调畅气机，促进人体恢复健康。同时，临床使用下法应灵活结合他法，亦须中病即止，以免戕伐正气。下法在现代中医临床中的应用非常广泛，作为重要的治疗方法，下法在多个系统疾病的治疗中都取得了良好的疗效。在急性脑卒中、急性重症胰腺炎、急性肠梗阻、急性胆源性感染、急性呼吸衰竭等多种危急病症中，适时运用下法往往能够救性命于顷刻之间。对尿毒症、肝硬化腹水、溃疡性结肠炎、糖尿病足、肿瘤等疑难病症，合理辨证运用下法亦会收到意想不到的效果。儿科高热惊厥、积滞、肺炎喘嗽，妇科急性炎症、感染性肿块、异位妊娠、月经异常等疾病中适用下法者亦可通过下法取效[1]。

1. 消化系统疾病

李丽等[2]将 99 例急性胰腺炎（SAP）患者按完全随机法分为治疗组和对照组，治疗组在常规西药治疗的基础上予以胰瘅 1 号（大黄 12g，芒硝 18g，柴胡 12g，黄芩 12g，枳实 20g，厚朴 20g，槟榔 15g，佛手 15g，连翘 20g，白芷 15g，丹参 20g）和胰瘅 2 号（大黄 100g，芒硝 100g）灌胃、灌肠治疗，观察两组患者肠功能恢复情况、并发症发生率、住院天数及病死率。结果提示通腑泻下疗法能显著促进 SAP 患者肠功能的恢复，缓解腹痛、腹胀症状，缩短病程，临床应用效果良好。急性胰腺炎中医称之为"胰瘅"，其病机为瘀毒互

［1］ 佟旭，孟庆刚．"下法"在现代中医临床中的应用［J］．中华中医药学刊，2015，33（4）：820–822.

［2］ 李丽，刘蔚，赵龙，等．中药通腑泻下法治疗重症急性胰腺炎肠功能衰竭的临床研究［J］．广西中医药，2013，36（5）：15–18.

结、腑气不通。"腑实""瘀""毒"是"胰瘅"病理过程中的主要病理因素。根据"六腑以通为用"的原则，重用硝黄泻下，辅以清热解毒化瘀，使毒由大便而解，热因大便而退，瘀随大便而类，切中病机，必当显效。

中医通腑泻下疗法可促进 SAP 患者胃肠蠕动，清除肠道积滞，泻浊排毒，从而减轻腹痛、腹胀，在常规西医治疗基础上综合运用中药（大承气汤加减、清胰汤加减、大柴胡汤加减及大黄、甘遂灌胃或者灌肠）、穴位注射、电针（足三里为主）等通腑泻下疗法已取得显著疗效[1]。

### 2. 神经系统疾病

汤忠华等[2]对脑出血术后出现脑水肿、颅内压增高及胃肠道功能紊乱的患者，在常规甘露醇脱水及其他综合性治疗的同时，根据患者症状体征，辨证论治，以通腑泻下的药物为主，通过口服、鼻饲及灌肠等不同途径，直泻痰火实邪，使气血运行恢复正常，取到了良好的效果。脑出血的发生发展多因肝肾不足，肝阳暴张，风痰夹瘀上扰清窍，但从其诱发原因及术后症状来看，多由腑气不通、痰热腑实所致。本着"急则治其标"的原则，施以通腑泄浊祛邪之法，是缓解脑出血术后不适症状的有效方法。

［1］ 张翠，杨国红.通腑泻下法治疗急性胰腺炎研究进展［J］.中医临床研究，2016，8（34）：140-142.
［2］ 汤忠华，樊炼，李铭.下法在脑出血术后的应用体会［J］.河北中医，2012，34（3）：369-370.

### 3. 循环系统疾病

孟云辉[1]治疗心律失常患者一例，患者阵发性心悸，动态心电图提示阵发性室上性心动过速。症见大便便意频繁，如厕诱发心悸，心烦不安，头晕，纳呆嗳腐，口气臭秽，腹胀便秘。证属火热积结，伤阴扰心。方宗增液承气汤化裁以通腑导滞，清心除烦。服用3剂后，大便通，头晕心悸胸闷症状减轻，动态心电图提示阵发性室上性心动过速发作明显减少。无论初始心悸原因为何，腑气不通确是心悸发展过程中的重要病理因素。治以通腑导滞，使大便得下，心火得清，则心悸自平。

### 4. 内分泌疾病

"中满内热"是糖尿病"脾瘅"阶段的核心病机。仝小林曾治疗糖尿病肾病Ⅲ期、糖尿病周围神经病变患者一例。双下肢麻、木、凉、痛，左侧腓肠肌走路即痛，双足刺痛、发凉明显，腰酸腰痛，眠差，难以入睡，易急躁，言语少，呈抑郁状态，便秘，大便呈羊粪球样，3–4日一行。证属脾瘅，中焦热结，胃肠实热证。治以大黄黄连泻心汤，调理月余，症状好转。"中满内热"波及肠胃，则致胃肠功能紊乱，中焦燥结。燥屎内结，易伤阴液，故治以"急下存阴，釜底抽薪"而取效[2]。邓移安[3]对糖尿病足患者应用泻下法（桃核承气汤加减）治疗后，取得了满意临床效果，且明显优于服用通塞

［1］ 孟云辉，王强.通腑泄浊法治疗心血管疾病验案4则［J］.江苏中医药，2012，44（4）：46–47.

［2］ 闫韶花，周强，郭允.仝小林运用下法验案举隅［J］.辽宁中医杂志，2013，40（11）：2358–2359.

［3］ 邓移安.中医泻下法在糖尿病足的临床应用分析［J］.内蒙古中医药，2013，32（14）：35.

脉片的治疗效果。

### 5. 呼吸系统疾病

代渊等运用下法治疗慢性阻塞性肺疾病（COPD），可以起到泻肺平喘、通便泄浊、活血消肿之功。临床应用桑白皮汤合大承气汤加减治疗 COPD 一例，中医诊断为肺胀，痰热郁肺，12 剂获效[1]。亦有应用新加黄龙汤加减治疗喘证获效者[2]。

支气管扩张有内外二因，外因多由风热入肺，肺热灼伤肺络；内因或由阴虚火旺，或由肝旺气逆，以致肺络损伤出血。不论内外因，气、血、热三者为导致出血的基本因素。寒下主要对里实热证之大便燥结，血热妄行之吐血、咯血、衄血者，用成方大小承气汤、大黄牡丹皮汤等；润下主要对老年体虚、久病津亏、热病伤津等津血不足引起的便秘者，选用麻子仁丸、五仁丸、济川煎等成方。下法运用恰当，在中医治疗疾病中起着非常重要的作用[3]。

常雯茜等[4]从肺与大肠相表里的基本理论出发，确立了泻下法在重症肺炎中应用的基本依据，重点提出了中药灌肠是该应用中的典型代表，是"从肠论治"重症肺炎中最主要的手段。重症肺炎证属阳明腑实证，此时患者以高热、便闭

［1］ 代渊，王飞．论下法在慢性阻塞性肺病的应用［J］.中医杂志，2011，52（S1）：55-56.

［2］ 苏晓茵.通下法治疗喘证体会［J］.实用中医药杂志，2011，27（12）：869.

［3］ 朱枫."下法"在支气管扩张咯血治疗中的运用［J］.中医研究，2009，22（6）：5-6.

［4］ 常雯茜，徐占兴.从"肺与大肠相表里"论泻下法在重症肺炎中的应用［J］.中国中医急症，2016，25（4）：647-649.

为主，急用承气汤类药物泻下通便可导邪热外出。主方为宣白承气汤加减；灌肠法作为泻下法的变裁新用，既取内服药物泻下之长，又避其峻猛之短，不仅使药物吸收直达病所，更避免了虚弱患者正气的损耗，对患者临床痊愈和预后的改善意义重大，在现代医疗中更具有普遍适用性和可行性。重症肺炎的灌肠时机和常用灌肠形式的选择应注意以下几点：①患者高热极期，此时首要是降温，可酌情使用冰盐水灌肠，中病即止，热退后则停用。②肠热腑实证比较明显者，中药保留灌肠治疗。中药灌肠的基本方：大黄 10 ~ 15g，芒硝 10 ~ 15g，姜厚朴 20 ~ 30g，枳实 20 ~ 30g。根据患者情况调整剂量。③一般通便清肠治疗：肥皂水灌肠。④可根据患者病情酌情予灌肠次数。一般为每日 1 ~ 2 次，连用 1 周左右。

### 6. 妇科疾病

谷红苹等[1]治疗某患者人工流产后，漏下不止。辨证为瘀阻胞中，血不归经。急投下瘀血汤加味。连服 3 剂，患者阴道流出黑色血块及白色膜状物，漏下即止。本证由瘀血所致，虽产后多虚，但瘀血不去，血不归经，则漏下不止。当机立断，及时攻下瘀血，收效立竿见影。

### 7. 儿科疾病

王敏[2]以清热解毒、通腑泄热治愈发热口糜烂患儿，并用下法治愈急性化脓性扁桃体炎、暑温、肺炎等患儿。认为在小儿急性热

［1］ 谷红苹，廖婷婷，郝星华，等.下法在妇科的应用初探［C］.全国第八次中医妇科学术研讨会论文汇编，2008.
［2］ 王敏.在辨证论治中重用下法治疗儿科疾病举隅［J］.四川中医，2010，28（2）：94-95.

病的过程中，"热"和"积"起着重要的作用，及时使用下法，不仅可去有形之腑实结热，还可去无形之邪热。只要运用及时得当，可使热从"下"而解，痰随"下"而化，积因"下"而消，气随"下"而降。

吴栋等[1]认为，下法以实热证为主要治疗对象，在儿科临床中应用较多，因小儿为"纯阳之体"，"阳盛"为其生理特点，且过食肥甘厚味，致胃肠积滞，脏腑功能失调等在临床上屡见不鲜，并举咳嗽、夜啼、厌食、低热、尿频验案说明，运用下法，临床上必以大便干结，伴烦急易怒、夜寐不安、蹬被翻滚为识证要点，且舌红、苔黄厚腻，脉弦尤以两关为甚，此皆为滞热之征。以上病例均用生石膏、焦山楂、焦神曲、焦大麦芽、制大黄，临证时常以此五味为首选，其用量当根据患儿体质、年龄、病程、舌脉而定，临证之时，不但认证要准，且药量宜大，方能取效。

### 8. 皮肤科疾病

赵一丁[2]治疗湿疹患者一例，患者周身起疹伴瘙痒1月余，夜不能寐，口干咽燥，大便秘结，多日未行，舌质红苔黄厚，脉实有力。证属素体阳盛，感受湿热毒邪，蕴蒸肌肤，日久化热，结聚中焦，内不得疏泄、外不得透达。治以通腑泻热、利湿止痒而愈。肺主皮毛，与大肠相表里，肺气宜于宣发，腑气贵于通降，二者在生理功能上相互联系，病理上

[1] 吴栋，吴义春.下法在儿科临证中的应用[J].上海中医药杂志，2011，45（7）：31-32.

[2] 赵一丁.经典与临床——《伤寒论》下法在皮肤科的应用[C].2012全国中西医结合皮肤性病学术会议论文汇编，2012.

相互影响，皮毛之疾在治疗上常常需顾及腑气的泄降。腑气得通，则肺气得宣，气机升降恢复正常，则皮毛之疾渐渐向愈。

### 9. 老年疾病

张晓文[1]认为，老年疾病多为本虚标实，虚实夹杂，可以适时恰当地应用通腑泻下法。①急性脑血管病：中医辨证均属本虚标实，本虚以肝肾亏虚为主，标实可表现为风、火、痰、瘀及腑实。急性脑血管病多在1周内出现大便秘结、腹胀、口苦、苔黄燥等（中脏腑者可在发病第2、3天出现），为腑气不通、邪热内蕴之故。因此，应适时予以通腑泻下，腑气通畅，热邪下泄。所以通腑泻下是阻断中风病机恶性循环的重要措施。现代研究证实，通腑泻下有助于降低颅压和脑水肿，从而保护脑细胞[2]。常用方剂为三化汤（酒大黄、厚朴、枳实、羌活），可加芒硝、瓜蒌。如神志障碍可加石菖蒲、郁金；血压高加羚羊角丝；喉中痰鸣加远志、天竺黄。②慢性心力衰竭：为各种心脏病发展的终末阶段，属中医学心悸、喘证、水肿等范畴，属本虚标实。本之法以补气温阳为主，治标之法当以活血化瘀、利水消肿为主。慢性心力衰竭患者，尤其是终末期患者，常有腹胀，纳呆，大便干结或大便虽不干结但排出困难等腑气不通的表现。因此，在以益气温阳、活血利水为主治疗的同时应适时恰当地给予通腑泻下治疗，使水肿消退、食欲改善。一般加杏仁、桃仁、枳实、当归4味。③糖尿病：属中医学消渴范畴，消渴日久，阴虚或因年老精血不足，六腑之气不利，肠道失于滋润，则出现大便干

[1] 张晓文.浅谈通腑泻下法在老年病中的应用体会［J］.河北中医，2013，35（1）：63-64.

[2] 王玉珊，金华，郑瑞峰.通腑泻热法治疗脑出血急性期44例临床观察［J］.河南中医，1998，18（6）：370-371.

结、腹胀不适。因此，如老年糖尿病患者伴便秘、腹胀，应适时给予通腑泻下治疗。增液承气汤具有滋阴清热、通腑泻下之功，如老年糖尿病患者表现为大便干结不甚但排出困难，伴乏力气短，治宜益气通腑，以黄芪汤（黄芪、陈皮、火麻仁、蜂蜜）加减，常加生白术50g。④冠状动脉粥样硬化性心脏病：属中医学胸痹范畴。病位在心，属本虚标实，心气亏虚为本。虽然气虚血瘀，痰浊痹阻是主要病机，但治疗时应酌情使用通腑药物以保持大便通畅。瓜蒌、杏仁、桃仁、当归、生白术常辨证用于老年冠状动脉粥样硬化性心脏病患者。⑤原发性高血压：属中医学头痛、眩晕范畴。病机根本是本虚标实。本虚早期主要表现为肝肾阴虚，后期阴阳两虚。标实可表现为肝经郁热、肝阳上亢、痰浊瘀血等。治疗当依据辨证补虚泻实。但不管实证、虚证，老年原发性高血压常合并便秘，特别是肝经郁热或肝阳上亢患者常合并大便秘结。因此，在原发性高血压辨证治疗时如伴见便秘：肝阳上亢或肝经郁热可加决明子、生白芍、大黄以平肝泻热通便；阴虚津枯可加用生地黄、当归、制何首乌；痰浊可用瓜蒌、杏仁；阳虚可重用肉苁蓉。

10.ICU危急重症

李欣[1]认为，在现代ICU危急重症患者的治疗中，可发挥不可替代的作用。

（1）急性脑血管病：ICU收治的急性脑血管病患者多为

---

[1] 李欣.中医"下法"在ICU常见病中的临床应用[J].中国临床研究，2015，28（12）：1662-1664.

重症，若只采用平肝息风、活血化瘀、滋阴潜阳等法恐病重药缓，下法可以通腑气，使邪有出路；下法可通降阳明胃热，引气血下行，可使在上之亢阳下潜；下法可下火热、瘀血及痰热积滞之邪，使邪不得上扰神明，助于醒神开窍；下法可急下存阴，防浊邪耗伤阴精，发生其他变证。现代研究表明，通过承气类泻下，能改善大脑组织血液灌注，改善大脑血液循环，营养神经，稀释血液，促进脑细胞恢复，同时清除内毒素，促进患者整体恢复。另有学者通过动物实验，认为泻下药可抑制血小板聚集，增加体内纤溶活性。

（2）重症急性胰腺炎：临床常见，也是 ICU 常见病。重症急性胰腺炎多由饮食不当致邪热积聚于胃肠，腑气不通，不通则痛，治疗应以通腑泄热为主。有学者认为下法能增加胃肠道运动；抑制全身炎症反应，保护各组织器官；改善腹腔毛细血管通透性和脏器血供，促进炎症吸收；减少内毒素吸收、防止肠道细菌移位等作用[1]。范杨轶[2]通过临床实验认为，传统胃肠减压存在诸多弊端，中药泻下法可替代胃肠减压，减轻患者痛苦。

（3）重症肺炎：临床常见病，通过通腑泄热，使体内的毒热邪气排出体外，阻断恶性循环，改善肺功能，改善微循环，促进新陈代谢。

（4）多器官功能障碍综合征（MODS）：MODS 患者中伴有胃肠功能障碍的比例相对较高。所以，解决好肠的问题，关系到 MODS

［1］ 夏庆，蒋俊明．通里攻下法治疗急性胰腺炎的机理研究［J］．中国普外基础与临床杂志，2001，8（2）：131-133.

［2］ 范杨轶．中药泻下法替代胃肠减压治疗重症急性胰腺炎疗效分析［J］．河北医药，2013，35（12）：1901-1902.

患者的预后。危北海[1]认为，中医通里攻下法可荡涤肠道，排出实邪积滞，改善肺、肠血流灌注，使呼吸功能、肠蠕动恢复，减少内毒素移位，减轻脏器损伤。陈德昌等[2]的临床研究表明，大黄对MODS有较好的治疗作用，其药理作用机制可能通过胃肠道机制实现。张翔炜等[3]研究发现，用具有通腑泻下作用的中药煎剂灌肠能降低肠道通透性、减少炎症介质的释放而改善患者胃肠功能障碍，促进危重症患者康复。应用大承气汤治疗MODS的临床研究结果显示：通里攻下法治疗MODS患者可能具有保护肠黏膜屏障、防止肠道内毒素及细菌移位、减轻全身炎症反应的作用，这些效应可能有助于改善患者的脏器功能[4]。

11. 其他疾病

下法在颈椎病、腰椎间盘突出症[5]等骨科疾病，癫狂[6]、

[1] 危北海.中医药与多脏器功能障碍综合征（MODS）[J].中国中医急症，2001，10（2）：61-63.

[2] 陈德昌，杨兴易，景炳文，等.大黄对多器官功能障碍综合征治疗作用的临床研究[J].中国中西医结合急救杂志，2002，9（1）：6-8.

[3] 张翔炜，张敏州，翁燕娜，等.通腑泻下法干预危重症患者胃肠功能障碍的临床研究[J].北京中医药大学学报，2011，34（10）：707-710.

[4] 曲亚楠."通里攻下法"治疗MODS的临床研究[D].大连：大连医科大学，2013.

[5] 徐阳平."下法"治疗腰椎间盘突出症的临床研究[J].中国骨伤，2005（3）：144-145.

[6] 陈润东.陈映山治疗癫狂证经验[J].吉林中医药，2011（8）：72-726.

精神分裂症[1]等精神科疾病的治疗中也取得了很好的疗效。还有医者报道采用下法治疗有机磷中毒[2]、毒蛇咬伤[3]等病证的案例，只要经过辨证符合下法病机，往往疗效卓著。

### （二）中医名家应用下法

#### 1. 姜良铎

姜良铎教授临床以善用通下法而著称，倡"通则不病，病则不通"的学术思想。他指出："治疗热病、急危重症和疑难杂病，凡有通下指征者皆可用通下法。用之得当，可缩短病程，力挽沉疴；用之不当，亦会贻害匪浅。"所以，临床应系统深入地了解和掌握通下法是十分必要的。通下法的功用有通下降气、通下排毒、通下退热、通下止痛、通下平喘、通下止利、通下止血、通下醒神八种，临证根据其内结的燥屎、痰瘀、浊滞等有形实邪的不同，可分为苦寒通下、导滞通下、增液通下、逐瘀通下、扶正通下5法，应用通下法要掌握如下要点：①邪盛正实，不可不下；②实中夹虚，不得过下；③结有他因，不可独下；④阴亏液燥，不可强下。通下法得效即止，切忌过量，以免耗伤正气。并举大承气汤化裁治愈头痛、调胃承气汤化裁治高尿酸血症、小承气汤化裁治胆汁反流性胃溃疡、增液承气汤化裁治低热、桃核承气汤合宣白承气汤化裁治慢性肺源性心脏

[1] 贾太莲，康玉敏. 催吐泻下法为主治疗精神分裂症63例分析 [J]. 实用神经疾病杂志，2005（4）：39-40.

[2] 方晓磊，王苏妹，吴疆. 温下法在急性有机磷中毒中的应用及其机理探讨 [J]. 中国中医急症，2013（7）：1129-1131.

[3] 容彩莲. 泻下法配合西药治疗毒蛇咬伤45例患者临床观察 [J]. 中医杂志，2009（S1）：182-183.

病、导赤承气汤加减治口疮淋证6个案例以示人以法[1]。

2. 刘铁军

刘铁军教授结合前人经验，在肝病诊治中有所发挥。总结出"急下以攻邪复正，缓下以排毒调气""日进新谷，日生新毒，燥屎得去，气血得复"的新认识，并认为"下法"不应拘泥于有可下之症方可下之，具有攻下腑实，祛邪外出，通脏腑之气，调节一身气机的功能。运用中医"下法"治疗肝病具有重要意义[2]。

3. 仝小林

仝小林教授中医临证数十年，提倡"有是症用是药""有故无殒亦无殒"，敢于运用下法，结合适当的将息法，在糖尿病的中医治疗方面取得了大的突破。其案一认为中满内热是糖尿病"脾瘅"阶段的核心病机。中满内热波及肠胃则致胃肠实热，中焦热结。内热腑实，最易伤阴，故应"急下存阴"，泄热通腑。酒军30g单包，嘱咐患者根据大便情况随时调整大黄用量，以使大便次数每日在3次以内。其案二，糖尿病中度浮肿患者，治水排毒泄浊主要途径有三：通大便、利小便和发汗。此案，运用大剂量茯苓120g（后增至240g）及大剂量黄芪60g健脾益气利水，主要使水从小便分利；酒大黄30g，通利大便，使部分潴留水液从大便分消。再诊时，水肿明显消退。而且，大便通利，减少了肠道的毒素吸收，减缓了电解质

[1] 魏文浩，解红霞，李耀辉.姜良铎教授应用通下法与承气汤类方经验［J］.环球中医药，2010，3（3）：218-220.

[2] 熊壮，刘扬扬，刘亚洲，等.刘铁军教授应用"下法"治疗肝病思想解析［J］.时珍国医国药，2017，28（3）：716-717.

紊乱产生的进程。患者大量蛋白尿明显下降亦值得关注[1]。

4. 谢靳

谢靳教授应用下法治疗妇科疾病。

（1）清热利湿、通腑泄毒治疗急性盆腔炎，方以大黄、枳实、芒硝等通腑排便，运用黄柏、蒲公英、忍冬藤等清热利湿。除口服药物外，谢教授常配合中药灌肠加强清热利湿，泻毒于外的治疗方法而取效。

（2）活血逐瘀，疏通气机治疗子宫内膜异位症。此法是针对瘀邪内阻导致，气机壅滞不畅，腑气不通之根本，促使体内瘀邪随大便外排。通过药物作用疏通气机，促进盆腔组织的血液循环及瘀血或炎症的吸收排泄[2]。

## 三、实验研究

### （一）动物实验

曾兆麟等[3]通过动物实验，发现大承气汤能够显著改善肺水肿，促进肺泡上皮细胞增生，改善肺泡通气/血流比值，对身体其他脏器存在保护作用。陈德昌等[4]的动物实验显示"通腑"可以刺激肺

---

［1］ 闫韶花，周强，郭允. 仝小林运用下法验案举隅［J］. 辽宁中医杂志，2013，40（11）：2358-2359.

［2］ 文晓红，项红英. 谢靳运用下法治疗妇科病经验［J］. 湖北中医杂志，2012，34（2）：29-30.

［3］ 曾兆麟，李玉梅. 从中医肺与大肠相表里理论探索难治性非典型性肺炎（SARS）治疗的新思路［J］. 上海中医药杂志，2003，37（5）：5.

［4］ 陈德昌，杨兴易，景炳文，等. 大黄对多器官功能障碍综合征治疗作用的临床研究［J］. 中国中西医结合急救杂志，2002，9（1）：6-8.

泡内巨噬细胞分泌，而巨噬细胞的吞噬作用和细胞内杀伤作用强大，从而达到提高肺脏的免疫力，防御保护机体的作用。

一项动物实验表明，活血清下法可以保护小肠缺血再灌注所致 MODS 大鼠小肠免疫屏障，活血化瘀法对通里攻下法具有增效作用[1]。

孙韶刚等[2]探讨中医下法对实验性脑出血大鼠神经凋亡细胞的保护作用。雄性 SD 大鼠随机分为对照组、脑出血组、大黄治疗组、番泻叶治疗组，采用自体血缓慢注射法制作大鼠急性脑出血（intracerebral hemorrhage，ICH）模型，观察大鼠神经症状评分和脑组织病理学改变，以及大黄、番泻叶对神经细胞凋亡影响。①脑出血组、大黄治疗组、番泻叶治疗组的神经症状评分较对照组大鼠显著增高（$P < 0.01$）；大黄治疗组、番泻叶治疗组较脑出血组显著降低（$P < 0.01$）；大黄治疗组较番泻叶治疗组显著降低（$P < 0.05$）。②病理观察结果显示：脑出血组、大黄治疗组、番泻叶治疗组脑组织均发生了不同程度的损伤，大黄治疗组、番泻叶治疗组与脑出血组比较，脑组织病理损伤减轻，正常神经元细胞数目显著增加。③大黄治疗组、番泻叶治疗组发生表达的 TUNEL 阳性细胞较脑出血组均显著减少（$P < 0.05$）。结论表明：中医下法对实验性脑出血损伤神经细胞凋亡具有神经保护作用。其可能的作用机理是通腑攻下法能够减低腹压，降低颅内压，

[1] 张楠.活血清下法对小肠缺血再灌注大鼠肠道免疫屏障的影响［D］.天津：天津医科大学，2006.
[2] 孙韶刚，高旭光，刘颖.下法对脑出血大鼠神经细胞凋亡的影响［J］.中医学报，2014，29（2）：226–227.

改善脑水肿，纠正脑细胞缺血缺氧，进而延缓由于脑出血造成的对心、脑、肾等靶器官的损害。

长春中医药大学刘铁军团队系统研究了下法对肝硬化模型大鼠的作用，用 50% 四氯化碳皮下注射诱导的肝硬化大鼠模型，发现毒消肝清丸（太子参、黄芪、莱菔子、大黄、香菇、板蓝根、当归）可改善肝硬化大鼠的一般状态，从而提高生活质量。可改善肝硬化大鼠肠道组织的病理形态学，进而保护肠黏膜的完整性。在一定程度上，可以抑制肠黏膜组织中 IL-6、IL-8 的表达，减轻炎症反应，调控肠黏膜的屏障功能[1]；毒消肝清丸可能抑制肝硬化大鼠 NO 的释放，降低血清 NO 的含量，起到保护肠黏膜的作用。毒消肝清丸通过干预肠黏膜屏障，降低 iNOS 的表达，抑制 NO 的产生，从而保护肠黏膜屏障[2]；毒消肝清丸具有改善肝硬化大鼠一般状态，维持肠黏膜组织形态结构完整性以及保护肝脏的作用。毒消肝清丸可能是通过上调 PI3K/Akt 信号通路，抑制肠黏膜细胞凋亡，保护肠黏膜屏障；毒消肝清丸可能是通过下调 NF-κB 信号通路，减轻肠道炎症损伤的作用，保护肠黏膜屏障；毒消肝清丸具有抗肠道组织细胞凋亡的作用，从而保护肠黏膜屏障。综合上述实验结果，依据中医下法创立的毒消肝清丸具有抗炎，抗凋亡作用，为解释其补气健脾、滋阴清热、泻毒导滞保护肝肠的作用，提供了理论与实验依据[3]。

---

［1］ 刘雪.基于中医"下法"毒消肝清丸对肝硬化大鼠肠道黏膜组织 IL-6、IL-8 表达的影响［D］.长春：长春中医药大学，2016.

［2］ 于杰.基于中医"下法"毒消肝清丸对肝硬化大鼠肠道黏膜组织 iNOS 表达及血清 NO 含量的影响［D］.长春：长春中医药大学，2016.

［3］ 熊壮.基于"下法"毒消肝清丸调控肝硬化大鼠肠黏膜 PI3K/Akt 信号通路的实验研究［D］.长春：长春中医药大学，2015.

通过 western blot 方法检测水通道蛋白 AQP-4 及 occludin 蛋白在肝硬化肝性脑病脑水肿脑组织中的表达情况，来探讨毒消肝清丸对实验大鼠肝硬化肝性脑病脑水肿的影响。Western Blot 结果进一步证明了在患有肝硬化肝性脑病时 occludin 蛋白表达和分布与血管内皮细胞的通透性改变密切相关，其下调时脑血管的通透性增加，肝性脑病时，脑血管通透性进一步加重，提示 occludin 的低表达可能是紧密连接（tight junctions，TJ）结构破坏的分子基础。从分子水平进一步证明毒消肝清丸通过清除氨等毒素，减轻对血脑屏障的损害，增加 occludin 蛋白的表达，减轻脑水肿，从而达到治疗肝性脑病的目的。同时 AQP-4 蛋白的 Western Blot 检测结果也间接证明，肝硬化肝性脑病时患者脑水肿的程度与 AQP-4 蛋白的表达密切相关，为肝硬化出现的脑水肿提供理论依据，从而为临床毒消肝清丸治疗肝硬化肝性脑病脑水肿治疗提供新的理论依据和途径。可见毒消肝清丸从补气健脾、滋阴清热、泻毒导滞入手，不仅能达到清肠毒、通宿便、减少肠道内毒素吸收的效果，而且还可起到降低肝损害、减轻脑水肿的功能，以达到防治肝性脑病的目的[1, 2, 3]。

[1] 井传强.毒清肝清丸对肝硬化大鼠肠道组织 bax/bcl-2 蛋白表达的影响 [D].长春：长春中医药大学，2015.

[2] 何一诺.毒消肝清丸对肝硬化大鼠血清 TNF-α、IL-6 表达的影响 [D].长春：长春中医药大学，2015.

[3] 宋佰玉，刘铁军.基于"下法"毒消肝清丸对肝硬化肝性脑病大鼠脑组织 occludin 及 AQP-4 蛋白表达的影响 [J].世界最新医学信息文摘，2017，17（8）：114-115.

### （二）临床试验

观察中医下法对急性脑出血血肿、脑水肿及神经功能的影响。方法选择急性脑出血发病第 1 天病例 133 例，随机分为大黄治疗组（45 例）、番泻叶治疗组（45 例）和对照组（43 例），观察血肿体积、血肿周围水肿体积及临床疗效。结果治疗组神经功能缺损评分减少、血肿吸收及脑水肿消退均显著优于对照组，治疗组临床显效率均显著高于对照组，差异具有统计学意义。中医下法早期应用于急性脑出血的治疗有利于血肿的吸收及脑水肿的减轻，能够改善脑出血患者预后[1]。

## 第四节　和法研究

和法，八法之一，一名"和解法"。是针对外感病，邪既不在表，又不在里，而在于半表半里之间，不能使用汗、下等法时，用以和解的治法[2]。其应用广泛，下面予以分析总结。

## 一、理论研究

张立平[3]深入考察了"和法"的思想基础、"和法"的历史演

［1］　孙韶刚 . 下法对急性脑出血血肿吸收及神经功能的影响［J］. 中国中医药现代远程教育，2013，11（11）：17-19.

［2］　李经纬，余瀛鳌，蔡景峰，等 . 中医大辞典［M］. 北京：人民卫生出版社，2005.

［3］　张立平 . 中医"和法"的概念与范畴研究［D］. 北京：中国中医科学院，2012.

变、古今医家临床实践的基础上，重点展开对"和法"的概念与范畴、基本原理、代表方证、应用案例的理论分析与研究。从"和法"的学术渊源、"和法"的继承与发展、"和法"的基本原理、"和法"概念的定义、"和法"的临床应用五方面对和法进行了系统总结。

1. "和法"渊源

"和法"与中国传统文化、《黄帝内经》及《伤寒论》中"和"的思想有着密切的渊源关系。中国传统文化之"和"是"和合"之和，亦是"中和"之和。"和合"与"中和"的思想，是中国传统文化的核心观念，也是中医临床治疗的目标指向，是"和法"重要的思想基础。《内经》关于"阴平阳秘""致和平"与"以平为期"等基本认识，为"和法"理论与实践发展，奠定了重要的思想基础。《伤寒论》认为健康在于"和"，疾病起于"失和"；重视人体"阴阳自和"的机能；论治本于"和"，十分重视"和解"与"调和"的方法，创制了小柴胡汤、桂枝汤、半夏泻心汤、四逆散等等，成为"和法"的代表方剂。

叶庆莲[1]对《内经》含有"和"的原文内容粗略归纳，其含义主要体现在两个方面：一是和调、和谐，指阴阳气血脏腑经络的功能平衡协调。如《灵枢·本脏》所云"血和""卫气和"等，可见"和"反映出生命活动的最佳状态。二是协调、自和，指使人体阴阳表里、气血营卫、脏腑经络

---

[1] 叶庆莲.《内经》和法的含义及其分类初探［J］.中国中医基础医学杂志，2008，14（8）：573-575.

功能趋于平衡的调和阴阳法。《素问·宝命全形论》载："人生有形，不离阴阳。"认为组成人体脏腑经络及形体组织结构的内外表里之间，无不包含着阴阳的对立统一，因而《内经》所阐释之和法，是既有最高层次属治疗原则的调和阴阳法，又有包括调和脏腑、经脉、气血、营卫、津液、情志、饮食五味等具体的和法。由此看来，从广义方面理解《内经》的和法更为确切。《内经》和法的确立，以自和为基础，以调和为法度，协调机体之阴阳表里、脏腑经脉、营卫气血、寒热虚实、饮食情志，使人体机能恢复阴阳动态平衡之状态。综合《内经》具体的和法，主要表现有以下 7 个方面：调和经络，调和脏腑，调和营卫，调和气血，调和津液，调和神志，调和五味。

2. "和法"的继承与发展

金代成无己在《伤寒明理论》中，明确地将小柴胡汤和解少阳半表半里法称为"和解"，在"和法"的学术史上影响颇为深远。"和法"狭义概念由之而出。明清时期，随着对"和法"的理论认识与临床实践的深化与拓展"和法"概念也逐渐趋于广义及泛化。其中具有代表性的，如戴天章、何廉臣，从双方并治以及小方、缓方调理遗复症的角度，归纳并扩展了"和法"的范畴；程钟龄将"和法"作为临床主要治法之一，列入中医治疗理论的框架，确立了"和法"在八法中重要地位。当代对"和法"认识上的多元化现状，反映出"和法"理论建构方面的问题。代表性观点有狭义、广义、泛义三类不同的观点。本文认为，狭义概念不能展现"和法"的全貌，泛化的概念使"和法"失去了作为治法独立存在的意义。只有立足于广义，明确"和法"的作用机理，界定"和法"的内涵和外延，挖掘其作为中医治疗大法的特点和法度，才更具有理论和实践意义[1]。

张景岳在传统哲学思想指导下和中医经典理论的基础上，对"和法"的概念、适应范围、应用原则和具体方剂进行了阐述。他提出的"和其不和"的立法原则体现了中医整体治疗观念。通过"和阵"的方剂分析可以看出，与成无己提出的"和解少阳"法不同，张景岳运用"和法"具有针对病邪以痰饮水湿为主、重视调气、重视脾胃的特点，大致包括和化痰饮、调和脾胃或肝脾、和气止痛三个方面。其论述对于"和法"范围的拓展具有决定性的作用，对于后世运用"和法"治疗内科杂病也有着深远的影响[2]。

清代医家周学海在其代表作《读医随笔》中对"和法"进行了较全面的论述，并结合其丰富的临床经验作了精妙的发挥，对今天的临床研究颇有借鉴价值。并将其分述为和解法、调和法、缓和法三类[3]。

3."和法"的基本原理

（1）"枢机"主枢转气机：是沟通阴阳气血、表里上下的枢纽，以气的升降出入为用。尤以少阴少阳开阖之枢、脾胃升降之枢为要。枢机规律运转，是气升降出入有序运行的关键。

［1］ 张立平.中医"和法"的概念与范畴研究［D］.北京：中国中医科学院，2012.

［2］ 张苇航，何新慧.景岳"和法"探析［J］.上海中医药杂志，2007（3）：52-54.

［3］ 秦静静.《读医随笔》"和"法探微［A］.中华医学会医史学分会第十三届一次学术年会论文集［C］.中华医学会，2011.

（2）"和法"的作用机制："和法"重在健运枢机。健运枢机，调和升降出入，是"和法"的理论内核和基本原理；"和法"立足调和关系。枢机一有不利，则破坏阴阳气血、表里上下的和谐关系，往往表现为少阳表里失和、太阳营卫不和、肝胆脾胃脏腑气机失和、心肾水火升降失和、气血失和、寒热不调等。其治势必把握枢机，协调失和之双方。

4. "和法"概念的定义

（1）"和法"的内涵："和法"是通过健运人体枢机、调和病机关系，针对表里上下失和、阴阳气血营卫失和、脏腑气机失和、寒热互结或寒热格拒等病机矛盾的一类治法。和法重在"和解"与"调和"。许波良[1]在多年的临床工作中发现有很多疾病邪正交争之时，邪无法祛，正不能补，邪正交争不下，正日益受损。面对这种情况，使用和法，此时和邪正可求平安。认为和法的定义应为：用疏通调和的物，解除少阳（半表半里）病邪或调和脏腑之间、气血之间或邪正之间的关系，使机体脏腑关系协调，气血流畅，阴阳平衡的一种治疗方法。方和谦教授对"和解法"之应用极为重视，提出"和为扶正，解为散邪"的精辟见解。扶正，即为调理脏腑功能之正气；散邪，实际是针对外来寒热之邪和失调之气机而言，这一观点是方和谦教授对"和解法"的深入认识及创新，反映了方和谦教授重视扶正培本的治疗原则以及气机升降出入在病机变化中重要地位的学术思想[2]。

---

[1] 许波良.和法发挥[J].中国中医基础医学杂志，2008，14（3）：165.

[2] 权红，李文泉，高剑虹，等.方和谦教授"和法"临床应用数据的挖掘研究[J].中国中医药科技，2009，16（6）：470-471.

（2）"和法"的外延及分类："和法"包括"和解法"与"调和法"。和解法包括：和解少阳法、开达膜原法、调和营卫法；调和法包括：调和脏腑法、调和气血法、平调寒热法。揭示了中医"和法"的临床应用规律与法则。研究认为，"和法"的临床应用，主要针对枢机不利，通过综合调整、协同并治，恢复气机的和谐有序运行，进而达到调整人体各种失衡关系的目的。"和法"在临床运用中，须注意与其他治法的合理区分与合并使用。

李笑宇[1, 2]全面收集了与"和法"有关的先秦诸子著述以及历代中医著作，进行分析、归纳。将"和法"分为广义和狭义两部分。广义的"和法"内涵指将机体调整到"和"的状态的各种方法，外延为中医的一切治法。狭义的"和法"内涵指治疗重点在于肝脾、少阳，以小柴胡汤治法为代表的一种治法。其外延为和解少阳、调和肝脾、调理肠胃、截疟四类方剂。并根据外延明确了广义和法与狭义和法的临床应用范围。并根据外延明确了广义和法与狭义和法的临床应用范围。

田永衍等[3]对张仲景之后历代医家对和法的认识进行了归纳，认为从金代成无己始，关于外感热病"和"法的探讨

［1］ 李笑宇.中医"和法"的理论研究［D］.昆明：云南中医学院，2012.

［2］ 李笑宇，王志红.中医"和法"的研究进展［J］.中华中医药学刊，2011，29（11）：2497-2500.

［3］ 田永衍，王庆其，凌鹏.张仲景之后医家对"和"法的发展［J］.中医杂志，2013，54（19）：1630-1632.

主要沿着"半表半里"的道路前行，代表性的医家及理论有四：其一即成无己之"和解少阳"法，其二为吴又可的"疏利开达"法，其三为叶天士的"分消走泄"法，其四为俞根初之"和解三焦"法。内伤杂病"和"法则张景岳倡其始，汪昂、程钟龄踵其后。此外，唐容川在血证治疗中善用"和"法，亦可看作是内伤杂病"和"法之重要发展。

孙云松[1]认为和法包括"和少阳法"及"和厥阴法"，其实质是针对枢机为病而设的一种治法，故在临床上不能不辨病机随意运用。和解剂的代表方剂有和少阳之小柴胡汤、和厥阴之乌梅丸、和少阳厥阴之四逆散，此三方枢机病位特殊，用药多寒热并用、攻补兼施，但寒热并用或攻补兼施并不等于"和法"。"和法"的临床应用一定要符合枢机为病的病机特点，和而有据，勿使之过泛，以免贻误病情。

刘俊杰[2]认为历代医家对"和法"的认识颇有分歧，究其原因，在于解析"和法"所运用的方法论不一致。运用科学的辩证法对中医"和法"从抽象的治则、具体的治法及疗效这3个层面分别从广义及狭义角度进行分析论证，发现"和法"在不同的层面及角度各有其特殊的内涵。同时，"和法"之争也应辩证看待，不可在不顾层面或无前提的情况下将"和法"限定为某一具体方法。运用辩证法指导中医基础理论，或可为现代临床提供新思路及新方法。

[1] 孙云松，袁学梅，于俊生.从"枢"病探析"和法"[J].中医学报，2017，32（5）：774-777.
[2] 刘俊杰，肖长江，李姿蓉，等.运用辩证法解析争议中的"和法"[J].北京中医药大学学报，2016，39（6）：449-451.

秦静静等[1]认为作为临床具体治法的"和"主要包括和解法、调和法、缓和法三部分。张景岳所理解的"和"主要是调和与缓和，所创制的左归、右归等代表方剂，无不体现了以平为期的"中和"思想。张景岳之"和阵"与成无己之"和解"相去甚远，而后世医家取二人之所长，将其合为一体，冠之以"和法"之名，在历版中医方剂学教材中和解剂的收录，既包括和解少阳，又包括调和寒热，调和肝脾等方剂，全面地体现了中医和法之内容。

秦静静等[2]从思维、方法两个层面对中医"和"理论进行系统梳理，将泛化的"和"思想与具体的"和"方法分而论述，并最终归纳和法为和解法、调和法、缓和法3个层次，以使其义明晰。①和解法即狭义之和法，伤寒少阳证，邪在半表半里，小柴胡汤为和解表里之剂也，代表方剂还有达原饮以开达膜原之邪，蒿芩清胆汤，兼顾清泄少阳和化痰祛湿两方面。②调和法（广义和法），"和方之制，和其不和者也"，杂糅诸法，各抒其长，使机体恢复至协调状态，此即调和法。表里双解，适应于表里同病，运用解表药与治里之品组合成方，临床常用的代表方剂有大柴胡汤、大小青龙汤、防风通圣散、葛根芩连汤、疏凿饮子等。调气和血，适应于气血同病，临床常用的代表方剂主要有归脾汤、当归补血汤、补阳还五汤、血府逐瘀汤等。调和脏腑，适应于脏腑兼病，

［1］秦静静，陈丽云．由小柴胡汤辨成无己张景岳"和法"之不同［J］．时珍国医国药，2014，25（12）：2984-2985.

［2］秦静静，陈丽云．中医"和"思维与"和"方法探讨［J］．中华中医药学刊，2011，29（1）：129-131.

代表方剂有交通心肾之黄连阿胶汤、交泰丸，调和肝脾之四逆散、逍遥散，健脾温肾之苓桂术甘汤，调和肝胃之左金丸等。寒热并用，适应于寒热不调或错杂，代表方为医圣张仲景创立的以半夏泻心汤为首的诸泻心汤方。攻补兼施，适应于虚实错杂，任应秋指出："凡病邪并不盛，而正气却不强时，最宜用和解之法。"如黄龙汤、增液承气汤均能泻热通便兼以扶正。协调阴阳，适应于阴阳失调，如景岳在"阴中求阳，阳中求阴"的指导思想下创制了左归丸、右归丸。综之，广义的和法实质上是多种治法的组合运用，目的在于使表里寒热虚实的复杂证候，脏腑阴阳气血的偏盛偏衰，归于平复。③缓和法，即相对和法，"缓治微调"是和法的另一层重要意义，它是相对于猛攻峻补、大寒大热之剂而言，如清代周学海所言："和解者，合汗下之法而缓用也。"蒲辅周也认为："和解之法，具有缓和疏解之意"。这一含义虽不是具体的八法之一，只是一个相对的概念，但它对于全面地理解中医和理论具有十分重要的意义。

张晓雷等[1]认为历代医家大多将和法分为广义和法与狭义和法，但是对于广义和法与狭义和法的范畴并不统一。和法的应用涉及临床各科，但主要是以慢性病为主，对于和法的认识主要是调和营卫、和解少阳，调和相对病位、相反病性的复杂病证，用药和缓轻缓、慎用峻烈药，多方（治法）合用或以治疗复杂病证。生病的本质是阴阳不和，治疗疾病在于调其不和，以和为治疗目的。

[1] 张晓雷，王玉光，沙茵茵，等.近现代医家对和法的认识及临床应用[J].环球中医药，2016，9（11）：1427-1432.

## 二、临床研究

严世芸教授认为，广义上的和法对现代社会中常见的慢性复杂性疾病具有较大的临床应用价值，但在实践中要求医者能从错综复杂的病机中分清表里、寒热、阴阳等的主次轻重，加以综合考虑和兼顾，灵活变通，之后再确立治法、诸法并施，具体可采取寒热并用、攻补兼施、五脏同调、气血同治等多种治法，方能适应复杂病变的需要，同时也体现了中医以"和"为贵的思想精髓[1]。和法在临床有着广泛的应用，不仅用于呼吸系统，还用于消化系统、循环系统、内分泌系统、泌尿系统、肿瘤及皮肤病等。

### （一）呼吸系统疾病

袁琛等[2]从和法的内涵、和法在哮喘治疗中的重要性、和法在哮喘治疗中的应用三方面说明了和法符合中医"勿伐天和"的思想内涵，是对中医理论良好的诠释和体现。同时，哮喘有着虚实错杂、寒温失调等复杂的病机，因此，和法治疗哮喘有较为实用的临床价值。

尉海霞等[3]认为肺属上焦，具有清虚娇嫩的特点，易见寒热错杂、本虚标实、表里同病、气机逆乱之证，和法在肺

[1] 窦丹波，沈琳，徐燕，等.严世芸教授运用和法论治杂病经验[J].上海中医药大学学报，2012，26（1）：53-55.

[2] 袁琛，刘贵颖，张慧琪.探析和法在哮喘治疗中的应用[J].四川中医，2013，31（3）：39-40.

[3] 尉海霞，袁伟智，张兴彩.浅析"和法"在肺系疾病中的应用[J].中医药通报，2017，16（1）：30-31+48.

系疾病中的应用主要在于寒热并用、补泻兼施、表里同治、平其亢逆。

许洁等[1]总结了王晞星教授应用和法治疗肺癌的多年临床经验。王老师认为，肺癌发病，诸般不和，本虚标实是其病机关键。治疗上主张以脏腑和谐为本，采取补泻兼施、调和阴阳、调和寒热等和解之法，达到内环境平衡，发挥抗肿瘤作用。肺癌的治疗应遵循发病之初痰热互结，当调寒热散毒结以解其"标实"；围放化疗期阴虚肺热，当滋肺阴以助本，祛痰热以逐标；疾病末期当调和多脏以补其"本虚"的治疗原则。

陈华等[2]将俞景茂运用"和解少阳法"治疗小儿呼吸系统疾病的临床经验，按照反复呼吸道感染、感冒、哮喘、急性扁桃体炎、过敏性咳嗽进行总结。并认为能及时抓住小儿"易寒易热、易虚易实"的病理特点和寒热虚实错综的病情征象，采取寒热并用、消补兼施、表里同治的方法，以达到祛寒而不生热，清热而不生寒，补而不碍邪，消而不伤正的目的，能有效缩短病程、减少复发，从而提高小儿呼吸系统疾病的治疗效果。

虞坚尔教授崇尚和法，运用和法论治多种儿科疾病屡获佳效，其和法的3个学术新观点为：①和解法和调阳气，达少火平衡状态；②少阳枢机调节阳气开阖，枢机不利是小儿易寒易热的主要病

[1] 许洁，高宇，王晞星.王晞星运用和法治疗肺癌经验［J］.山东中医杂志，2017，36（7）：591-593.

[2] 陈华，李岚.俞景茂和解少阳法治疗小儿呼吸系统疾病的经验［J］.浙江中医杂志，2010，45（12）：868-869.

机；③腠理不固、少阳枢机不利是小儿外感疾病主要的病理特点[1]。

### （二）消化系统疾病

孙云廷等[2]认为中医以和为本，注重机体阴阳调和。中医"和"的思想理论的形成对脾胃病临床处方用药有重要的现实意义。结合个人的临床体会，对中医"和"的思想理论体系的形成演变进行了归纳，并对和法和"和"的思想理论在脾胃病临床中的应用进行了阐述。认为和法不仅仅局限于和解少阳，还包括其他和解调和之法和多种调和之法有机配合使用。"和"的思想理论体系对中医临床的意义不仅仅局限于和的方法，更多的是理论思想的指导和遣药组方的思路。韩维斌[3]认为脾胃系统疾病病理因素主要是"脾虚、湿阻、气滞"，病机主要是"脾胃不和、肝胃不和、肝脾不和以及胆胃不和"四个方面，疾病特点多为升降失调、寒热互见、虚实夹杂。和法在治疗脾胃系统疾病时能起到调和肝脾、寒热平调、正邪兼顾、升降并枢的独特作用，运用和法治疗脾胃系统疾病有临床广泛性和实际意义。

［1］周静冬，虞坚尔.虞坚尔和法学术新观点阐释［J］.中华中医药杂志，2015，30（11）：3943-3945.

［2］孙云廷，王淑玲，包烨华，等.中医"和"的诊疗思想及其在脾胃病中的临床意义［J］.中华中医药学刊，2013，31（10）：2188-2190.

［3］韩维斌."和法"在脾胃病中的临床应用［J］.现代中医药，2017，37（2）：62-64.

戴彦成等[1]从遣方用药从"和"立法与"志意和""寒温和""天人和"防治溃疡性结肠炎（UC）两个部分进行了论述，认为深刻理解"和"的思想，把握"和法"的内涵，对防治 UC 有着重要的指导意义，值得深入研究。

刘萌[2]认为中医和法主要通过中医药方剂的治疗调节人体机能平衡，达到祛病除邪的功效，被广泛应用于消化内科常见病的治疗和护理。并阐述了中医和法的治疗护理理论，以及其应用于消化科常见疾病的诊疗方法。

全广远等[3]总结许二平教授应用和法治疗脾胃病的经验，认为"和法"不仅仅局限于和，还包括传统意义上的通、温、下、补等法，在临床中应辨证施治，灵活运用，不能拘泥于狭义治法。

梅雨玫等[4]总结徐景藩治疗胃食管反流经验，认为本病病位在食管，与脾胃密切相关，涉及肝肺。"不和"乃本病病机关键之一。既然"失和"，就当"和"之。并从身心相和，治神为先；脾胃相和，治本为首；生克相和，事半功倍；宣润升降，随症变法四方面论述。

龙祖宏教授善用"和法"治疗复杂性、难治性脾胃疾病，疗

［1］戴彦成，张亚利，张仁岭，等.基于传统文化"和"的思想防治溃疡性结肠炎理论与实践的探讨［J］.中华中医药学刊，2015，33（11）：2611-2613.

［2］刘萌.浅析中医和法在消化内科中的应用［J］.世界最新医学信息文摘，2017，17（62）：98.

［3］全广远，许二平.许二平教授运用"和法"治疗脾胃病经验［J］.内蒙古中医药，2017，36（9）：50-51.

［4］梅雨玫，陆为民.徐景藩教授运用和法治疗胃食管反流病经验介绍［J］.新中医，2012，44（3）：144-145.

效显著，强调辨病与辨证相结合，认为"调和升降，以平为安"为治疗脾胃病的基本原则。龙教授认为非糜烂性反流病（NERD）病位主要在胃脾与肝胆，病机虚与实、寒与热、升与降、燥与湿失衡为患，多重病机混杂，互相干扰。诊治NERD 患者，常以疏肝和胃法为基础，兼调寒热，恢复升降，清湿润燥、抑肝扶脾为辅助，多法合治，充分体现了中医学"和法"治疗的宗旨和特色[1]。

刘云霞等[2]将 106 例肝胃郁热型慢性萎缩性胃炎随机分两组，治疗组 60 例，选用徐珊教授经验清和法（青蒿梗 10g、炒黄芩 10g、郁金 15g、制半夏 9g、炒竹茹 10g、浙贝母 15g、香茶菜 15g）中药治疗，对照组 46 例，服用胃复春，观察临床症状和胃镜病理的疗效。结果显示治疗组中医证候疗效优于对照组（$P < 0.01$），证明清和法是治疗慢性萎缩性胃炎的有效方法，值得临床推广应用。

孟令刚等[3]针对 2015 年 10 月到 2016 年 12 月收治的 200 例消化内科患者进行实验研究，随机分为对照组和观察组两个组别，各有患者 100 例，对照组患者在临床治疗过程中采用西医方法进行处理，而观察组则借助于中医"和法"（半夏泻心汤加减）进行临床处理。最终对比两组患者的治疗有效

［1］ 杜义斌，龙祖宏 . 龙祖宏以和法诊治非糜烂性反流病经验介绍［J］. 新中医，2016，48（10）：177-179.

［2］ 刘云霞，邓建平，朱飞叶，等 . 清和法治疗慢性萎缩性胃炎临床研究［J］. 中华中医药学刊，2014，32（1）：96-99.

［3］ 孟令刚 . 中医"和法"在消化内科常见病中的临床应用［J］. 世界最新医学信息文摘，2017，17（23）：97.

率，分析其差异性。发现无论是何种消化内科常见病，观察组患者的治疗有效率均明显高于对照组患者，差异显著。

徐冬[1]将2014—2015年收治的消化内科患者共计200例作为临床研究资料，将患者随机分为两组：实验组与对照组，每组各有100例患者，对照组患者应用常规的西医疗法进行治疗，实验组患者应用中医"和法"进行治疗，比较两组的治疗总有效率。发现两组患者在胃炎、反流性食管炎、功能性肠胃炎、肝硬化的总有效率进行比较，有显著的统计学意义（$P < 0.05$），实验组患者的治疗总有效率显著高于对照组。说明在消化内科疾病中应用中医"和法"进行治疗，取得了较好的治疗效果，值得在临床上推广应用。

盛国光在治疗慢性乙型肝炎疾病思想中，以小柴胡汤和解少阳为本，是为狭义和法，结合慢乙肝毒痰瘀虚四大证候要素，掌握患者不同病变状态"观其脉证，知犯何逆，随证治之"，配伍用药以解毒、化痰、祛瘀、补虚，四法联用是为广义和法，最终达到使机体"和"的治疗目的，是为中医"和"的理念。将和法与毒痰瘀虚理论并用辨治慢乙肝，体现了盛国光和法的学术思想由狭义向广义转化的思路和方法，万变皆以"和"为宗[2]。

（三）肿瘤

李佩文[3]认为乳腺癌多为肝气郁结、冲任失调所致，治法多样。

［1］ 徐冬.中医"和法"治疗消化内科常见疾病的临床实践与应用研究［J］.世界最新医学信息文摘，2016，16（86）：236.

［2］ 鄢灯莹，郭明星，杨妮，等.盛国光教授"和法"论治慢性乙型肝炎经验撷菁［J］.中西医结合肝病杂志，2019，29（4）：351-353.

［3］ 李佩文.和法在乳腺癌治疗中的应用［J］.北京中医药，2017，36（1）：38-40.

少阳证者，需用药和解少阳；对于放化疗引起的消化系统反应，需要调和肝脾及胃肠；中晚期患者，则需提高生活质量，减轻放化疗引起的毒性，扶正与祛邪并重等，但均不离和法。多用体现和法相恶的角药、对药，如寒热、润燥、升降、补泻，相互制约，防止亢奋以及偏颇。也可应用甘草、桂枝、木瓜、玫瑰花、蜂蜜等具有调和功效的单味药。需要注意的是，邪在少阳者才用小柴胡汤；扶正与祛邪相伍，祛邪是手段，扶正是基础；和解之剂虽强调少阳为主症，但不必悉具，用药应重平和。

谭晓云等[1]运用中医广义和法思维组方，对 68 例中晚期肿瘤患者进行治疗，并观察患者癌灶稳定率、体重变化、血象变化、生存时间及生活质量等各项指标。观察中医和法治疗中晚期肿瘤，发现经治疗后，患者病灶稳定率达 73.8%，KPS 改善率 70.58%，症状改善率 82.35%，体重上升率 77.94%，生存时间大于 24 个月者占 46.7%，化疗胃肠反应减轻，外周血 HGB、WBC、PLT 与治疗前明显上升。说明中医和法在中晚期肿瘤患者带瘤生存，延长生存时间，提高生活质量上有较好的疗效。

李宜放等[2]认为，中医理论体系根植于传统的中华文化，基本特点浓缩为两个字就是"和谐"。广义的中医"和法"既是治法，也是目的和结果。肿瘤病机复杂，唯有"和法"调

[1] 谭晓云，李航森.和法治疗中晚期肿瘤的临床研究 [J].湖北中医杂志，2016，38（10）：4-6.

[2] 李宜放，王晞星，刘丽坤.中医"和法"论治肿瘤的思考 [J].光明中医，2015，30（9）：1839-1841.

治，才能够以人为本、标本兼顾，病证合参、内外同治，中西合璧、彰显优势。常见肿瘤以"和法"论治，灵活运用"和法"方药，可以取得良好的疗效。

### （四）循环系统疾病

董淑君等[1]认为冠心病证候要素较多，常夹杂为病，所以单一治法治疗，不能完全切合病证，而运用"和法"可解决这一问题。以和解少阳和分消走泄为切入点，探讨"和法"在冠心病治疗中的运用。和法可用于治疗冠心病多要素相兼的复杂证候，但偏于祛邪，临证还应结合其他治法。

刘舜禹[2]等认为，慢性心力衰竭患者多虚实夹杂，气血不和。立足"和法"治疗本病，应从调和气血、调和表里、调和补泻、调和肝脾、调和阴阳、以求平和等出发。和法的应用虽然广泛，但应和而有据，勿使之过泛，以免贻误病机。同时也应做到与时俱进，不可认为墨守原方才为循法而治。

刘俊杰等[3]从双心疾病的诊疗进展、中医学对"双心疾病"的认识、中医辨证治疗双心疾病和非药物治疗双心疾病四方面进行论述，认为以"和法"为基本大法探讨中医治疗双心疾病思路，可为当前双心疾病诊疗提供参考。

---

[1] 董淑君，张明雪."和法"在冠心病治疗中的应用［J］.辽宁中医药大学学报，2013，15（7）：87.

[2] 刘舜禹，王振涛.浅议"和法"治疗慢性心力衰竭［J］.中医学报，2017，32（9）：1658-1661.

[3] 刘俊杰，肖长江，李姿蓉，等.基于"和法"探讨中医治疗"双心"疾病思路［J］.辽宁中医杂志，2016，43（11）：2295-2297.

（五）内分泌系统疾病

李萍等[1]通过对高脂血症的危害、病因病机及治疗现状的梳理研究，认为中医"和法"思维治疗难治性高脂血症疗效卓著的机理可能是小柴胡汤通过恢复人体自我调控能力，使人体内基因传导通路恢复正常，致使人体重新恢复"和"的状态。因此为临床治疗难治性高脂血症提供了新思路、新方法。糖尿病性周围神经病变是糖尿病的常见并发症，在临床上其治疗主以祛风散寒、通络止痛为法，虽多可使症状缓解，但部分患者仍然难以取得满意效果。崔文澜等[2]阅读《伤寒杂病论》中关于柴胡桂枝汤及黄芪桂枝五物汤方证的相关论述，发现二者均运用和法，扶正达邪，均可用于治疗关节疼痛或麻木不仁之证，与糖尿病性周围神经病变的病机特点及临床表现极其相似，于临证之中，亦有可相参之处。故此提出基于和法辨治糖尿病性周围神经病变，以和为主，以缓济急，以巧取胜，在其治疗大法的基础上，把握虚实，审证求因，辨证论治，多有效验。

（六）泌尿系统疾病

毕礼明等[3]总结了和法治疗慢性肾衰经验。少阳枢机不利当予柴胡剂；营卫气血不和可用桂枝汤；寒热错杂成痞须

[1] 李萍，原昌军，孙一卿."和法"治疗难治性高脂血症的机理探讨[J].现代中医药，2019，39（3）：76-78.

[2] 崔文澜，郝征.基于和法辨治糖尿病性周围神经病变[J].光明中医，2018，33（14）：2022-2024.

[3] 毕礼明，陈英兰，奉典旭."和法"治疗慢性肾衰竭探讨[J].中国中西医结合肾病杂志，2016，17（9）：834-835.

使泻心方；中焦失于和降当服温胆汤；气机升降失调宜遣升降散。

王翠菡等[1]将黄文政教授治疗慢性肾病的经验进行了总结，即运用疏利三焦、和解少阳之法治疗 IgA 肾病、系膜增生性肾炎、泌尿系感染；运用升降兼顾、调和脾胃之法治疗慢性肾功能不全；以藏泄并用、和调肾脏之法治疗慢性肾衰竭、痛风性肾病。

### （七）血液病

李达等[2]介绍中医"和法"方药在血液病中的运用经验，并以骨髓移植相关并发症、血小板减少性紫癜、血液肿瘤等具体病例探讨其应用方药及治疗经验。①依中医理论对造血干细胞移植的诠释，结合临床证候，自拟调和肝脾方予以介入造血干细胞移植过程施治，以期提高疗效。调和肝脾方以小柴胡汤为主化裁而成。②自拟的怡癜饮系调肝扶脾之"和法"，针对血小板减少性紫癜患者激素依赖、病久难治，治疗重在调肝，予以疏肝、清肝、柔肝、益肝等法，辅以扶脾施治。方中柴胡、黄芩疏肝清热，商陆清肝凉血，白芍柔肝调血，半夏调和肝胃（脾），黄芪健脾益气，甘草调和诸药。全方具有和解疏肝、清肝凉血、健脾益气等功效。③对于血液肿瘤，在临证中施以益气养阴、解毒抗癌，益肾活血与健脾涤痰等基础上，辅以和解之柴胡类方药，诸如柴胡、黄芩、半夏、青蒿等药味，获得较好效果，以期正邪平和，不致疾病进展。

---

［1］ 王翠菡，武玉琳，王耀光.黄文政教授运用"和法"治疗慢性肾脏病［J］.吉林中医药，2016，36（1）：23-27.

［2］ 李达，陈瑶."和法"方药辨治血液病经验［J］.中医杂志,2012,53（15）：1329-1330.

### （八）过敏性疾病

仝小林等[1]以荨麻疹、过敏性鼻炎、支气管哮喘、过敏性肠炎为例，说明了过敏性疾病发生的基础在于卫表虚弱，抵御外邪能力低下，无论发作期或缓解期，这种病理基础始终存在。这种情况下使用和法，和邪正可求平安。和解正邪的思想也可应用于过敏性疾病的外治法中，运用和法调和营卫、固表祛邪是治疗过敏性疾病的关键之一。因此，发作期治疗应固表祛邪，标本兼治；缓解期治疗则应注重固表御邪，提高机体的抵抗力，缓以治本，从而最大限度地改善过敏体质，减少过敏性疾病的发作。

### （九）皮肤病

何佳丽等[2]认为临床常用"和法"包括和解少阳、调和营卫、调和肝脾（胃）、调和气血等，并对这4类治疗方法在皮肤科疾病治疗中分别举例论述。认为"和法"是从整体出发，针对阴阳、气血、津液、脏腑、经络等失衡做出的调整，而使机体达到"阴平阳秘，精神乃治"之态。立足于此，和解少阳、调和营卫、调和脏腑、调和气血等治法，均属"和法"范畴。在诸多皮肤病治疗能恰当应用"和法"，对于拓宽中医诊疗皮肤病的思路，使其更好地应用于临床有一定的积极意义。痤疮是常见、多发皮肤病之一，中医治疗一般以清

---

［1］ 仝小林，刘文科，李修洋.和法在过敏性疾病临床治疗中的应用［J］.中国中医药信息杂志，2010，17（8）：85-86.

［2］ 何佳丽，徐静，高如宏.和法治疗皮肤病体会［J］.国医论坛，2016，31（4）：51-52.

（肺）法为主。朱平[1]经多年临床观察，发现本病的发生与肝、脾（胃）、功能失调有密切的关系，属"表里同病"。因此，采用调理肝脾（胃）表里同解，即和法治疗痤疮具有一定的临床意义。综观大、小柴胡汤等和解方剂，虽为内科杂病而设，但对痤疮治疗亦切中病机。临证应视表（痤疮）里（肝、脾）病况的孰轻孰重及肝、脾功能失调的孰主孰次而择方活用。

### （十）其他

蓝海等[2]总结了陈志雄教授用"和法"治疗 POEMS 综合征的临床经验。陈教授认为 POEMS 综合征涉及多系统病变，属中医学虚劳范畴，其疾病特性为"易虚易实，传变迅速，多脏受累"。POEMS 综合征之临床病候为皮肤、神经骨骼、内脏皆受损害，符合"五损"之病机——"阴阳失调，气血失和，内传五脏"。治法上不主张过于攻逐，也不宜过于温补，所以应调和气血脏腑，平调阴阳，主张"和法"治疗 POEMS 综合征。和法剂中，陈教授善用地黄饮子治疗 POEMS 综合征，效果良好。

范铁兵等[3, 4]梳理了和法、虚劳的形成与发展脉络，有助于全面掌握和法的内涵与外延，深入认识虚劳的病因病机、治则治法、遣方用药、预后转归等内容，进而系统总结了运用和法治疗虚劳的

［1］ 朱平.和法治疗痤疮的体会［J］.上海中医药杂志，2000（7）：41.
［2］ 蓝海，古学奎，刘安平，等.陈志雄教授用"和法"治疗 POEMS 综合征经验［J］.新中医，2013，45（7）：209-210.
［3］ 范铁兵，杨志旭."和法"治疗虚劳研究概况［J］.辽宁中医药大学学报，2017，19（9）：78-81.
［4］ 范铁兵，王婷婷，杨志旭.和法在虚劳（重症迁延期）中的运用［J］.中国中医急症，2016，25（12）：2270-2274.

研究现状，得出了和法是治疗虚劳的基本治法的观点，为临床运用和法治疗虚劳提供了有益借鉴。通过对和法及虚劳（重症迁延期）的阐述，明确和法的运用范围、虚劳（重症迁延期）的内涵与外延，为和法在虚劳（重症迁延期）中的运用奠定理论基础。和法具有执中致和，和其不和的特点，虚劳（重症迁延期）突出表现为脏腑、阴阳、气血失和，因此，运用和法治疗虚劳（重症迁延期）之失和状态，具有较强的针对性，能够产生较好的临床效果。

高加齐等[1]对徐经世教授运用"和法"治疗内科杂病经验进行了总结，从①和解表里、通达内外；②降阳和阴、消痞散结；③潜阳和阴、以期其平；④和煦肝木、调理脾胃四个方面进行论述。

## 三、实验研究

罗光芝等[2]基于和法调节寒热，以慢性非萎缩性胃炎（CNAG）模型大鼠为研究对象，探讨黄连汤治疗 CNAG 的作用机制。结果显示，基于和法调节寒热黄连汤能够有效改善 CNAG 大鼠胃黏膜损伤程度，降低血清炎性因子 IL-6、IL-1β、IL-8，其作用机制与上调 $I_{\kappa}B_{\alpha}$ mRNA，增加胃黏膜 $I_{\kappa}B_{\alpha}$

[1] 高加齐，李永攀，张莉，等.跟师国医大师徐经世运用"和法"治疗内科杂病心得［J］.中医药临床杂志，2017，29（10）：1603-1606.

[2] 罗光芝，韩成恩，韩晓春，等.基于和法探讨黄连汤治疗慢性非萎缩性胃炎的机制［J］.中国实验方剂学杂志，2019，25（18）：36-42.

蛋白表达，下调 NF-$_κ$BmRNA，降低 NF-$_κ$B 蛋白表达有关。

# 第五节 温法研究

## 一、理论研究

温法是指运用温热性药物，通过温中、祛寒、回阳、通络等作用，使寒邪去、阳气复、经络通、血脉和，是中医治疗疾病"八法"之一。温法在临床应用非常广泛，主要用于治疗寒湿水饮等阴寒邪气所致之实证与阳气不足虚寒内生之虚证。

1.《内经》温法研究

刘晓明等[1]研究了《黄帝内经》的温法特点。中医温法在秦汉时期已经成为系统的理论体系，在此时温法的内涵指的是应用温性药物进行治疗的方法；晋唐时期的医书中使用金石之药温阳的方法与《内经》经旨不符；李东垣的"甘温除热"理论是对《内经》"劳者温之"的重要发挥和发展。程国彭"中医八法"的温法指的是针对寒证的治法，与《内经》中温法内涵略有区别。《黄帝内经》中温法的特点有：

（1）与五运六气相关。"寒者热之"和"清者温之"在《内经》中有两种含义：①针对寒凉性疾病要用温热药进行治疗。②针对自然界的寒凉之气用药也要加温性的药物，治疗要考虑五运六气的

---

[1] 刘晓明，鞠宝兆.中医温法的《黄帝内经》溯源［J］.辽宁中医杂志，2017，44（4）：743-745.

因素。

（2）《内经》中温法具有"温和"的特点。纵观全文，《内经》的治疗原则重视"治未病"，治法方面强调中正平和之法。经文多处强调勿攻伐太过，要以"温和之药"调之。《伤寒杂病论》对于温法的应用均不离《内经》的经旨，临证首先辨清虚实，对于寒实之证也要防止过于攻伐。对于虚弱劳损之证切勿用寒凉之药压制正气，而要以小剂量温药温升阳气，助脾胃运化为第一要务。大辛大温之品只可救急，祛寒实之证，可一时用之，中病药止，不可长期服用。

### 2.《伤寒杂病论》温法研究

陈国英[1]对《伤寒论》中温法在心系疾病中的运用做了考释。《伤寒论》贯穿着中医理、法、方、药的辨证思想与方法，在汗、下、吐、消、和、补、温、清八法中尤以温法论述最多，故有"伤寒为法，法在救阳"之说。就治疗心系疾病的方法而言就有温补心阳、温阳利水、回阳救逆、温通心脉、温阳补阴等。

陈建明[2]对《伤寒论》温法探讨。温法在《伤寒论》中占有很重的分量，其对病证的治疗中，始终贯串着"扶阳气"的基本精神。仲景在论中多处谈到"脏结无阳难治""厥不止者死""息高者死""脉暴出者死"等等，均在说明阳气虚衰之预后，治疗均当温助阳气。如为了避免医源性损伤阳气，

［1］ 陈国英.《伤寒论》中温法在心系疾病中的运用考释［J］.中医药学刊，2004，22（5）：904-905.

［2］ 陈建明.《伤寒论》温法探讨［D］.福州：福建中医学院，2009.

仲景论中列举了很多误治失治的条文，告诫医者要正确辨治，以免伤正而邪陷。后人有云《伤寒论》为一部救误之书，其中实以救阳为主。又如为了消除损伤阳气的因素，仲景又特别强调要把好太阳少阴两关。因太阳主表，治之失当则邪易伤阳而内传。太阳少阴为表里，少阴阳气蒸化而敷布于太阳，使之卫外为固。由此可见仲景对温阳的重视。故后世医家普遍认为"伤寒法在救阳"。《伤寒论》善于运用温法，从表证到里证，在所有六经病中，都有不同的温法，而不同阶段的温法，又各有其用药规律与特点。对《伤寒论》常用方剂分成十类，分别是回阳救逆法、温补心阳法、温中祛寒法、温肺化饮法、温肝祛寒法、温阳利水法、温阳和营法、温阳解表法、温阳固涩法、温经散寒祛风除湿法。

黄海[1]总结《伤寒论》温法的用药特点，《伤寒论》善于运用温法，从表证到里证，在所有六经病中，都有不同的温法，而不同阶段的温法，又各有其用药规律与特点。如：温散表寒，善用麻桂；温肺化饮，姜辛五味；温通心阳，桂甘相配；温运中焦，干姜白术；回阳救逆，姜附合用。《伤寒论》中的温阳法，更突出的还是在于灵活应用附子与干姜二药。附子与干姜是温阳的重要药物。还必须指出，《伤寒论》中的温法与补法，不宜截然分开，很大程度上温即补、补即温。如治疗"大病瘥后，喜唾，久不了了"的理中丸，就是例证。

曹远礼[2]对《伤寒论》温法运用规律进行了分析。温法是《伤

[1] 黄海.《伤寒论》温法的用药特点［J］.中国医药学报，2003（1）：33-34.
[2] 曹远礼.《伤寒论》温法运用规律浅释［J］.中医药学刊，2002，20（2）：210-211.

寒论》治疗重法，它主要适用于寒邪内侵，阳气受困或元阳衰微，阴寒内生诸种病情。温法的运用散见于六经、霍乱、瘥后劳复诸病之中，证型复杂。其运用规律有以下几种：①温通心阳法：适用于太阳表证发汗太过，损伤心胸阳气，或心阳素虚又感外邪，出现"心下悸欲得按"，舌淡苔白，脉虚数等，桂枝甘草汤是其主方。②温中健脾法：适用于邪犯太阴、脾阳受损、运化失职、寒湿阻滞、出现腹满而吐、食不下、下利稀溏、时腹自痛、喜温喜按、口不渴、脉缓弱等，或霍乱呕吐，下利稀溏，腹中冷痛，小便清白，口不渴，偏里寒多者，理中汤是其主方。③回阳救逆法：为挽救少阴阳危主法。少阴属肾心所主，肾为先天之本，一身阳气之根，凡寒邪太盛，直中少阴，损伤肾心阳气，或肾阳素衰，又感外邪，皆可出现少阴寒化证。由于感寒程度不同，阳衰轻重有别，证候特点各异，故治法不尽相同。四逆汤是其主方。④温涩固脱法：为脾肾阳衰，络脉不固，统摄无权，大肠滑脱而设。证见下利脓血，颜色暗淡，腹痛绵绵，喜温喜按，无明显里急后重及臭秽之气、口淡不渴、小便不利等。主方为桃花汤。⑤暖肝温胃法：为肝寒犯胃，浊阴上逆证设。证见干呕，吐涎沫，头痛（颠顶部）者，治用吴茱萸汤温降肝胃，泄浊通阳。⑥温法与他法合用，如温通心阳化气行水法，代表方有茯苓桂枝甘草大枣汤。温阳复脉，滋阴养血法，代表方有炙甘草汤。养血散寒，温通经脉法，代表方有当归四逆汤。

葛志彰[1]总结了《金匮要略》中温法的运用，归纳为十二种：温中益气法，温补肾阳法，温散寒湿法，温化水饮法，温阳止痛法，温经补血法，温血消瘀法，温阳通脉法，温阳固摄法，温降冲逆法，温托排脓法，温阳通便法。

杨开端[2]认为，《金匮要略》虽然主要治疗杂病，但其思想是和《伤寒论》一脉相承的，亦注重温法。书中对湿病、历节病、虚劳病、肺痿、腹满、寒疝、五脏风寒积聚、痰饮、水气、小便不利、黄疸、呕吐、下利、吐衄、便血，妊娠病、产后病、妇人杂病等均有温法的应用。概括言之，重阳思想的本质，一是重正气，一是重气化。仲景温法的应用亦渗透着此思想：①辛通温热以逐阴邪；②甘温建中以运气化。

蓝忠仁等[3]根据学习体会及临床实践，将《金匮要略》温法的运用概括归纳为8种：解表温里，代表方为桂枝汤；温中降逆，代表方为小半夏汤；温阳祛湿，代表方麻黄加术汤；温经散寒，代表方为乌头汤；温经通脉，代表方温经汤；温经止血，代表方胶姜汤；温中散寒，代表方大建中汤；温中补虚，代表方小建中汤、黄芪建中汤等。

纵观《伤寒杂病论》全书，不论是预防、治疗，还是预后，仲景无一不强调正气、阳气的作用，总以恢复人体正气、阳气，驱邪外出为宗旨。现代社会由于冰箱、空调等广泛应用以及滥用抗生素、

———————————

[1] 葛志彰.《金匮要略》中温法的运用 [J].贵阳中医学院学报,2006(2):3-4.

[2] 杨开瑞.《金匮要略》温法方证应用研究 [D].北京：北京中医药大学,2011.

[3] 蓝忠仁，林峻生.《金匮要略》温法研究 [J].河北中医，2014，36（4）：594-595.

寒凉药物等诸多因素，导致阴寒性病证的发生率较高，故温法可起到很好的补偏救弊作用。现代对仲景温法的临床应用，扶阳派最有特色，其理论上推崇扶阳，临床上善用姜、附、桂等辛热药物治疗各种疾病。《伤寒论》的核心部分即为六经辨证，然而该书又以"固护阳气"贯穿始终，透彻把握此思想将有利于提高临床辨证治疗的疗效。仲景在《伤寒论》中运用温扶阳气法治疗病证之条文比比皆是。如现代临床常用的理中汤证、干姜甘草汤证、白通汤证、真武汤证、四逆汤证、茯苓四逆汤证、干姜附子汤证、苓桂术甘汤证等。单是用附子即涉及条文30余条，有方证20条之多，治疗各种病证。仲景用温扶阳气法治疗疾病，或单法应用，或配合其他治疗方法，法随证变，意境无穷。《金匮要略》运用温法的原则主要是协调阴阳，恢复人身五脏之阳气，促使气血调和，元真通畅，以及祛除寒邪、水湿、痰饮、瘀血等，使机体阳气振奋，表里上下气血周流[1]。

3. 吴鞠通《吴鞠通医案》温法研究

吴鞠通所著《吴鞠通医案》亦多独到之处，其放胆运用温热方药，尚未引起学者重视。《医案》载病案373例，用温药达262例，占2/3，其中有70余例分别应用桂枝、四逆、黄土、霹雳散及含有良姜、干姜、肉桂、川椒、吴萸、附子等温热苦燥的药物，但人们只注重其治温，而忽略其治寒。吴氏早年著《条辨》之用辛凉养阴，其后嬗变为大用温热，因阅历

---

[1] 杨涛，刘丽宁，张重州，等.仲景温法探析[J].吉林中医药，2012，32（8）：759-760.

深，学问与年俱进，而晚年重视阳气。他据"人非阳气不生活"之古说，于《医医病书》中谓"窃思阴苦有余，阳苦不足"，特撰"阳大阴小""阴常有余阳常不足"诸论，并考乃"三元气候不同，医要随时变化"诸理论。且回忆其"一人之身，历中元则多火症，至下元则多寒症、燥症"之事实，足证其学术之嬗变有理有据[1]。

## 二、临床研究

### （一）临床应用探讨

温法临床应用甚广，寒邪非温不散，水饮非温不消，痰湿非温不化；瘀滞非温不通，冷痛非温不止；虚寒非温不补。温药含强壮之意，非温不足以振衰惫，非温不足以彰气化[2]。

董松泉[3]从蒲辅周用附子及温法的规律，对火神派用温法及附子进行了思考。蒲氏对温法的态度是，温而勿燥，免伤其津，实为温法要诀，要掌握尺度。既要对症，也必须适中，注意中病即止，要注意配伍。一般不用纯温热药物拼凑起来去治病。要注意附子汤中之白芍、四逆汤中之甘草、肾气丸中熟地的含义，即或温而不燥，或甘以缓之，或水中补火。蒲氏运用附子及温法的规律概括有：①应用范围广泛。基本涵盖了急性亡阳、慢性虚损、真寒假热等多种类型，包括了肺、脾、肝、肾、肠、女子胞等多个脏腑。②急性

[1] 彭慕斌，彭应涛，彭景星.《吴鞠通医案》温法运用初探［J］.中医文献杂志，2016，34（2）：20-22.

[2] 徐红.浅谈温法在临床上的应用［J］.浙江中医学院学报，2005（5）：50-51.

[3] 董松泉，李寅.从蒲辅周用附子及温法的规律谈对火神派的思考［J］.内蒙古中医药，2008（11）：23-24.

病变以温法回阳救逆。如附子汤治愈心病，侧柏叶汤治溃疡出血、椒梅汤治乙脑高热寒中等，体现了中医大家多擅治急症的风范。③慢性病变后期以温法固本。如慢性支气管炎案。④注重运用时机。蒲氏用温法并非一温到底，非常重视时机的把握，有虽用温法而不用附子者，如中虚脾弱案；有生用附子类方，效后则转方或减去附子者，如便血案；有先用应证方，效后再用附子类方善后者，如肺脾同病案。⑤注重配伍。一般不以纯温热药物组方，讲究温而勿燥。⑥反对大剂量。蒲氏用附子多从 3g 开始，9g 则需先煎，医案中最大量仅为 18g。急救时量亦不大，多为小量浓煎频服法而取效，如阳虚欲脱（腺病毒肺炎）案。充分反映了蒲氏擅用温法，擅用附子而又不偏执，不拘泥的灵活运用法。研究蒲辅周等虽擅用附子、擅用温法，却不专用、不拘泥、不属于"火神派"的众多医家的经验，对完善火神派有更大的实用价值和更积极的现实意义。

杨涛[1]讨论了张仲景温法临床应用及对现代扶阳派的影响。温法是《伤寒论》重要的治疗方法，后世医家亦普遍认为"伤寒法在救阳"。《伤寒论》特别擅长使用温法治疗各个经络层次的病证，从表至里，各个阶段治疗特色也不尽相同，充分反映了张仲景对温法的运用。而现代扶阳派继承了张仲景六经学说中重视顾护阳气的思想，并进行了深入探讨研究

---

[1] 杨涛，刘丽宁，张重州，等.张仲景温法临床应用及对现代扶阳派的影响 [J].河北中医，2012，34（2）：284–285+304.

和创新。近年来，对扶阳派学术思想逐步认可、重视，研究人员也是日渐增多，但对扶阳派的学术思想尚无系统的整理，令很多医家还是不能够接受该思想体系。因此，有必要对扶阳派进行广泛而深入的研究，发掘其精神实质和学术精髓，总结其宝贵的学术经验，对于中医学的传承和发展都有着极其重要的意义。

姜寅光[1]认为"病痰饮当以温药和之"泛化，需要再释义。"以温药和之"为偏正词组，释义只能是"以温药"修饰说明"和之"，而不能相反。根据语法规范及张介宾"和"之义，提出痰饮病治疗以"和之"为原则，"温药"只是"和之"方法之一，且意在提示通阳。治疗痰饮，重在通阳，不惟用温，温药温法不宜泛化；汗、利、下等法皆可辨证施用，祛邪而阳通。

## （二）临床各科应用

### 1. 循环系统疾病

颜乾麟教授运用中医药防治心血管疾病，根据心为"阳中之太阳"的生理特点以及心血管疾病"阳微阴弦"的基本病机，提出"心病宜温"的治疗原则，重视温补与温通相结合，临床疗效显著[2]。

胡明娴等[3]认为，"阳虚寒凝"是急性心肌梗死后腹胀的基本病因病机，影响五脏六腑正常生理功能，导致机体脏腑功能失调，引

[1] 姜寅光.浅议"病痰饮当以温药和之"的泛化与再释义 [J].新中医，2016，48（12）：175-176.
[2] 孙春霞，颜乾麟.颜乾麟运用温法治疗心血管疾病的经验 [J].上海中医药杂志，2006，40（4）：18-19.
[3] 胡明娴，宋盛青.从温法论治急性心肌梗死后腹胀及吴茱萸相关临床应用 [J].四川中医，2017，35（6）：35-37.

起急性心肌梗死及其伴随症状。因此治疗应以"温"为则，从温立法，从温论治。可将吴茱萸研磨成细粉与白醋调配后外敷于脐周腹部，以温阳散寒行气，阳气复则阴寒散而腹胀消。对于心肌梗死其他并发症，因其发病的病因病机相似，同样可以考虑从"温法"论治，以期进一步扩大温法在急性心肌梗死中的应用。

王姿谕等[1]认为，冠心病归属于"胸痹""真心痛""厥心痛"等范畴，胸痹病位在胸，胸为阳位。胸阳不足则全身血脉运行不畅，阳气的充足与否在胸痹的发病中起着重要作用。"温法"在冠心病中的应用有：①温补心阳，桂枝甘草汤主之；②通阳泻浊，瓜蒌薤白白酒汤主之；③温阳利水，真武汤主之；④回阳救逆，四逆汤主之。

费建平等[2]认为，对高血压的病机演变应加以动态观察，不能拘泥阴虚阳亢，要整体看待阴阳二者的关系。阴阳互根，阴损日久必然殃及阳气。临床上，高血压久病患者，阳虚之证非常明显，用温法治疗后，在降压及稳定血压方面取得了很好的疗效，也反证了本病久病阳虚为主要病机的观点是正确的。

钱海凌教授深入研究高血压病的中医治疗，积累了丰富的临床经验，认为老年高血压病，其病本在气血，标在不通。壮火食气，邪盛正虚，留邪阻滞而变证多端。治疗之法当从

［1］ 王姿谕，张明雪．温法在冠心病治疗中的应用［J］．辽宁中医杂志，2016，43（3）：654-655.

［2］ 费建平，王蕊，罗新民．温法治疗高血压病的临证拾零［J］．光明中医，2006，21（9）：14-15.

脾肾取气，兼顾胃阴。消邪扶正，通阳化气，内达气血，外展经络，平和神气。形神并治，平阴密阳则精气充于内，元阳蕴于下，少火生气而无壮火之忧。治疗重在两个平衡，形体平衡和神气平衡。平衡之法，在于调气。调气之根本，在于温养元气，升清降浊[1]。

### 2. 呼吸系统疾病

应用温法和温药治疗咳喘病症，无论古代或近代的医籍均记载颇多。如《伤寒论》六经辨证，肺系疾病总的病机是寒邪外袭，治疗倡导"扶阳气"的基本思想。肺系疾病之所以使用温肺之法，着眼点在于患者气阳虚弱是关键。中医学认为，因肺为华盖，位居上焦，在外合于皮毛，风寒之邪由皮毛玄府直入，外寒内侵常居十之八九，故直接称肺阳虚者不多。但在本质上，肺寒者执其"阴盛则寒"与"阳虚则寒"两端。因为肺为水之上源，脾主运化水湿，水液失调每与此两脏相关，故肺寒亦从脾胃论治，所谓"培土生金"。肺主气，肾司摄纳，肾阳衰惫，失于摄纳，阳虚则水邪泛滥，可见上盛下虚之证，此又当从肾论治。体现在肺系疾病中的温法，主要有温肺化饮、散寒降逆、温脾蠲饮、清上温下等[2]。

洪广祥[3]认为，气阳虚弱为哮喘发作的重要内因。气阳虚弱包括肺的气阳虚和卫的气阳虚，随着病情发展，由肺卫的气阳虚可累及脾阳虚和肾阳虚。认为气阳虚弱是气道变应性炎症的发生基础；

［1］ 李丽，徐俊伟，秦宁.钱海凌教授运用温法治疗老年高血压病经验总结［J］.四川中医，2008，26（7）：1-2.

［2］ 詹少锋，刘小虹.温法在肺系疾病中的应用及变通［J］.新中医，2009，41（11）：118-119.

［3］ 洪广祥.全程温法治疗哮病之我见［J］.中国医药学报，2003（5）：306-308.

由于痰瘀伏肺，气道壅塞，肺失宣肃，严重影响通气功能，因此痰瘀是引起气道高反应的重要病理基础；外感风寒之邪（含致敏因子）是哮喘发作的常见诱因，它不仅易引起继发感染，而且还能加重气道变应性炎症和气道高反应性。因此确立温法为中医药治疗哮喘的全程治法，它将与西医全程"抗炎"治疗形成两大优势，如果两者能有机结合，将有利于进一步提高哮喘的防治水平。

兰智慧等[1]认为，肺间质纤维化当属于中医"肺痿"范畴，其证候的基本特征是虚实夹杂，阳虚寒凝为本，痰滞血瘀为标，从而提出温法应贯穿本病治疗的全过程。即使患者兼夹外邪，也不能一味祛邪，一味祛邪必然损伤人体正气，致使肺阳更衰，痰瘀更壅；治疗应在温阳散寒、化痰行瘀的基础上，加用疏散外邪之品则可。因此，肺间质纤维化在其发生发展过程中，由于患者所处的阶段不同，其兼夹证可不尽相同，但"阳虚寒凝、痰滞血瘀"则是其共同病机，故主张"温阳散寒、化痰行瘀"为肺间质纤维化全程总的施治原则。

3. 消化系统疾病

（1）脾胃疾病：徐陆周[2]总结刘沈林教授运用温法治疗慢性胃病经验。刘师临证强调寒邪是脾胃病的重要发病因素，常有"十胃九寒"之说；久病者脾胃虚弱为病机之本，寒邪

［1］ 兰智慧，张元兵，朱伟，等.全程温法治疗肺间质纤维化的临床体会［J］.中医药通报，2012，11（5）：38-40.

［2］ 徐陆周.刘沈林运用温法治疗慢性胃病经验［J］.中国中医药信息杂志，2009，16（10）：84.

侵袭多为发病之标。因此，治疗慢性脾胃病应把握脾胃阳气为本的生理特点，准确识证。刘师善用建中之法，通过健强中焦脾胃之气，补后天之本，使气血生化有源。另外，刘师还善于在建中汤加当归、白芍组成归芍建中汤，以增强养血补虚之力，因脾胃亏虚，多伴气血不足，气血双补，不止单纯益气健脾助运。

路志正教授临床擅长治疗脾胃病，重视中气，提出"脾胃之症，始则热中，终传寒中"的学术观点，以及"脾胃贵运，运脾贵温"的治疗法则，立足温运，且不拘泥，灵活运用于溃疡性结肠炎、癌前病变等多种疑难病症之中[1]。

临床资料提示，出口梗阻型便秘有以下临床特点：①女性经产妇及35岁以上人群患此病的概率较高（87.24%）；②多以肛门坠胀及便意频频为主症（89.83%）；③便质干结者不多见（27.07%）。基于上述特点，魏峰明[2]认为出口梗阻型便秘当属"虚秘"。临床普遍认为虚秘多责之于中气下陷，治疗原则以补中益气为主。然则，《金匮要略·腹满寒疝宿食病脉证并治篇》曰："趺阳脉微弦，法当腹满，不满者便难者，两胠疼痛，此虚寒从下上也，当以温药服之。"该条文提出腹满是脾胃阳虚证的常见症状，但该证亦有无腹满症，而仅以"便难"为主症的"虚寒从下上"之变证，此变证的治法亦不同于常法——"当以温药服之"，即治宜温阳补虚散寒。

［1］ 石瑞舫，路志正.路志正教授以温法治疗脾胃病经验介绍［J］.新中医，2014，46（11）：28-31.

［2］ 魏峰明."温法"治疗出口梗阻型便秘初探［J］.山西中医学院学报，2011，12（5）：41-42.

（2）肝胆疾病：李让钱等[1]从"温法"角度出发，从病因病机、方药有临床用药出发，论述了中医药治疗原发性肝癌的理论依据。现在临床上中医药治疗原发性肝癌还是侧重于抑制肿瘤细胞生长，或者以毒攻毒杀灭肿瘤细胞等，对于肝癌患者采用"温法"，应用温性药、温阳药治疗的还很少，许多医家只注重清热解毒，如使用蜈蚣、全蝎、水蛭等一味解毒散结；忽视了"顾护阳气"的作用，所以，在原发性肝癌及其常见合并症的治疗中，应该重视"温法"的作用，注重从"温法"进行辨证论治。

李英英[2]总结了周仲瑛教授用温法辨治肝胆疾病的经验。医家对肝虚之辨治，多提及阴虚血虚，肝阳虚多被忽略。周仲瑛教授认为，肝阳虚在临床上是客观存在的，不容忽视，临证治疗肝胆疾病，只要辨证准确，应用温阳药后，症状明显缓解。中医的灵魂就是辨证论治，五脏六腑皆分阴阳，不可偏废一方。

肝硬化腹水是肝硬化终末阶段的临床表现之一，多是因虚致病，本虚标实为其病机特点。杜健民教授认为，机体的正气虚尤其是阳气虚是肝硬化腹水发病的根本，故常以"温法"贯穿肝硬化腹水治疗的始终。研究表明，温法能调节植物神经功能，双向调整胃肠运动功能，改善胃肠道血液循环，促进胆汁和胃液的分泌，增强体液免疫，改善血液流变，扩

[1] 李让钱，江宇泳.原发性肝癌从"温法"论治的理论分析 [J].中医药学报，2012，40（3）：67–68.

[2] 李英英，贾晓玮，郭立中.周仲瑛教授用温法辨治肝胆疾病2则 [J].长春中医药大学学报，2012，28（2）：230–231.

张血管平滑肌，增加组织血液灌注量，提高能量代谢。杜教授将温法贯穿于肝硬化腹水治疗的始终，临床收效显著，希望能为肝硬化腹水的治疗提供一种新思路[1]。

### 4. 妇科疾病

班胜[2]总结"国医大师"班秀文教授运用温法治疗月经病的经验。班老认为，任何内伤杂病的发生，均与气血不和，脏腑功能失调有关，妇科疾病也包括于内，肾藏精，主生殖，妇女经、带、胎、产均与肾有密切关系，肾气不足将影响天癸的成熟和冲任的充盈，肾阳不足、命门火衰，影响冲任胞宫的功能则出现月经后期、月经量少、痛经、崩漏等疾病。故补肾是治疗妇科疾病的重要方法之一，而在妇科之中又以温养脾肾为温法的主要内容。在具体应用中，有温补肾阳、温寒除湿、温经补血、温阳止痛、温阳固摄、温阳通脉、温血消瘀之分。临证运用时还应注意，妇女以血为本，以血为用，而血得温则行，以通行为利，阴寒内盛，易凝滞冲任气血，故温肾同时佐以补血活血之品，温养脏腑，调理气血，从而使机体阴平阳秘，脏腑功能正常，气血调和。总之，只要在治疗妇科疾病中，抓住重点，辨证精当，审明阴阳，灵活运用温法，必能除疾解痼，获收佳效。

郑宜南[3]认为温法治崩漏的关键在于辨证准确。崩漏的常见证型有脾虚证、肾虚证、虚寒证、虚热证、血热证、血瘀证，其中脾

[1] 杨家耀，陶冬青，贾学平.杜健民温法治疗肝硬化腹水临证经验[J].中医杂志，2015，56（13）：1093-1095.

[2] 班胜，黎敏，杨美春."国医大师"班秀文教授运用温法治疗月经病举隅[J].辽宁中医杂志，2012，39（6）：1151-1152.

[3] 郑宜南.温法治疗崩漏体会[J].山西中医，2013，29（7）：33.

虚、肾虚、虚寒、血瘀四型均可适用温法。脾虚型因思虑过度或劳极伤脾，脾不统血所致，用温法可补气固冲摄血。肾虚型因早婚多产，房室过劳，肾气不充，肾失封藏所致，用温法可补肾益气固冲。虚寒型因素体命门火衰，或久病大病伤及肾阳，虚寒内生，不能温煦胞宫，经血不固所致，用温法可温肾散寒固冲。血瘀型因经期或产后余血未尽，或感受外邪，或内有损伤，瘀血停留体内阻滞胞宫，旧血不去，新血不得归经而成崩漏，用温法可活血化瘀固冲。

郑宜南等[1]讨论了温法在慢性盆腔炎治疗中的应用。慢性盆腔炎常由急性盆腔炎延误诊治或治疗不彻底所致，或患者体质虚弱，病程迁延演变所致，或无明显急性发作史，起病缓慢，病情反复所致，是以"湿、瘀、虚"为特性的本虚标实证。临床医家对其多从清热解毒、清热利湿论治。有统计证明，单纯性的湿热蕴结证型在慢性盆腔炎中仅占 1/5，因此，除了运用清法，温法的运用在慢性盆腔炎的治疗中亦占据了很重要的地位，应该引起临床医生更多的重视。慢性盆腔炎的病理产物"湿浊"和"瘀血"均属阴邪，需借助人体阳气和温药的推动、温煦才能得以运化。温法除对慢性盆腔炎的标实之邪具有温通、温散、温行的作用外，对其病虚之本又有补益脾肾、固护正气的温补之功，所以更多的时候以"温化湿浊""温化瘀血""温行气血""温补气血"等温法论治慢性盆腔炎，更能收到良好疗效，缩短病程。

---

[1] 郑宜南，杨悦娅. 温法在慢性盆腔炎治疗中的应用 [J]. 首都医药，2009，16（14）：59–60.

### 5. 感染类疾病

目前临床常把西医学的"炎症"与中医学的"热毒""湿热"相等同，认为"炎症"就是热证，所以对炎症的治疗多以清热解毒、清热泻火、清热利湿论治，杨悦娅[1]认为，这种机械化的对等治疗方式有悖于中医辨证论治的原则。炎症是机体受病原体侵入后所发生的抗病、应答性的病理过程，热证是其中的病理反应证型之一。中医以清热解毒泻火法采用苦寒的药物清除里热火毒，这些药物在临床运用和药理研究中有一定程度的抗菌、抗病毒作用。但事实上，许多炎症尤其是慢性炎症并非热证，而是呈现出来一派寒象，若用清热苦寒药治疗则会更伤脾肾，损伤阳气，此时在温法指导下运用辛温热性类中药治疗，能在多层面发挥抗炎效应。临床观察发现，慢性炎症导致机体虚寒，寒性刺激可引起机体应激反应，使消化道、子宫、血管等平滑肌收缩，产生疼痛，使得相应器官表现为缺血、瘀血、水肿，机体出现畏寒、身凉肢冷等症状。温里药则能使平滑肌扩张，提高组织间的血液灌注量，增强能量代谢，促进机体产热过程，发挥温法的温化作用，从而改善上述症状。

### 6. 五官科疾病

毋雪梅[2]总结了温法在耳鼻喉科中的运用，对阳虚脓耳，寒水上泛眩晕，气虚鼻衄，阳虚喉痹和阴寒咽角化症分别施以温肾健脾、温肾散寒、温补脾肺、温肾壮阳等法，体现了温法在耳鼻喉科中的

[1] 杨悦娅.温法在炎症性疾病治疗中的应用［J］.中医杂志，2017，58（2）：162-163+166.

[2] 毋雪梅.温法在耳鼻喉科中的运用［J］.现代中医药，2010，30（1）：27-28.

灵活运用。石生贵[1]应用温法治疗急性充血性青光眼和中心性视网膜脉络膜炎，说明寒性眼疾在临床上亦不少见。正如《银海指南》说："目为五脏之精华，禀天阳之真气，若为阴寒所制，必至失光昏耗内障遮睛，宜温补气血以助真阳。"故应用温法治疗眼疾取得较好效果。张长银[2]认为，眼底病变无非是因水湿、痰浊、瘀血的长期作用，导致脉络的运行不畅而发生视功能障碍，而温法对此三者均有良好的驱除功效。温法无论是在增强脏腑功能方面，还是在疏通眼底脉络方面，均有很好的作用。但在应用中，要注意不同的证型和用药量的多少，防止过温伤阴。

7. 肿瘤

温法作为八法之一，在临床中应用广泛，通过分析温法的历史溯源及肿瘤形成的病因病机，陆家星等[3]认为形成肿瘤的病机是阴盛寒凝，邪毒留结，治疗上应辨证使用温阳法。在临床诊治中将温法与其他治法相结合，结合验案两则，观察温下、温潜两法治疗肿瘤的疗效并进行探讨，为中医治疗肿瘤提供临床经验。

万堃[4]主要从温法角度，从病因病机、治疗方药及临床

[1] 石生贵. 温法在眼科中的应用 [J]. 青海医药杂志, 1987 (4): 44.

[2] 张长银. 温法在眼底疾病中的应用体会 [J]. 国医论坛, 2010, 25 (3): 20–21.

[3] 陆家星, 周红光. 从温法论治肿瘤思路探讨 [J]. 辽宁中医杂志, 2019, 46 (5): 941–943.

[4] 万堃. 恶性淋巴瘤从"温法"论治的理论分析 [J]. 内蒙古中医药, 2017, 36 (11): 30–31.

用药出发，论述了中医药治疗恶性淋巴瘤的理论依据。现在临床上中医药治疗恶性淋巴瘤还是侧重于抑制肿瘤细胞生长，或者以毒攻毒杀灭肿瘤细胞等，对于淋巴瘤患者采用"温法"，应用温性药、温阳药治疗的还比较少，忽视了"顾护阳气"的重要作用，所以，在恶性淋巴瘤及其常见合并症的治疗中，应该重视"温法"的作用，注重从"温法"进行辨证论治。

### 8. 皮肤疾病

林锡娴等[1]认为，痤疮的病因病机是人体汗出后受到风、寒、湿等邪气的侵袭，导致腠理闭塞，玄府不通，阳气郁滞，气化失司，久之痰湿、瘀血、郁火等病理产物内生，痰瘀相互胶着，阳气内郁于上焦，形成痤疮结节或囊肿。治疗上要从根本入手，该温则温，该补则补，熟练掌握温热药的种类、用量、配伍及病机虚实，活用辛温发散法、温补气血法、温阳潜纳法，达到平衡机体阴阳及治愈疾病的目的。

刘爱民教授在银屑病辨证治疗方面有着独到之处，其在原有的"血热型""血燥型"和"血瘀型"基础上，提出了"寒包火""阳虚外寒"及"肝经郁热"的"温散三证"，为银屑病的辨证治疗提供了新的思路，且疗效显著[2]。

黄蜀教授在临床治疗顽固难治性皮肤病，以温阳法为基础，坚持整体辨证与局部辨证相结合，根据患者的脉症，或温阳以化饮，或温肾以潜阳，或温阳以散寒，如临证见神疲乏力，脉虚弱无力等

[1] 林锡娴，肖红丽.温法治疗痤疮撮要[J].中医学报，2017，32（10）：1928–1930.

[2] 姜云平，王坤.刘爱民教授温法散法治疗银屑病经验举隅[J].中国中西医结合皮肤性病学杂志，2017，16（6）：551–553.

气虚证，又兼牙痛龈肿，心中烦热，口疮舌烂，齿血喉痛，舌体淡红胖大，苔黄，脉沉细无力等阳虚阴盛，阴火上亢的证候，此时若在汤剂中适当加入温阳、潜阳、引火归原之品，可获显著疗效[1]。

### （三）专家论温法应用

1. 张珍玉认为温法用于除表寒证归汗法外的一切寒证。因此，应用温法，必须将药物的性味、寒证的部位及虚实综合考虑，方可切实。①性味相合，定其主证。②辨别部位，选择用药。

2. 孟澍江认为外感热病的治疗虽以寒凉清热为主法，但也常有使用温法的机会，此时投以温法是否得当，每可决死生于反掌之间。因此，除了掌握温法的适应证和治法方药外，提出有三点应予重视：一是善于识别假象，二是掌握使用时机，三是灵活进行配伍。

3. 时振声指出温法临床应用比较广泛。兹举肾病中的运用介绍如下：水肿，多责之为脾肾阳虚、水湿泛滥。应注意温阳要与利水同时使用。癃闭，老年前列腺肥大引起排尿困难，甚则点滴难出，属肾阳虚衰者并不少见。治当温阳化气，还要利水化痰消瘀。

4. 江育仁早年追随上海近代名医徐小圃先生游，先生擅用温法著称于世，认为小儿时期"阴属稚阴、阳为稚阳"，故特别强调阳气在人体中，尤其小儿时期的重要性，在通过长

---

[1] 陈晓萌，陈纯涛，黄蜀.黄蜀教授运用温阳法治疗皮肤病经验撷要[J].四川中医，2016，34（2）：111-113.

期临床实践，认识到阳气在生理状况下是全身的动力，在病理状态下又是抗病的主力。所以在医疗过程中，信奉"扶阳抑阴"。

5. 李乾构谈及温法在胃痛中的应用。根据引起胃痛发作原因和临床表现的主症兼症舌象脉象，把胃脘痛分为寒邪客胃证、肝气犯胃证、饮食伤胃证、湿热阻胃证、瘀血停胃证、脾胃虚弱证、脾胃虚寒证和胃阴亏虚证等八个证型来辨证施治。适用温法治疗的仅有其中的寒邪客胃证和脾胃虚寒证两个证。应用温法治疗胃痛时尚须要注意以下三点：一是必须配合理气活血药治疗。二是胃痛暴作须先用针灸等治法治标止痛为先。三是温法在临床上运用时，应该注意禁忌证。凡有下列情况之一者，忌用温法治疗。①热伏于里，热深厥深，形成真热假寒者；②内热火盛而见吐血便血者；③素体阴虚，舌红无苔，五心烦热，口干咽燥者。

6. 方致和指出，温法在外科临床上主要运用于阴寒沉积于筋骨之间，阳气失和之证。但疡科之症，阳证居多，因此在具体运用时必须认真掌握以下几个主症：①起病缓慢，精神不振，畏寒，虽有高热，但口不渴，亦无特殊所苦。②舌苔多呈白腻或白如晨霜，舌质胖而淡，有齿痕，脉象软数居多。③局部多见漫肿、酸楚、木痛，疮形不易起发或过候脓腐不化。在临床上使用最多、体会最深者，莫如温经通络、温补托毒二法。温经通络法，适用于流痰、脱疽、附骨疽、鹤膝风等阴寒重症。对本病（流痰）早中期习用阳和汤加减。温补托毒法，主要用于阴盛阳虚的脑疽、发背重症。自拟了扶正温阳托毒的"阴疽汤"，用药：党参 30g，生黄芪 30g，茯苓 12g，当归 12g，赤芍 12g，陈皮 6g，白茄蒂 4 个，金银花 30g，鹿角霜 10g，生甘草 6g，《金匮》肾气丸 30g（包煎），用以治疗本病，疗效卓著[1]。

---

[1] 张珍玉，孟澍江，江育仁，等.温法的临床运用与体会 [J].中医杂志，1989（12）：4-9

# 第六节　清法研究

　　清法又称清热法，是中医八法之一，是一种通过运用寒凉性质的药物以达到泻火、解毒、凉血等功效的治疗方法。清法有狭义与广义之分。狭义"清法"是指运用寒凉性质的方药，通过其泻火、解毒、凉血等作用，以解除热邪的治疗大法，是根据《素问·至真要大论》中"热者寒之，温者清之"的原则制定的。广义的"清法"包括清实热和清虚热两大类[1]。

## 一、理论研究

### （一）《内经》清法研究

　　清法渊源于《内经》，《素问·至真要大论》云："治诸胜复，寒者热之，热者寒之，温者清之。"这里初步提出了"清法"的适应病证，即凡是温热病证，均可拟用清热的治疗法则。《素问·至真要大论》又云："热淫于内，治以咸寒，佐以甘苦，以酸收之，以苦发之。"又说："火淫于内，治以咸寒，佐以苦辛，以酸收之，以苦发之。"这里概要地提出了火热之邪，侵入人体后，所造成的各种热性病证，可以用咸寒、苦寒、甘寒、酸寒等清热药物治疗。后世某些治疗热性病证的方剂就是按照上述药物配伍原则而组合的。《内经》中有关清法的论述虽然比较概括笼统，但对后世清法方剂的

---

[1]　陈博."清法"理论研究的思考［N］.中国中医药报，2017-07-03（004）.

中医治则治法理论研究进展·第七章　中医八法研究进展

组成和运用，仍具有一定的指导意义，为清法的形成和发展奠定了理论基础[1]。

## （二）《伤寒论》清法研究

由于受《伤寒论》详于寒而略于温的影响，清法常常被忽略，但临床上却广泛运用。该书中清法涉及的条文颇多，治法亦不少，除阳明病作为主要治法之外，在太阳、少阳、少阴、厥阴、瘥后劳复诸病中皆有灵活运用。从卫、气、营、血辨证的角度来看，仲景清法局限于清气分邪热，而在营血证治方面未能成系统认识[2]。

纵观书中各篇所论仲景对里热病证的治疗，是在六经辨证的基础上，既治分气血，又辨病虚实，若热邪深入与痰、水、瘀血等互结则各随其所得而治之。这不仅体现了《伤寒论》自身对温热病的辨治特点，为后世温病学说的创立提供了依据[3]。

## （三）《金匮要略》清法研究

丁世幸[4]认为，《金匮要略》应用清法，内容丰富，主要有以下15种：清泻阳明，清热生津，清心润肺，清热解毒，清肝养血，清养肺胃，清解郁热，清热利水，清泄湿热，清火凉血，清热苦降，清肠止利，清热排脓，清利活血，清热安中。《金匮要略》清法，据证而立，别具特色，用药精简，值得参酌。

胡亚丽[5]结合《金匮要略》原文，将清法归纳为8种：①清热止渴，益气生津法；②清热生津，解肌发表法；③清热滋阴法；

［1］ 樊润泉，陈如泉.清法源流浅谈［J］.湖北中医杂志，1980（3）：47–50.
［2］ 童心怡.《伤寒论》清法研究［D］.福州：福建中医药大学，2011.
［3］ 石玮，王兴华.小议《伤寒论》清法［J］.国医论坛，2006，21（1）：1–2.
［4］ 丁世幸.《金匮》清法浅述［J］.光明中医，2007，22（11）：8–9.
［5］ 胡亚丽.《金匮要略》清法初探［J］.四川中医，2005，23（10）：36–37.

④清热除烦法；⑤清热除湿法；⑥苦寒清泻法；⑦清热凉血，燥湿止利法；⑧清热化痰，逐瘀排脓法。《金匮要略》对清法的运用较为慎重。因热为阳邪，热盛易伤阴津，故救阴存津，为治热病首先应注意的。治热方药，多属寒凉，易于损伤阳气，对于平素虚寒患者，应慎用，以免损伤阳气。

**（四）《温病条辨》清法研究**

吴鞠通以三焦为纲，将各种清法的运用与三焦所属各脏腑的具体病情相联系，使医者能够有的放矢，提高了清法的疗效。同时吴氏根据病情的需要，将清法与其他各法相结合使用，创立了许多新的方剂，使清法能适应不同阶段，不同部位的温病。清法经过吴氏的发展，它的运用范围得到拓展，在理、法、方、药等方面的内容更加系统与完善。《温病条辨》中清法的运用归纳主要有 10 种：清热解表法，清气分热法，气营两清法，清营分热法，清热凉血法，清热化湿法，清燥法，清暑法，清热解毒法和清络法[1]。

**（五）叶天士温病中清法研究**

1. 辨阶段，按气血施治

（1）气分热盛，主以清气。邪热初入气分以辛寒清泄为主，继则用苦寒清解。暑热犯于气分者，叶氏清气法中多用清暑热药，叶氏认为暑多夹湿，故在清暑方中每加淡渗之品。

（2）热入营分，主以清透，提出"入营犹可透热转气"，即以清透为主的治疗大法。

---

[1] 吴颢昕.《温病条辨》清法运用浅识 [J].浙江中医学院学报，1993（5）：37-39.

（3）热入血分，主以凉散，提出"入血就恐耗血动血，直须凉血散血"。

2. 辨上下，按三焦施治

（1）热壅上焦，主以清宣。其治法多用清宣以散发热邪，即"火郁发之"。对于热壅气郁而心中懊恼、头胀、脘闷者，多予辛凉微苦之剂清宣之。热在上焦而逆传胞络者，叶氏从清营入手，但必加石菖蒲、远志及至宝丹、牛黄丸等芳香逐秽、化痰开窍之品。

（2）热在中焦，主以清泄或清化。脾属太阴，其热邪多与湿互结。多用清法配化湿法。常用苦辛升降，并常佐淡渗利湿。

（3）热结下焦，主以清利或寒下。热邪在下焦膀胱，叶氏多在淡味渗利中寓以清法，清利膀胱。如热邪结于肠道而大便不通者，治以寒下。

3. 辨病位，按脏腑施治

（1）肺热主以轻清。上焦肺热，多用辛寒轻清泄热之法，很少用苦寒沉降之品。痰热蕴肺而发热咳喘者，多以清肺加清化痰热药，取法千金苇茎汤。

（2）胃热主以清泄。胃经气分热盛多用白虎汤法。兼胃津受伤，取竹叶石膏汤意。

（3）肝热主以清降。叶氏法取清肝降逆息风。

（4）心（心包）热主以清开。提出"清络热必兼芳香，开里窍以清神识"，强调"驱热利窍""宣通膻中"。

4. 辨邪正，按虚实施治

热有虚实之分，清法一般用于实热之证。用药以辛寒、苦寒为主，或佐以甘寒。前述的气、营、血分的清法另为寒热而设。虚热之治多从养阴入手，佐以清法。用药以甘寒、咸寒为主，或少佐辛寒及苦寒之品。

　　5.辨兼夹，配合他法施治

　　叶天士虽然重视清法运用，但针对错综复杂的病情，又极少纯用清法，总是把清法与其他各种治法灵活配合。如清法与祛湿法配合治湿热；清法与通下法配合攻肠道结热，清法与化痰开窍法合用以清心开窍；清法与活血化瘀法合用以凉血散血等。①清法与汗法的配合。应区别以卫分证为主还是以里热证为主，以便决定汗、清法之主从。②清法与养阴法配合。在清气药中，叶氏常配合甘寒生津之品，提出"甘寒清气热中必佐存阴，为法中之法"[1]。

# 二、临床研究

## （一）临床各科应用

### 1.循环系统疾病

　　李京等[2]认为，病毒性心肌炎多由素体虚弱，卫表不固，温邪病毒乘虚，由表或口鼻而入，首先犯肺，后累及于心而成。中医辨治病毒性心肌炎的方法很多，其中清法的应用多贯穿于病毒性心肌炎治疗整个过程中。根据病毒性心肌炎的临床表现和病程进展，采取辨病辨证、分期分型相结合的方式，通过以病为纲，以清法为主要治疗大法，在疾病不同阶

［1］　杨进，孟澍江.论叶天士治温病之清法［J］.辽宁中医杂志，1982（3）：4-7.
［2］　李京，张明雪.应用清法治疗病毒性心肌炎述略［J］.实用中医内科杂志，2011，25（11）：5-6.

段采用清热解毒、养阴清热等治法，同时结合益气养阴、活血化瘀等中药复方。在治疗用药方面，清热解毒药物具有抗菌、抗炎、抗病毒、清除自由基，及调节和增强机体免疫功能的作用。如板蓝根、大青叶、金银花、连翘、贯众，牛蒡子、薄荷、生栀子、桔梗、淡竹叶、黄芩、生甘草等，具有抗菌抗炎抗病毒、清除自由基、调节和增强机体免疫功能的作用，临证中疗效确切。

颜乾麟教授根据"脑喜静谧"的生理特点以及脑血管疾病"脑髓纯者灵，杂者钝"的基本病机，提出"脑病宜清"的新思路，常用治法有泄热通腑法、清心开窍法、清热涤痰法等，临床取得较满意的疗效[1]。

颜乾麟教授认为，虽然阿尔茨海默病的临床症状多样，但热证较为常见，并列述了禀赋体质、情志失调、饮食不节、外感毒邪等四大原因。在运用清法治疗时，亦采取辨证分型论治，主要治法有清心开窍法、清热涤痰法、清化瘀热法和清热滋阴法。并且在辨证论治的基础上，常选用一些清热药，如黄连、苦参、大黄、犀角（代用品）等，以达事半功倍之效[2]。

赵凯等[3]认为，动脉粥样硬化闭塞症（ASO）的病机为"毒滞脉络"，采用清法为主治疗 ASO 符合中医辨证原则。主要采用清热

［1］ 黄书慧.颜乾麟教授运用清法治疗脑血管疾病经验［J］.中国中医急症，2007，16（12）：1497–1498.

［2］ 王宇锋.颜乾麟运用清法治疗阿尔茨海默病的经验［J］.江苏中医药，2004，25（3）：10–11.

［3］ 赵凯，张磊，奚九一.清法治疗动脉粥样硬化闭塞症初探［J］.中医杂志，2006，47（2）：144–145.

燥湿、清热解毒、清热软坚、清泻祛毒、清浊化毒、清瘀荡毒等治疗方法。强调在 ASO 早期和急性期，主要以湿热之毒而致痰瘀为主，且邪毒贯穿于疾病的始终。

2. 消化系统疾病

杨晋翔教授在研究李东垣脾胃学说的基础上，并将明清温病学说的论治方法融汇到脾胃病辨治之中，形成了自己独特的脾胃病学术经验。治疗脾胃病主张通降论、气血论、湿热论和标本论。认为脾胃病与热邪关系密切，提出胃热学说为脾胃病的基本病机，主张以清法为脾胃病的基本治疗大法，具体提出清热泻火、清热祛湿、清热通腑、清热生津、清热化痰等具体治疗方法，取得较好的临床疗效[1]。

王长洪教授认为胃溃疡与湿热关系密切，治疗胃溃疡以"清法"为基本大法，根据病机分别采用清热解毒、通腑泄热、化湿清热、滋阴清热、辛开苦降等治疗方法，以清热解毒、理气通降，并顾护脾胃之本[2]。

葛琳仪治疗慢性胃炎的临床经验以清法为要，根据不同病情，立清疏、清化、清利、清养四法。标实时治疗以清为主，佐以补虚；病情缓解，正虚明显时以补养为主，辅佐以清[3]。

各种病毒性肝炎向肝硬变发展的过程中，其病机有气滞、

［1］　刘婷，贺梅娟，胡建庆，等.杨晋翔教授应用"清法"治疗脾胃病的经验［J］.环球中医药，2016，9（2）：196-198.

［2］　刘杨.王长洪教授应用清法治疗胃溃疡经验［J］.辽宁中医药大学学报，2012，14（4）：172-173.

［3］　赵育芳，魏佳平.葛琳仪主任医师"清"法治疗慢性胃炎的经验［J］.中华中医药学刊，2007，25（2）：274-275.

血瘀、水停等因素的作用，而湿热毒邪在体内的持续存在，却是导致以上病理机制的根本原因。通过多年临床实践，水新华[1]认为清法在肝硬变的不同证型有一定临床价值，如清热利湿、化瘀消胀治疗湿热壅滞型腹水；清肝泻火，凉血止血治疗肝硬变并发的肝火横逆伤及脉络型出血；清热化痰，开窍醒神治痰火上扰型肝性脑病。

3. 泌尿系统疾病

陈香娟[2]认为，肾小球性血尿属中医"尿血"范畴，临床表现为肉眼血尿和或镜下血尿。尿血以热移下焦扰动血室为主要病机。尿血的发病，可以因热邪、水湿、痰浊和瘀血等引起，而热邪总与其他邪气相兼为患，且与五脏六腑密切相关。治疗采取以清热为主，兼顾化湿、化痰、活血、止血等，而在病变早期慎用补气法。

方俊荣[3]分析多例慢性肾炎蛋白尿患者，其中多数伴有上呼吸道感染，故感染成为治疗肾炎蛋白尿过程中一个严重的干扰因素，而积极防治感染，是制定清热解毒利湿法的客观依据。临床上遇到一些病例，在使用温阳利水、健脾化湿无效时，常发现加入清利之药后，随感冒控制而收到良好的效果。因此清热解毒利湿法是提高治疗蛋白尿疗效的关键之一。

[1] 水新华. 清法在肝炎肝硬变治疗中的运用 [J]. 河南中医，2005, 25 (2): 37–38.

[2] 孙香娟. 以清为主法治疗肾小球性血尿的方证研究 [D]. 成都: 成都中医药大学，2005.

[3] 方俊荣. 清固法治疗蛋白尿的体会 [J]. 安徽中医临床杂志，1998, 10 (5): 327–328.

### 4. 呼吸系统疾病

张静等[1]通过归纳《伤寒论》清法条文，整理其运用规律，结合肺系病的特点及现代呼吸系统疾病的演变规律，分析清法中清宣、清散、清透、清利、清养的用药特点，进一步总结出《伤寒论》清法在呼吸系统疾病中的应用特点，并提出临床需辨证，用药需谨慎，同时提出顾护阴液的重要性。

葛琳仪治疗肺系疾患时，擅用清法贯串始终，如清宣法、清降法、清润法、清补法等，取效良好[2]。

### 5. 内分泌系统疾病

曹烨民等[3]应用清法治疗糖尿病足坏疽（CPR），结果137例CPR患者，截肢5例，截肢率3.65%。显示清法可以降低CPR，改善局部的炎症状态，可以有效地防止糖尿病足足部感染。对肝肾功能无不良的影响，无变态反应等不良事件的发生。

张磊等[4]进行了整体清法治疗糖尿病足筋疽溃疡的临床研究，把60例糖尿病足患者随机分为治疗组和对照组，两组在基础治疗的同时，治疗组给予清筋术联合外敷煨脓长肉膏

［1］张静，卫文婷，张纾难，等.《伤寒论》清法诸方在呼吸系统疾病中的临床应用［J］.环球中医药，2015，8（4）：482-485.

［2］王东，魏佳平，姜宁，等.葛琳仪清法治疗肺系疾病经验［J］.浙江中医杂志，2015，50（6）：405.

［3］曹烨民.清法治疗糖尿病足坏疽临床疗效观察［A］.中华中医药学会第六次民间医药学术年会暨首批民间特色诊疗项目交流会论文集［C］.中华中医药学会，2013.

［4］张磊，王丽翔，闫少庆，等.整体清法治疗糖尿病足筋疽溃疡的临床研究［J］.中华中医药杂志，2014，29（11）：3670-3672.

（主要由冰片、朱砂、血竭、紫草、黄芪、阿胶等组成）、内服糖足方冲剂（主要由茵陈、泽兰、金银花等组成）治疗，对照组予以清创术联合湿敷金三联（庆大霉素＋654-2＋短效胰岛素），内服安慰剂治疗。观察两组患者治愈率、截肢率、感染控制情况、创面愈合时间的变化。结果表明，整体清法方案治疗糖尿病足筋疽溃疡有较好的临床疗效。

### 6. 外科疾病

吴丹妮[1]应用清法治疗外科火热证。外科病热证辨证论治可归纳为四个证候：①气分实热证，治以清热泻火法。②热毒炽盛证，治以清热解毒法。③气血同燔证，治以清热凉血法。④湿热阻络证，治以清热利湿法。清法在外科火热证的应用宜注意以下几个方面：①坚持整体辨证；②切忌寒凉太过；③清法与其他方法的配合。应用清法时，还要根据病情需要，适当配合其他疗法。

### 7. 皮肤科疾病

皮肤科临床上常用的清法不外乎以下 9 种：①清热祛湿法。阳盛体质感受外湿，易从热化，湿热交蒸，蕴结皮肤，一般起病较急，病程较短。如急性湿疹、接触性皮炎、神经性皮炎、下肢丹毒等。治宜清热利湿，代表方剂草薢渗湿汤、三妙丸等。②清热凉血法。热为阳邪，易伤津耗血，或迫血妄行。如固定性药疹、猩红热样药疹、寻常性银屑病的进行期等。治宜清热凉血，代表方剂清营汤、犀角地黄汤等。③清热解毒法。热为温之渐，火为热之极，六淫七情，皆能化火，最易生毒。如头面丹毒、虫咬性皮炎、脓疱疮、

———

[1] 吴丹妮．清法在外科火热证中的应用［J］.云南中医中药杂志,1996,17(2)：25-26.

系统性红斑狼疮急性期等。治宜清热解毒，代表方剂五味消毒饮、化斑汤等。④清暑利湿法。长夏湿土当令，暑多夹湿，腠理疏松多汗，污物邪毒易于侵入，常在炎夏酷暑突然发病，如痱子、夏季皮炎等。治宜清暑化湿，代表方剂新加香薷饮、清暑汤等。⑤清热疏风法。六淫外邪首犯皮毛，特别是风热之邪骤袭，客于肌肤，则发病较急，如急性荨麻疹、药物性皮炎、玫瑰糠疹等。治宜清热疏风，代表方剂消风散、疏风清热饮等。⑥清脾化湿法。若恣食甘肥，湿困中焦，郁而化热，则湿热互结，熏蒸肌肤，侵犯九窍。如头皮脂溢性湿疹、口唇皮炎等。治宜清脾化湿，代表方剂泻黄散、泻脾散等。⑦清肺泄热法。肺合皮毛、热伏肺经，皮毛受损，风热外袭，肺卫受邪，热毒不散，每见发于肌肤。如酒渣鼻、痤疮等。治宜清肺泻热，代表方剂枇杷清肺饮、黄芩清肺饮等。⑧清肝泻火法。情志内伤，五志化火，以致肝胆湿火内结外发，上犯下注，多在耳廓、乳头、脐窝、胁肋、外阴等处发生损害。如耳部湿疹、外阴湿疹、带状疱疹等。治宜清肝泻火，代表方剂龙胆泻肝汤、当归芦荟丸等。⑨清热滋阴法。"阴虚生内热"，此乃水亏火旺，虚火上炎之候。如系统性红斑狼疮的稳定期、脱发等。治宜清热养阴，代表方剂知柏地黄丸、大补阴丸等[1]。

### 8. 内科急症

清法所治之热证是无形之热，热邪内扰、上蒸、外熏；

---

[1] 谢勇.清法在皮肤科临床的应用［J］.安徽中医学院学报，1989，8（2）：60-61.

热入气分、营分、血分，毒热炽盛，其势较甚，传变快，病症重，故用清法详辨病机，对症用药，可药到病除。内科急症中运用此法颇多，疗效较好。清法与祛痰瘀通络法结合，可治痰热为患之病证；清法与凉血开窍法有机结合可治热入营分，蒙蔽心神之病证；清法与宣肺解毒法结合可治风热束肺，毒热炽盛之病证[1]。

9. 风湿性疾病

阎小萍教授在运用"清法"辨治风湿病时注重"寒热为纲"的辨治论，突出清脏腑邪气，重视脏腑功能在风湿病中的重要作用，同时提倡"内外兼治"重视外治法的临床运用[2]。

10. 妇产科疾病

临床发现，慢性盆腔疼痛湿热瘀滞型和气滞血瘀型居多，这两者也是导致冲任阻滞、胞脉失畅的常见原因，对于慢性盆腔疼痛患者，因其病因多为盆腔炎性疾病或术后粘连，清法的运用可有助于其炎症的吸收和消散，对于一些低热的患者能起到明显的降温作用。对于因子宫内膜异位症或盆腔淤血综合征所致慢性盆腔疼痛者，因内异症患者内异灶随女性体内激素变化周期性的充血、出血刺激腹腔器官，多有盆腔炎症，盆腔淤血综合征患者也多因湿热蕴结下焦、气血瘀滞所致，清法的运用同样可使疼痛减轻[3]。

[1] 刘建辉.清法救治内科急症举隅[J].内蒙古中医药，2000，19（S1）：24.
[2] 陈璐.阎小萍教授运用"清法"治疗风湿病临床经验浅析[D].北京：北京中医药大学，2016.
[3] 张静，郭慧宁，胡国华.清法消法在慢性盆腔疼痛中的应用[J].四川中医，2013，31（5）：34-36

历来在论汗证时，均以气虚自汗，阴虚盗汗分类，但周云[1]临证时发现，产后盗汗证中常有阴虚火旺夹有湿热内蕴者，临证治以滋阴降火，清热燥湿敛汗，颇获良效。

### 11. 恶性肿瘤

刘鲁明认为，"湿、热、毒"邪的形成是胰腺癌的发生发展关键环节，"湿热毒聚"是对胰腺癌关键病机的高度概括。治疗时灵活运用"清"法于合理中药配伍中：①清宣郁热，健脾消痞；②清热利湿，疏泄少阳；③清热解毒，通腑泄热；④清热和胃，益气生津[2]。

中药的参与治疗可提高中晚期肝癌患者的生存率，李健等多选用清解、清利、清补三法治疗肝癌[3]。

李京等[4]根据对原发性肝癌病因病机进行总结发现，病机总属气滞血瘀，湿热内生，火毒内蕴，因此，清法是本病治疗关键法则之一，指导用药应始终贯穿于本病治疗始终。中医将清法具体分为清气分热、清热解毒、清热凉血、清热养阴、清解脏腑诸热以及清热除湿等不同治法，此外病邪无论在气、在营、在血，若患者属于表邪已解，进而里热炽盛，无实结者均属于本法，本病的治疗又与解表、泻下、化痰、

[1] 周云. 浅谈清法在产后盗汗证中的应用 [J]. 内蒙古中医药，2007，26（7）：26.

[2] 宋利斌，刘鲁明. 刘鲁明晚期胰腺癌"清"法辨治思路辑要 [J]. 中华中医药杂志，2016，31（3）：875-877.

[3] 李健，姜家康，迟文成. "清法"在中晚期肝癌治疗中的应用 [J]. 世界最新医学信息文摘，2017，17（76）：170+169.

[4] 李京，韩涛，徐莹，等. 从清法论治原发性肝癌的研究进展 [J]. 辽宁中医杂志，2017，44（8）：1773-1776.

养阴、开窍之法相结合。

12. 重症感染性疾病

郁斌等[1]认为，清法是中医临床治疗重症感染性疾病常用的治疗方法。临床应用清法治疗各类重症感染性疾病时，因患者病情相对危重，病因病机特点多复杂，单一治法难以取得明显疗效，常将清法与宣表法、化痰法、利湿法、攻下法等相结合辨证运用，从而提高治疗效果。并总结了运用清法需注意的问题：①应分清热邪之在气分、血分或者气血两燔，选择有针对性的药物。②应分清热邪所在脏腑经络及部位，以针对性选择用药。③应分清药性之甘寒、苦寒、辛寒、咸寒、酸寒，掌握利弊，区别使用。④应分清虚证、实证，以防犯虚虚实实之虞。⑤注意扶正祛邪与清热养阴并非截然分开。

13. 眼科疾病

张从正有言："目不因火不病"，清法在眼病中的运用十分广泛，程晓爽[2]将临症经验做了总结。①清热解毒祛湿法治疗风赤疮痍。常用方剂如五味消毒饮配合除湿汤等。②清肺解毒治疗火疳。常用方剂如泻白散配合养阴清肺汤等。③疏风清热治疗聚星障。治疗以祛风清热、退翳明目为主，病久酌加养阴之品。④清热泻火治疗黄液上冲。常用方剂如通脾泻胃汤等。⑤清热凉血去瘀治疗暴盲。有热当清，有血当散，故以清热去瘀为治疗总则。并认为，清法不宜久用，因寒凉之品伤害脾胃。眼居高位，苦寒清热药属阴易下行。

[1] 郁斌，陈明祺，戴林峰，等.清法为主治疗重症感染性疾病探析[J].江苏中医药，2017，49（7）：63-66.

[2] 程晓爽.清法治疗眼疾临证经验[J].中医杂志，1996，37（10）：601-602.

因此，用清法治疗眼病时，要酌加散风之品，如防风、荆芥、羌活、白芷、细辛等，引药上达病所。

黄九龄[1]总结了清法误用。①发热误清，发热是常见的症状，可由很多原因引起。因于火热者，清法必用；因于寒、痰、湿、瘀、气郁者，清法当慎；因于气血阴阳诸虚者，清之则犯虚虚之戒；更有邪郁肌表而发热者，清之则引邪深入。②炎症误清，西医所谓的炎症，是具有血管系统的生活机体对损伤因子所发生的复杂的防御反应。炎症的临床表现，属中医的热证者有之，属虚属寒、属湿、属痰者亦不少。据临床观察，急性炎症多为热为实，慢性炎症多为虚为寒，而慢性炎症急发者则多为寒热错杂、虚实互见。故不可以为西医之感染性炎症皆为热证而误用清法，贵在"观其脉证，知犯何逆，随证治之"。③癌症误清，中医治疗癌症，常把清热解毒列为第一治疗大法。认为癌症是毒邪内蕴，热毒炽盛之证。癌症的本质多为正气虚弱致寒凝气滞血瘀痰结。总之，清法是为热证而立。临证必须详审病因病机，不论何病何证，确属火热者方可清之。

## （二）临床试验研究

高岩[2]进行气营双清法治疗急性病毒性上呼吸道感染伴发热临床研究。纳入病例随机分为两组，治疗组 193 例，对照组 190 例，治疗组给予以气营双清法组方的羚石清热方口

---

[1] 黄九龄，毛春，邓正万. 清法误用举隅［J］. 中医药学刊，2006，24（4）：714-715.

[2] 高岩，李鹏，付喜顺，等. 气营双清法治疗急性病毒性上呼吸道感染伴发热临床研究［J］. 山东中医杂志，2015，34（1）：17-19.

服（羚羊角粉 2g，生石膏 30g，知母 20g，连翘 20g，金银花 25g，荆芥穗 10g，淡豆豉 10g，薄荷 6g），对照组给予单纯西药口服，连续治疗 72 小时，观察总体疗效，服药 6 小时后体温降至正常的比例、再次发热的次数、合并细菌感染的比例、白细胞及淋巴细胞变化等指标。结果在 72 小时的观察期内，治疗组在总有效率、治愈率、再次发热的次数、合并细菌感染的比例、白细胞及淋巴细胞的变化等指标皆优于对照组，两组比较有显著性差异（$P < 0.05$）。表明羚石清热方治疗急性病毒性上呼吸道感染伴发热患者更有效，并能减少合并细菌感染的比例，与常用西药相比降温同样迅速且更平稳。

杨沁彤等[1]探讨"清法"治疗糖尿病足坏疽急性期湿热毒盛证的作用机制。80 例糖尿病足坏疽急性期湿热毒盛证、Wagner 分级 4 级的患者，随机分为"清法"治疗组和西医对照组各 40 例，均采用相同的基础治疗。治疗组基础治疗同时给予奚九一经验方——陈兰花颗粒、三黄消炎颗粒内服，并行祛腐清筋术；西医对照组同时行常规清创术。治疗组清创后 4 周的创面治疗有效率明显高于对照组；3 种炎症因子 TNF-α、IL-6 和 ICAM-1 清创后比清创前明显降低，且治疗组在清创后各时间点的 TNF-α、IL-6 比对照组降低。揭示"清法"治疗糖尿病足坏疽急性期湿热毒盛证，通过降低创面局部炎症因子水平，可以减轻创面炎症反应，促进伤口愈合。

"清法"是中医治则治法体系中重要组成之一，现代医学广泛

---

[1] 杨沁彤，方豫东，赵普庆，等."清法"对湿热毒盛糖尿病足坏疽急性创面局部炎症因子的影响[J].中国中西医结合外科杂志，2017，23（4）：339-343.

运用于传染病、感染性疾病、心血管疾病、肿瘤等各种疾病的防治。临床把清法归纳为清解、清透、清化、清利、清下、清补、清引八法。中医清法理论经历不同的发展演变过程，现代医学在此基础上通过医学气候学、应用生物信息学、分子生物学、免疫学和蛋白组学的研究技术，从整体、细胞和分子水平，从更高的层次水平来探讨中医"清法"理论的现代研究新思路新方法[1]。

# 第七节　消法研究

消法，八法之一。包括消散和消导两种意义。用消散导滞破积药，以消除食滞及因气血瘀滞而产生痞积的方法。有消食化滞、消痞化积等法[2]。消法在临床上有着广泛的应用。

## 一、理论研究

消法源于《内经》。《素问·阴阳应象大论》曰："中满者，泻之于内。"20 世纪 70 年代，将祛风、祛湿、祛痰、理气、理血均属之。20 世纪 80 年代又提出通过消导和散结，使积聚之邪逐渐消散的治法为消法。至 20 世纪 90 年代则认为消法包括两种含义：一是消导之义，适用于食积停滞之证；二

---

[1] 陈博，万敬员."清法"理论的中医现代研究 [J].中华中医药学刊，2016，34（9）：2070–2072.

[2] 李经纬，余瀛鳌，蔡景峰，等.中医大辞典 [M].北京：人民卫生出版社，2005.

是散结之义，适用气、血、痰、火、湿、食等结成的病证，使之渐消缓解。以上对消法的含义概而论之为：驱除体内有形和无形邪气，恢复阴阳平衡的方法为消法。但临床上病情是复杂的，单用消法难以全面奏效。根据辨证当用消法者则以消法为主，配合其他药物，才能收效满意[1]。

**（一）理论源流**

消法理论始创于《内经》，《素问·阴阳应象大论》云"中满者，泻之于内……其实者，散而泻之"，《素问·至真要大论》中又有"坚者削之，客者除之，劳者温之，结者散之"等，都是指通过"消"与"散"的方法而祛除体内有形或有余之实邪，为消法的形成和发展打下了基础。消法理论奠基于《伤寒杂病论》，虽然未从理论上明确提出消法，但其在临床实践中创造性地开创了消法在医疗实践中的应用。其中，《伤寒论》中记载了消散水气之五苓散、猪苓汤和牡蛎泽泻散，或化气利水，或滋阴利水，或软坚散结，利尿逐水，为水气病的治疗开创了临床应用之先河。还记载了消痰开结之小陷胸汤，适用于痰热互结心下，按之则痛的小结胸证。五泻心汤、旋覆代赭汤，也均为后世消痞泻满的名方。这些都是中医消法临床应用的开始。近年来，对消法的认识得到了更全面的发展。消法是具有消坚散结、消积导滞作用的治法，概括而言包括两种含义：一是消导，有消化和导引之意，适用于食积和停滞之证；二是消散，有行消和散结之意，适用于气、血、痰、食、水、虫等结成的病证，使之渐消渐缓。至此，消法的理论及应用已形成系统[2]。

[1] 孙星.消法临床运用体会［J］.湖南中医杂志，1994（S1）：15-16.
[2] 梁媛.中医消法源流考［J］.辽宁中医药大学学报，2012，14（5）：89-90.

"消法"之名虽最早见于《医学心悟》，但其实际运用，早在《金匮要略》中已有较详细的论述。将其主要归纳为消瘀、消痈、消痰三个方面。消瘀法，仲景根据瘀血的部位、轻重、缓急、虚实的不同，分别采用破血消瘀，消癥化积、扶正祛邪，除湿消瘀法治疗。消痈法，仲景根据痈脓之成与否，分别采用泻热消痈和排脓消痈法。消痰法《金匮要略》论述较多。如《胸痹篇》第1条首先提出胸痹的发病原因是"阳微阴弦"，"阳微"是指胸阳不足，"阴弦"是指水饮、痰涎等阴邪搏结。其治法，据痰停部位不同，分别采用豁痰通阳法、导滞化痰法。总之，《金匮要略》中仲景运用消法已自成体系，创立的很多方剂一直有效地指导着后世临床，值得继承发扬[1]。

《小儿药证直诀》对消法的运用尤为精到。如消乳（癖）法，小儿脾胃未充，不知饥饱，饮食过多，肠胃难以化物，则积滞内生，变生他证。钱乙创见性地提出小儿消癖法，他认为小儿病乳癖的病因，"由乳食不消，伏在腹中，乍凉乍热，饮水或喘嗽，与潮热相类"。他认为"治癖之法，当渐消磨"，应采用缓攻内消之法，乳癖轻证使用"消积丸"，乳癖重证使用"白饼子"。钱乙运用缓攻内消法治疗小儿乳癖，考虑到小儿体质柔弱，采取寒温适度、补泻并用的方法，且小剂量用药，逐渐加大用药剂量的用法，中病即止，以利为度，

---

[1] 胡亚丽.《金匮》消法初探［J］.四川中医，2001（4）：19-20.

以防伐其生生之气[1]。

## （二）概念研究

消法，是程氏八法中重要的一种治法，是指具有消导、消散、消磨之义的治疗方法；消法有广义消法和狭义消法之分，其中狭义的消法指消"食"，广义消法的内涵丰富，包含消"气"、消"血"、消"湿"、消"痰"、消"虫"等治法[2]。支勇[3]探讨了"消法"。认为消法是通过消积导滞和消坚散结作用，使气、血、痰、食、水、虫等有形之结聚、积滞渐消缓散的一种治法。《素问·至真要大论》中"坚者削之""结者散之"是消法的理论渊源，是通过消散积聚凝结而祛除体内有形之邪的理论先导。其后，消法的理论散见于各医典的医疗实践中，在具体辨证论治中体现出来。近年来，对消法的认识更得到了全面的发展。消法，概括而言包括两种含义：一是消导，有消化和导引之意。应用消法可以起到消积化食和导引下行的功效，适用于饮食停滞与虫积之证；二是消散，有行消和散结之意。生命活动的根本，脏腑经络、精血津液均依赖于气机的升降出入而保持正常的功能和运行。如有外感、内伤等致病因素侵扰人体脏腑经络，则多可形成气结、气滞的病机变化。而消法之理气、行气的作用是行消和散结的根本，故应用消法中的理气、行气之法，可以疏调气机，调理脏腑，畅通经络而恢复机体气机畅通的状态。因此消法可用于一切具有气结、气滞等气机失调的病证。另外，因人体

---

[1] 梁媛，马晓彤，黄晓华，等.《小儿药证直诀》消法初探［J］.河北中医，2012，34（2）：282-283.

[2] 赵超群.阎小萍教授运用"消法"治疗风湿病的临床经验浅析［D］.北京：北京中医药大学，2016.

[3] 支勇.浅论"消法"［J］.吉林中医药，2005（9）：2-3.

气机失调，气结、气滞于脏腑经络，可致精血津液的运行受阻而产生瘀血、痰浊、水饮等病理产物。而消法有消和散的作用，通过理气、行气配合活血、化痰、消水等法，可起到活血祛瘀、消痰化浊、消水散饮的功效，故可用于瘀血、痰浊、水饮等有形之凝结积聚类病证。消法主要的临床应用有消导食积，消痞化癥，消痰祛水，消疳杀虫，消疮散痈等。

杨卓寅[1]认为，消含有消散和消削的意义。消法，即是运用具有消散或消削作用的药物，根据配伍原则组成方剂，针对由于气、血、痰、食、水、虫等所结成的有形之邪，使之渐消缓散，以达到祛邪而不伤正目的的一种治疗法则。《内经》说："坚者削之""结者散之"。所谓"削之""散之"，都是指消法而言。消法的治疗作用，主要是消散有形之实邪，看起来似乎和下法没有什么区别，但在临床运用方面，实际上是有所不同的。下法，是对于燥结、蓄血、停痰、留饮等有形之邪，在病势急迫，形证俱实，必需急于排除，而且有可能排除的情况下使用；至于消法，则是对于一般积渐而成的有形之邪，在病势较缓，而又虚实夹杂，不必要而且不可能急于排除的情况下使用。前者是猛攻急下，后者是渐消缓散，二者有着明显的区别。消法常用的方法有消食导滞法、消积软坚法、消水化痞法、消湿退肿法。

支勇[2]认为，气、血、痰等方面的有形之邪与无形之邪在本质上均属于同一病机变化过程，即凝结积聚的病理变

---

[1] 杨卓寅.谈谈中医的"消法"[J].江西医药，1962（6）：15-16.

[2] 支勇.浅论消法与无形之邪[J].国医论坛，2005（6）：23-24.

化过程，只是二者在病机变化过程中所处的阶段不同。有形之邪多为无形之邪进一步发展，积聚凝结较甚而成，无形之邪是有形之邪的先兆阶段，二者既有紧密的联系又有一定的区别。气、血、痰之无形之邪，均以运行迟缓不畅、阻抑停留为特征。根据"结者散之""逸者行之"及"消者，去其壅也"的原则，必用消导、消散的治法即"消法"治之。消法作为消导、消散的治法，其不仅可以应用于"有形之邪"所致之凝结、积聚等"有形可循"的病证，还可以用于"无形之邪"所致的"无形可循"的病证，如气郁、血郁、痰郁等病证。可以理解为无论"有形之邪"还是"无形之邪"，只要其在本质上具有郁结和积聚的共性，均可用消法以消导、消散之。因此，临床上深刻领悟"消法"与"无形之邪"的关系，可以延伸消法的应用领域，防治现代社会人群中较多出现的亚健康状态，取得更好的临床疗效。张成太[1]认为，凡是由气、血、痰、食、水、虫等有形实邪壅滞而成的病症。诸如食积、虫积、癥瘕、痞块、瘰疬、痰核以及痈疽初起等均可用消法来治疗。除了消导剂之外，理气剂中的行气剂，理血剂中的活血祛瘀剂，祛痰剂，驱虫剂，还有泻下剂中的逐水剂等都应属于消法的范畴。

## 二、临床研究

### （一）临床应用

#### 1. 外科疾病

疮疡未出脓者谓之肿疡。其未成脓者常用内消法治疗，《外科

---

[1] 张成太. 方剂"八法"中的消法之我见 [J]. 内蒙古中医药，2006（4）：21.

证治全生集·痈疽总论》告诫我们："无脓宜消散，有脓勿久留。"故凡治肿疡，首先要辨其是否有脓。有脓则宜托毒排脓，忌用消散之法。若因疮疡用过抗菌素、激素或清热解毒等药物治疗之后，抑制病情，使全身症状不明显，局部肿块较硬，或深部脓肿不易辨脓时，则需穿刺或借助B超确诊。无脓或仅抽到血性液体，病程虽久，仍可使用内消法[1]。

粉刺性乳痈是发生在非哺乳期或非妊娠期的乳房慢性化脓性疾病，是一种以乳腺导管扩张、浆细胞浸润为病变基础的慢性非细菌性感染的乳腺化脓性疾病。消法不仅在粉刺性乳痈的初期使用，在成脓期、溃后期仍可以应用此法，遂命名为"清消法"，即消法要贯穿于本病的始终。初期本病初起乳房肿块位于乳晕部，红肿疼痛，乳头凹陷，有脂质样分泌物，7～10天化脓。本期病机为肝经蕴热、气血凝滞、经络阻隔。根据本病的病机及临床表现特点，消法的使用贵乎早，消法的目的在于消散疾病于初起之际，达到消散于无形，因此本期宜施以清热解毒、疏肝解郁、活血消脂之品。成脓期，消法在脓肿期、瘘管期也可灵活运用，能取得事半功倍的疗效[2]。

2.神经系统疾病

心脏神经官能症常因七情致病，引起脏腑气机失调，血瘀、痰浊、食积、伏火应之而发，反过来又成为本病的病因。

[1] 郑国珍.肿疡消法临证体会［J］.福建中医药，1992（1）：39-40.

[2] 孙小慧，刘胜.清消法在粉刺性乳痈中的应用体会［J］.中医杂志，2011，52（24）：2144-2145.

运用理气法、消食法、祛瘀法、化痰法，消散郁滞，畅心通脉，可使邪去病退。消法治疗心脏神经官能症，应注意对症施治，灵活变通，临床可取得良好的疗效[1]。

随着社会的发展及人们饮食结构等生活方式的变化，脑血管病、糖尿病、高血压病、高脂血症及肥胖病等日益增多，成为内科临床最常见的疾病。李鲤教授认为，此类疾病多由饮食不节、调摄无度、情志内伤、静卧少动等因素引起脏腑功能失调，气血运化不畅，尤其是脾胃运化失职，肝胆疏泄失常，导致痰浊瘀血等壅积而成。对于上述情况的治疗，当以和中消食为先，借以除壅滞，开化源。鉴于上述认识，李老应用朱丹溪的保和丸为底方化裁，治疗着重于减轻脾胃负担，增强脾胃运化功能；畅肝胆疏泄，调整膏脂输布。李老临证处方对保和丸使用极广，可谓曲尽其妙，独具匠心。其寓补于消法治疗神经疾病有脑梗死、血管性痴呆、椎－基底动脉供血不足等，李鲤教授寓补于消的观点，为神经系统疾病的治疗开辟了一条新的思路和途径[2]。

慢性疲劳综合征是一种原因不明的精神及躯体的虚弱状态，持续时间超过6个月，以疲劳、低热（或自觉发热）、咽喉痛、肌痛、关节痛、头痛、注意力不易集中、记忆力差、睡眠障碍和抑郁等非特异性表现为主的综合征。王坤根教授强调，现代人生活压力大，常情怀不适，饮食不节并喜滥食滋补，又乏于运动，且浙江一带气候湿润、湿邪为多，所以对于本病应当重视气滞、湿邪、瘀血等病

---

［1］ 肖冰.消法在心脏神经官能症中的运用探讨［J］.陕西中医,2005,26（2）:139-141.

［2］ 何华.李鲤教授寓补于消法在神经疾病中的应用［J］.时珍国医国药,2007,18（3）:758-759.

理因素的影响。本病为现代社会的新潮病，古籍中恐难有对应者。本病应涉及肝、脾、肾，与气滞、湿邪、瘀血有关，病性当虚实夹杂，且实证不少见。消法为中医治疗疾病的八法之一，针对积聚之邪，通过消导和散结的方法，使其逐渐消散的一种方法。临床上针对性的理气、化湿、活血之法很有应用价值[1]。

### 3. 消化系统疾病

孙连博等[2]总结谢晶日教授运用"消""补"二法治疗慢性结石性胆囊炎的经验。谢教授认为，情志不畅、饮食不当是引发慢性结石性胆囊炎最直接的两大原因，湿热久蕴不散、胆汁淤积胆腑是其主要病机。谢师经过多年的临床探索，提出了"消""补"并举治疗慢性结石性胆囊炎的原则。"消"以消食散积，消淤散结，利胆化积为主。"补"以滋阴柔肝、健脾益气、调补气血为主。治疗时强调既要辨证、辨病，更要辨年龄、体质；既要重视整体观念，也不能忽视个体因素在发病中的作用。

梁国英等[3]总结谢晶日教授用消导法治疗慢性萎缩性胃炎临床经验。谢晶日教授认为，胃脘痛多因胃气阻滞，胃失和降，不通则痛。消食导滞药功善消化饮食积滞，开胃和中，

[1]　王雨墨，蒋华，高芸，等.王坤根教授应用消法治疗慢性疲劳综合征经验［J］.陕西中医药大学学报，2017，40（3）：115-117.

[2]　孙连博，谢晶日.谢晶日教授运用"消""补"二法治疗慢性结石性胆囊炎经验［J］.国医论坛，2016，31（6）：11-12.

[3]　梁国英，陶平静，李威.谢晶日教授妙用消导法治疗慢性萎缩性胃炎的临床经验［J］.河北中医，2016，38（12）：1765-1767.

健运脾土，且大多药物也具有行气之功，是故运用此类药物治疗胃脘痛出现的脘腹胀满、疼痛、嗳腐吞酸、恶心呕吐、食少纳呆、大便失常等均有良好治疗效果。他还认为，中药消导之品与西药促进胃动力药在某种程度上有异曲同工之妙，因其具有化积理气的作用，所以可以促进机械性消化，且消导药内含有多种消化酶，又可以促进化学性消化，机械性消化与化学性消化共同配合才能完成促消化功能，这是消导药具有的独特优势消食药大多具有行气之功，久用则易耗气，对于气虚便溏、脾虚不食者则不宜使用，但临床中常有食滞兼气虚者，是故消导药常需与补气药同用，以消其弊。临床常用的消导药有山楂、神曲、麦芽、莱菔子及鸡内金等。

何宏邦将消法运用于胃脘痛属郁结、食积、湿阻、血瘀诸证。认为胃失通降是胃脘痛的主要病机，故以消法为治，意求健运疏导，以通为安。何老强调，一切应从临床实际出发，胃脘痛有实证亦有虚实兼夹之证。对其治，宜用消法，其治疗要则是：郁结者疏之，柴平汤加减；食积者导之，初病伤胃取平胃散加味，久病食积不化方选保和丸或山香散（山楂15g，香附10g）；湿阻者化之，平胃散为常用方剂，或选藿香正气散加味；血瘀者散之，丹参饮或何老自拟之丹泽汤（丹参、泽兰、黄芪、当归、阿胶、陈皮、白芍、甘草等）加减[1]。

马骏认为，溃疡性结肠炎多因外感时邪、饮食不节、情志内伤、素体脾肾不足所致，其中饮食不调常是发病主要诱因，脾虚失健、水湿内停为主要发病基础。进而提出溃疡性结肠炎不同主证的

[1] 杨容青.何宏邦运用消法治疗胃脘痛的经验 [J].辽宁中医杂志,1994（3）: 100-103.

病机侧重点亦有所不同，当辨别虚实，脾肾本虚、邪滞肠道、气血不调、传化失司、肠络受损、血败肉腐为本病主要病机，本虚标实、寒热错杂则是其发病特点。他认为该病属于中医杂病、疑难病，病程长，迁延难愈，虚实夹杂，寒热错综，故邪气不能迅速消除，需渐消缓散。正虚不能驱邪外出，以补法扶助正气；邪实伤气耗血，以消法清利湿热。故临证宜权衡利弊，消补兼施。马骏认为该病活动期多为实证，以湿热蕴肠、损伤肠络多见，治以清肠化湿、调气和血、祛腐生肌为主，切记不可骤用补涩，以免闭门留寇。代表方剂为白头翁汤、芍药汤、葛根芩连汤加减。缓解期应以补为主，久病应先消后补，以通为治[1]。

胃食管反流病（GERD）属于中医呕吐、吐酸、胃痞、嗳气、胸痹、胃痛、噎膈等范畴，其发生的原因主要与患者胃失和降及浊物上逆等有关。GERD 患者可出现气滞、食积、湿阻、血瘀、痰凝等症状。情志不畅，可使肝气郁结，而肝气横逆犯胃，会导致胃失和降、脾失健运。脾胃升降不和，水湿内停，湿邪不化，气机阻滞，气血失和，最终可导致食物反流。因此，中医应采用祛湿、行气、消食、活血、化瘀等"消法"治疗 GERD[2]。

---

［1］ 李学军，金月萍.马骏运用消补法治疗溃疡性结肠炎临床经验［J］.安徽中医药大学学报，2016，35（2）：44-45.

［2］ 王靖.浅论中医"和、消"二法在治疗胃食管反流病中的应用［J］.当代医药论丛，2016，14（6）：17-18.

### 4. 呼吸系统疾病

孔莎莎等[1]提出，治疗小儿内伤咳嗽要辨清热痰、湿痰、气虚、阴虚等，治疗时则要强调"消法"的运用。此法适用于痰、瘀积聚所致的顽固性内伤咳嗽，具体可分为"祛痰""化瘀""消积"三类。采用渐消缓散的方法，达到祛除痰、瘀以治病的目的。

### 5. 内分泌系统疾病

齐方洲等[2]认为，糖尿病患者饮食精微（糖、脂等）的积滞状态自始至终都存在，且积滞的程度直接决定着疾病的转归。中医消法在消积导滞方面颇具特点。综观糖尿病整个病程，呈现出由实证转为实中夹虚，再至虚中夹实的病性特点。实者，以食滞、气郁、湿阻、痰凝、血瘀、郁热为主，是本病的主要矛盾，主导着病机的变化，决定病情的进展和转归；虚者，以气阴不足、脾肾亏虚为主，是本病的次要矛盾，一定程度影响着疾病的预后。消食、行气、除湿、化痰、消瘀、软坚、散结等作为消法的具体手段，以其缓消病邪的特点，在缓解高血糖状态和调节气血阴阳方面发挥着重要的作用。然病至后期正气渐亏，往往不耐消伐，须及时扶正，视病情虚实灵活用药，或主消兼补，或主补兼消，或半补半消，或先补后消。

### 6. 肿瘤

妇科癥瘕的发生是由于素体虚弱或因病致虚，或经期、产后感受外邪，或内伤七情，或饮食、房事不节，致使脏腑功能失常，气血失调，则必然导致冲任二脉的损伤，累及胞宫、胞脉。因阴血亏

［1］ 孔莎莎，李江全. 消法在小儿内伤咳嗽治疗中的运用［J］. 中医学报，2016，31（5）：649-651.
［2］ 齐方洲，毛竹君，陈圣华，等. 试论消法在糖尿病及其并发症治疗中的应用［J］. 中医杂志，2014，55（10）：896-897.

损，不能濡养胞宫、胞脉，而瘀血、痰浊、热邪却互结停积胞宫、滞塞胞脉，影响气血运行，日积月累，胶凝不解，逐渐形成癥瘕。其病理机制以气滞、血瘀为主，此外尚有虚、痰、湿、寒、热等。血瘀为妇科癥瘕最基本的病机。而消法具有活血化瘀、消瘀散结之功，故消法是治疗妇科癥瘕的根本大法[1]。

临床常见的良性包块有结节性甲状腺肿、乳腺增生、子宫肌瘤、卵巢囊肿、宫外孕包块、前列腺增生、慢性淋巴结炎、脂肪瘤等。徐远等[2]在临床中发现以舒肝散结法治疗良性包块有较好疗效，并认为该法属于"消法"。中医认为脏腑、筋脉、肌肉等各处，本无此物而有之，必为消散，乃得其平，即"坚者削之"。而要达到消除结块，取得疗效的目的，必须深入分析疾病，抓住"癥结"，制定对策。通过分析可得肝与良性包块的形成在病因、病位、病证特点三方面均有着密不可分的关系，因此调达肝气是至关重要的。良性包块均为"肝经癥积"，都可以用舒肝散结方（柴胡10g，赤芍30g，当归15g，丹参30g，生牡蛎30g，川贝母10g，玄参15g，夏枯草15g，海藻15g，昆布15g，海浮石18g）加减论治。

尤昭玲教授擅长灵活运用消法治疗子宫肌瘤。其经验总结：①消食化积，活血消癥。选用了消"肉积"之"生鸡内

[1] 刘美良，马文侠.消法在妇科癥瘕中的运用 [J].光明中医，2012，27（10）：1972-1973.
[2] 徐远，黄艳玲.以"消法"治疗良性包块——浅谈舒肝散结法 [J].中国医药学报，2002，17（11）：651-653.

金、山楂、神曲”以消食化积、缓消癥块，特别强调消癥勿忘扶正，在消食化积的同时伍以益气健脾补肾之药，如人参、党参、西洋参、黄芪、白术、山药、桑寄生、菟丝子等益气健脾补肾，扶助正气，收到良好的临床效果。②疏肝理气，散结消癥。肝气郁结是子宫肌瘤发生的重要因素，常在方中选用柴胡、桔梗、荔核、橘核、夏枯草、香附、郁金、月季花、玫瑰花等辛香走窜、疏肝理气之品，达到行气活血、散结消癥的目的。同时尤教授还注重对心的调理，若忧愁思虑，积想在心，气机郁结，心气不得下通于肾，胞脉闭阻，可致癥瘕或加重癥瘕的病情。因此强调"疏肝勿忘宁心"，常联合用药合欢皮、石斛、莲心、首乌等以宁心安神。③化痰祛湿消积。注重根据患者体质配伍一些具有软坚化痰散结作用的药物，如桔梗、法夏、生牡蛎、砂仁、白芥子、前胡、苍术、茯苓、土茯苓、皂刺等药。尤其桔梗一味，兼具理气、化痰、升清、排脓消痈散结之效。总之，尤昭玲教授以"消法"中消食、祛痰、祛湿、理气、活血等方法缓消渐散癥瘕，同时始终不忘健脾、益气、补肾，扶助正气，选用的攻伐药物亦是药性平和，无峻攻之剂，让人如沐春风，即使长期服药，也不需要过多担心攻伐太过而致正气亏虚，临床治疗疗效卓著[1]。

魏品康教授提出胃癌从痰论治的理论体系，以消痰散结作为治疗胃癌的根本大法。由于胃癌不同阶段症状存在差异，魏品康教授根据不同兼证创立消痰散结八法，即消痰和胃法、消痰导滞法、消痰解毒法、消痰解郁法、消痰通络法、消痰祛瘀法、消痰

[1] 刘文娥，王丽云，林洁，等.尤昭玲教授用"消法"治疗子宫肌瘤的经验总结[J].中华中医药杂志，2011，26（11）：2616-2618.

利水法、消痰软坚法，起到病证结合、标本同治的作用，取得满意疗效[1]。

### 7. 妇科疾病

慢性盆腔疼痛的出现多为患者在经期、产后或人流术后，素体虚弱，血室正开之期，饮食起居不节情志失调，邪毒乘虚而入，滞留胞宫，使胞宫气血受阻，不通则痛，久之形成癥瘕积聚。临床发现，慢性盆腔疼痛患者因患病较久，病情缠绵，瘀热互结，且因久病难愈，忧思抑郁，情志不畅，多伴肝郁气滞之证。所谓"热者寒之，温者清之""坚者削之""结者散之"，故治疗慢性盆腔疼痛常"清法"与"消法"合用，采用清热利湿药配伍行气活血散结药，使蕴热得清，气机通畅，积滞得消，疼痛缓解[2]。

杨悦娅[3]认为，女性盆腔附件属中医胞脉之系，其炎症与中医外科之体表疮疡、肿疡、溃疡及体内脏腑组织间的内痈、内疡可视为同属之类，故提出将现代医学中盆腔炎命名为中医学"胞脉痈疡"，将外科"消、托、补"三大内治法则援用于"胞脉痈疡"的分期治疗中。在盆腔炎的急慢性期及在炎症性不孕的治疗中，凡病程处于邪实期以实证为主，需要采用清热、解毒、祛痰、除湿、化浊、活血、逐瘀、软坚、

[1] 施俊，魏品康.魏品康教授胃癌消痰散结八法学术思想探讨[J].中西医结合学报，2011，9（10）：1066-1069.

[2] 张静，郭慧宁，胡国华.清法消法在慢性盆腔疼痛中的应用[J].四川中医，2013，31（5）：34-36.

[3] 杨悦娅.盆腔炎从"胞脉痈疡"论治[J].上海中医药杂志，2009，43（7）：48-50.

散结、消癥、通络等具体治法，均可归属于"消法"之中，以针对胞脉痈疡的邪实毒盛阶段。

郑纯运教授认为妇女有余于气，病多坚、结；治疗妇科疾病宜辨气分、水分、血分，倡和消渐散；消法贵在协调运转，升降气机；并合理运用虫类药以消癥瘕；且注重内外兼治[1]。

### 8. 风湿性疾病

风湿性疾病病情复杂多变，病程绵缠，常夹杂食积、气滞、血瘀、水湿、痰饮等邪实，阎小萍教授在临床中善于运用消法治疗风湿病程中出现的"积聚"之证，并且善将消法与脏腑辨证相结合，将消法与其他治法相结合，将历代医家经方验方与自身体会相结合，注重健脾消食、行气导滞、活血通络、祛除水湿、消散瘀结诸法的运用；"食"消中提出食、积、滞的区别，注重辨别谷积与肉积；在"气"消中根据气滞程度的不同给予行气、破气的治法；"血"消中根据血液瘀滞状态的程度不同，分为给予行血、活血、破血等治法；"湿"消中注重化湿、渗湿、利湿；"痰"消中则采用涤痰、化痰、导痰、消痰、散痰的方药祛痰邪外出[2]。

### 9. 老年性疾病

林弋人[3]总结了朱建贵教授运用消法治疗老年病的经验。应用于消食积、消气积、消痰积、消水积、消瘀血5个方面，分析朱建

［1］ 丁正香，郑纯.郑纯运用消法治疗妇科疾病经验［J］.湖南中医杂志，2015，31（10）：25-26.

［2］ 赵超群.阎小萍教授运用"消法"治疗风湿病的临床经验浅析［D］.北京：北京中医药大学，2016.

［3］ 林弋人.朱建贵教授运用消法治疗老年病的经验总结［D］.北京：北京中医药大学，2016.

贵教授应用消法治疗老年病的 14 个验案，其中化瘀消痰散结法治疗乳腺结节，活血止痛法治疗老年神经性头痛，消痰破瘀法治疗老年冠心病心绞痛，活血补肾法治疗老年腰椎病、耳鸣，活血行气法治疗老年脑梗恢复期，化痰蠲饮法治疗美尼尔氏病，温消痰饮法治疗老年慢性气管炎急性发作期，化痰解郁清心法治疗老年抑郁状态，疏肝和胃法治疗慢性胃炎，化痰导滞法治疗便秘，化痰行气法治疗失眠。

王亚丽认为帕金森患者肾虚为其发病之本，标实则与痰瘀密不可分，日久痰瘀蕴结体内，胶结不解，久病入络成毒损髓，并根据这一病机特点提出了"补肾活血，化痰疏毒"的治疗大法，创立了疏筋解毒方，将补法、消法有机结合在一起，在临床治疗中取得满意的疗效[1]。

### （二）临床试验研究

王海东[2]通过中医消法治疗各种外科疮疡的疗效观察。结果显示，观察组治疗总有效率明显要高于对照组，差异有统计学意义（$P < 0.05$）。认为对于各种疮疡患者，采取中医外科"消法"治疗有显著疗效。针对疮疡患者，中医主要三大治疗策略为"消""托""补"，其中"消"是非常重要的一类，指的是消散与破削体内存在有形积滞，进而祛除病邪的治疗策略。在中医外科疾病治疗期间，注重"以消为贵"思路，一方面能够使病程得到有效缩短，另一方面能够使由于

[1] 刘明雷，车娜，王晨曦.补消合用治疗帕金森病[J].河南中医，2013，33（11）：1926-1927.

[2] 王海东.运用中医外科"消法"治疗各种疮疡的疗效观察[J].中西医结合心血管病电子杂志，2015，3（35）：128-129.

手术造成的创伤及应激反应得到有效避免，易被患者接受，属于一种治疗各种疮疡的优选方法。针对疮疡患者，采取"消法"治疗，主要使用的是清热解毒消痈汤（金银花、紫花地丁各 15g，赤芍、紫背天葵、夏枯草各 12g，陈皮、川芎、川贝母、丹皮各 10g，生甘草6g，蒲公英 30g），随证加减，配合使用芙蓉膏或活血消肿膏外敷，从而达到清热散瘀、消肿止痛之功效。

周元荣等[1]观察了痰瘀分消法治疗子宫内膜异位症 60 例，观察发现，中重度子宫内膜异位症患者除具备血瘀证候外，均有不同程度的痰湿表现。可见瘀久夹痰，痰瘀互凝，渐成癥瘕是其病机特征。是故治疗子宫内膜异位症活血化瘀、渗湿除痰不能偏废其一。因此使用痰瘀分消法治疗本病，既符合中医辨证观点，又符合西医辨病要求。本实验表明，采用痰瘀分消法（内异消汤：薏苡仁、川贝母、怀牛膝、鳖甲各 15g，土鳖虫、穿山甲、海藻各 12g，三七、甘草各9g，大黄 5g，血竭 3g）治疗子宫内膜异位症，不但能迅速改善临床症状，又能有效持久地消除其体征。

刘锦龙等[2]研究中医消法对多囊卵巢综合征伴非酒精性脂肪性肝病脂代谢的影响。各 45 例患者，对照组采用常规治疗，观察组采用中医消法（香附、半夏、川芎、苍术各 9g，神曲 15g），对两组患者治疗前后的身高腰臀比、黄体生成素、血清睾酮、泌乳素等方面进行分析对比。结果显示：观察组患者的体重、腰臀比、血清睾酮、泌乳素明显高于对照组，且较治疗前明显降低。观察组中显效

[1] 周元荣，刘爱梅.痰瘀分消法治疗子宫内膜异位症 60 例临床观察［J］.新中医，1999，31（1）：20-21.

[2] 刘锦龙，欧雨.中医消法对多囊卵巢综合征伴非酒精性脂肪性肝病脂代谢的影响研究［J］.中国卫生产业，2014，11（2）：191-192.

26 例，占总数的 57.78%，有效 14 例，占总数的 31.11%，无效 5 例，占总数的 11.11%，总有效率为 88.89%；对照组中显效 20 例，占总数的 44.45%，有效 10 例，占总数的 22.22%，无效 15 例，占总数的 33.33%，总有效率为 66.67%。两组比较，差异具有统计学意义（P < 0.05）。中医消法对多囊卵巢综合征伴非酒精性脂肪性肝病脂代谢具有很大的影响，能帮助患者调节代谢紊乱现象，帮助患者恢复正常脂、糖脂等代谢，值得在临床应用上推广。

孙霓平等 [1] 进行了清消法治疗浆细胞性乳腺炎的临床观察。结果显示，"清消法"治疗浆细胞性乳腺炎有可靠的治愈率及较低的复发率，且可以更好地保留乳腺外形。本研究所用内治方药浆乳方中，柴胡、郁金、香附、赤芍、当归疏肝理气、活血化瘀；茶树根、生山楂、丹参、白花蛇舌草、鹿衔草、蒲公英具有清热消脂、化湿消导之效，能去除乳腺导管内的垢腻粉刺，对血中泌乳素水平亦有一定的降低作用。外用药物金黄膏、青黛膏能消散局部炎症渗出，消除局部水肿，解除局部血管痉挛，缓解疼痛。内外合治，相得益彰。

## 第八节　补法研究

补法，八法之一。补养人体气血阴阳不足，治疗各种虚

---

[1]　孙霓平，刘胜，唐润伟，等.清消法治疗浆细胞性乳腺炎的临床观察 [J].上海中医药大学学报，2014，28（4）：34-37.

证的方法。虚证有气虚、血虚、阴虚、阳虚等不同，补法也分补气、补血、补阴、补阳等，并宜结合五脏之虚补益五脏[1]。历代医家对于补法理论和临床应用多有发挥，概述于下。

# 一、理论研究

中医补法有广义狭义之分，狭义的补法针对人形体的虚损，重在补益人体气血阴阳的不足；广义的补法包括对形与神等一切功能的调补。人是形神统一的生命体，形神之间能够互荣亦能互损，补法的施用应做到形与神俱，不可分离。中医补法顺应形神关系，依据"形神喜恶"原则，使形神同补，神安形全。中药、方剂对人体之补都是形神同补的，在调补的过程中，还要注意避免嗜欲和过用，依形神所喜而生活，如此方为中医补法之真意。补法之用，当虚则补之以应形，喜则补之以应神，形神兼顾。人体之补不仅在于食药之助，更在于安于心乐于行[2]。

## （一）古代补法研究

1.《内经》补法研究

《素问·阴阳应象大论》中的"形不足者，温之以气，精不足者，补之以味"，《素问·三部九候论》中的"虚则补之……损者益之"都是补法理论的用药依据。《素问·腹中论》中治疗血枯的乌贼骨蘆茹丸，针对血虚精亏的血枯病漏下，选用雀卵和鲍汁滋养精

---

[1] 李经纬，余瀛鳌，蔡景峰，等.中医大辞典［M］.北京：人民卫生出版社，2005.

[2] 李萌，于智敏.中医补法真义探寻［J］.中国中医基础医学杂志，2016，22（6）：738-739.

血，又与海螵蛸、蘆茹同用，共奏养血止血之功，正是补法的体现[1]。《内经》中论"补"的原文共计49篇，195处，其中《素问》67处，《灵枢》128处，综合考察其字义多为补救、补助、补充、补益等含意，多数直接指明"虚则补之"，是扶助正气的补益之法。《内经》所论补法，有食补、药补、针补和灸补等等不同具体方法。采用食物、药物及针刺、艾灸等等材料与技术，顺应脏腑阴阳五行、四时时间运行特点、经络气血走向，以扶助正气、补益脏腑、滋养身体、调整阴阳、畅通气机等作用为功效。用于调养身体和治疗正气不足，体质虚弱，脏腑偏衰之证。可见《内经》对补虚泻实治则的重视。《内经》讨论的补法理论，虚实辨证是基本病机理论，扶助正气与祛除邪气有密切相关的辩证关系，需要从理论认识上予以明确。补虚扶正是中医治则治法。其中许多论述为后世中医治则治法理论的形成和发展，包括补益方药的组方配伍理论产生重要的影响。《内经》所论补法理论非常丰富，涉及补益阴阳气血、脏腑经脉等等补法讨论。主要有五补五宜食养理论、温养形身的养生理论、温阳补气理论、养阴补血理论、脏腑补益理论、阴阳互根补益理论以及补泻兼用法理论等[2]。

2.《伤寒论》补法研究

"补"法为《伤寒论》治法中重要的方法之一，属扶正治

［1］ 粟栗.《内经》十三方治法探析［J］.吉林中医药，2008，28（12）：861.

［2］ 李黎华.《黄帝内经》补法理论研究［D］.南宁：广西中医学院，2011.

法类。本文就《伤寒论》中对"补"法的运用和发挥作一阐述。张仲景扩大了"补"法的运用范围，创造了许多经典方剂及具体的治法。"补"法的权变运用，有温补并用法，如理中丸、当归四逆汤；清补并用法，如白虎加人参汤、竹叶加石膏汤；有通补兼施法，252、253、254 条之急下存阴；有汗补并用法，如麻黄附子甘草汤；有和补同用法，如桂枝加芍药生姜各一两人参三两新加汤；亦有消补之法，如茯苓桂枝白术生姜半夏甘草人参汤。以上均属攻补兼施之法。"保胃气，存津液，护阳气"作为治疗的基本原则，无不贯穿于伤寒六经辨证的始终。注意护阳存津养阴，实为补之始，亦是补法权变运用的具体体现[1]。

3.《金匮要略》补法研究

《金匮要略》补法源于对《黄帝内经》《神农本草经》的继承发展，集汉以前方剂学之大成，包括直接补益阴阳气血和间接补益两种方式。杨建龙对补益用药及方剂的现代研究、补法应用要点、与他法配合的方式进行了总结[2]。《金匮要略》补法特点在于补中有清、重视养阴；补中有行，重视营卫；补中有散，重视宣透；补中有泻，重视通阳；补中有消，重视化瘀。虽不越《内经》"虚者补之"之旨，但药皆清淡甘平，力避滋腻重浊，重在平调阴阳。且虽重于补，但补必有泻，补泻结合，寓补而不滞[3]。

疼痛病因不外正虚与邪实两端，邪实所致者，法当通利，但若

[1] 李巨奇，张横柳.《伤寒论》之"补"法运用 [J]. 中医研究, 2000, 13 (4): 11–13.

[2] 杨建龙.《金匮要略》补法探微 [D]. 南京：南京中医药大学, 2009.

[3] 孟继民. 试述《金匮》补法特点 [J]. 中医函授通讯, 1988 (6): 9.

因虚致痛，当以"补虚"为第一要义。爨国庆[1]统计仲景《金匮要略》论述痛证44种，其中以补法治痛的有47方次，并将补法治痛分为补阳治痛、补中止痛、补血止痛、调补阴阳止痛、柔肝止痛五种，阐述了补法治疗痛证的应用。

黄曼[2]将《金匮要略》中补法归纳为两个方面。单补为主法包括补气法、补血法、补阴法、补阳法；合补法包括气阴双补，阴阳双补，气血阴阳俱补。

朱萌[3]则认为《金匮要略》应用补法主要在补脾胃与补肾，如甘温之剂的小建中汤、黄芪建中汤、薯蓣丸调补脾胃；肾气丸补益肾气。其他如用治冲任虚损之半产漏下、胞阻腹痛的胶艾汤，用治血虚兼寒疝的当归生姜羊肉汤，用治虚烦不得眠的酸枣仁汤，用治妇人脏躁的甘麦大枣汤，用治虚热咳喘的麦门冬汤，皆属补法范围。

4. 张子和补法思想

张子和素以攻邪闻名于世，但他实际上也是一位善用补法的医学大家。

赵红霞等[4]对张子和的"补法"学术思想进行了总结，认为其补法理论源于《内经》，强调需用补法时常先攻后补或

[1] 爨国庆.《金匮要略》补法治痛撷英 [J].中医研究,2010,23（12）：9-10.

[2] 黄曼.从《金匮要略》论补法 [J].天津中医学院学报，2003，22（2）：8-10.

[3] 朱萌.试论《金匮要略》之补法 [J].光明中医，2015，30（2）：231-232.

[4] 赵红霞，赵凯维，尹俊县.张子和"补法"学术思想探讨 [J].中国医药导刊，2012，14（7）：1222-1223.

攻补兼施，将补法分为平补、峻补、温补、寒补、筋力之补、房室之补六种。提倡食补，主张病蠲后以"五谷养之，五果助之，五畜益之。五菜充之"。创立了攻补兼施的代表方玉烛散及专补脾肾的滋补方无比山药丸，强调以平为期，气血流通平衡为要，注重辨证施补。

柴瑞霁[1]将张子和的补法应用总结为养生疗疾，食补重于药补；补虚扶弱，攻邪先于补益两方面。且提出张子和强调"大积大聚，大病大秘，大涸大坚，下药乃补药也。"从哲学的高度指出汗、吐、下三法"虽不云补，理实具焉。"

李建香[2]认为张从正提出"制其偏盛即补"的补法思想，不同于传统意义上直接针对虚损病证实施补益的方法，认为张氏补法的内涵是：采用多种途径（当然包括汗、吐、下等祛邪方法），而达到促进气血宣通，恢复人体正气的一种客观效果。反映了张氏攻邪即是补虚，祛邪足以扶正的学术思想。不论在攻邪中，还是在攻邪后，张氏都十分重视补法，重视气血宣通，其补法思想是非常独到的。

戴铭[3]通过对张从正《儒门事亲》的分析研究，发现他论补也有卓见。认为其论补思想主要有：先治其实，后治其虚；谨慎用补，不尚药补，反对滥用补法；损有余，乃所以补其不足；养生当论食补，谓养首当益胃。

杜同仿[4]认为张氏对补法的认识源自《内经》，通过严密辨证

［1］柴瑞霁.张子和论补探析［J］.山东中医杂志，1988，7（1）：6-7.

［2］李建香.张从正补法思想浅谈［J］.光明中医，2009，24（8）：1447-1448.

［3］戴铭.张从正论补思想探讨［J］.四川中医，2002，20（7）：3-4.

［4］杜同仿.张从正运用补法的特点［J］.广州中医药大学学报，2000，17（2）：126-127.

来运用补法；主张补中要有通，补而不滞，平而不强，以顾护胃气为要；善用先攻后补及攻补兼施；力倡用饮食疗法补养身体；而力戒有邪用补、燥热药石之补和久服常服补药。

刘学勤[1]从药补、食补、食疗和食养、以攻为补几个方面论述张子和补养观点。认为张氏不论应用何种补法，或药补或食养，最终总以舒展胃气、增食安谷为目的。

### 5.《医学心悟》补法研究

张荣等[2]对《医学心悟·妇人门》中的补法进行了总结，将其补法特色归纳为分气血、辨寒热、识开阖、知缓急、宜神补、重脾胃、调饮食七种。

### 6. 王孟英补法思想

张蕾[3]总结王孟英对补法的应用，认为王孟英对于补法的见解主要见于以下几点：王孟英医案中多用清润，而少用温补，指出补法不可滥用；处方用药贵在对证，"补"之含义当辩证来看；运用补法不应泥于参、术，而应根据病位、体质灵活处方，辨证用药；补剂药物的选用、性味的厚薄、功效的缓峻、用量的多少，都应结合个人体质，因人制宜。

### 7. 张锡纯补法应用

薛建华[4]认为张锡纯对补法的运用；注重调节平衡；正

［1］ 刘学勤.张子和论补评析［J］.中医研究，1990，3（1）：13-15.

［2］ 张荣，邓伟民.《医学心悟·妇人门》补法探微［J］.河北中医，2013，35（5）：760-761.

［3］ 张蕾.王孟英对补法的应用［J］.山东中医杂志，2011，30（11）：817-818.

［4］ 薛建华.张锡纯补法浅探［J］.贵阳中医学院学报，2003，25（2）：2-4.

确把握邪正关系；燮理脏腑体用。立方遣药，独具匠心，值得效法。

（二）现代补法研究

1. 分类研究

顾海军[1]认为补法治病，以"衡"为期。将补法与补药的具体应用分为补气、补血、补阳与滋阴四类，并列举了补法在临床中的许多配伍运用。

王鸿濡[2]认为补法是补益人体阴阳气血之不足，或某一脏之虚损的治法。可分为直接补与间接补两种。直接补法是指"形不足者，温之以气"，包括补血、补阴法；间接补法是通过调节脏腑阴阳的关系，达到补的目的，包括"肺虚补脾""脾虚补命门火""血脱益气""燥湿健脾""祛瘀血，生新血""壮水制阳""益火消阴"等。并举益气滋阴治心动过缓、补肾活血治少腹坠胀、滋阴祛风治面神经痛、益气活血治头昏4例说明补法的应用。

向文政等[3]将补法按照补益部位分为直接补法与间接补法，按照补益药力及速度分为峻补、缓补。认为针对正邪当攻补兼施，应用补益当辨明虚实，以脾（胃）肾为本，防止补而生弊，注意剂型与时间，并且还应结合养补和食补。

李永红等[4]认为补法可补益人体的阴阳气血，或扶正祛邪，使疾病向愈。并从通补与守补两个方面论述了补法的多样性。认为补

［1］ 顾海军.补法临证应用浅议［J］.河南中医，2007，27（12）：78.

［2］ 王鸿儒.补法的应用［J］.云南中医学院学报，1990，13（2）：8-9.

［3］ 向文政，郭佐胜.补法在临床运用中的体会［J］.四川中医，2013，31（6）：32-33.

［4］ 李永红，张万龙，汪苈.试论补法之通与守［J］.北京中医药，2012，31（3）：352-353+397.

法有守补与通补之分，守补用于五脏之虚，通补用于补六腑、经络、九窍。

2. 应用技巧

王展如[1]对补法的应用进行了总结，认为补法主要用于起弱振衰、协调阴阳气血、挽救危急及预防疾病。补法应用要点在于补益当求根本、分脏腑、分峻缓、调气血阴阳、补行并用。而对于大实有羸状、有外邪、虚不受补三种状况不适合用补法。

何任[2]按照朝代顺序总结了历代医家论补法要义，涉及先秦、汉、唐、金元、明、清等各朝代对于补法的认识，并举例近现代医案 5 则，说明补法的应用。从补法的运用及程度的衡量；不可当补不补；"扶正固本"的治法要诀等方面阐述了中医补法临床运用原则。

何剑平[3]从虚实、气血阴阳、脏腑、兼证、其他五方面论述了补法的具体应用。运用补法首先要辨明虚实，见虚即补，无虚勿补。应根据气血阴阳、五脏病位亏虚之不同运用相应的补虚药物，勿犯"虚虚实实"之戒。又临床多见虚实夹杂之证，运用补法时应配合其他治法，以获取良效。食补和神补亦不容忽视。

---

［1］ 王展如.补法初探［J］.南通医学院学报，1987，7（1）：81-82，94.

［2］ 何任.补法论略（上）［J］.浙江中医学院学报，1992，16（2）：48-49.

［3］ 何剑平.补法探析［J］.江苏中医，1999，20（6）：7-8.

单长廉等[1]通过 4 个病案举例，说明了即使是虚证，也当辨其气血阴阳，辨证补益，如不当补而补，缓补而峻补，人为地破坏机体内的阴阳平衡，则将酿致祸端。

王荣等[2]将段富津教授论补法在方剂学中的使用技巧进行了总结，将其归纳为 4 个方面：即"补而散之""补不留邪""补而不滞""补而不失"，可作为临床使用补法的重要参考。

董胡兴[3]归纳理虚四家学说：补土说，养阴说，补火说，平补说。在此理虚大法之下，又归纳出历代医家应用临证中总结出的关键性问题，即澄源洁流；须防三愆；先利机枢；注重脾胃；慎守十律；治妇劳法。将具体治疗方法分为六法，即脾肾分治法；脾肾合治法；肺脾审治法；阴阳分治法；调节升降法；调理脾阴法。指出处方用药需注意六点：注意虚证兼感；提防虚中夹实；慎调饮食二便；顺应脏腑生理；做到有方有守；提倡综合调理。

董明兴[4]认为益气、养血、滋阴、补阳四法在临床运用时既有区别，又有联系，应根据具体病症，注意气血同源，益气与补阳之间、养血与滋阴之间的关系要通盘考虑，灵活运用方为恰当。在临证具体对应病证考虑使用补益药时，尚可根据脏腑之间的相互关系，采取补母脏之法进行治疗。

[1] 单长廉，范燕燕.补法宜忌临床举隅 [J].湖北中医杂志，2003，25（3）：56.

[2] 王荣，郑海生，南一，等.段富津教授论"补"法在方剂学中的使用技巧 [J].辽宁中医药大学学报，2010，12（11）：128-129.

[3] 董胡兴.理虚抗衰法则探讨 [J].河南中医，1993，13（2）：64-66.

[4] 董明兴.浅谈补法的内在联系及其药物配伍 [J].江西中医药，2004，35（4）：46.

李林等[1]就补法中补阴与补阳、峻补与平补、守补与通补、直补与间补进行了具体论述，认为应用补法须注意外邪未清，纵有虚象，以祛邪为先，或攻补兼施；脾胃虚弱者，慎用补阴、补血等滋腻之品；补气与补阳的药物多为温热之性，易于助火伤阴，对于阴虚阳亢的患者，不宜使用；根据病情需要，有时补气与补血，补阳与补阴互相配合使用。

熊绍权[2]认为非虚不可滥补；余邪未清不可滥补；用补法要知开阖；用补法切不可倒置；用补药不可过剂；用补药要有针对性；食补也不可滥用。

高剑虹等[3]采用结构化信息技术和无尺度网络分析模型，对国医大师方和谦教授临床"补法"医案中的用药趋势、核心药物、药对等信息进行分析挖掘。统计出方教授应用"补法"的类别依次为补脾、补气、补肾、补阴、补心、补血、补肝、补肺、补胃、补阳。补法核心方药物组成为茯苓、炙甘草、大枣、陈皮、炒白术、熟地、麦冬、党参、当归、木香。补法治疗的中医疾病共77种，西医疾病共161种。所治中医证候共89种，临床症状共52条，常用中药共219味。将无尺度网络模型的应用研究与核心处方研究相结合，提升了名老中医经验整理研究技术手段的科学性。

---

［1］ 李林，邹国辉，刘中勇.浅析补法应用中几个常见问题［J］.江西中医药，2007，38（6）：22-23.

［2］ 熊绍权.浅议补法不宜滥用［J］.湖南中医学院学报，1991，11（4）：51.

［3］ 高剑虹，李文泉，范春琦.以数据挖掘技术研究方和谦"补法"的临床应用［J］.北京中医药杂志，2013，32（6）：450-451.

吴沛田[1]总结了补法应用的要点：①辨证用补；②以通为补；③补脾为先；④灵活用补；⑤三因制宜；⑥勿投峻补。

周晓军[2]对补法临证误用进行了总结，认为辨证施治是运用补法的指导思想，补法施治遵循理法方药的原则，虚证有标本缓急之分、有夹实夹邪之别，补法应因人因时因地而宜。

3. 补法实质

丁雄飞[3]通过对《理瀹骈文》的补法深度思考后得出寓攻于补、泻即是补、宣即是补、升降即是补、安神即是补、活血即是补等结论，进而阐明"外治者，气血流通即是补"的实质内容。挖掘出"外补仍需药补"的隐藏之意并指明其应用。

4. "虚不受补"研究

李晓康[4]对清代医学家吴鞠通关于"虚不受补"理论的观点进行了总结探讨，认为吴鞠通将"虚不受补"的主要原因归结为脾胃失司，而民间所说的"虚不受补"有时是泛指补药在被消化吸收后产生了各种不良反应，主要与辨证错误与用药不当有关。其主要解决思路在于虚实夹杂先除实、先调神气后补身、纠弊和胃分阴阳三点。

———————————

[1] 吴沛田.补法在临床中的运用要点是什么[J].中医杂志，2009，50（7）：663.

[2] 周晓军.补法临证误用剖析[J].中医函授通讯，1997，16（4）：12-13.

[3] 丁雄飞.中医外治补法思路之要[J].中国中西医结合皮肤性病学杂志，2008，7（3）：181-182.

[4] 李晓康.浅析吴鞠通论治"虚不受补"[J].天津中医药大学学报，2010，29（4）：171-172.

王永誉[1]对虚不受补进行了整理归纳，认为虚不受补分为辨证欠佳、遣药不当、个体差异三类。而辨证欠佳又分为脏腑气血阴阳辨证欠佳、脾胃虚弱或脾胃衰败、肝木乘脾、虚实夹杂四类；遣药不当包括过补滥补、剂量不当两类。并对各种虚不受补的辨证论治进行了阐述说明。

周仙仕[2]认为虚不受补主要是因为补不对证，补不对体，补不得时，补不对药，补不得量，补不得法而致。预防虚不受补应当以脾胃为要，气机为本，体用相参，攻补同施，补宜兼行，补宜升降，补宜相生，定性定量，循序渐进，状态调补入手。

张国骏教授对"虚不受补"有独到见解，认为"虚不受补"的患者多是因补法不当所造成。临证应用补法时灵活结合它法，可有效避免"不受补"现象的发生。故而补益中气，必佐行气之品；益肾填精，还需通利水道；病久夹瘀，疏通经络，通补并用；温补下焦，配合引火归元，敛肺清燥[3]。

## 二、临床研究

补法广泛应用于临床各科虚损不足的病证。

［1］ 王永誉，王浩，方坚."虚不受补"之辨证论治［J］.新中医，2016，48（5）：1-3.

［2］ 周仙仕，姚红，唐光华.论"虚不受补"的补益策略［J］.辽宁中医药大学学报，2015，17（9）：154-157.

［3］ 钟凯，张国骏.张国骏活用补法避免"虚不受补"经验［J］.中国中医药信息杂志，2014，21（11）：104-105.

## （一）循环系统疾病

王世杰等[1]就《当代名医临证精华·冠心病专辑》（史宇广等主编，中医古籍出版社，1988年11月1版）中42位当代名老中医在冠心病治疗中对补法的运用经验作以讨论。①益心气。益气之本贵在健脾；益气又为活血之本。②温心阳。扶阳可以消阴；温阳不离肾与脾。③养心血。养血之法在于补血，调脾胃。④养心阴。养心阴的方法临床有益气养阴、滋阴养血、补肾滋阴、养阴生津之分。

## （二）呼吸系统疾病

支气管哮喘后期由于命门之火不能上济于心，心阳同时受累，甚至发生心阳暴脱之喘脱危候。故支气管哮喘稳定期或恢复期应用中医补益法调治，使病程缩短，发作次数减少，生活质量提高。马玲等[2]以临床病例4则为例，说明补益法在哮喘的治疗中具有重要作用。

余晓琪[3]将95例患者随机分为3组，观察比较补肺、补脾和补肾三法对缓解期成人过敏性哮喘的治疗作用。证明金匮肾气丸加味（补肾组）治疗成人过敏性哮喘可明显降低日间变异率，有较好的疗效，且优于玉屏风散加减（补肺组）和六君子汤加味（补脾组）治疗。

---

[1] 王世杰，刘淑娅.当代名老中医冠心病补法应用经验[J].现代中医药，2002，22（6）：15-16.

[2] 马玲，王玮，吴少东.补益法在支气管哮喘治疗中的应用[J].河北中医，2009，31（2）：213-215.

[3] 余晓琪.中医不同扶正法治疗缓解期成人过敏性哮喘的临床观察[J].新中医，2007，39（11）：29-30.

### （三）泌尿系统疾病

王清等[1]就补法在慢性肾脏病治疗作了探讨，认为补法包括峻补、滋补、平补、清补、温补等。由于慢性肾脏病是虚实夹杂的病证，治疗中单独运用补法容易壅塞气机，或滋腻碍胃，故单独运用少而配伍运用多，包括配伍祛湿利水法，配伍解表泄邪法，配伍活血止血法，配伍清热解毒法，配伍固肾涩精法五类。补法治疗慢性肾脏病当注意补行并用，不可当补不补，亦不可误补滥补。

郭立伍等[2]认为补法是治疗慢性肾炎蛋白尿最基本的重要方法之一，临证务必要根据每一患者的不同体质，具体病情，观其病邪兼夹的不同，在补益脾肾的基础上，酌情参以祛风利水、清热解毒、利湿化浊、活血化瘀等相应药物，使补中有清，补中有利，补中有散，补中有通，只要邪气渐去，正气渐复，尿中蛋白等精微物质下泄自会日益渐少。

张凤琴[3]认为小儿蛋白尿病标在膀胱，而病本却在肾，主要由于肾阴、阳、气虚而致，列举3则病案说明从补益肾阴、阳、气是治疗小儿蛋白尿的有效方法。

[1] 王清，吉勤，伍迪.补法在慢性肾脏病治疗中的运用浅析 [J].实用中医内科杂志，2009，23（10）：60-62.

[2] 郭立伍，王洪兵，孟维叶，等.补法治疗慢性肾炎蛋白尿初探 [J].中华中医药学刊，2010，28（9）：2009-2010.

[3] 张凤琴.扶正法治疗小儿蛋白尿 [J].中医函授通讯，1989（4）：37.

### （四）神经系统疾病

杨光等[1]通过对观察组 132 例、对照组 50 例顽固性视神经萎缩患者采用中西医结合，先通后补法进行治疗，并对两组治疗前后的视力、视野、色觉、FFA、L-VEP 进行比较。发现观察组视力提高率为 74.07%，对照组为 41.38%，两组差异显著（$P < 0.01$）。两组治疗前后视野及色觉均无显著意义改善。FFA 及 L-VEP 指标观察组具有明显改善，而对照组虽有改善，但不具有显著性差异，两组比较差异显著（$P < 0.05$，$P < 0.01$）。说明中西医结合，先通后补法疗效明显优于一般常规的中医辨证和西药治疗，具有临床优势。

周绍华教授擅治多种神经系统疑难病症，诊治多发性硬化重视辨病，认为临床实践中应以西医的诊断为要。多发性硬化临床虚寒证多，病位在脑髓，病之根在肾，又不离肝脾后天之气血失养。治疗以温补肾阳为大法，以右归丸、金匮肾气丸为基础方，还必须加用人参和鹿角胶、阿胶等血肉有情之品以温养气血，佐补肾精。随证出入，变化灵活，疗效显著[2]。

赵营等[3]总结薛一涛教授补法治疗眩晕的经验。认为眩晕有虚实之分，虚实夹杂者亦多见，临床上应分虚实论治，根据气血阴阳的平衡与五脏六腑功能的关系，对于气血阴阳亏损者，应给予滋阴、温阳、补气、养血等补益的方法治疗。

[1] 杨光，张海翔，徐莉，等.中西医结合先通后补法治疗顽固性视神经萎缩的临床研究［J］.天津中医，2002，19（6）：15-18.

[2] 万毅，曾文颖，张会莲.周绍华教授温补法治疗多发性硬化经验［J］.中华中医药杂志，2011，26（11）：2599-2601.

[3] 赵营，王宁，高永贵，等.薛一涛教授运用补法治疗眩晕验案举隅［J］.中国民族民间医药，2016，25（8）：36-37.

### （五）感染性疾病

张芯等[1]通过对炙甘草汤证与病毒性心肌炎（VMC）的相关性分析，可知两者在病因、病理、临床表现等方面均具有相关性，说明应用炙甘草汤治疗 VMC 具有较强的理论依据，印证了应用炙甘草汤补益治疗 VMC 取得较好临床疗效。

临床实践中多将病毒性心肌炎辨证分为邪毒犯肺证、气阴两虚证及气滞血瘀证，其中以虚证或虚中夹实者居多。应用补法治疗病毒性心肌炎，当应用益气养阴、益气活血等方法，为治疗病毒性心肌炎开拓了新的方向[2]。

陶夏平等[3]对补法治疗肝炎进行了总结，认为肝炎的治疗主要分为以下五步：①肝炎初起，邪气尚盛，补法非其所宜；②邪恋日久，虚实夹杂，补虚勿忘祛邪；③热毒瘀郁，伤阴耗血，调养重于温补；④多脏受损，正不胜邪，法当补脾为先；⑤正虚瘀结，形成痼疾，治应权衡主次。

### （六）妇产科疾病

中医妇产中应用补法主要有补肾滋肾、养肝柔肝、健脾和胃、补气养血四法，由于肾、肝、脾和气血在女性生理、病理上的特点，妇科临床常常是补肾滋肾、养肝柔肝、健脾

[1] 张芯，胡霖霖.补法论治病毒性心肌炎［J］.中国中医急症，2014，23（5）：872–874.

[2] 周桢，董耀荣.补法在治疗亚急性期病毒性心肌炎中的应用进展［J］.山东中医杂志，2017，36（12）：1084–1085，1096.

[3] 陶夏平，周仲瑛，姚乃礼.补法在肝炎中的运用［J］.中医杂志，2003，44（6）：413–414+455.

和胃、补气养血法的整合应用，而很少单用[1]。

尹巧芝[2]鉴于妇科癥瘕的特殊病因病机，追溯补法在妇科癥瘕中应用的历史文献，结合现代临床医家的临证报道，提出在妇科癥瘕治疗过程中，应合理运用补法。补法治疗癥瘕不应单局限于症状、体征的改善方面，更应注重保护卵巢功能。

张承烈[3]将中医妇科补法分为补气、补血、补脾、补肝、补肾五类并列举每类方药。

赵学英[4]认为中医妇科应用补法主要在于补肾以滋先天之本，补脾以培补后天之本，养肝以滋女子先天，气血双补以达气血充盈四个方面。

许润三教授认为，病程较长、反复发作的慢性盆腔疼痛以气虚、阳虚，血行迟滞而痛或虚中夹瘀为主要病机者居多。慢性盆腔疼痛病因复杂，根据中医"异病同治"理论，对各种引发慢性盆腔疼痛的疾病，只要见到气虚、阳虚证候，均可从虚论治，采用益气升阳、温中补虚，或补虚行滞、温通化瘀、缓急止痛等"补而通之"之法。临证抓住其辨证要点，灵活运用补中益气汤、黄芪建中汤等补方，是提高疗效的关键[5]。

[1] 訾红霞.补法在中医妇产临床中的应用 [J].内蒙古中医药,2009,28（12）:30-31.

[2] 尹巧芝,谷红苹.补法治疗妇科癥瘕管窥 [J].现代中医药,2009,29（3）:43-44.

[3] 张承烈.妇科用补述略 [J].浙江中医杂志,2001（5）:5-6.

[4] 赵学英.浅谈补法在中医妇科疾病中的应用 [J].北方药学,2014,11（3）:116-117.

[5] 李仁杰,经燕.许润三教授运用补法治疗慢性盆腔疼痛经验 [J].中华中医药杂志,2007,22（12）:860-862.

## （七）老年性疾病

黄铭新等[1]认为老年病属虚劳证范畴者较多，治疗多以补法为主。认为运用补法时，既要有重点，又要顾此及彼，在补阴或补阳时，不能强调一面忽视另一方面，应该把阴阳看成是一个整体，使调补能温而不燥，滋而不滞，相得益彰。对虚不受补的老年患者，必须时刻注意调理脾胃的功能，并且补药量不宜过大，方能奏效。临床上老年病患者本虚标实，气虚血瘀的情况并不少见，治疗时必须注意兼顾，才能更好地发挥"补"法的作用。

杜言辉[2]认为老年进补原则：①进补当以平衡为贵；②进补莫与气血为难；③药量宜小，以缓慢取效。具体分为平补法、调补法、清补法、温补法、峻补法、食补法6种。

田雪芳等[3]总结了邵念方应用补法治疗老年病的思路及临床经验，主张老年病治疗以调补脾肾为主，重视老年人胃气的养护，"安谷则昌，绝谷则危"；主张补而不滞，平而不强，以顾护胃气为要；强调食疗先于药疗，反对滥用各种补品；同时注重胃喜为补，应季而补。

［1］ 黄铭新，梁国荣，黄定九，等.对老年病应用补法的一些体会［J］.老年学杂志，1983（4）：11-12+10.

［2］ 杜言辉.补法在老年病中的应用［J］.吉林中医药，2006，26（12）：11-12.

［3］ 田雪芳，陈泽涛，高树慧.邵念方运用补法治疗老年病初探［J］.山东中医杂志，2014，33（4）：309-310.

### （八）五官科疾病

张彬[1]总结了补法在眼科的应用。补法是针对虚证而立，虚证可见于各种眼病，故补法在眼科应用颇为广泛。然用补法须辨明气血阴阳、脏腑经络的各异、病情的轻重缓急、单纯或兼夹等，因气血阴阳之虚常非独见，而虚证过程亦非一成不变，故务必据情而定，灵活应用。将眼科疾病虚证分为气虚、血虚、阴虚、阳虚四类，补法亦对应有补气、补血、补阴、补阳不同，分析了补法与散、消、攻、清法的关系，并探讨了补法的作用。

### （九）外科疾病

带状疱疹后遗神经痛是一种较顽固的慢性神经痛综合征，目前治疗本病的西医疗法主要为镇痛和营养神经，中医疗法多为行气活血，疗效不肯定。方平教授治疗本病时，主要分为余邪未尽、气血不足、阴血亏虚、正衰络阻四型，在行气活血的基础上注重"补"法的应用，自拟扶正通络汤（当归15g，白芍15g，山茱萸15g，制何首15g，生黄芪30g，川芎10g，延胡索20g，三棱15g，莪术15g，乌蛇10g，首乌藤30g）加减治疗后遗神经痛，取得满意疗效[2]。

张剑等[3]发现许多皮肤病之所以缠绵难愈，或因素体正气亏虚，或因过用苦寒清热之品，正气已伤，邪气留恋所致。如能用以扶正之法，其邪自去，病自愈，将常用补法的皮肤病进行简要归类，大致分为复发性过敏性皮肤病、感染性皮肤病、结缔组织病、免疫性

［1］ 张彬.略论补法在眼科的应用［J］.中国中医眼科杂志，1999（2）：43-44.
［2］ 高峰，朱紫嫣.方平教授治疗带状疱疹后遗神经痛经验中"补"法的应用［J］.环球中医药，2014，7（5）：367-369.
［3］ 张剑，邓永琼，杨茜，等.浅析补法在皮肤病治疗中的运用［J］.新中医，2012，44（8）：195-196.

疱病、色素障碍性皮肤病、性传播疾病六类，说明补法在皮肤病治疗中的重要意义。

### （十）骨科疾病

张晓轶[1]总结了补法在骨折中的具体运用，当前流行的三期分治法总结了历代中医对骨折内治的经验，体现了中医学对骨折的认识和中医治疗特点，具有一定的科学性和实用性，加之简单明了，易于掌握。即初期用补，气血为先；中期用补，脾胃为本；后期用补，肝肾为纲。然而，临床仍应以"虚则补之""实则泻之"为本，不可滥补，同时注意与其他治法有机结合，灵活运用，注意"攻而不伤，补而不滞"。屈任伸等[2]对中医补法在骨科损伤中的应用效果进行分析和探讨。将200例骨科损伤患者，采用随机分配的原则分为对照组和实验组，每组100例。对照组采用常规治疗，实验组在常规治疗的基础上增加中医补法（初期的补法主要以气血为主，中期的补法主要以补益脾胃为主，恢复期的补法主要以强筋壮骨、补肝益肾为主）。结果显示，使用中医补法对骨科损伤患者进行治疗具有显著的效果，有利于缩短治疗时间，值得推广和普及。

［1］　张晓轶，节晓光.论中医补法在骨折中的运用［J］.贵阳中医学院学报，2007，29（4）：8-9.

［2］　屈任伸，梁锦成，黄杰峰.中医补法在骨科损伤中的应用［J］.中国实用医药，2019，14（15）：132-133.

## （十一）肿瘤

王雄文等[1]总结了周岱瀚教授温补法治疗肺癌的经验。①温补脾肺肾，养正积自消。周老强调，尽管肺癌表现复杂，变化多端，诊疗自当辨证论治，但肺癌之痰、瘀、癌毒皆因正虚而生，本质属阴邪，治当甘温益气，以"生少火之气"则"养正积自消"之原则贯穿辨证治疗的始终。②既病防变固脏腑。周老强调，肺癌因虚致癌瘤发生、因癌瘤邪实加重正虚，脏腑传变易导致肺、脾、肾、心多脏虚损。强调治肺癌益气是关键之一，益气重点在肺脾之气，兼顾心、肾，"温药和之"则贯穿始终，以顾护其正气。③温药和之化痰饮。周老认为，治疗肺癌的关键之二是除痰。痰饮为阴邪，治痰饮"当以温药和之"，临证当结合病位及辨肺、脾、肾之虚实，选用温补方药。④温通止痛，祛瘀散结。周老认为，肺癌疼痛的主要原因是虚、瘀、痰、毒导致经脉痹阻不通，更有合并外感风寒湿邪者，或郁而化热者，应辨证论治。寒邪是癌痛的主因之一，治疗要注重运用温阳之方药。王振强等[2]就补法在防治化疗后骨髓抑制的临床与基础研究进行综述。化疗是恶性肿瘤晚期全身治疗的一种重要手段，其骨髓抑制发生率很高，严重影响化疗的正常进行，使临床疗效降低。中医认为化疗后骨髓抑制以虚证居多，因此在临床治疗上以补法为治疗大法，根据不同证型辨证论治。如气血两虚以益气补血为主；脾肾虚弱以健脾益肾，养血活血为主；肝肾阴虚以补益肝肾，养血活血为主；肝脾肾亏虚以补益肝肾，健脾生血，气血阴阳双补为主。

[1] 王雄文，周蓓，周岱翰.周岱翰教授应用温补法治疗肺癌经验介绍［J］.新中医，2009，41（6）：11-12.
[2] 王振强，陈宝义，李小江，等.化疗后骨髓抑制从虚论治的临床与基础研究进展［J］.中国中医药现代远程教育，2010，8（24）：202-204.

### （十二）疑难杂症

吴雪华[1]列举病例两则，说明了补法可用于疑难杂症治疗，补肾填精，开窍醒脑治脑瘫；温补肾阳排结石。

谢邦永[2]认为补法也是中医治疗高热，特别是长期高热的一种有效方法。高热可以从阴液亏耗，滋阴透热；阳气耗损，甘温除热；气阴两虚，滋补退热三方面入手，疗效尚佳。

程生赋等[3]列举病例4则，分别说明益气健脾甘温除热，益气养血，滋阴清热，补肾温阳、引火归原4种补法治疗内伤发热的临床经验。

## 三、实验研究

邵晓梅等[4]应用雄性健康成年 SD 大鼠 23 只，采用 STZ 腹腔注射法诱导糖尿病周围神经病变模型，对实验组大鼠大鼠自造模后第 10 天至 20 天于"足三里"穴位处行针刺补法刺激。测定造模后第 10 天及第 20 天的右后足痛阈及末梢血糖浓度，观察毫针补法对糖尿病周围神经病变干预效应。造模后及治疗后，模型组和针刺补法组的末梢血糖水平均明显

［1］ 吴雪华.补法在疑难杂症中的运用［J］.实用中医内科杂志, 2003, 17（6）：500.

［2］ 谢邦永.补虚法治疗长期高热的体会［J］.中医杂志,1995,36（3）：142-143.

［3］ 程生赋，程生林，邱春兰，等.补法治疗内伤发热举隅［J］.中国中医药信息杂志, 2011, 18（6）：85.

［4］ 邵晓梅，唐潇旖，蒋永亮，等.糖尿病周围神经病变的针刺补法干预效应观察［J］.浙江中医药大学学报, 2012, 36（12）：1345-1347.

高于空白组（$P < 0.05$），痛阈水平均明显低于空白组（$P < 0.05$）；治疗后，补法组痛阈水平明显高于模型组（$P < 0.05$）。认为针灸补法能够明显改善 STZ 诱导的糖尿病周围神经病变大鼠的痛阈水平。

## 第九节　多法并用

汗吐下和温清消补八法在临床上既可以单独应用，也可以多法并用，以应对复杂多变的临床病证。

### 一、理论研究

方药中[1]将八法的配合研究进行了归纳，认为八法的配合大致有汗下并行、温清合用、攻补兼施、补涩同投四类，但由于人体在病因作用下所表现的临床症状错综复杂，因此在治法上的配合运用也是变化多端。

佘贤武[2]将邹学熹教授论镇、涩法及其运用进行了总结，探讨了镇、涩法的理论渊源及其运用，提出了中医治疗大法只有在八法的基础上加入镇、涩两法合为十法，才能将中医的理、法方药一线贯穿，更好地指导临床实践。

张金生等[3]针对临床的疑难病症—易损斑块的中医理论缺陷的现状，构建了易损斑块的中医病理机制"微型毒瘀痰"病机学说，

［1］　方药中.八法的配合运用［J］.黔南民族医专学报，1981（6）：23.

［2］　佘贤武.邹学熹教授论镇、涩法及其运用［J］.四川中医，2005，23（9）：1–3.

［3］　张金生.关于构建易损斑块中医病理机制——"微型毒瘀痰"理论的思考［J］.中国中药杂志，2011，36（19）：2744–2746.

并从易损斑块的特征；易损斑块的病理机制；易损斑块的中医研究；易损斑块"微型痰瘀毒"病机学说；易损斑块"微型痰瘀毒"病机学说的应用研究五方面进行了论述。这就为临床从痰瘀毒角度治疗易损斑块奠定了理论基础。

## 二、临床研究

### （一）呼吸系统疾病

卞雅莉等[1]探讨了温阳化痰法治疗肾阳虚型哮喘的理论基础及配伍规律。阐述了哮喘发病与肾阳虚病机的相关性认识，并运用聚类分析对温阳化痰治疗哮喘的古今方剂进行挖掘研究。认为哮喘病理因素伏痰的产生、哮喘反复发作以及具有遗传性的特点均和肾阳虚密切相关，温肾阳化痰治疗哮喘方剂的组方配伍特点包括：温阳化痰，敛肺平喘；温肾助阳，纳气平喘；温肺化饮，止咳平喘；利水化饮，益气平喘。

冯淬灵等[2, 3, 4]从气道重塑与COPD、络病理论发展概况两个方面入手，探讨了络病理论分析COPD气道重塑的病

［1］ 卞雅莉，范欣生，李芸，等.温阳化痰论治肾阳虚型哮喘的理论探讨［J］.南京中医药大学学报，2014，30（3）：207-209+282.

［2］ 冯淬灵，武维屏.络病理论与慢性阻塞性肺疾病气道重塑［J］.北京中医药大学学报，2003，26（4）：75-76.

［3］ 冯淬灵，武维屏，万霞.益气活血化痰法对慢性阻塞性肺疾病患者生活质量的影响［J］.中国中西医结合杂志，2005，25（9）：829-831.

［4］ 冯淬灵，武维屏，武红莉，等.益气活血化痰法治疗慢性阻塞性肺疾病76例临床资料分析［J］.北京中医药大学学报，2007，30（6）：419-422.

机，并提出应当立法益气活血，化痰通络，以期能够有效地干预气道重塑，延缓 COPD 的进程。并进行临床观察，发现以益气活血化痰立法的中药复方可以改善 COPD 稳定期患者的临床症状，提高生活质量。

张念志等[1]选择具有可比性的 2 组各 30 例的 COPD 患者，2 组患者均予一般对症治疗，治疗组加用参七虫草胶囊、化痰降气胶囊，对照组急性发作期行常规治疗，1 个月为 1 个疗程，观察 2 组用药前后证候积分变化以及其 SOD、LPO、NO 等指标的变化，并与正常健康组对照。发现 COPD 患者的 SOD、LPO 均较正常人降低，经参七虫草胶囊和化痰降气胶囊治疗，能明显提高其抗氧化能力，治疗前后差异有显著性（$P < 0.01$）；而对照组则无显著性差异。认为益气活血化痰法对 COPD 患者的自由基损伤有一定的改善作用。

## （二）循环系统疾病

### 1. 冠心病

王清海[2]归纳出冠心病的基本病因病机特点为"四多"，即"多虚，多郁，多痰，多瘀"，将"虚、郁、痰、瘀"简称为病机四要素，治疗上重用补虚、开郁、化痰、活血四法，简称为"治疗四法"，且诸法均以温通为前提，用于指导临床，收效显著。

肖香群等[3]认为胸痹本虚标实，其本虚多以心气亏虚为主，或

［1］ 张念志，陈炜，李国琳，等. 益气活血化痰法治疗慢性阻塞性肺疾病稳定期临床研究［J］. 中医药临床杂志，2014，26（2）：151-152.

［2］ 王清海. 冠心病中医病机四要素及治疗四法［J］. 中华中医药学刊，2011，29（7）：1466-1467.

［3］ 肖香群，王宗殿. 浅析气虚痰浊与胸痹的关系［J］. 中国实用医药，2008，3（1）：95-96.

累及心阳、心阴、心血。标实则由痰浊、气滞、血瘀为主，而"痰"由外感六淫、内伤七情、饮食失常而生。从而提出气虚痰浊与胸痹相关理论与益气化痰法治疗胸痹的临床理论。

郝丽梅等[1]通过对中医治疗胸痹、心痛相关古代文献资料的系统整理，并结合当代名中医的治疗方法进行讨论，将冠心病的中医治疗梳理出温通法、活血化瘀法、化痰法、益气养阴法、补肾固本法及理气法等 6 种常用治法，并加以详述，为进一步深入探讨冠心病的辨证治疗提供参考。

2. 颈动脉粥样硬化

陈文强等[2]收集 207 例颈动脉粥样硬化斑块患者，按随机数字表法分为治疗组与对照组。治疗组予西药基础治疗＋补肾活血化痰中药，对照组予单纯西药治疗，两组均观察用药 12 周。进行中医证候疗效评定、颈动脉斑块及血流检测，评价治疗的效果。发现治疗组的中医证候疗效显著好于对照组（$P < 0.01$）；与本组治疗前及对照组比较，治疗组治疗后颈动脉内膜－中层厚度、颈动脉不稳定斑块的数目、斑块 Crouse 积分均显著降低（$P < 0.05$）；治疗后治疗组颈总动脉收缩期最大血流速度、舒张期最小血流速度、搏动指数与治疗前水平及对照组比较，均有显著改善（$P < 0.05$）；两组治疗后总胆固醇和低密度脂蛋白均较治疗前水平显著改善

[1] 郝丽梅，毛静远，毕颖斐，等.冠心病中医常用治法古今文献分析 [J].中医杂志，2013，54（22）：1964–1968.

[2] 陈文强，黄小波，王宁群，等.补肾活血化痰法干预颈动脉粥样硬化斑块的临床研究 [J].中华中医药杂志，2013，28（11）：3211–3214.

（$P < 0.05$）。证明补肾活血化痰中药在改善颈动脉粥样硬化斑块患者的中医证候、颈动脉斑块和血流方面具有较好的疗效，值得进一步研究和运用。

刘妍等[1]连续收集 2010 年 8 月至 2012 年 8 月于首都医科大学宣武医院中医科就诊的失眠患者 138 例，按数字表法，将其随机分为观察组（49 例）与对照组（48 例）。观察组给予补肾活血化痰中药治疗，对照组给予地西泮治疗，疗程均为 4 周。采用匹兹堡睡眠质量指数量表（PSQI）评价患者的睡眠质量，不良反应量表（TESS）评价药物干预后出现的不良反应。发现治疗前后睡眠质量、入睡时间、睡眠效率、安眠药物、日间功能及总分的差异均有统计学意义（均 $P < 0.01$），其余指标治疗前后差异均无统计学意义（均 $P > 0.05$）。证明了补肾活血化痰法可改善肾虚精亏、痰瘀内阻型颈动脉粥样硬化患者的睡眠质量，且药物不良反应较小。

冯诚等[2]从颈性眩晕的病因病机、益气活血化痰法的临床应用和作用机制等方面进行论述，探讨了益气活血化痰法治疗颈性眩晕的最新研究进展。认为中医运用益气活血化痰法治疗此病不能局限于药物的内服，但凡能起到理气和血、化痰通络功效的治疗手段均可奏效，如针灸、推拿、耳穴疗法等，因此可以应用中医药综合疗法进行治疗。

[1] 刘妍，陈文强，王宁群，等.补肾活血化痰法对颈动脉粥样硬化伴失眠患者睡眠质量的影响［J］.中国脑血管病杂志，2016，13（6）：287-291+296.

[2] 冯诚，郭杨，董维，等.益气活血化痰法治疗颈性眩晕的研究进展［J］.中国中医基础医学杂志，2016，22（10）：1417-1419.

### 3. 中风

郜莉等[1]从分期治疗、不同剂型治疗、疗效指标三个方面综述近年来益气活血化痰法治疗中风病的临床研究进展。认为益气活血化痰法治疗中风在今后的临床应用中，如何更好地建立统一的客观的分型标准、精确辨证的依据仍是亟待解决的问题。

詹杰等[2]认为中风发病机理主要与气虚、血瘀、痰蕴相关，气虚是起病根本病机，痰瘀是发病关键病机。"气－血－痰"轴内生转化，互为因果，是中风发病的中心环节，并贯穿中风发病的始终。从而提出治疗上，应重视治气、治血、治痰，治气为先，痰血兼顾，其中益气活血化痰法是治疗中风的重要方法。

### 4. 脑梗死

刘泰等[3]认为脑梗死急性期的病因病机当中，痰瘀互结是脑梗死急性期的主要病机变化，并作为主要病理因素贯穿疾病过程的始终。并将祛瘀化痰法从对血液流变学的影响、对血脂的影响、抗自由基损伤、对血管内皮功能的影响进行总结，提出对脑梗死急性期祛瘀化痰法的临床研究主要集中在改善血液流变学、调节血脂变化、抗自由基损害及血管内

［1］ 郜莉，唐巍，郜峦.益气活血化痰法治疗中风临床研究进展［J］.云南中医学院学报，2014，37（6）：89-92.

［2］ 詹杰，谭峰.中风病"气－血－痰"轴及益气活血化痰法初探［J］.辽宁中医杂志，2016，43（8）：1633-1635.

［3］ 刘泰，曾胜.祛瘀化痰法治疗脑梗死急性期的临床研究进展［J］.广西中医药，2012，35（3）：3-5.

皮功能保护等几个方面。

### （三）消化系统疾病

卢慕舜等[1]举病例说明治疗脂肪肝，按"消""补"原则立法，自拟"调脂运脾益肾汤"，选党参、白术、云苓、何首乌等补益脾肾之品调其源，治其本；用神曲、山楂、泽泻、薏苡仁化痰湿，消食积；用郁金、姜黄、穿山甲、香附、枳壳畅气滞和脉络以治其标，治疗效果良好。

齐京等[2]将慢性丙型肝炎患者分为两组：治疗组 50 例，以益气活血解毒化痰法汤剂治疗；对照组 11 例，干扰素 3MU 治疗。发现治疗组显效率 50%，对照组显效率 45.5%，治疗组中 35 例检测肝纤维化指标，血清透明质酸与IV型胶原较治疗前显著下降（$P < 0.05$ 及 $P < 0.01$）。板层素变化不明显（$P > 0.05$）。认为以关幼波气血辨证、痰瘀学说理论为指导，确立益气活血解毒化痰法为基本法则，治疗慢性丙肝确有抗病毒、改善肝功能及阻抑肝纤维化作用。

### （四）内分泌系统疾病

李中南等[3]认为气阴两虚，痰瘀互结是糖尿病血管病变的关键病机。中医病理机制在于痰浊瘀血阻滞于脉络系统，这些有形之邪在脉道蓄积留滞的过程中不断沉积，导致脉壁增厚，管腔狭窄；同时，沉积物对脉壁进行刺激，对脉壁组织产生侵蚀、灼伤等病理改

［1］ 卢慕舜，甘金娥.浅议"消""补"法治疗脂肪肝［J］.江西中医药，2004，35（253）：35-36.

［2］ 齐京，关幼波.益气活血解毒化痰治疗慢性丙肝的临床观察［J］.中国中医基础医学杂志，2001，7（9）：46-48.

［3］ 李中南，许成群，熊园园，等.益气养阴活血化痰法治疗糖尿病血管病变中炎证因子的机制探讨［J］.中医药临床杂志，2014，26（7）：732-735.

变，最终导致脉壁结构破坏。并总结了现代研究对炎症因子的影响，详细说明了益气养阴活血化痰法治疗糖尿病血管病变中炎证因子的机制。

张金生等[1, 2]从中医药对减少内源性脂质的合成、脂蛋白代谢酶、抑制外源性脂质的吸收、胰岛素抵抗、抗脂质氧化损伤、改善血液流变性、影响血脂相关基因表达等九方面进行研究，阐述调脂中药的作用机制，探研高脂血症从肝、从脾、从肾、从痰瘀论治的中医降脂机理，并提出了"谨守病机、动态选法、有的放矢"的治疗思路。

### （五）老年性疾病

章轶立等[3]通过查阅近年来老年病中医治法的相关著作与文献，从阴阳学说、虚实病机、病理产物、经络学说4个方面，总结出老年病的中医疗法主要有调和阴阳法、通法、补法、祛瘀化痰法等。

鲁艺等[4]认为，老年痴呆的治疗主要应用清法和补法两种，"清法"涵盖了包括清热解毒、化痰逐瘀等治法，有清解病理产物的意思。"补法"则包括补益心脾、益气养血和补肾填精的指导思想。老年痴呆是一种本虚标实的病证，治疗老

[1] 张金生，王阶.中医降脂治则机理探要［J］.中医杂志,2007,（5）：392-393+398.

[2] 张金生，王阶.中药降脂途径及机理探要［J］.辽宁中医杂志,2007,（10）：1381-1383.

[3] 章轶立，王子兴，张成宇，等.老年病中医治法研究［J］.中医学报，2014，29（194）：1064-1065.

[4] 鲁艺，张林，禄颖，等."清法"与"补法"治疗老年痴呆症的辨证意义［J］.长春中医药大学学报，2012，28（2）：191-193.

年痴呆当根据病情的标本缓急轻重，清补兼顾，清补合施。

刘明雷等[1]认为帕金森病理性质为本虚标实、虚实夹杂。而对其的治疗，不外乎补法与消法两大法。补法就是补充人体气血阴阳，消法就是使有形之邪逐渐散去。王亚丽在帕金森病治疗中运用消法和补法，自拟疏筋解毒汤，将两法有机结合应用于对帕金森病的临床治疗当中，取得了满意的疗效。

（六）肿瘤

郑丽娴等[2]认为癌症的发病与人体正气虚弱，脏腑功能失调，瘀毒蓄积有关。中医"八法"中的下、和、消、补法针对癌症的病因病机，可以应用治疗癌症的不同阶段。在临床癌症治疗中下、和、消、补法各有特点，侧重不一。下则在急，和则在缓，消则在久，补则在始终。

陈达理[3]认为补益药虽然是治疗肿瘤常用的药，但不可滥用，只能作为辅助药。攻邪法是治疗肿瘤的主要方法，是彻底根除肿瘤或防止肿瘤复发的根本大法。在使用其中的活血药、散结药、解毒药这几类药物时也应注意适应证，不可滥用。中医补益、攻邪两种方法治疗肿瘤各有利弊。正确运用这两种方法来治疗肿瘤，可增强患者的机体免疫力，延长患者寿命，改善患者的生活质量。

谢远明运用益气活血化瘀法则治疗肿瘤及疑难杂病时，提出应

[1] 刘明雷，车娜，王晨曦．补消合用治疗帕金森病［J］．河南中医，2013，33（11）：1926-1927.

[2] 郑丽娴，袁立霞，纪龙珊，等．下和消补法在癌症治疗中的辨证运用［J］．吉林中医药，2013，33（8）：766-767.

[3] 陈达理．中医补益和攻邪两法治疗肿瘤的探讨［J］．中国临床康复，2005，9（2）：212.

注意谨守病机，据证立法，重视保胃气和守法、守方治疗，在治疗过程中活血化瘀，化痰散结、消瘀散结等均需在正气恢复的情况下，才能达到气行血行、气行痰消、气行水行，从而通过扶正而达到正复邪去的目的[1]。

郑舞等[2]认为阳虚痰毒是肿瘤发生发展的重要因素，温阳化痰法的运用将为提高临床抗肿瘤疗效提供新的思路，并将从中医理论、临床药理学角度对温阳化痰法的临床抗肿瘤运用进行一定的论述与总结。

周岱翰等[3]采用前瞻性、多中心、随机、对照的临床流行病学方法，将符合标准的非小细胞肺癌（NSCLC）病例按肺郁痰瘀型、脾虚痰湿型、阴虚痰热型及气阴两虚型四型辨证施治。辨病治疗以益气化痰法为主，辨证治疗分别以宣肺除痰、益气除痰、滋阴化痰、益气养阴法为主。用乘积极限法分析不同证型的中位生存期及中位疾病进展时间。发现益气化痰法可使Ⅲ、Ⅳ期NSCLC的中位生存期达到9个月，与化疗配合应用可达到12个月，是晚期非小细胞肺癌的一种有效治法。其中，脾虚痰湿型患者中位生存期达到13个月，有可能进一步提高疗效。本研究证明了益气除痰法切中肺癌病机，可作为肺癌的主要治则，并值得进一步研究。

[1] 魏亚东，曹利平，王向阳，等.谢远明活血化瘀法治疗脑瘤经验[J].陕西中医，2012，33（9）：1194-1195.

[2] 郑舞，杨金坤.论温阳化痰法抗肿瘤治疗[J].辽宁中医药大学学报，2016，18（5）：111-114.

[3] 周岱翰，林丽珠，周宜强，等.益气除痰法延长非小细胞肺癌中位生存期的作用[J].中医杂志，2005，46（8）：600-602.

### （七）口腔黏膜下纤维化

谭劲等[1]结合口腔黏膜下纤维化（OSF）临床疗效及致病特点，从毒瘀痰虚等方面探讨了 OSF 的中医病因病机，提示 OSF 致病与邪毒外侵、痰瘀互结、正气虚弱密切相关，认为临床采取扶正祛邪，祛瘀化痰法相结合，可改善患者临床症状，阻止疾病进一步发展。

## 三、实验研究

牛英才等[2]采用大鼠海马立体定向注射凝聚态 Aβ1-40 诱导老年性痴呆（AD）动物模型。通过分光光度法检测大鼠大脑组织 SOD 和 MDA 的活性。发现与假手术组比较，模型组脑组织 SOD 活力明显降低（$P < 0.05$），MDA 含量明显升高，而加减地黄饮子组脑组织 SOD 活力较模型组升高（$P < 0.05$），MDA 含量较模型组比较明显降低（$P < 0.05$）。证明了加减地黄饮子能增强清除氧自由基的能力，减轻氧自由基引起的脑组织损伤。说明了补肾活血化痰法对 Aβ 损伤后大鼠 SOD 和 MDA 的变化的干预作用。

周亚娜[3]从"骨衰老"的概念入手，认为肾虚是骨质疏松症的病理基础，痰浊是骨质疏松症的致病因素之一，提出了"骨髓中脂肪堆积可能与骨质疏松症痰浊淤积有关"的假说，制定了补肾化痰的新治则。并从形态学、标志物蛋白合成的角度，分别观察补肾法、化痰法、补肾化痰法对骨髓间质干细胞成脂分化和成骨分化的影响。

［1］ 谭劲，吴丹，刘寻，等.从虚瘀痰毒探讨口腔黏膜下纤维化的发病机制［J］.湖南中医药大学学报，2016，36（3）：38-39.
［2］ 牛英才，董妙先，兴桂华，等.Aβ 损伤后大鼠 SOD 和 MDA 的变化及补肾活血化痰法的干预作用［J］.中华中医药学刊，2008，26（1）：73-75.
［3］ 周亚娜.补肾化痰法影响骨髓间充质干细胞成脂和成骨分化的实验研究［D］.武汉：湖北中医学院，2008.

宋春花等[1]制备相关化痰法药物血清，采用 MTT 法检测各组含药血清对 HSC-T6 细胞增殖的影响；Annexin V /PI 双染法，流式细胞技术检测细胞周期及细胞凋亡率；Westernblot 方法检测细胞中 Bcl-2、Bax 蛋白表达情况。发现化痰法结合补气、活血法可通过抑制 Bcl-2 蛋白表达、促进 Bax 蛋白表达来诱导 HSC-T6 细胞凋亡，进而发挥抗肝纤维化作用。

易文静等[2]将 40 只 Wistar 大鼠分别用高脂饲料、普通饲料喂养。经高胰岛素 – 正常葡萄糖钳夹术确定高脂饲养制备 IR 模型成功后，将模型大鼠随机分为模型组和电针组（取足三里、中脘、丰隆、关元穴），普通饲料喂养组为正常组。治疗 6 周后，行腹腔糖耐量、腹腔胰岛素耐量实验测量各组大鼠血糖水平；治疗 8 周后，采用免疫组化法检测各组大鼠股四头肌葡萄糖转运体 4（GLUT4）蛋白的表达。发现与模型组比较，电针组胰岛素降低血糖的效果显著增强，与模型组比较，电针组股四头肌 GLUT4 蛋白的表达水平增加，认为健脾理气化痰法针刺具有提高胰岛素敏感性的作用，并能显著提高股四头肌 GLUT4 蛋白的表达水平。

［1］ 宋春花，张志花，陈涛，等.化痰法结合补气、活血法促进肝星状细胞系 HSC-T6 凋亡的实验研究［J］.赣南医学院学报，2016，36（4）：543-546+593.

［2］ 易文静，黄永艳，梁凤霞，等.健脾理气化痰法针刺对高脂饲养胰岛素抵抗大鼠骨骼肌葡萄糖转运体 4 蛋白表达的影响［J］.中国中西医结合消化杂志，2013，21（10）：526-530.

　　贺雄等[1]采用气管内一次性注射博来霉素 5mg/kg 诱导生成肺纤维化大鼠模型。将 105 只 SD 大鼠分为正常对照组、模型组、益气组、化瘀组、化痰组、益气化瘀化痰组、激素组。正常对照组和模型组采用生理盐水灌胃，其余各组于造模后 28 天分别给予益气汤、化瘀汤、化痰汤、益气化瘀化痰汤 30g/（kg·d）灌胃，激素组给予皮下注射氢化可的松 20mg/（kg·d）干预，2 个月后处死各组大鼠，ELISA 法检测各组大鼠血浆 PAI-1 含量，Westernblot 法检测各组大鼠肺组织 TGF-β1 蛋白表达。发现益气组、化瘀组、化痰组及益气化瘀化痰组大鼠血浆 PAI-1 含量水平较模型组均降低，其中益气化瘀化痰组降低最显著；益气组、化瘀组、化痰组及益气化瘀化痰组大鼠肺组织 TGF-β1 蛋白表达较模型组均减弱，尤以益气化瘀化痰组减弱最明显。认为益气、化瘀、化痰法能显著改善博来霉素所致大鼠肺纤维化的程度，其机制可能与抑制 TGF-β1 及 PAI-1 的表达有关。

　　袁玉娇等[2]将 206 例高脂血症痰瘀证患者随机分为试验组和对照组，运用聚合酶链式反应－限制性片段长度多态性技术（PCR-RFLP）检测和分析其 ApoE 基因分型，同时检测其基线血脂水平，试验组给予益气活血化痰之调脂通脉颗粒治疗，对照组给予血脂康胶囊治疗，4 周后再次检测其血脂水平。结果 206 例患者基线血脂低密度脂蛋白胆固醇（LDL-C）水平，按照 ApoE3/4 > ApoE3/3 > ApoE2/3 的规律逐渐降低，3 种基因型比较差异有统计学意义。试验组 ApoE3/4 基因型患者与 ApoE2/3、ApoE3/3 基因型患者比较，

［1］贺雄，曹文富，赵革利，等.益气化瘀化痰法对肺纤维化大鼠 TGF-β1、PAI-1 的影响［J］.重庆医学，2012，41（19）：1903-1905.
［2］袁玉娇，杨惠民，韩丽蓓，等.载脂蛋白 E 基因多态性对血脂水平及益气活血化痰法调脂疗效影响的研究［J］.北京中医药，2009，28（11）：835-837.

LDL-C 降低改善率最高，ApoE2/3 基因型患者与 ApoE3/3、ApoE3/4 基因型患者比较，高密度脂蛋白胆固醇（HDL-C）升高改善率最大。对照组血脂改善率，3 种基因型比较差异无统计学意义。认为 ApoE 基因多态性影响高脂血症痰瘀证患者基线血脂水平，并对高脂血症痰瘀证患者所采取的益气活血化痰法调脂治疗反应存在差异。

痰热闭肺证是小儿病毒性肺炎中所占比例最大且病情较重的证型，开肺化痰解毒法是其主要治法，南京中医药大学研制的清肺口服液具有开肺化痰解毒的功效，研究表明对小儿病毒性肺炎有较好的疗效。何丽等[1]用 $3_1$、$7_b$ 型腺病毒攻击人胚肺成纤维细胞后，分别加入清肺口服液含药血清及利巴韦林注射液，用流式细胞仪检测各组细胞 FAS 蛋白的表达。发现经 $3_1$、$7_b$ 型腺病毒攻击后，病毒组 Fas（CD95）的表达较正常组明显降低，含药血清组、利巴韦林组与病毒组比较，Fas（CD95）的表达均明显升高，空白血清组与病毒组比较无显著性差异，含药血清组与利巴韦林组比较无显著性差异。腺病毒 $3_1$ 型攻击后，含药血清组、利巴韦林组与正常细胞组比较有显著性差异。腺病毒 $7_b$ 型攻击后，含药血清组、利巴韦林组与正常细胞组比较无显著性差异。认为 $3_1$、$7_b$ 型腺病毒对人胚肺成纤维细胞 Fas 的表达有一定的影响，腺病毒可能通过此机制延长其在细胞内的存活时间，以利于自身复制。清肺口服液含药血清对 Fas 的表达具有一定的调节作用，此作用可能是其清除病毒在体内的感染，对机体起保护作用的机制之一。

[1] 何丽，汪受传，王明艳，等.开肺化痰解毒法对人胚肺成纤维细胞 Fas 表达的影响 [J].江苏中医药，2004，25（1）：53-54.

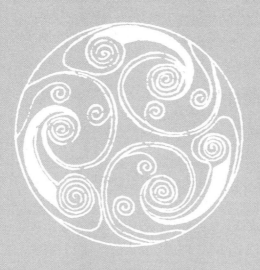

第八章　常用治法研究进展

# 第一节　化痰法研究

　　痰之致病十分广泛，不仅涉及内外妇儿各科常见病证，且具有病机复杂、证候多端、病势胶固的特点，临床许多疑难杂症、危急重症常常与痰有关。古今医家学者对痰证及诸病兼痰的治疗进行了丰富的理论探讨，积累了大量宝贵的临床经验。化（祛）痰法经过历代医家的不断充实发展，形成了丰富的治法体系。

## 一、理论研究

　　李瑶等[1]在对古今文献中具有祛痰含义之名词术语进行系统梳理的基础上，初步诠释了祛痰法的内涵与外延。认为"祛痰法"的内涵为"针对体内痰浊留伏所变生诸证，通过消导、涌吐、逐下、补益的方法，以祛除停留于脏腑、经络、肢节、皮肤、筋膜等身体各处痰浊的中医治法"。祛痰法的外延包括四个范畴，即消导祛痰法，涌吐祛痰法，逐下祛痰法，补益祛痰法。并对属于"祛痰法"的基本概念从出处、含义、适应证、代表方药等方面加以考证研究与理论诠释。

　　卞雅莉等[2]研究了温阳化痰法治疗肾阳虚型哮喘的理论基础及配伍规律。探讨哮喘发病与肾阳虚病机的相关性认识，并运用聚类分析对温阳化痰治疗哮喘的古今方剂进行挖掘研

---

[1]　李瑶，潘桂娟.祛痰法的概念诠释[J].世界中医药,2014,9（11）：1401–1404+1407.

[2]　卞雅莉，范欣生，李芸，等.温阳化痰论治肾阳虚型哮喘的理论探讨[J].南京中医药大学学报，2014，30（3）：207–209+282.

究。哮喘病理因素伏痰的产生、哮喘反复发作以及具有遗传性的特点均和肾阳虚密切相关，温肾阳化痰治疗哮喘方剂的组方配伍特点包括：温阳化痰，敛肺平喘；温肾助阳，纳气平喘；温肺化饮，止咳平喘；利水化饮，益气平喘。

肖香群等[1]认为，气虚痰浊与胸痹相关理论的提出，益气化痰法在胸痹治疗中的运用，是祖国医学学术上一次突破，是基于古典医经上所阐发的一种独特见解，其现实意义不仅仅在于提高了临床疗效，更重要的是开辟了一条新的认识胸痹的有效途径。

## 二、临床研究

罗威等[2]依据伏邪的概念和基本特征，对高脂血症和"伏痰"的相关性进行了初步探讨，认为高脂血症除具"痰浊"的典型特征外，其"伏痰"特征更加明显，故将其归属于中医"伏痰"范畴更具科学性。高脂血症经用化痰法和化痰类中药治疗，能显著改善其脂代谢异常和血流变学指标，逆转其病理损伤，证明其属于"痰浊"范畴。并认为伏痰致高脂血症的发病机制主要在于先天禀赋不足为内因，后天饮食失调为外因。

罗银河等[3]以哮喘发生、发展的始动环节为突破点，以防止伏痰的形成为主要目的，将信号转导途径作为咳喘宁防治病毒诱发哮

[1] 肖香群，王宗殿．浅析气虚痰浊与胸痹的关系［J］．中国实用医药，2008，3（1）：95-96.

[2] 罗威，盖国忠，任继学．伏痰与高脂血症相关性初探［J］．中国中医基础医学杂志，2009，15（3）：171.

[3] 罗银河，王孟清．从干预信号转导探讨咳喘宁防治病毒诱发小儿哮喘的新思路［J］．中医儿科杂志，2010，6（4）：3-5.

喘机理研究的新靶点进行探索性研究。他们提出病毒是其外邪的主要成分，而伏痰则与 Th2 类细胞因子有关，PI3K 和 STAT6 信号转导途径因与哮喘患者 Th2 细胞增殖分化紊乱密切相关，可能在病毒触发伏痰的过程中发挥了重要作用。其认为调控 PI3K 和 STAT6 紊乱的信号转导过程，即可通过纠正哮喘患者 Th2 细胞的过度增殖分化，影响 Th2 免疫应答优势，从而减少伏痰的产生，达到治疗哮喘的目的。

冯德华等[1]探讨了化痰法在肺系疾病中的运用经验，认为痰阻气道，肺失宣降的病理因素始终贯穿于所有的肺系疾病，在治疗肺系疾病时，尤其重视化痰，提出了在使用化痰法时应根据其病因病机的不同，合理地辨证使用，而辨痰液性质，根据痰液性质辨证使用化痰法尤为重要。

陈雯雯等[2]根据目前应用化痰法治疗支气管哮喘的现状，从理论、临床、实验研究三方面进行总结，并指出研究中存在的问题。他们认为中医对哮喘的病因病机认识比较明确，痰是其发病的主要病理因素，有寒热之分，又易与他邪相互夹杂，共同导致肺失宣肃，肺气上逆而哮喘发作，故临床把化痰法作为哮喘的主要治疗大法，临床又分清热化痰法、温化寒痰法、祛风化痰法、活血化痰法、调肝化痰法、补肾化痰法辨证论治。

[1] 冯德华，樊长征.化痰法在肺系疾病中运用的经验探讨[J].光明中医，2013，28（7）：1301-1302.
[2] 陈雯雯，王志英.化痰法治疗支气管哮喘[J].吉林中医药，2014，34（12）：1233-1235.

蒋树龙等[1]认为中医学中痰是由于水液代谢失常停留体内而形成的一种"其液黏稠"的病理产物，但痰一旦形成又会成为一种致病的"邪气"，因其产于体内故也可称为内邪，并通过文献查找总结论述了痰浊与阿片成瘾复吸之间存在的关系。在临床实践过程中发现，采用扶正化痰法为主治疗阿片成瘾患者，取得了较好的效果。

王清海[2]冠心病之病机不外虚、郁、痰、瘀，病机关键在于血脉不通，不通的主要原因，一是心脏阳气虚弱，无力推动血液运行；二是气郁、痰浊、瘀血阻滞经络，阻碍脉道通畅。冠心病之中医药治疗，方法虽多，关键在于"通"，而通的前提在于温，方法不外补虚、开郁、化痰、活血四法。只是不同阶段，病机侧重不同，治亦有所侧重。临证时，只要患者有舌苔白、脉滑、胸闷等证，不管是心绞痛，还是心肌梗死，均视为病痰饮者，一律使用陈皮、半夏等温热之属以化痰，均可收到良好疗效。

郑舞等[3]认为，阳虚痰毒是肿瘤发生发展的重要因素，温阳化痰法的运用将为提高临床抗肿瘤疗效提供新的思路。从中医理论、临床药理学角度对温阳化痰法的临床抗肿瘤运用进行了论述与总结。

[1] 蒋树龙，周文华.痰浊与阿片成瘾复吸关系的理论探讨［J］.辽宁中医杂志，2007，34（10）：1388-1390.

[2] 王清海.冠心病中医病机四要素及治疗四法［J］.中华中医药学刊，2011，29（7）：1466-1467.

[3] 郑舞，杨金坤.论温阳化痰法抗肿瘤治疗［J］.辽宁中医药大学学报，2016，18（5）：111-114.

## 三、实验研究

王芬等[1]以 TNF-α 诱导肺癌 A549 细胞产生 ICAM-1 高表达，以二陈汤对 CAM-1 高表达肺癌 A549 细胞进行干预，研究二陈汤对肺癌细胞 CAM-1 表达的影响。发现二陈汤可显著降低肺癌 A549 细胞的 ICAM-1 高表达，认为二陈汤可能是通过降低肺癌细胞 ICAM-1 表达对肺癌发挥治疗作用的。

郑保平等[2]将 60 只雄性 SD 大鼠随机分为空白对照组、模型组、阳性对照组、白芥子组、白芥子 + 丹参组、白芥子 + 黄芪组。结果显示白芥子及其加药组对肝纤维化大鼠模型进行干预后，CoW、LN 显著减低，VEGF、bFGF 蛋白的表达显著减低，与模型组有显著差异（$P < 0.05$），表明以化痰理论为指导的白芥子及其药物组合对肝纤维化大鼠有一定的防治作用，其机制可能与影响 VEGF、bFGF 蛋白的表达有关。

罗永江等[3]选用小白鼠酚红化痰法对其进行了研究，实验结果表明，根黄分散片能显著性的增强支气管分泌功能，使呼吸道分泌物增多而痰液稀释，进而起到化痰的作用，在

［1］ 王芬，胡凯文，肖俐，等．二陈汤对 CAM-1 高表达肺癌 A549 细胞的影响［J］.中国中医基础医学杂志，2010，16（12）：1126-1127.

［2］ 郑保平，韩立民，林唐唐，等.化痰法为指导的白芥子相关药组对肝纤维化大鼠 VEGF、bFGF 表达的影响［J］.赣南医学院学报，2016，36（1）：17-19+30.

［3］ 罗永江.根黄分散片对小白鼠的化痰作用研究［C］.中国畜牧兽医学会 2010 年学术年会—第二届中国兽医临床大会论文集（下册）.中国畜牧兽医学会，2010.

临床上可用于上呼吸道感染、支气管炎等所引起的咳痰不爽等症。

易文静等[1]从最重要的胰岛素靶器官骨骼肌着手,采用"健脾理气化痰"法针刺治疗高脂饲养型胰岛素抵抗(IR)大鼠模型,观察大鼠骨骼肌葡萄糖转运体4(GLUT4)蛋白表达及全身胰岛素敏感性的变化,探讨电针对 IR 的作用机制。结果发现,与模型组比较,电针组胰岛素降低血糖的效果显著增强($P < 0.01$);与模型组比较,电针组股四头肌 GLUT4 蛋白的表达水平增加($P < 0.05$)。健脾理气化痰法针刺具有提高胰岛素敏感性的作用,并能显著提高股四头肌 GI_UT4 蛋白的表达水平。

周岱翰等[2]观察益气化痰法延长Ⅲ、Ⅳ期非小细胞肺癌(NSCLC)生存期的作用。采用前瞻性、多中心、随机、对照的临床流行病学方法,将符合标准的病例按肺郁痰瘀型、脾虚痰湿型、阴虚痰热型及气阴两虚型四型辨证施治,以益气化痰法为主,辨证治疗分别以宣肺除痰、益气除痰、滋阴化痰、益气养阴法为主。用乘积极限(K-M)法分析不同证型的中位生存期及中位疾病进展时间。结果表明,益气化痰法可使Ⅲ、Ⅳ期 NSCLC 的中位生存期达到 9 个月,与化疗配合应用可达到 12 个月,是晚期非小细胞肺癌的一种有效治法。其中,脾虚痰湿型患者中位生存期达到 13 个月,有可能进一步提高疗效。

[1] 易文静,黄永艳,梁凤霞,等.健脾理气化痰法针刺对高脂饲养胰岛素抵抗大鼠骨骼肌葡萄糖转运体4蛋白表达的影响[J].中国中西医结合消化杂志,2013,21(10):526-530.
[2] 周岱翰,林丽珠,周宜强,等.益气除痰法延长非小细胞肺癌中位生存期的作用[J].中医杂志,2005,46(8):600-602.

## 第二节　解毒法研究

《中医大辞典》[1]释解毒法，泛指解除体内或者体表的毒素。通常包括：①血分热毒，宜凉血解毒。②阴寒凝结成毒，常用温中散寒而祛之。③解除蛇虫犬兽螫咬所致的毒害。④排除误食或者接触的毒物，或解除所致的毒害。⑤按特定的炮制方法减除药物的毒性，或者通过药物的配伍协调而缓和药物的毒性。学者们对毒的概念、解毒法的应用做出了探讨和研究。

### 一、理论研究

常富业等[2]就毒的概念进行了初步的诠释，认为毒不仅是一个具有物质属性的概念，同时也是一个具有病理学属性的概念。毒的概念具有广义与狭义之分。狭义的毒，乃为一类特殊的致病因素，如糖毒、脂毒、食毒、虫毒等。广义的毒，则是指寓于病因和病机双重属性的一个概念，该概念的实质，强调在病因的作用下，疾病发生和发展的骤然变化，出现功能破坏和形质受损。毒的分类可分为外毒与内毒。总结古今对毒的认识，概括毒的概念：毒是有害于机体的、引起机体功能破坏、丧失和/或败坏形质、导致病情突然加重或呈沉疴状态并难以干预的、隶属于病因和病机学范畴的一类

---

[1] 李经纬，余瀛鳌，蔡景峰，等.中医大辞典［M］.北京：人民卫生出版社，2005.

[2] 常富业，张允岭，王永炎，等.毒的概念诠释［J］.中华中医药学刊，2008，26（9）：1897-1899.

特殊的致病因素[1]。

曹东义等[2]认为，浊毒学说的提出，既受《内经》关于清浊概念的指导[3]，也受到历代医家对"毒"认识的启发，才发展出"浊毒"理论，当然这个理论也是一个学说。浊毒学说既有深厚的理论渊源，也有广泛的病因病机基础，在指导临床医疗方面具有普遍的意义。并从远古时药就是毒，慎用药物；药气太盛可成毒；六淫太过则成毒；毒害延伸出预防思想；治疗过程也可以简称为毒五方面揭示了中医理论之中的"毒"是如何形成的，认为浊毒理论形成借鉴了化毒、解毒学说。

张剑等[4]认为，糖毒乃由水谷精微所化，是水谷精微过剩、不能为机体所利用、堆积而成。糖毒是形成糖尿病的病理基础，也是糖尿病多种变证的核心所在，是贯穿糖尿病始终的基本矛盾。"糖毒"为阳邪，其性火热，易伤津耗气，表现出口干舌燥、皮肤干燥、溲赤便结等多种症状；易致肿疡，导致疖、痈、疽、丹毒等皮肤疾病，是糖尿病足发生的重要危险因素；其病程日久，缠绵难愈，导致人体气阴两虚，痰湿阻滞，瘀血内生，损伤脏腑，上可灼肺津、凝心脉，中可劫胃液、困脾运，下可郁肝气、耗肾水，终使疾病复杂，转为坏病而不治；"糖毒"弥漫三焦，变证丛生，可致痨致痿，

[1] 常富业，王永炎，张云岭，等．毒损络脉诠释［J］．北京中医药大学学报，2006，29（11）：729-731.
[2] 曹东义，李佃贵，裴林，等．浊毒理论借鉴了化毒、解毒学说［J］．河北中医，2010，32（6）：824-827.
[3] 曹东义，李佃贵，裴林，等．浊毒理论借鉴了《内经》的清浊概念［J］．河北中医，2010，32（3）：338-341.
[4] 张剑，陈雪楠．论"糖毒"性质与致病特点［J］．北京中医药，2010，29（8）：600-603.

阻目络，不仅仅累及肺脾肾；"糖毒"为病，起病隐匿，如不察不慎，则易致盛极之时，亡阴亡阳。通过这一探讨，希望为糖尿病的治疗拓展思路。

刘维[1]研究毒痹，基于多年临证中对毒、痹二者之探究，认为风寒湿等仅为痹病诱因，而随着社会环境与生活方式的改变，痹病反复发作、难以根治，其核心病机在于毒。其中包括风毒、湿毒、热毒、寒毒、浊毒、瘀毒、痰毒等交错为患，令病情复杂多变，直至深入骨髓，侵犯脏腑，形于肢节。痹病病机乃毒邪壅堵经络而不散，气血津液停滞而不行，化生痰浊瘀阻而不通，故为痹痛。若日久痰浊、瘀浊相互搏结，毒邪蕴结更甚，交错流注全身，导致恶性循环。因此，从毒论治痹病常常用清热解毒、化湿解毒、疏风解毒、涤痰解毒、清燥解毒等方法。

李鸣真等[2]研究了清热解毒的实质。认为清热解毒的毒其实质不仅包括"外源性之毒"—细菌、病毒和内毒素，还包括"内源性之毒"——氧自由基和细胞因子。这些研究显然在前人研究的基础上，又有了新的发展。总结多年的实验研究发现，清热解毒法具有扶正祛邪功能，祛邪功能表现在抗菌功能、抗病毒功能、抗内毒素功能、抗炎功能、抗氧自由基功能和降低致炎细胞因子功能；扶正功能表现在增强机

[1] 刘维，于海浩，吴沅皞．毒痹论续 [J]．中华中医药杂志，2013，28（3）：718–721.

[2] 李鸣真，叶望云，陆付耳．中医"清热解毒法"实质的研究 [A]．庆祝建国五十周年中西医结合成就报告会论文集 [C]．中国中西医结合学会，1999.

体免疫功能、保护细胞器功能和维护细胞钙稳态功能。

　　时潇[1]研究"温毒"治毒法。"温毒"作为温病病因，包括热毒、湿热之毒、疫毒、疠气等。根据《中医方剂大辞典》所记载方剂名称可知，"温毒"治毒法包括解毒法、消毒法、败毒法、化毒法、透毒法、攻毒法等，其在疾病不同阶段、不同发病趋势情况下各呈优点。解毒法常用于"温毒"在表；消毒针对"温毒"在气分；败毒法多采用扶正败毒；透毒法多用于毒入营分；攻毒法多采用寒凉药物；化毒法多用于热毒伤阴。温病的发生是"毒邪"与机体双方矛盾斗争的结果，"毒邪"是其矛盾主要方面，因此治毒是治疗温病的根本大法。

　　时潇[2]总结近三十年温病治毒法，温病治毒法是用于毒邪引起的温热疾病的治疗大法，据毒邪的特点将毒邪分为六淫化火之毒、疫疠之毒、温毒以及脏腑失调、内生热毒。根据其致病的病因病机将温病治毒法分为解毒法（包括清热解毒、清营解毒、凉血解毒、滋阴解毒、辟秽解毒）、泄热排毒法、开郁化毒法、扶正抗毒法。在温病学中毒有不同的含义，它可指病因（如热毒、瘴毒）、病名或病症（如丹毒、疔毒），同时在治法与方剂名中亦广泛出现（如清热解毒法、银翘解毒丸）。毒在温病发病中的病因病机有以下几个方面：①六淫邪盛，郁而化火成毒；②疫疠之毒；③温毒；④脏腑失调，毒热内生。而解毒法在温病学中应用范围相当广泛，并且在古代、现代的临床实践中也极为重视，甚至有人认为解毒法应用可贯穿于

［1］　时潇，刘兰林，张永根，等.　"温毒"治毒法浅探［J］.中医学报，2016，31（8）：1114-1116.

［2］　时潇，刘兰林，张永根，等.　近三十年温病治毒法探讨［J］.山西中医学院学报，2016，17（2）：17-19.

温病卫气营血病机变化的始终。同时这也是治疗温病的关键，抓住这个治疗关键，就有扭转病势的转机。

庞宇舟等[1]研究壮医解毒法。壮医认为，"毒"是引起疾病的主要原因，"毒虚致百病"是壮医对病因学最重要的概括，"解毒"是壮医治疗疾病的重要原则。壮医认为人之所以发生疾病，从外因来说，主要是受到痧、瘴、蛊、毒、风、湿等有形或无形之邪毒的侵犯，致天人地三气同步失调，或人体三道（谷道、气道、水道）、两路（龙路、火路）运行不畅、功能失调所致，故治疗上重视散邪，以解毒为先。根据毒邪的性质、轻重、侵犯的不同部位，解毒的方法可多种多样，主要通过内治的祛毒和外治的排毒两方面来达到解毒的目的。壮医解毒法特点主要体现在三个方面：①解毒为先，防患未然；②讲究内治，注重外治；③辨病为主，辨病与辨证相结合。

肖莉等[2]认为，清化湿热瘀毒法是基于张仲景黄疸理论的重要治法，仲景认为六淫之中的风、寒、湿、热、火均可致黄疸，而以"湿、热"又是其关键所在，故不仅有"黄家所得，从湿得之"之说，更有茵陈蒿汤、栀子柏皮汤、茵陈五苓散等治疸要方的创建。张仲景率先认识到"瘀热"可致"发黄"，阐明了湿邪蕴郁脾胃，邪热"淤"结于血分，导致瘀热发黄的道理。张仲景对黄疸与从湿、热、瘀的病机的密

[1] 庞宇舟，卢汝梅，罗婕，等.壮医解毒法考略[J].中国民族医药杂志，2012，18（3）：2-4.

[2] 肖莉，叶放.论清化湿热瘀毒法是基于张仲景黄疸理论的重要治法[J].中华中医药学刊，2011，29（4）：733-734.

切关联论述最多，其核心思想在于化湿热、散瘀热。

## 二、临床研究

### （一）名家应用解毒法

#### 1. 王永炎

李彭涛等[1]总结了王永炎院士"毒损脑络"病机假说及实践意义。认为脑络瘀阻导致营卫失和，卫气壅滞而化生火毒进一步损伤脑络是中风病康复困难的病机关键。其现代病理学基础是中风发病过程中的缺血级联反应，即自由基、代谢毒性物质及兴奋性氨基酸等对微血管内皮细胞和神经细胞的损伤。在治疗上宜解毒通络、调和营卫。创制解毒通络方（栀子、丹参、黄芪、天麻等）。解毒以祛除损害因素，通络以畅通气血的渗灌，是中风病治疗的核心环节。从而阻抑脑缺血级联反应的损伤，调动机体自身的修复能力，作用于中风病的早期和恢复期的多个环节。张锦等[2]从"毒损脑络"到"毒损络脉"的理论进行了探讨。"毒损脑络"是王永炎院士在中风及痴呆的研究过程中提出的病机假说，为中医药治疗中风开辟了新思路，对中医脑病学科的发展做出了贡献。高颖等人提出并探讨了"浊毒损伤脑络"，基本勾勒出"毒损脑络"病机假说的主要内容，即浊毒指内生之痰浊瘀血等病理产物，蕴积日久，而转化成对人体脏腑经络造成严重损害的致病因素，属内生之毒，也有痰毒、瘀毒之说。因此，脏腑功能紊乱、阴阳失调、气血津液运行不畅、痰浊

[1] 李澎涛，王永炎，黄启福."毒损脑络"病机假说的形成及其理论与实践意义［J］.北京中医药大学学报，2001，24（1）：1-6+16.

[2] 张锦，张允岭，郭蓉娟，等.从"毒损脑络"到"毒损络脉"的理论探讨［J］.北京中医药，2013，32（7）：483-486.

瘀血内生是浊毒产生的重要病理基础。解毒之法以祛邪为要，给邪以出路，促机体恢复生理平衡，解毒法的具体运用不能脱离辨证论治的法则，解毒法需要和泻热、化痰、活血、通腑、息风等治法联合应用，才可提高中风的治疗效果。

2. 李佃贵

李佃贵结合当今人们生活方式、饮食结构的改变、环境污染、疾病模式及疾病谱的变化，发现浊毒是许多慢性疾病的主要病因病机之一，认为浊毒为病理产物，同时又为致病因素，因此，提出了"浊毒致病学说"，创立了浊毒理论。提出化浊解毒法是治疗许多慢性疾病的有效方法，应用于肝硬化、慢性萎缩性胃炎、溃疡性结肠炎、寻常型银屑病、慢性乙型肝炎、腹泻型肠易激综合征等[1, 2, 3, 4, 5, 6]。

［1］ 李佃贵，李刚，刘金里，等.李佃贵以"浊毒"立论治疗肝硬化经验［J］.陕西中医，2006（11）：1394–1395.

［2］ 张纨，娄莹莹，史纯纯.李佃贵教授从浊毒论治慢性萎缩性胃炎经验介绍［J］.新中医，2009，41（1）：8–10.

［3］ 杜艳茹，张纨，王延峰，等.李佃贵从浊毒论治溃疡性结肠炎［J］.上海中医药杂志，2009，43（2）：7–8.

［4］ 张红磊，张红霞，郭亚丽.李佃贵从"浊毒"论治寻常型银屑病经验［J］.河北中医，2010，32（7）：979–980.

［5］ 朱峰，胡瑞，李佃贵.李佃贵运用"浊毒"理论治疗病毒性乙型肝炎临床验案［J］.辽宁中医杂志，2011，38（7）：1422–1423.

［6］ 王辉，吕金仓，何华，等.李佃贵教授从浊毒论治腹泻型肠易激综合征经验［J］.河北中医，2014，36（3）：329–331.

### 3. 谢海洲

张华东等[1]总结谢海洲教授"治痹三要四宜"学术思想之利咽解毒法，谢老认为痹病发病的基础首先是人体禀赋不足，素体气虚，邪乘虚入，邪与瘀均可化生热毒。在此基础上，谢老提出利咽解毒治疗方法。谢老已经将利咽解毒的定义扩展为对上呼吸道感染、泌尿系感染、肠道感染等外感热毒证候的治疗方法。外感是痹病病情的不稳定因素，认为急则治其标，缓则治其本。痹病复感外邪，当先治外而后内，外邪不除，痹病难安。痹证患者病情时轻时重，关节肿胀反复发作，仔细诊察发现其中不少人都有咽部红肿的表现。此为病情不稳定的重要原因。因而在治痹之剂中要加入玄参、麦冬、桔梗，甚则加入山豆根、板蓝根、牛蒡子、射干、锦灯笼等利咽解毒之品。尤其咽部鲜红肿甚者，更应先治咽再治痹，临床效果方可明显改善而且稳定。

### 4. 周仲瑛

周学平等[2]总结周仲瑛从瘀热辨治系统性红斑狼疮的临证思路与经验，瘀热是系统性红斑狼疮病变过程中产生的病理因素。因先天禀赋不足，复加外感六淫、内伤七情，进而化生火毒，酿生瘀热。致病特点主要表现为缠绵难愈、多脏同病、易致出血、耗气伤津。系统性红斑狼疮的基本病机是肝肾阴虚为本，瘀热、风毒痹阻为标，而瘀热痹阻是病理机制中的重要环节，故治疗采用凉血化瘀、祛风解毒法，主方选《千金要方》犀角地黄汤，并常与解毒法、蠲痹通

[1] 张华东，赵冰，王映辉，等.谢海洲教授"治痹三要四宜"学术思想之利咽解毒法 [J].中国中医骨伤科杂志，2009，17（S1）：81-83.
[2] 周学平，吴勉华，潘裕辉，等.周仲瑛从瘀热辨治系统性红斑狼疮的临证思路与经验 [J].中国中医基础医学杂志，2010，16（3）：232-234.

络法、补肝益肾法、益气养阴法配伍应用。

5. 禤国维

戴品[1]总结禤国维解毒法临证思辨特点与学术思想浅析，禤国维教授认识到在常规的六淫、七情、外伤、禀赋等病因病机之外，疑难皮肤病的发病和迁延常与"毒邪"蕴结有密切的关系。在疑难皮肤病的病因病机中，常常由于病情反复不愈，导致风湿热邪胶着难解，日久均可化毒，壅遏不解，内伤脏腑，阻碍气血，耗伤津液。病程越久，蕴毒越深，"毒"邪致病之机越需要重视。他积累了丰富的解毒法治疗疑难皮肤病的经验，并在前人从革解毒汤的基础上创制了皮肤解毒汤（乌梅、莪术、土茯苓、紫草、苏叶、防风、徐长卿、甘草），以皮肤解毒汤为基础方用于治疗多种风湿热毒性皮肤病，获效颇多。

6. 张鸣鹤

付新利等[2]总结张鸣鹤诊治风湿性疾病经验，张鸣鹤提出"清热解毒法可作为一切风湿性疾病治疗基础"的观点，其主要学术思想可归结为，主张热毒致痹，首重清热解毒；倡导炎热灼痛，创立蠲痹治法，突出中医特色，注重中西互参，强化整体疗效，重视综合评价。

---

［1］ 戴品. 禤国维解毒法临证思辨特点与学术思想浅析［D］. 广州：广州中医药大学，2011.

［2］ 付新利，张立亭，吴霞. 张鸣鹤诊治风湿性疾病经验［J］. 山东中医杂志，2008，（10）：709-711.

### 7. 薛博瑜

李木子[1]总结薛博瑜教授从祛湿及解毒论治乙型病毒性肝炎的经验，薛教授认为湿邪与疫毒为乙型病毒性肝炎发病的关键，病变主要累及肝脾肾三脏，治疗上以祛湿和解毒法贯穿疾病始终，具体而言，急性期邪实炽盛，以中焦湿热为主，治疗重点在于清热利湿，佐以解毒化瘀，宣畅三焦，此时应慎用补虚之品，以免闭门留寇，致使病情迁延；慢性期则以湿热瘀结为主，治疗重点在于清化瘀毒，化湿利湿；病情迁延至后期以虚为主，兼有邪实，扶正之时仍需配合化瘀解毒。

### 8. 罗凌介

蔡媛媛等[2]研究罗凌介辨证治疗黄疸七法，罗凌介教授认为黄疸主要是由湿热之邪侵犯人体所致，并与瘀、毒有关。缘于患者受疫毒、药毒、酒毒所伤，或失治、误治，或患者素体虚弱、嗜食肥甘厚味、情志所伤等，湿热蕴遏于中焦脾胃、留滞肝经、熏蒸肝胆，肝胆失于疏泄，胆汁不循肠道，上熏头目，泛溢肌肤，下注膀胱，表现为目黄、身黄、尿黄。罗老根据患者体质及疾病发展特点，辨证使用宣表解毒法、疏肝健法、清热利湿法、通腑解毒法、温阳化湿法、活血化瘀法、滋阴清热法等。

[1] 李木子.薛博瑜教授从祛湿及解毒论治乙型病毒性肝炎[J].环球中医药,
    2016, 9（5）: 608-610.
[2] 蔡媛媛, 程亚伟, 杨永和.罗凌介辨证治疗黄疸七法[J].环球中医药,
    2016, 9（6）: 758-760.

### 9. 王瑞平

方锦舒等[1]总结王瑞平教授运用益气养阴解毒法治疗中晚期肺癌经验，王瑞平教授提出气阴亏虚、癌毒内结贯穿中晚期肺癌发病始终，益气养阴解毒法是中医药治疗中晚期肺癌的重要治法。其中益气、养阴需辨证使用，解毒需分清癌毒性质——热毒、痰毒、瘀毒，分别运用清热、化痰、祛瘀等方法。王教授还指出，益气养阴解毒法为中医治疗中晚期肺癌的基本大法，但需正确处理益气养阴与解毒之间的关系。益气养阴与解毒两者相辅相成，不可偏废。扶正是根本，祛邪是目的，为了提高疗效，必须标本兼顾。

### 10. 丁书文

卢笑晖等[2]总结了丁书文益气化瘀解毒法治疗冠心病经验。丁书文构建了心系疾病热毒学说，分析其采用益气化瘀解毒法治疗冠心病的机制、用药特点，认为治疗冠心病补气是基本治则，活血化瘀是治疗常规，清热解毒是主要治法，强调冠心病的治疗应分期论治。冠心病多发于中老年人，常并见糖尿病、高脂血症、高黏血症等病变，具有生成热毒的内在基础。从临床研究看，许多心绞痛患者平素具有心烦易怒、口干口苦、怕热多汗、失眠多梦、小便黄赤、大便干结等热毒内蕴的表现，一旦发生急性冠脉综合征则发病急骤，猝然心痛，痛势剧烈，憋闷难忍，或卒发心悸，心颤难止，

[1] 方锦舒，毕蕾.王瑞平教授运用益气养阴解毒法治疗中晚期肺癌经验[J].中医学报，2010，25（2）：224-225.

[2] 卢笑晖，张琰.丁书文益气化瘀解毒法治疗冠心病经验[J].山东中医药大学学报，2013，37（4）：294-296.

甚则猝死，预后凶险。其病情反复发作，久治不愈，亦符合热毒的致病特点。

11. 马云枝

马云枝教授对血管性痴呆（VD）的防治进行了深入研究，提出"痴呆病位在脑，病本在肾，精亏浊毒为患"，临证以"开窍解毒"为先导，统领"补肾""填髓""化瘀""通络"诸法。临证时应分期（平台期、波动期、下滑期）论证，标本兼顾，注意随证加减[1]。

（二）临床各科应用

1. 内分泌系统疾病

（1）代谢综合征：冯玉斌等[2]认为，代谢综合征（metabolic syndrome，MS）以脾气虚弱为本，浊毒内壅、痰瘀互结为标，而浊毒痹阻络脉、败坏形体、损伤脏腑功能，引起人体平衡失调，乃病机关键所在。提出了从浊毒论治 MS 的辨治观点，制定出益气健脾、化浊解毒的治疗方案，其中以化浊解毒为要务，浊化毒除可达气行血畅，积除郁解，痰消火散，恢复脾升胃降之生理，脾气上升，脾健使浊毒无所生，从而使湿浊化，热毒清，肝疏如常，脾运复健，胃复和降，缓缓图治，效果显著。

（2）糖尿病肾病：王峥等[3]依据前期临床经验，总结本病以气虚瘀毒为主要病机特点，总属本虚标实，确立"益气活血解毒"作

［1］ 付菊花，马云枝. 马云枝教授从浊毒论治血管性痴呆经验［J］. 中国民间疗法，2010，18（4）：7.

［2］ 冯玉斌，杨万胜，张培红. 从"浊毒"论治代谢综合征［J］. 河北中医，2011，33（11）：1627-1628.

［3］ 王峥，张蕾. 积芪解毒方延缓糖尿病肾病发展及影响炎症因子水平的研究［J］. 中药药理与临床，2016，32（3）：164-166.

为各期的基本治法，选用多年临床总结的积芎解毒方作为基础治疗方案。组方为黄芪、川芎、积雪草，以黄芪益气、健脾补肾，治疗糖尿病肾病之本虚；以川芎活血祛瘀通络，积雪草清热利湿、解毒消肿治疗糖尿病肾病之标实。本研究结果表明经本方治疗后患者肾功能、尿蛋白明显好转，炎症因子水平下降，炎症状态明显降低。作用机理可能通过抑制炎症信号转导通路的激活从而减轻或抑制免疫性炎症损伤，达到减少尿蛋白、延缓肾功能进展的目的。陆付耳教授对于糖尿病肾病的辨证治疗，结合临床实践与现代医学研究进展，提出应重视"毒邪内虐"和"阳气不足"的病机在疾病发生发展中的重要性，主张扶阳解毒、补肾活血的治法，采用交泰丸、胡芦巴丸等经典方剂灵活化裁，取得显著疗效[1]。

2. 消化系统疾病

（1）消化性溃疡：毛军民[2]认为，毒邪是消化性溃疡发病过程中的重要因素。由于饮食不节、劳倦多度或七情内伤等，致使滞气、湿热、寒湿、痰浊、食积、瘀血等病邪内生壅结，久而毒邪内生，损伤脉络，血败肉腐，变生溃疡。因此，在消化性溃疡的中医药治疗中，"解毒"为常用的治法之一。当根据病症之虚实、病情之寒热和邪毒之偏性，佐以清热、祛湿、化痰、去浊、消积、益气、温阳、散寒、滋

［1］ 秦鑫，董慧，巩静，等.陆付耳扶阳解毒法治疗糖尿病肾病经验［J］.中国中医基础医学杂志，2019，25（2）：249–251.

［2］ 毛军民，石镇东，匡清清，等.调和解毒法联合四联疗法治疗幽门螺杆菌阳性消化性溃疡的临床研究［J］.现代中西医结合杂志，2016，25（19）：2060–2062+2065.

阴、养血、行瘀等法，开鬼门，洁净府，通气道，利血脉，使毒邪分消走泄而化散，邪祛则正自安。调和解毒法（柴胡 6g，炒白芍 12g，炒白术 9g，茯苓 12g，甘草 6g，陈皮 6g，乌贼骨 15g，三七粉 6g，白及 6g，蒲公英 15g，黄连 6g）联合四联疗法治疗幽门螺杆菌（H.pylori）阳性消化性溃疡，可有效提高中医证候疗效和胃镜疗效，提高 H.pylori 根除率，降低中医证候积分和不良反应发生率。

（2）慢性乙肝：彭建平[1] 研究补肾解毒法对 HBV 感染免疫耐受期产妇脐带血浆细胞样树突状细胞（pDCs）中 Toll 样受体 9（TLR9）、干扰素调节因子 7（IRF7）及 α–干扰素（IFN–α）表达的影响，发现补肾解毒方能更好地促进 HBV 感染免疫耐受期产妇脐带血 pDCs 中 TLR9、IRF7 的表达及恢复分泌的 IFN–α 能力，故补肾解毒可作为调节机体免疫、治疗慢性乙型肝炎的基本治法。

李鸣[2] 对益气解毒法治疗慢性乙肝病的研究进展作了总结分析。益气解毒法治疗慢性乙型肝炎主要是从改善肝功能、增强机体免疫功能、调节细胞因子及其凋亡、干预 YMDD 变异、改善临床症状等方面发挥作用。益气解毒类中药辨证治疗及中西医结合治疗在改善临床症状、肝功能复常及抗肝纤维化方面疗效优于单纯西药治疗，且有很多益气解毒类中药经实验证明有较好的抗乙肝病毒的作用，但是存在的问题和不足仍不容忽视，如益气解毒类中药调节肝细胞凋亡，抗肝纤维化的分子机制尚不明确，目前符合循证医学的中西

[1] 彭建平，孙克伟，银丝丝，等.补肾解毒法对 HBV 感染免疫耐受期产妇脐带血浆细胞样树突状细胞中 Toll 样受体 9、干扰素调节因子 7 及 α–干扰素表达的影响［J］.中西医结合肝病杂志，2016，26（3）：162–165.

[2] 李鸣，陈利锋，赵映前.益气解毒法治疗慢性乙肝病的研究进展［J］.湖北中医药大学学报，2013，15（5）：72–74.

医结合治疗慢性乙肝的临床研究较少等。在今后的临床与科研中，通过中药在改善症状、保护肝细胞、促进肝细胞修复及抗纤维化方面的优势，取长补短，益气解毒类中药治疗慢性乙型肝炎有很大的发展方向。

3. 感染性疾病

（1）脓毒症：张云松等[1]对脓毒症解毒法探析，脓毒症是指毒邪入里、邪正交争剧烈、毒邪亢盛的一种综合征，本病属于中医学温病等范畴。脓毒症的基本机制是毒邪与人体正气交争，解毒法是其治疗大法并贯穿治疗始终。结合脓毒症治疗中的应用规律和体会归纳总结为解毒十法。解毒法作为脓毒症的基本治法，在临床应用时当辨病与辨证相结合，才能取得满意的疗效。解毒之法是中医治疗脓毒症的重要方法，贯穿脓毒症治疗之始终。临证时经常运用具有寒凉解毒作用的药物为主组方，用以治疗各种毒热病证的治法，适用于一切急重火毒如温疫、温毒、火毒或疮疡毒重热深等证。常用黄连、黄芩、黄柏、栀子、金银花、连翘、板蓝根、丹参、玄参、野菊花、蒲公英、半边莲等药物组方，代表方剂为黄连解毒汤、普济消毒饮、安宫牛黄丸、紫雪丹、至宝丹、仙方活命饮等。

（2）病毒性心肌炎：王雪冰等[2]探讨了益气活血解毒法治疗病毒性心肌炎后遗症。病毒心肌炎属中医学"温病""心

[1] 张云松，朱晓林，卢笑晖，等.脓毒症解毒法探析［J］.中国中医基础医学杂志，2016，22（8）：1041-1043.

[2] 王雪冰，李晓.益气活血解毒法治疗病毒性心肌炎后遗症验案浅析［J］.中国民族民间医药，2016，25（14）：75.

悸""胸痹"等范畴，失治、误治或久病温毒伤阴，气血两伤，内舍于心，热毒瘀血伤络，心脉失养，出现心悸、胸闷、憋气、乏力、汗出。病毒性心肌炎后遗症期的基本病机是本虚标实，以气血亏虚为本，瘀血热毒为标，瘀热邪毒损伤心脉是关键。丁书文教授将热毒概念引入心系疾病的辨治中，并通过益气活血解毒法治疗了多例患者，为中医药治疗病毒性心肌炎提供了一种新思路。

（3）肺间质纤维化：杨景青等[1]从肺间质纤维化病因病机入手，探讨该病的隐性感染问题。指出邪气犯肺、正气亏损是引起肺纤维化隐性感染的病理基础；痰瘀胶结，隐毒潜伏于肺是其反复发作的因素之一。他们提出用防毒、解毒、透毒、托毒、通毒等方法来防治该病的隐性感染。

**4. 泌尿系疾病**

吕彩兰[2]认为，肾病综合征以脾肾功能受损为本，浊毒内壅、气滞络阻为标，而浊毒为害乃病机关键之所在。故肾病综合征治疗应从浊毒论治，浊毒应以解、以泄、以散为主，或祛湿化浊，或利湿解毒，或泄浊清毒，或行气散结、活血化瘀，以使浊毒消散。

**5. 恶性肿瘤**

毕蕾等[3]对益气养阴解毒法治疗中晚期肺癌的研究，认为气阴两虚是肺癌发病基础，然肺癌发病并非正气亏虚，气滞血瘀痰凝就

［1］ 杨景青，李莹莹，郭俊美，等.从隐毒论治肺间质纤维化［J］.新中医，2013，45（11）：9-10.

［2］ 吕彩兰.肾病综合征从浊毒论治［J］.河南中医，2011，31（9）：1074-1075.

［3］ 毕蕾，王瑞平.益气养阴解毒法治疗中晚期肺癌立法依据探析［J］.南京中医药大学学报，2009，25（2）：93-94.

可形成，而是在这些因素诱导下，使体内癌毒蓄积才致发病，癌毒是肺癌发病的关键因素。益气养阴有助抑制癌毒，解毒祛邪有利气阴恢复。肺癌辨证属本虚标实，本虚以气阴两虚为多，标实以癌毒内蕴为重，夹痰夹瘀，以此为依据确立益气养阴解毒为中晚期肺癌的重要治法，是在辨证求因、审因论治思想指导下，依据肺癌的发病原因、病理环节及其作用机理而确立的，体现了整体观念、辨证论治基本理论，符合治病求本的基本原则。

郭慧茹[1]研究益气养阴解毒法对Ⅲ、Ⅳ期非小细胞肺癌（NSCLC）患者生活质量（QOL）改善作用及对免疫功能调节作用。采用随机、前瞻、对照研究方法，将61例证属气阴两虚的Ⅲ、Ⅳ期NSCLC患者随机分为中药联合化疗组（治疗组）29例、单纯化疗组（对照组）32例，治疗组用益气养阴解毒法结合化疗，对照组单用化疗，2组化疗均用NP、GP、TP方案。2周期后进行疗效评价。结果显示，益气养阴解毒法能改善Ⅲ、Ⅳ期NSCLC患者生活质量，通过提高CD4/CD8比值、血清IL-2水平、降低血清sIL-2R水平调节免疫功能。

周仲瑛认为，癌毒是发病和决定转归的根本原因，特别强调抗癌解毒法的主导作用，强调抗癌解毒法贯穿始终，早、中期不应过于注重补益，晚期扶正不忘癌毒存在。研究表明，

[1] 郭慧茹，刘嘉湘，李和根，等.益气养阴解毒法对非小细胞肺癌患者生活质量和免疫功能的影响[J].吉林中医药，2013，33（12）：1217-1220.

消癌解毒方（白花蛇舌草、半枝莲、漏芦、僵蚕、蜈蚣、八月札、太子参、麦冬、三棱、炙甘草）与化疗同步应用可明显提高肿瘤患者近期临床疗效及化疗完成率，减轻化疗毒副反应，延缓复发转移的时间，延长生存期，提高生活质量[1]。

6. 神经内科疾病

时晶等[2]系统评价中药清热解毒法（黄连解毒汤）治疗阿尔茨海默病（AD）的疗效及安全性。结果显示，清热解毒法治疗 AD 痴呆安全有效，可改善认知功能和日常生活能力，更倾向用于伴精神行为症状的中晚期患者。

## 三、实验研究

尚云峰[3]研究益气解毒法对鼻咽癌细胞骨架蛋白系统的干预效应及迁徙运动潜能影响，实验分别研究了益气解毒法主要组方及其基本药理学特性；益气解毒法不同组方对 CNE2Z 细胞迁徙运动潜能主要责任基因表达活性的影响；益气解毒法不同组方对 CNE2Z 细胞迁徙运动潜能主要责任骨架蛋白表达活性的影响；益气解毒法不同组方对鼻咽癌细胞 CNE2Z 迁徙运动潜能的影响及其与相关责任基因表达活性的相关性分析；益气解毒法不同组方影响 CNE2Z 细胞迁徙运动潜能的细胞信号传导通路干预机制。综合分析相关实验结果，

[1] 郭海, 赵晓峰, 吉福志, 等. 周仲瑛教授消癌解毒方治疗消化系统肿瘤机制 [J]. 吉林中医药, 2016, 36（7）: 671–673.
[2] 时晶, 倪敬年, 田金洲, 等. 清热解毒法治疗阿尔茨海默病的系统评价 [J]. 北京中医药大学学报, 2019, 42（8）: 667–672.
[3] 尚云峰. 益气解毒法对鼻咽癌细胞骨架蛋白系统的干预效应及迁徙运动潜能影响 [D]. 湖南中医药大学, 2009.

数据显示，益气解毒原方的总体药理作用，是对 CNE2Z 细胞的迁徙运动潜能发挥抑制效应；相反，益气解毒改方的总体药理作用，则是表现为促进 CNE2Z 细胞的迁徙运动潜能。结果提示，即使是依据同类法则组合中药复方，组方原理的细微差别、甚至仅仅是剂量水平的差异，都可能对治疗靶标发挥截然不同的药理效应。这样的药理效应特点，对鼻咽癌类恶性肿瘤的治疗实践可能产生重要的影响。

陈利锋等[1]研究益气解毒中药对肝卵圆细胞系 WB-F344 作用机制，用不同浓度的牛黄参含药血清（5%、10%、20%）作用于 WB-F344 细胞，以正常大鼠血清（5%、10%、20%）处理的 WB-F344 为空白组，以单纯培养体系处理的 WB-F344 为正常组。四甲基偶氮唑盐（MTT）比色法检测细胞的增殖情况，反转录 – 聚合酶链反应（RT-PCR）检测 WB-F344 肝干细胞表面标志物甲胎蛋白（AFP）和肝白蛋白（ALB）m RNA 表达情况。经具有益气解毒功效的牛黄参含药血清干预后，MTT 结果显示，10%、20% 浓度的牛黄参含药血清能促进 WB-F344 的增殖（$P < 0.01$），且 10% 为增殖的最佳浓度梯度；RT-PCR 结果显示，经 10% 牛黄参含药血清处理的 WB-F344 细胞 AFP m RNA 的表达随时间的延长逐渐下降（$P < 0.01$），而 ALB mRNA 的表达则逐渐升高（$P < 0.01$）。表明益气解毒中药可诱导 WB-F344 细胞向肝细

[1] 陈利锋，赵映前，刘建忠，等.益气解毒中药对肝卵圆细胞系 WB-F344 作用机制的研究 [J].中国中医药信息杂志,2012,19(7): 31-33.

胞特性方向的分化，可促进 WB-F344 细胞的增殖，这可能是其抗肝损伤、促进肝再生的机制之一。

李东涛[1]研究益气活血软坚解毒法对肝癌患者免疫因子的影响，益气活血软坚解毒法是临床上应用于肝癌患者的主要治则治法，观察益气活血软坚解毒法对中晚期原发性肝癌患者甲胎蛋白（AFP）、肿瘤坏死因子 α（TNF-α）、白细胞介素 18（IL-18）水平影响。与疗前组比较，各用药组都能降低肝癌患者 AFP 水平，以中药加介入化疗组效果显著；肿瘤患者血清 TNF-α 水平普遍比正常人高，中药组与介入化疗组虽比疗前组有所增高，但差异无统计学意义，中药加介入化疗组比疗前组有所降低；疗前组血清 IL-18 水平比正常组高，介入化疗组比疗前组高，中药组不能提高肝癌患者 IL-18 水平，却能使肝癌患者偏高的 IL-18 水平降低，使之趋向正常，中药组与中药加介入化疗组和正常组比较差异均无统计学意义（$P > 0.05$）。益气活血软坚解毒法能明显降低肝癌患者 AFP 水平，对失调的细胞因子 TNF-α 及 IL-18 水平有良好的调节作用。

刘果等[2]研究益气活血解毒法抗溃疡性结肠炎复发的临床疗效，采用随机、阳性对照的方法，以门诊和住院患者为研究对象，选择溃疡性结肠炎慢性复发型活动期和慢性持续型病例 60 例，治疗组给予益气活血解毒中药加减治疗，对照组给予柳氮磺胺吡啶（SASP）（4～6 g/d）治疗。结果显示，益气活血解毒中药复方对溃疡性结肠炎临床疗效肯定，尤其在抗复发方面较柳氮磺胺吡啶存在着明显优

［1］ 李东涛.益气活血软坚解毒法对肝癌患者免疫因子的影响［J］.中国中西医结合消化杂志，2005，13（4）：226-228+232.
［2］ 刘果，孙慧怡，周波，等.益气活血解毒法抗溃疡性结肠炎复发的临床疗效评价［J］.北京中医药大学学报，2013，36（1）：51-55.

势。益气活血解毒中药复方（生黄芪 30g，炒白术 10g，当归 10g，炒五灵脂 10g，生蒲黄 10g，赤芍、白芍各 10g，焦槟榔 10g，煨木香 10g，黄连 10g，黄柏 10g，连翘 20g）运用得法则积滞除，瘀血去，气血生，肠络活，腐肉化而新肌生，机体气血生化有源而运行通畅，局部黏膜得以修复与再生。

安贺军等[1, 2, 3]进行了益气活血解毒法对溃疡性结肠炎血浆及结肠组织血小板活化、P-选择素、ICAM-1mRNA 影响的实验研究。用三硝基苯磺酸（TNBS）复制实验性大鼠 UC 模型，以益气活血解毒立法的中药溃结复发方（炒五灵脂 10g，生蒲黄 10g，当归 10g，赤芍、白芍各 10g，焦槟榔 10g，煨木香 10g，黄连 10g，黄柏 10g，生黄芪 30g，连翘 20g，炒白术 10g 等）与西药奥沙拉秦钠胶囊剂（畅美）比较，可有效降低血浆 P-选择素水平，从而阻抑血小板活化，可能是抗溃结复发作用机制之一。在缓解期可有效降低 UC 模型大鼠结肠组织 ICAM-1mRNA 表达，从而阻抑黏附分子的表达来抑制炎症反应，可能是抗溃结复发作用机制之一。以益气活血解毒立法为主组成的中药溃结复发方，补脾益气，

［1］ 安贺军，王新月，于玫，等.益气活血解毒法对溃疡性结肠炎血浆血小板活化的临床及实验研究［J］.天津中医药，2011，28（4）：281-283.

［2］ 安贺军，王新月，于玫，等.益气活血解毒法对溃疡性结肠炎模型大鼠血浆及结肠组织 P-选择素的影响［J］.广州中医药大学学报，2009，26（5）：461-464+516.

［3］ 安贺军，王新月，于玫，等.益气活血解毒法对 UC 模型大鼠结肠组织 ICAM-1mRNA 的影响［J］.成都中医药大学学报，2009，32（2）：57-59.

祛瘀行滞，清热燥湿，能行肠胃滞气，清化瘀毒，恢复肠道正常的通降功能，从而减少本病的复发。

张哲奎[1]研究益气养阴活血解毒法治疗糖尿病并发银屑病的效果，选取从 2015 年 40 例糖尿病并发银屑病患者，随机分为对照组（20）与观察组（20），对照组给予迪银片治疗，观察组采取益气养阴活血解毒法治疗，对比两组疗效。结果治疗前，两组空腹血糖无明显差异（$P > 0.05$）；治疗后，观察组空腹血糖低于对照组（$P < 0.05$）。观察组总有效率为 95.00%，对照组为 70.00%，观察组高于对照组（$P < 0.05$）。对糖尿病并发银屑病患者采取益气养阴活血解毒法治疗，安全有效，具有临床应用价值。

郝晶等[2]研究益元解毒法对老年骨髓增生异常综合征（MDS）的疗效，采用随机对照临床试验方法，将 64 例患者按随机分为两组。两组均采用支持治疗，对照组 30 例，予康力龙（吡唑甲基睾丸素）每次 2mg，每日 3 次，环孢素 A 3mg/（kg·d），早晚分服。治疗组 34 例，康力龙每次 2mg，每日 3 次，环孢素 A 每次 25 mg，每日 3 次，每日服用益元解毒汤剂（党参 12g，黄芪 35g，山慈菇 9g，半枝莲 15g，三七粉 6g，青黛 3g，白术 12g，五味子 5g）一次。3 个月为 1 个疗程，连续治疗 2 个疗程，比较 2 组疗效。益元解毒法联合小剂量环孢素 A 治疗老年 MDS 的临床疗效与常规剂量环孢素相比作用相当，且不良反应明显减少。本研究证实，益元解毒法联合小剂量环孢素 A 可有效治疗老年 MDS 患者，患者血常规、骨髓

[1] 张哲奎.益气养阴活血解毒法治疗糖尿病并发银屑病的效果分析［J］.糖尿病新世界，2016，19（12）：124–125.
[2] 郝晶、孙凤、王小东，等.益元解毒法对老年骨髓增生异常综合征的疗效研究［J］.山东中医杂志，2016，35（7）：597–600.

细胞学检查结果较治疗前好转，部分患者可减少甚至脱离输血。本方法与传统常规剂量环孢素 A 治疗手段相比疗效相当，但不良反应发生率明显降低。

常忠莲等[1]多年临床实践中观察到，复发性口疮的病机以气营两燔、热壅风动为主，或虚或实或虚实夹杂，其中以虚实夹杂证最为多见，病变常损及心、脾、肾三脏，而每次复发总以心的病变最为突出。因此治疗的关键在于解毒息风、凉营祛湿、健脾益肾，以敛疮生肌，促进愈合。研究息风解毒法治疗复发性口疮临床疗效。将 60 例复发性口疮患者分为治疗组和对照组各 30 例，治疗组患者采用息风解毒法，给予清营汤加减治疗；对照组患者给予复合维生素 B、维生素 C、左旋咪唑、强的松进行对症治疗，比较两组患者的临床疗效。经过治疗，治疗组患者总有效率为 93.3%，对照组总有效率为 56.7%，组间临床疗效比较差异具有统计学意义（$P < 0.01$）。

程莉娟等[2]研究滋阴益气活血解毒法治疗 2 型糖尿病（T2DM）合并非酒精性脂肪肝（NAFLD）的临床效果。将 64 例患者随机分为对照组和治疗组，各 32 例，均给予基础治疗。对照组在基础治疗的同时服用肝旨清胶囊，治疗组在基础治疗的同时给予左归降糖清肝方（黄芪 18g，熟地黄 12g，

[1] 常忠莲，韦薇，李海燕，等.息风解毒法治疗复发性口疮临床观察 [J].亚太传统医药，2016，12（15）：130-131.

[2] 程莉娟，成细华，喻嵘，等.滋阴益气活血解毒法治疗 32 例 2 型糖尿病合并非酒精性脂肪肝的临床观察 [J].中华中医药杂志，2013，28（9）：2807-2810.

山茱萸 12g，山药 12g，丹参 9g，郁金 9g，黄连 6g 等）治疗，两组疗程均为 5 个月，评定治疗后的临床疗效。结果表明滋阴益气活血解毒立法的左归降糖清肝方对 T2DM 合并 NAFLD 患者有良好临床疗效。临床研究发现气阴两虚肝肾阴虚、脾气亏虚，湿热内蕴、痰瘀互结的虚、痰、毒、瘀是 T2DM 合并 NAFLD 关键病机。本研究在西药基础上加用中药左归降糖清肝方治疗，结果显示，该方在 P2hBG、血脂、肝功能、肝脏彩超及总体疗效方面明显优于对照组，差异有统计学意义，肯定了该方在临床治疗 T2DM 合并 NAFLD 的疗效。

张灵献[1]研究清肺解毒法治疗小儿呼吸道合胞病毒肺炎的临床疗效，选取 86 例呼吸道合胞病毒肺炎患儿作为观察对象，并将其随机分为对照组与观察组，各 43 例。对照组采取常规治疗，观察组则采用清肺解毒法治疗，比较两组的治疗效果。结果显示，对照组的总有效率明显低于观察组，止咳时间和退热时间均多于观察组，且差异具有统计学意义（$P < 0.05$）。清肺解毒法治疗小儿呼吸道合胞病毒肺炎效果显著，可有效缩短患儿的止咳、退热时间，值得临床推广应用。中医理论认为小儿呼吸道合胞病毒肺炎属于"肺炎喘嗽"范畴，对患儿进行治疗时应按照开肺化痰、解毒活血的原则，选用拳参、桑白皮、杏仁、炙麻黄、生石膏、虎杖、制僵蚕、丹参、紫花前胡、葶苈子等药物，可达到清肺解郁、宣肺化痰作用。

［1］ 张灵献. 清肺解毒法治疗小儿呼吸道合胞病毒肺炎的临床分析［J］. 医学理论与实践，2016，29（13）：1732-1733.

# 第三节  息风法研究

息风是平息内风的治法，治内脏病变所致风病。内风表现为眩晕、震颤、发热、抽搐、小儿惊风和癫痫等病证。分滋阴息风、平肝息风、泻火息风、和血息风等[1]。

## 一、理论研究

李小方等[2]认为现代中医学所言"风痰"，一般指风证兼痰的证候，包括外风夹痰和内风夹痰两个方面。由于历代医家对"风"的认识，经历了一个比较复杂的演变过程，所以历史上对于"风痰"的认识也曾经历相应的变化。通过对风痰的源流梳理发现，唐宋之前主要是外风夹痰论，认为风痰证仅是由于外感风邪，风与痰相搏所致；至金元时期，对内风夹痰证已有初步认识，在治疗风痰的方剂中，疏散外风药逐渐摒弃，而息风药的使用日益频繁；至明清时期，认识到风痰证应包括外风夹痰和内风夹痰两类，在治法上也应当有所区分；现代以来，工具书和教材中，对于风痰证的阐述趋于明晰，但也有见仁见智的各家学说。

李红梅等[3]结合文献记载、实验研究及临床实践，从基

---

[1] 李经纬，余瀛鳌，蔡景峰，等.中医大辞典［M］.北京：人民卫生出版社，2005.

[2] 李小方，潘桂娟."风痰"概念的历史沿革初探［J］.中华中医药杂志，2016，31（4）：1154-1156.

[3] 李红梅，王显.络风内动和肝风内动的理论思辨［J］.中医杂志，2016，57（4）：276-280.

础理论、病位、传变特点、表现形式、治疗思路及现代认识等不同视角综合剖析了络风内动与肝风内动的区别与联系，明晰络风内动与肝风内动共性的证候病机及各自特点。

刘峰等[1]基于对中医古代医案的数据挖掘，以《中华医典》收录的医案类古籍为主要研究对象，筛选出符合条件的古代医案建立数据库，进行数据挖掘。发现高血压医案中出现频次前十位的药物依次是：茯苓、半夏、甘草、当归、陈皮、白芍、白术、茯神、牡蛎、生地黄。认为古代医家用药常常从治痰、补虚、泻火、息风等方面论治本病。

## 二、临床研究

### （一）循环系统疾病

1. 中风

杨环等[2]运用数据挖掘方法分析含"十八反"药物治中风病古今方剂配伍和治疗特点。收集规范古代及近现代中风病方剂中含"十八反"反药组对的处方173首，运用关联规则对方剂进行高频药物挖掘，对方剂剂型、年代进行对应分析。认为古今治疗中风均重视治痰，但古方用药以天南星、川芎、全蝎、天麻、白附子、白僵蚕为主，偏于息风通络化痰，病机方面重视痰瘀邪实；近现代方用药以甘草、茯苓、白术、陈皮为主，偏于益气健脾化痰，病机方面重视正气亏虚。

[1] 刘锋，徐姗姗，周宜，等.基于古代医案对高血压用药规律的数据挖掘[J].云南中医中药杂志，2016，37（3）：23-24.
[2] 杨环，范欣生，卞雅莉，等.古今治疗中风病"十八反"反药同方配伍研究[J].世界科学技术-中医药现代化，2013，15（1）：105-109.

沈岩宁等[1]收集 2004 年 2 月～ 2005 年 7 月凉血息风法治疗恢复期脑梗死 96 例病案，认为络热血瘀痹阻脑脉是缺血性中风的基本病机，凉血息风方（赤芍、炒栀子、地龙、当归、水蛭各 10g，桃仁、红花各 6g，丹参、羚羊角各 15g）凉血活血兼顾，脑络得通，脉络得养，同时改善了血液的黏滞程度，促进大脑的功能重组。故用本法治疗，能取得较为满意的疗效。

王少卿等[2]认为，风邪为中风病的重要致病因素，风证为缺血性中风急性期的常见证候要素，经前期研究发现，风证与神经功能缺损及病情波动具有密切联系。缺血性中风急性期方证相应运用息风法进行治疗，以促进病情恢复，拓展了缺血性中风急性期的治疗方法。

蹇顺华等[3]总结了息风法在治疗急性脑血管病中的应用，并将临床应用具体分为清热息风法、育阴息风法、镇肝息风法、活血息风法、化痰开窍息风法等。

[1] 沈岩宁，方埼逍道，何太文，等.凉血息风法治疗中风病恢复期的临床观察 [J].湖北中医杂志，2005，27（12）：27.
[2] 王少卿，樊永平.浅谈息风法在缺血性中风急性期治疗中的运用 [J].中西医结合心脑血管病杂志，2017，15（15）：1845-1847.
[3] 蹇顺华，冯方俊，田金洲.息风法在急性脑血管病中的应用 [J].吉林中医药，2006，（9）：3-4.

易振佳等[1, 2]应用天龙息风颗粒剂（天麻、钩藤、白芍、石决明、大黄、牛膝、熊胆粉、丹参、地龙、甘草）治疗急性脑梗死肝阳化风证，同时动态观察血浆去甲肾上腺素、肾上腺素、皮质醇、血栓素 $B_2$、血清 T3。发现随着疗效的提高及症状积分的降低，上述指标呈相应变化，并选 41 例病人随机分为观察组（Ⅰ组）305 例，豨莶通栓丸对照组（Ⅱ组）107 例。结果显示前者显效率优于豨莶通栓丸，且无毒副作用，证明天龙息风颗粒剂治疗急性脑梗死肝阳化风证效果显著。

郭振球[3]认为高血压是中风、心脑血管病的最危险因素，属本虚标实之证。本虚为肝肾亏虚，标实为风、火、痰、瘀。阳化内风，风火逆乱，痰瘀互结，络脉梗阻，玄府闭塞，是其主要的致病病机。以微观证治学方法，制定"治风三法"（降压息风、调脂祛痰和活血化瘀）处方用药，防治心脑血管病，既能平稳降压，又有明确的抗动脉粥样硬化作用，可作为高血压伴有动脉粥样硬化性心脑血管疾病的首选方药，从肝风为病，辨证论治。

赵瑞成等[4]总结张崇泉教授从肝辨治脑病经验，认为张崇泉教授从肝辨治脑病将阴阳气血辨证、脏腑辨证与治肝之法有机结合，常用清肝泻火、滋阴平肝、益气养肝、柔肝息风、温补肝肾等法，

［1］ 易振佳，鄢东红，金益强，等.天龙息风颗粒剂治疗急性脑梗死肝阳化风证的指标变化及其意义［J］.湖南医科大学学报，1997（5）：43-45.

［2］ 易振佳，金益强，胡随瑜.天龙息风颗粒治疗肝阳化风证急性脑梗死 305 例临床观察［J］.湖南医科大学学报，1999（5）：432-434.

［3］ 郭振球.中风心脑血管病与微观证治学［J］.中医药学刊，2006（11）：1973-1974.

［4］ 赵瑞成，张崇泉.张崇泉教授从肝辨治脑病经验［J］.中医药导报，2010，16（4）：9-11.

临床辨治各种脑血管病患者每获良效。

刘晓林[1]认为 sCD40L 是急性脑梗死（ACI）脑缺血损伤的重要炎性致病因素之一，sCD40L 的水平高低与患者病情轻重、脑梗死灶体积大小密切相关，检测患者血清 sCD40L 水平，可能有助于患者病情判断及预后分析。息风通络颗粒（天麻、水蛭末、川牛膝、石决明、菊花、钩藤、桃仁、红花、丹参、夏枯草）可改善 ACI 患者早期日常生活活动能力的趋向。息风通络颗粒用于风痰阻络型 ACI 的治疗其显著进步率明显优于对照组。

陈文霖[2]认为息风通络颗粒用于治疗风痰瘀血，痹阻脉络型中风，能够改善中风患者的 NIHSS 评分和简化 Fugl-meyer 评分，从而改善患者肢体运动功能。IL-10 是一种负性炎症调节因子，急性脑梗死后在外周血中的表达上调，参与了脑梗死后炎症反应。从本次小样本研究提示尚不能认为息风通络颗粒可上调炎症负性调控因子 IL-10，但发现息风通络组患者治疗后 IL-10 水平较治疗前上调。

2. 昏迷

郭鑫等[3]收集古今昏迷（闭证）病的医案，对治疗昏迷（闭证）病的方药使用和剂量进行统计分析，认为：①古今均

---

[1] 刘晓林.息风通络颗粒对急性脑梗死患者神经功能与 sCD40L 表达的影响 [D].广州：广州中医药大学，2010.

[2] 陈文霖.息风通络颗粒对急性脑梗死患者肢体运动功能与 IL-10 的影响 [D].广州：广州中医药大学，2010.

[3] 郭鑫，何丽清，傅延龄.昏迷（闭证）临床方药用量特点的文献研究 [J].中华中医药学刊，2014，32（9）：2104-2106.

以至宝丹、小续命汤、安宫牛黄丸等凉肝息风化痰、清心醒脑开窍、化痰解毒、助阳祛风为主的汤剂方剂的使用为多，古代医家较多著作中昏迷（闭证）医案方中包含芳香开窍醒神、行气温中、燥湿化痰、清热解毒安神的三生饮、通关散、苏合香丸、牛黄丸、二陈汤加味、摄生饮等方剂，而期刊论文昏迷（闭证）医案中有了自制方和中西药合用的出现。②古今均常用燥湿化痰开窍、平肝潜阳息风、清热凉血安神、养阴生津、化瘀止血类药物；由古代医家偏重化痰开窍、益气养阴，而转变为现代的偏重泻下攻积、清热泻火。③从古至今治疗昏迷（闭证）病方剂的药味数有所增加，常用药物的剂量有所增加，总药量呈增加趋势。

3. 偏头痛

欧阳锜认为偏头痛的基本病机是肝风上扰，兼夹寒、热、郁、痰、虚所致，其治疗主张从肝风所兼夹病邪入手，常应用散寒息风、散热息风、解郁息风、化痰息风、养血息风、柔肝息风6种治疗法则，取得了较好临床疗效[1]。

孟岚等[2]将90例偏头痛患者随机分为试验组（n=44，采用SGB配合天舒胶囊治疗）和对照组（n= 46，单纯SGB治疗）。比较两组患者治疗前，以及治疗后1天、3天、1周、1个月和3个月时的疼痛数字评分（NRS）。结果两组患者治疗后各时间点的NRS均较治疗前降低，但试验组治疗后3天、1个月和3个月的NRS值均低于对照组（$P < 0.05$），有效率高于对照组。结论SGB配合口服天

[1] 周慎.欧阳锜治偏头痛六法[J].湖南中医药大学学报，2016，36（10）：48-50.

[2] 孟岚，王德祥，金旭，等.星状神经节阻滞配合天舒胶囊治疗偏头痛疗效观察[J].中国康复理论与实践，2008（6）：519-520.

舒胶囊治疗偏头痛起效快、疗效确切、副作用少。

### 4.高血压

张金叶等[1]选取医院心内科收治的肝阳上亢型高血压患者70例，采用随机数字表随机分为两组，每组各35例，其中对照组给予降低血压类的药物治疗，实验组则在对照组的基础上应用建瓴汤治疗。结果表明，建瓴汤能够平肝潜阳、息风安神，明显改善动态血压平均值，有效缓解眩晕、失眠等症状，对临床具有指导意义。

藤菔降压片由钩藤和莱菔子两味中药组成，方中钩藤清热平肝、息风潜阳，为君药，配伍莱菔子以开宣降气，疏利气机，二药相配，一升一降，相反相成，平肝潜阳的同时又可降气通腑，调畅气血，上下交通，则肝火自息，取效甚速[2]。

连建伟教授认为，眩晕的主要病机为风、火、痰、瘀、虚，其主要病位在肝，而治疗关键在于平肝息风。连建伟教授善用"息风法"（天麻6g，钩藤15g，桑叶10g，菊花12g，制半夏10g，陈皮6g，茯苓15g，炙甘草5g，当归10g，赤芍12g，川芎6g，丹参15g等）治疗肝风内动引起的眩晕，其组方兼顾了眩晕的病理特点及肝的生理特性，并善于根据患者的个体情况进行加减化裁[3]。

［1］张金叶，周胜勇.建瓴汤治疗肝阳上亢型高血压临床研究［J］.中华中医药学刊，2016，34（3）：548–550.

［2］杨雯晴，李运伦.藤菔降压片方证初探［J］.光明中医，2014，29（2）：392–395.

［3］苏俊雄，连建伟.连建伟教授运用"息风法"治疗眩晕的探析［J］.浙江中医药大学学报，2013，37（11）：1289–1290+1293.

## 5. 阵发性房颤

黄芪[1]应用养血息风法治疗阵发性房颤30例。结果显示，具有养血息风功效的脉安宁合剂（当归、太子参、白芍、天冬、钩藤、地龙、全蝎、石决明、桑寄生、淫羊藿等）可明显减少阵发性房颤患者的房颤次数，改善证候及远期运动耐量，是治疗阵发性房颤的有效药物。

## （二）神经系统疾病

### 1. 帕金森病

赵琼等[2]认为帕金森病属于中医老年颤证的范围。病机属于本虚标实，本虚为肝肾不足，气血两虚，标实为风火内生，痰瘀阻络，本虚标实，但以本虚为本；筋急风动为病理关键，只有导致筋脉失养，影响筋脉的正常舒展挛缩，失却自如保持动静的能力，才能导致颤振的发生。所以在帕金森病早期可以采取柔肝缓痉的治法，到疾病后期采取滋补肝肾的方法，以达到濡养筋脉、补益肝肾的目的，取得标本兼治的效果。

鲁阳洋等[3]认为，帕金森病（PD）的发生主要为肝肾不足，虚风内动，治以滋补肝肾、息风通络止痉。研究表明，多不饱和脂肪酸（PUFAS）具有抗氧化、抗炎、促进神经系统发育等重要作用，可能与降低 PD 发病风险有一定相关性。如中药蜈蚣、僵蚕，杜仲、

[1] 黄芪.养血息风法治疗阵发性房颤30例临床疗效观察 [J].山西中医学院学报，2013，14（4）：39-41.

[2] 赵琼，郭蕾，张俊龙.试论滋补肝肾法与柔肝缓痉法治疗帕金森病 [J].时珍国医国药，2010，21（9）：2331-2333.

[3] 鲁阳洋，刘远新，熊冻.中医药治疗帕金森病研究进展 [J].长春中医药大学学报，2016，32（2）：433-436.

牛膝，海藻、昆布等多含有 PUFAS，故在治疗 PD 中可发挥保护神经等作用。

文晓东等[1]探讨帕金森病中医学基本病因病机，认为厥阴脏虚，肝脏功能失调为其发病中心环节。敛肝息风、养血濡筋法是中医治疗帕金森病的重要方法，应当贯穿帕金森病治疗过程的始终。

陈建宗等[2]提出了应用培补肝肾法以息风治疗帕金森病的研究思路，进行了理论探究及临床观察，证实疗效显著。

2. 癫痫

刘彩娜[3]总结近 10 年来国内中医治疗脑卒中后癫痫的临床研究进展。认为其病因病机为风、火、痰、瘀，与心、肝、脾、肾关系密切，病理性质为本虚标实。纵观上述文献，卒中后癫痫的中医治则可以归纳为清热平肝、豁痰开窍、镇惊息风、通经活络、活血化瘀、补脾益肾等，针刺治疗多采用头皮针加督脉穴以及一些补益穴。

任献青等[4]总结马融教授治疗小儿癫痫经验，认为小儿癫痫的病机主要为本虚标实、气机逆乱。"本虚"责之于肾精亏虚、脾常不足；"标实"主要指风、痰、瘀，并提出了"益

[1] 文晓东，王春玲，王凯华，等.敛肝息风养血濡筋法治疗帕金森病探讨[J].新中医，2013，45（12）：17-19.

[2] 陈建宗，黄晨，李晓苗，等.培补肝肾法治疗帕金森病的研究思路及实践[J].中国医药学报，2004（11）：687-688.

[3] 刘彩娜，夏凡，李涓，等.脑卒中后癫痫的中医药治疗进展[J].上海中医药杂志，2009，43（10）：84-85.

[4] 任献青，杨常泉，张喜莲，等.马融论治小儿癫痫学术思想浅析[J].中华中医药杂志，2016，31（10）：4040-4041.

肾填精""健脾平肝""豁痰息风""化瘀通络"的基础治法,研制了息风胶囊、抗痫胶囊、茸菖胶囊3种中成药。

封倩等[1]应用化痰息风法(胆南星、石菖蒲、僵蚕、茯苓、法半夏、钩藤、浙贝母)联合西药治疗癫痫41例,显效9例,有效27例,无效5例,有效率为87.8%,较西药对照组疗效确切。

3. 抽动障碍

抽动障碍是小儿常见疾病之一,精神类药物已经成为主要的治疗手段,但精神类药物的副作用明显且易导致症状复发。马丙祥教授通过总结前人经验,并结合自身的临床实践经验,基于"治风先治血,血行风自灭"理论,提出运用"活血息风法"治疗儿童抽动障碍的临证思路,临床效果突出[2]。徐瑞等[3]采用养血息风法为基本治则(天麻钩藤饮加减)从"血"论治小儿抽动症疗效显著,且可促进脑细胞恢复,明显改善异常的脑电生理活动,值得进一步研究及推广。

**(三)泌尿系统疾病**

李甜甜等[4]总结黄文政教授经验,认为慢性肾脏病根本病机为脾肾衰败,久病入络。久病入络又可分为络脉瘀阻、络脉绌急和络虚不荣。黄文政教授将治疗慢性肾脏病常用的虫类药大致分为两类:

[1] 封倩,冯来会,张志军.化痰息风法联合西药治疗癫痫41例 [J].中医研究,2016,29(2):22-23.

[2] 吴秋艳,马丙祥,史文丽,等.马丙祥教授运用"活血息风法"治疗儿童抽动障碍 [J].中医药信息,2019,36(5):79-81.

[3] 徐瑞,张晓.养血息风法从"血"论治儿童抽动障碍临床疗效观察 [J].中国中西医结合儿科学,2018,10(4):314-316.

[4] 李甜甜,王耀光,黄文政.黄文政运用虫类药治疗慢性肾脏病经验 [J].河南中医,2014,34(12):2306.

一类效专活血通络，一类效专息风镇痉通络，虫类药可以搜剔络中之邪。临床中黄文政教授灵活运用虫类药治疗慢性肾脏病的特点为重用虫药，搜剔通络；循序渐进，免伤气阴；扶正补虚，忌伐太过。

### （四）呼吸系统疾病

蒋胜利等[1]认为风邪有内外之分，内风始生于肝，外风始受于肺。祛风法用于感受风邪而引起肺失宣降，肺气上逆作咳者。临床诊疗中治疗外风要考虑到内风的存在，同时注意配合疏肝息风法；治疗内风亦要考虑到外风在发病中的影响和作用，注意祛除外风。外邪束肺者宣肺化痰祛风，风邪阻络者通窍清肺祛风，肝肺升降失调者调理肝肺祛风，肺肾两虚者养阴补虚祛风。祛风中药如蝉蜕、僵蚕、地龙、防风、钩藤、蛇蜕等均具有显著的祛风效果。

### （五）皮肤病

周力等[2]采用柔肝息风煎（枸杞子、当归、白芍、生地、丹参、蝉蜕等）治疗老年性瘙痒症30例，总有效率为83%。提示本法有养血柔肝、滋阴润燥作用。

### （六）恶性肿瘤

刘延庆教授治疗肺转移癌以肺为基本病位，明确正气亏虚，风携痰、毒、瘀上窜扰肺为关键病机，遣方用药攻补并重，并运用少量风药以息风除痰祛邪，并结合现代医学，坚

[1] 蒋胜利，王志英.祛风法治疗咳嗽研究［J］.吉林中医药，2013，33（12）：1214–1216.

[2] 周力，李玺，贾振峰.柔肝息风法治疗老年皮肤瘙痒症30例［J］.陕西中医，1998（5）：196.

持衷中参西，重视情志因素[1]。

## 三、实验研究

曹学兵等[2]应用6-羟基多巴胺损毁制备的偏侧帕金森病大鼠模型，将模型大鼠随机分为5组，分别进行PDⅠ、Ⅱ、Ⅲ号中药方剂，水溶性左旋多巴块和生理盐水灌胃治疗4周，并检测各组大鼠治疗后1、2、3、4周旋转行为；处死后测定各组右侧黑质相关指标。发现与其他组比较，PDⅠ号中药方剂可明显改善PD大鼠的旋转行为，显著提高碱性成纤维细胞生长因子和降低胶质纤维酸性蛋白的表达（$P < 0.01$），对酪氨酸羟化酶阳性细胞数目无影响。认为PDⅠ号中药方剂具有治疗实验性PD的功效。

李燕等[3]通过息风静宁颗粒（辛夷花、苍耳子、玄参、板蓝根、天麻、钩藤、白芍、全蝎、伸筋草、木瓜、甘草）对Tourette综合征模型大鼠行为活动及脑纹状体多巴胺递质的影响实验，显示息风静宁颗粒可以改善中枢神经兴奋性，抑制TS模型大鼠的异常行为活动，其作用机制可能是通过调节突触后多巴胺受体敏感性或其他的药物作用靶位实现的。

马融教授根据难治性癫痫（IE）反复发作、病程缠绵、迁延

［1］ 金凤，钱亚云．刘延庆教授治疗肺转移癌经验［J］．中医学报，2015，30（10）：1390-1392.

［2］ 曹学兵，孙圣刚，刘红进，等．中药治疗帕金森病的实验研究［J］．中国康复，2001，16（4）：193-195.

［3］ 李燕，王新征，康珈宁，等．息风静宁颗粒对Tourette综合征模型大鼠行为活动及脑纹状体多巴胺递质的影响［J］．中国中医急症，2016，25（9）：1660-1662+1666.

不愈的特点，根据肾－精－髓－脑的密切关系，及"久病必虚""久病必瘀""久病入络"的中医理论，提出 IE 病机关键在于肾精亏虚，痰瘀阻络，应治以益肾填精、豁痰息风、化瘀通络，并在此基础上研制出中药复方息风胶囊，标本兼顾，扶正祛邪以进行治疗。通过免疫组化、Western-blot、RealTime PCR 法检测到 IE 大鼠海马 SCN1A 在蛋白与 m RNA 两个层面均表达上调。通过与正常大鼠比较，大鼠海马 SCN1A 蛋白表达显著增高；另外，IE 大鼠海马各个部位，均可见 SCN1A 蛋白表达阳性细胞，包括 CAI、CA3 和齿状回区。研究已经证实海马的锥体神经元可以产生异常电活动和动作电位的簇发，进而可以导致癫痫样活动的产生。中药复方息风胶囊单药及联合卡马西平用药干预后 IE 大鼠海马 SCN1A 在蛋白与 m RNA 两个层面均表达下调。提示中药复方息风胶囊可能通过抑制 IE 大鼠钠通道的基因表达而发挥治疗作用[1]。马融等[2]将无镁诱导的海马神经元放电模型分为正常组、无镁组、MK801（地草西平）组、抗痫胶囊组、茸菖胶囊组、息风胶囊组，给予相应处理后 6 小时、24 小时、72 小时，比较神经元放电频率、NMDA 受体通道电流及细胞内游离［$Ca^{2+}$］i 浓度。发现放电频率；6 小时、24 小时各组较无

［1］ 房艳艳，李新民，路岩莉，等.息风胶囊对难治性癫痫大鼠海马 I 型钠通道 α 亚基蛋白及 mRNA 表达的影响［J］.西部中医药，2018，31（4）：14-19.

［2］ 马融，杨常泉，刘全慧，等.息风胶囊、茸菖胶囊、抗痫胶囊对海马神经元 NMDA 受体电流及细胞内游离钙的影响［J］.中药药理与临床，2015，31（6）：140-142.

镁组放电次数减少；72 小时 MK801、抗痫组、息风组较无镁组放电次数减少。NMDA 受体通道电流：72 小时无镁组与正常组比较，通道电流增多；6 小时、72 小时抗痫组，72 小时莒蒲组较无镁组通道电流减少。细胞内游离 [$Ca^{2+}$] i 浓度：三个时点无镁组 $Ca^{2+}$ 浓度高于正常组；三个时点 MK801 组、息风胶囊组，24 小时、72 小时抗痫胶囊组，72 小时莒蒲胶囊组较无镁组 $Ca^{2+}$ 浓度降低。认为息风胶囊、莒蒲胶囊、抗痫胶囊可能通过减少 NMDA 受体通道电流，降低细胞内 $Ca^{2+}$ 浓度，达到抑制海马神经元反复高频放电，减轻 $Ca^{2+}$ 超载造成的细胞毒性，从而起到神经保护作用。

朱会杰等[1]将 30 只小鼠随机分为 3 组，分别为正常对照组、模型组、息风汤治疗组，每组 10 只。前两组小鼠进行 10ml/kg 生理盐水灌胃，息风汤治疗组同时间等剂量进行息风汤复方灌胃，连续 2 周后模型组和息风汤治疗组小鼠腹腔注射 30mg/kg、1- 甲基 -4- 苯基 -1，2，3，6- 四氢吡啶（MPTP），1 次 / 天，连续 7 天，对照组予同等体积的生理盐水注射。3d 后进行行为学检测，免疫印迹和免疫组化检测酪氨酸羟化酶蛋白水平及其阳性神经元数目。发现行为学检测结果显示，息风汤治疗组小鼠悬尾和强迫游泳静止率较模型组明显降低，酪氨酸轻化酶蛋白水平及其阳性神经元细胞数显著增加。认为在上述条件下，息风汤有助于改善 MPTP 致帕金森病模型小鼠的症状，对小鼠脑内多巴胺能神经元具有一定的保护的作用。

陈锡群等[2]将 36 只帕金森模型大鼠随机分为 A、B、C 三组，

[1] 朱会杰，曹林，唐波，等.息风汤对帕金森病模型小鼠多巴胺能神经元的影响 [J].东南大学学报（医学版），2016，35（1）：11-16.
[2] 陈锡群，蔡定芳，郑振.养肝息风方药对帕金森大鼠旋转行为的影响 [J].上海中医药大学学报，2001，15（2）：41-43.

分别以左旋多巴、养肝息风方药加左旋多巴、生理盐水胃饲（1次/天），持续12周，观察其旋转行为的动态变化。结果：B组动物出现对侧旋转行为；旋转总数及旋转强度在3～7周间较A组低，11周后则升高；旋转时间5周后较A组延长；无反应率4周始较A组减低（均$P < 0.05$）。说明养肝息风方药与左旋多巴具有协同作用，并可减轻长期应用左旋多巴引起的运动并发症。

文晓东等[1]采用6-羟基多巴胺纹状体左侧两点注射法复制PD大鼠模型，术后将大鼠随机分为空白对照组、模型组、美多巴组（0.075g/kg）、敛肝息风养血濡筋方（LXYR）（32、16、8g/kg）剂量组，连续灌胃4周。实验结束后，免疫组化法检测各组大鼠黑质组织Bcl-2和Bax蛋白的表达。结果与空白对照组比较，模型组Bcl-2和Bax蛋白表达增加。与模型组比较，敛肝息风养血濡筋方高、中剂量组均能增加Bcl-2蛋白表达，降低Bax蛋白表达，差异有统计学意义，其中以高剂量组改变最为显著（$P < 0.01$），而低剂量组及美多巴组与模型组比较差异无统计学意义。结果提示敛肝息风养血濡筋方可通过调节Bcl-2/Bax表达数量而起到保护黑质多巴胺能神经元的作用。

［1］ 文晓东，任丁，王春玲，等.敛肝息风养血濡筋方对帕金森病模型大鼠脑组织Bcl-2和Bax蛋白表达的影响［J］.中药新药与临床药理，2014，25（4）：406-409.

　　李文伟等[1]运用6-羟基多巴胺损毁大鼠中脑黑质致密部
（SNc）和腹侧被盖区（VTA）两区多巴胺能神经元，造成 PD 模
型；观察养肝息风水煎醇提液对该模型阿扑吗啡（apomorphine）诱
发旋转实验和阶梯实验的影响。通过阿扑吗啡诱发旋转实验发现养
肝息风方药（生地、当归、枸杞子、白芍、何首乌、鹿角霜、钩藤、
三七、山茱萸、炙甘草）可以降低 PD 大鼠阿扑吗啡诱发的旋转行
为。阶梯实验表明治疗前 PD 大鼠比对照组大鼠摄食的食物颗粒数
明显减少。治疗后治疗组大鼠摄食的食物颗粒比模型组增多。认为
养肝息风方药能够改善 PD 大鼠的神经行为。

## 第四节　活血化瘀法研究

　　活血化瘀法是用具有消散作用的，或能攻逐体内瘀血的药物治
疗瘀血病证的方法，有通畅血脉、消散瘀滞、调经止痛等作用。活
血化瘀法源自《黄帝内经》，经《伤寒杂病论》发挥，《医林改错》
创活血化瘀诸方，至陈可冀、颜德馨等诸位大家研究运用活血化瘀
法治疗临床各种疾病，活血化瘀法已成为应用与研究最活跃的中医
治法之一。

[1]　李文伟，蔡定芳，陈锡群，等.养肝息风方药对帕金森病模型大鼠神经行
　　为的影响［J］.中国中西医结合杂志，2000，20（12）：920-922.

# 一、理论研究

## （一）活血化瘀源流

《黄帝内经》载有"血凝泣""恶血""留血"等血瘀证，并提出"疏其血气，令其调达""去菀陈莝"，可以视作活血化瘀理论的渊源。并记载了活血化瘀的方剂四乌贼骨一藘茹丸，治血枯经闭。《神农本草经》记载了许多活血化瘀的药物，并明确提出"瘀血"的概念，如牡丹皮"除癥坚瘀血"、桃仁"治瘀血、血闭，癥瘕邪气"、蒲黄"消瘀血"等。李绍林[1]对当代名老中医活血化瘀学术思想进行了总结分析。综观当代名老中医活血化瘀思想的学术传承，主要来自两个方面：①师法仲景。张仲景在《伤寒论》太阳病及阳明病篇中阐述了"蓄血证"的证治，活血化瘀理论初步形成。总结了伤寒热病可能出现"瘀血""蓄血""血结"的证候及妇科血瘀证的辨证论治经验。创立活血化瘀方10余首，实证用桂枝茯苓丸、桃核承气汤、大黄牡丹皮汤、抵当汤、下瘀血汤，虚证用当归芍药散、芎归胶艾汤、温经汤、大黄䗪虫丸等，并指出了虫类药物如水蛭、虻虫等活血、破血、化瘀的作用。当代名老中医治疗妇科疾病多宗张仲景《金匮要略》妇人妊娠、产后及杂病理论组方用药理念。多用经方治疗妇人疾病，常用方剂有桂枝茯苓丸、大黄䗪虫丸、芎归四物汤、当归芍药散等。扩大了经方的应用范围，不单纯只用于妊娠、产后

---

[1] 李绍林.当代名老中医活血化瘀学派研究[D].济南：山东中医药大学，2011.

及杂病，并用于治疗妇人月经病、肿瘤、不孕及妇科炎症等。②效法清任。王清任以气血为治病要诀，认为"治病之要诀，在明白气血。无论外感内伤……所伤者无非气血"。以气血为辨证要点，认为疾病的关键是"气之虚实，血之亏瘀"。其理论源自于《内经》，取之于仲景，亦是仲景治疗血瘀证的延续和发展。当代名老中医治疗内科、骨科、外科病症等多宗王清任的活血化瘀理论。重视气血，治疗上活血化瘀、补气消瘀等。常用方剂有血府逐瘀汤、补阳还五汤、膈下逐瘀汤、通窍活血汤等。如陈可冀院士将血府逐瘀汤用治疗冠心病心绞痛、心肌梗死、预防 PCI 后再狭窄等病。

胡军平[1]对仲景散见于《伤寒论》《金匮要略》中有关治瘀内容进行整理与归纳。①寒凝血瘀，力主散寒活血化瘀。温阳活血，代表方温经汤；温经通脉，代表方当归四逆汤；温补行血，代表方胶艾汤。②瘀热互结，急投清热活血化瘀。代表方桃核承气汤、抵挡当（丸）和下瘀血汤。③气滞络瘀，宜用行气活血化瘀。代表方旋覆花汤。④气虚血滞，最应益气活血化瘀。代表方黄芪桂枝五物汤。⑤血滞水（湿、痰）阻，理当利水（祛湿、消痰）活血化瘀。代表方大黄甘遂丸及以栝蒌薤白为主组成的系列方。⑥瘀结成积，妙创消癥活血化瘀。代表方鳖甲煎丸。⑦正虚兼瘀，巧设扶正活血化瘀。代表方大黄䗪虫丸。

东垣在其诸多著作中载自创方共 300 余首，其中以活血化瘀为主或兼有活血化瘀功效者 80 余方，约占总数的 1/4，共使用活血化瘀药 35 味，足见其对活血化瘀法颇具心得。东垣运用活血化瘀法甚

[1] 胡军平.论仲景活血化瘀法及其对后世的贡献［J］.长春中医药大学学报，2007，23（6）：7-8.

为广泛，大体可归纳为 12 法。养血活血法，如全生活血汤、增味四物汤等；益气升阳活血法，如升阳益血汤、助阳和血补气汤、升阳举经汤等；滋阴活血法，如通幽汤、润肠汤、活血益气汤、生津甘露饮等；温经活血法，如水府丹、补阳汤、酒煮当归丸等；行气活血法，如神保丸、乌药汤、散滞气汤等；化积消瘀法，如三棱消积丸、消痞汤、消积滞集香丸等；活血化痰法，如散肿溃坚汤、龙泉散、救苦化坚汤、消肿汤；化瘀止血法，如立效散、丁香胶艾汤、当归活血散等；活血祛风法，如清阳汤、泻荣汤等；活血通络法，如泻血汤、地龙散、复元活血汤；凉血活血法，如清上泻火汤、散肿溃坚汤等；破血祛瘀法，如复元活血汤、破血散瘀汤、乳香神应丸等[1]。

《医林改错》是王清任学术思想的结晶，该书共收载活血化瘀方剂 22 首。在辨证论治原则指导下，根据瘀血的不同成因、性质与部位，人体正气强弱，以及瘀血是否与痰浊、水湿兼夹为患等具体情况，以活血化瘀药为基础，辨证配伍行气、补气、清热、温经、祛风湿、化痰等药物，从而形成了多种形式的配伍方法。①行气活血法，代表方通窍活血汤、血府逐瘀汤、膈下逐瘀汤、会厌逐瘀汤、通气散。②补气活血，代表方补阳还五汤、急救回阳汤、足卫和荣汤、止泻调中汤、助阳止痒汤、黄芪赤风汤、黄芪桃红汤 7 方，③清热活血，代表方如解毒活血汤、通经逐瘀汤、加味止痛没药散

[1] 蒋芳莉，贾静鹏，蒋森.李东垣运用活血化瘀法浅析 [J].山西医药杂志，2004，33（11）：948.

等。④温经活血，代表方如少腹逐瘀汤。⑤化痰活血，代表方癫狂梦醒汤。⑥祛瘀蠲痹活血，代表方身痛逐瘀汤。总之，王氏活血化瘀法所反映的治疗特点是：以血脉瘀滞论诸病，治疗立足于活血化瘀；活血以桃红四物为基础，据证加减变化；活血为主，不忘扶正；根据瘀血的成因和停留的部位不同而治疗[1]。

李冀等[2]对王清任活血化瘀法用药特点进行分析，其主要特点为：①注重病位，分部用药；②注重药势，调理气机；③桃红为主，加减用药；④注重补气，妙用黄芪；⑤注重剂量，轻重相宜；⑥选用"药引"，增强疗效；⑦辨证用药，随证加减；⑧注重质量，强调产地；⑨炮制方法，灵活多样。

张锡纯对血瘀理论多有创见，《医学衷中参西录》174首方中，具有活血化瘀作用的方剂27首，运用活血化瘀法颇具发挥。①扶正化瘀治虚劳，如十全育真汤、加味补血汤、理冲汤丸等。②益气活血治痿证，如振颓汤丸。③补气通络治痹证，如活络祛寒汤、健运汤、振中汤。④解毒化瘀治痈肿，清凉华盖饮、消乳汤。⑤化瘀消痰治瘰疬，如消瘰丸、消瘰膏。⑥活血通络治癥积，如活络效灵丹。⑦行气活血治郁证，如理郁升陷汤、金铃泻肝汤[3]。

[1] 戴皓宁．王清任活血化瘀法探讨［J］．河南中医，2005，25（9）：16-17.

[2] 李冀，王烨燃．王清任活血化瘀法用药特点探析［J］．辽宁中医杂志，2008，35（6）：826-828.

[3] 蒋芳莉，贾静鹏，蒋森．张锡纯《医学衷中参西录》运用活血化瘀法初探［J］．山西中医，2004，20（2）：64.

## （二）活血化瘀内涵研究

张金生[1]认为，目前对活血化瘀理论的理解多局限于祛瘀血层面，对"生新"的治疗过程认识不足，导致万病皆有瘀，无药不治瘀的局面，对中医理论的曲解是活血化瘀法理论"一枝独秀"的根本原因。因此，调整研究模式是今后活血化瘀理论发展的关键，应按照整体功能关系模式与结构功能关系模式—构成功能关系模式的研究思路，在临床研究上应坚持整体功能关系模式与结构功能关系模式的相结合，在实验研究中坚持构成功能关系模式的研究方法。如有关祛瘀生新治法物质基础的研究，应涉及干细胞、亚细胞结构、活性蛋白、基因等主要结构载体，并应参考血管功能调控、血管内皮细胞、细胞信号传导等内容，阐释其科学内涵，促进活血化瘀理论的完善和发展。并就中医"祛瘀生新"理论的内核展开探讨，并提出该理论主要包涵"召他血代瘀血""消瘀血生新血""生新物代旧物"3层含义；结合近年"骨髓干细胞循环"理论的研究，以期在新层面上阐明"祛瘀生新"的治疗机理和物质基础，推动中医理论的创新[2]。张金生等[3]基于历代医家对活血化瘀治法的认识以及对现代活血化瘀治法研究成果的理论分析，构建和完善活血化瘀"祛瘀血"

[1] 张金生.活血化瘀治法理论研究探要［J］.中医杂志,2009,50（10）：871-873.

[2] 张金生.中医"祛瘀生新"理论内涵新解［J］.辽宁中医杂志，2009，36（5）：704-705.

[3] 张金生，张宝霞，张阳阳.活血化瘀治法理论的创新和重构［J］.中医杂志，2016，57（19）：1626-1629.

和"生新"理论，提出了活血化瘀"肾属性"的理论假说。明确活血化瘀之"祛瘀血"层面包含"活血、行血、祛瘀、通络"，"生新"层面包含"生新血、生新物、生新脉、化旧生新"。活血化瘀治法之"肾属性"为具有修复和重建脏腑功能的"骨髓之精"和"脏腑之精"特性，是活血化瘀治法"祛瘀血"层面和"生新"层面的相互联系的中心环节。该假说的提出可阐明活血化瘀治法"疏其血气，令其调达"的"祛瘀血"层面和"复其真气，化旧生新"的"生新"层面相互联系的微观机制和物质基础。

### （三）活血化瘀研究方向探讨

中医一向视"瘀血""血瘀"为多种病症的根源，许多顽症痼疾也常与之有关，历来受到特殊重视，并积累了丰富的理论认识和临床诊治经验，活血化瘀治则广泛用于多种病症。除对过去已经试用活血化瘀治则并有肯定疗效的疾病应继续深入观察外，已有一定试验研究线索并值得在临床上应用活血化瘀法进行尝试的问题至少还有以下几个方面：①器官组织移植。增加移植成功率、减少排斥反应和移植物抗宿主反应。②发病机制已知或未知的退行性病变或疾病。如老年性或早老性痴呆，脑脊髓多发性硬化等。③氧化损伤性疾病，例如许多由于产生氧自由基而致的病症，以及衰老过程的预防。④慢性药物中毒或金属中毒，利用活血化瘀药物对金属的络合作用、对药物的解毒作用以及其他作用，防治慢性工业中毒、药物性肝炎等。⑤与西医的治疗方法伍用，以期达到增效作用，例如增加肿瘤细胞对化学治疗和放射治疗的敏感性，增强其他西药的治疗作用，减少所需用量等[1]。

## 二、临床研究

### （一）临床经验总结

李圣耀等[2]认为临床应用活血化瘀药首先应遵循传统中药药性理论，结合病变脏腑气血阴阳的变化辨证选用活血化瘀药。其次，辨病与辨证结合，以中医理论认识疾病的病理生理改变，旁参现代药理研究成果，从而提高活血化瘀药选用的针对性，由此可望切中病机，方证和方病对应，以利于提高疗效。

杜建[3]临证灵活运用活血化瘀法，有理气活血、益气活血、温经活血、清热活血、攻下瘀血、疏通经络、破瘀散结、活血止痛等等。常用药物有丹参、红花、桃仁、三棱、莪术、穿山甲、地鳖虫、赤芍、王不留行、皂角刺、乳香、没药、石见穿、五灵脂、水蛭、丹皮、泽兰、益母草、牛膝等。总之根据临床症状分析瘀血的病因病机、病变程度，选用合适的方药，屡获良效。

王永炎提出，活血、化瘀、通络是针对三种血液瘀滞状态而采取的三个不同层次的治法。瘀滞状态有轻重，病变病

［1］ 张之南."活血化瘀"治则治疗疑难病症的前景［J］.中西医结合杂志，1988，8（11）：684-685.

［2］ 李圣耀，史大卓，冒慧敏，等.常见内科病治疗中活血化瘀药的运用［J］.中医杂志，2015，56（18）：1605-1607.

［3］ 魏开建，陈立典，蔡晶，等.杜建教授临证从"瘀"论治举隅［J］.福建中医药大学学报，2011，21（4）：45-47.

位有浅深，祛瘀治法有层次。血气不和者，病程较短，病位较浅，病情较轻，宜调气活血；血聚成瘀者，病程相对较长，病位较深，病情较重，宜活血化瘀；血瘀络脉者，病程更久，病位更深，病情缠绵反复，宜化瘀通络。用药层层深入，疗程逐渐延长，使药达病所，瘀疾可除[1]。

徐浩[2]根据阵发房颤"突发突止"特点，在调和气血阴阳、活血化瘀基础上，从内风论治，不仅房颤未作，血压亦趋于平稳，息风自可定悸也。

周端[3]善于把现代药理研究结果与辨病论治相结合，且临证常用"对药"，痰瘀内阻证常用瓜蒌皮和郁金，瓜蒌皮扩动脉，可增加冠脉流量，对抗心肌缺血，配合郁金宽胸理气，宣痹止痛。若气滞血瘀明显，加用丹参和川芎，丹参除能扩张冠脉，还能扩张外周血管，改善微循环，抑制血小板聚集。蚕茧、鸟不宿皆有降低血糖的作用，用以治疗糖尿病，二药合用，清热生津止渴。夏枯草配伍生牡蛎治疗甲状腺结节、肿大，亦可用于肿瘤。鬼针草有降血压和降胆固醇的作用，青葙子镇肝、明耳目，两药伍用对于肝经火旺，肝阳上亢之高血压患者往往可获良效。

[1] 时晶，简文佳，魏明清，等.王永炎活血、化瘀、通络三步法[J].中医杂志，2014，55（23）：1993-1995.

[2] 高翔，于美丽，李金根，等.徐浩教授从"虚""瘀""风"论治阵发性房颤经验浅析[J].中西医结合心脑血管病杂志，2016，14（15）：1813-1815.

[3] 朱灵妍，周端，颜蕾.周端治疗心血管疾病点微[J].中医文献杂志，2016，34（4）：65-67.

刘敬霞[1]认为，藤类药均具有缠绕蔓延、纵横交错之形，如人之经脉网络周身，无所不至。从解剖学角度上讲，大、中动脉与中医学中的"脉络"相似，具有相对交叉性。从中医学取类比象的角度看，人之筋脉联系关节，藤类有"舒展、蔓延"的特性，故其善走经络，以形治形，善通瘀滞，治疗经络筋脉之病。《本草便读》言："凡藤蔓之属，皆可通经入络。"针对久病不愈，邪气入络，阻脑窍者，藤类药可通络散结，活血祛瘀，具有抑制血栓形成、抗氧化及软化血管等作用，对神经、心脑血管及免疫系统均表现出良好的活性。

有关活血化瘀方药对恶性肿瘤的临床和实验研究结论一直存在争议。肿瘤的辨证多被局限于"血瘀证"，但活血化瘀的临床疗效并不令人满意，而副作用则较明显。在前人和自身研究的基础上，刘鲁明等[2]提出了恶性肿瘤"血瘀"证的新假设，以及活血化瘀方药在恶性肿瘤临床治疗和研究中的注意点。认为"血瘀"可能是机体发生肿瘤时的一种自我保护状态，有些活血化瘀中药有可能破坏或干扰了这种"自我保护状态"，起到了促进浸润和转移的作用。而扶正固本法较少影响或维护了肿瘤机体的这种"自我保护状态"，故起到了"养正积自消"的疗效。因此，应充分利用现代医学的检测手段，加强相关研究，把握肿瘤患者血瘀证的个性所在及其变化规律，补充和丰富中医血瘀证的理论。在临床上科学、合

[1] 刘抒雯，刘敬霞，虎喜成，等.刘敬霞教授运用藤类药治疗脑卒中[J].吉林中医药，2015，35（5）：460-462.

[2] 刘鲁明，陈震，陈培丰.对活血化瘀中药治疗恶性肿瘤的思考[J].中医杂志，2007，48（9）：677-680.

理、辨证地使用和筛选有效的活血化瘀方药、提取单性活体，进一步探讨活血化瘀药物在治疗肿瘤血瘀证中的价值显得尤为重要。明确活血化瘀方药的作用环节与机制是解决该类中药在肿瘤临床应用中观点分歧的唯一途径。在生命科学日益发展的今天，研究中药多组分、多靶点、多途径作用特点与基因蛋白表达的关系是研究的必然方向。

**（二）临床各科应用**

1. 循环系统疾病

（1）心血管疾病：郭士魁先生是"活血化瘀法"在现代内科领域应用与研究的先行者，他提出冠心病心绞痛的主要病机是"气滞血瘀"和"胸阳不振"，总结了活血化瘀、芳香温通、益气活血等治则，形成了一套较为完整的冠心病防治理论[1]。郭士魁活血化瘀学术思想体现在：①继承前人活血化瘀思想，充分应用活血化瘀治法，开拓活血化瘀新视野。②分层用药，祛邪而不伤正是郭老应用活血化瘀法的一个重要特点。③秉王清任，倡气血辨证，是郭老活血化瘀的又一重要特点。④承张仲景，辨寒热虚实阴阳以活血化瘀，令活血化瘀法与其他治法的灵活结合也是郭老活血化瘀治法的重要特点[2]。

在继承传统气血理论的基础上，陈可冀院士认为气血运行失常是血瘀发生的重要原因之一，因此应积极倡导气血两和、通补兼施，力倡在阴阳、寒热、表里、虚实八纲辨证的基础上加上气血辨证，组成十纲辨证，在临床上强调血瘀证应遵循"气以通为补，血以和

[1] 郭士魁.治疗冠心病的体会[J].陕西中医，1980，1（2）：23-24.
[2] 孙爱军，郭明冬，于英奇，等.郭士魁活血化瘀学术思想探析[J].天津中医药，2017，34（2）：82-85.

为贵"的治疗原则，首先要"和血"，调节气血运行，其次要重视去"恶血"，即祛瘀。根据临床实践经验，陈可冀院士认为血瘀证可兼见气虚、气滞、血虚、痰阻和偏寒、偏热等证候，由此形成不同的临床中医分型。结合当代医学宏观研究、微观研究和活血化瘀方药治疗作用的反证等，陈可冀院士将血瘀证分为慢瘀、急瘀、寒瘀、热瘀、虚瘀、实瘀、老瘀、伤瘀、潜瘀、毒瘀等十类，与血瘀证相关的病种涵盖心、脑、肾、血液、消化、代谢系统、免疫系统等多脏器多系统疾病，创立了血瘀证现代分类体系，将血瘀证分为血瘀证Ⅰ型（即血瘀证高流变性型）和血瘀证Ⅱ型（即血瘀证低流变性型），突破了血瘀证仅限于血液黏滞性增高的概念，对治疗一些低流变性血瘀证有着重要的指导意义。陈可冀院士创新性地提出了冠心病稳定期"瘀毒致变"引发急性心血管事件的假说，强调临证应注意辨识冠心病患者的"瘀毒"证候，早期识别和防治以减少急性心血管事件。这一学说拓展了血瘀证理论，也是继冠心病血瘀认识之后中医病因理论的一大创新。活血化瘀是针对血瘀证的治疗方法。该治法具有活血脉、散瘀滞、消癥瘕的作用。但活血脉、散瘀滞、消癥瘕的现代科学内涵是什么，以往少有研究。并结合长期临床工作经验证明，血瘀证与血液循环和微循环障碍、血液高黏滞状态、血小板活化和黏附聚集、血栓形成、组织和细胞代谢异常、免疫功能障碍等多种病理生理改变有关，其中以心脑血管病为主。陈可冀院士将活血化瘀治法的基本功效作用归纳为"活其血脉""化其瘀滞"两方面，结合现代药理研究对其作用机制进行了科学阐释。证实了体现活血化瘀治法的相关方药可以改善血液理化性状和流变状态，改善心、脑及周围血管功能和微循环灌注，揭示了"活其血脉"相关方药的具体药理作用，说明活血化瘀治法可通过改善血液理化性质和血液成分的形态起到"活其血脉"的作用。发展创新了活血化瘀中药分类与治法，将常用活血化瘀中药分为和血药、活血药、破血药3类。"冠心Ⅱ号"等活血化瘀复方的系统临床研究和基础研究，开创了研发活血化瘀中药新药治疗冠心病新思路。在"冠心Ⅱ号"方基础上加减化裁，衍化出了一系列新药，如精制冠心颗粒、宽胸气雾剂、愈梗通瘀汤方、愈心痛方、川芎嗪注射液及片剂、桉丙酯、芎芍制剂等新药或院内制剂，活血化瘀方药推广应用到越来越多的临床学科，如急腹症、妇科病、风湿疾病、脑血管病、骨伤科疾病、五官科疾病、肿瘤等，显著提高了临床疗效[1]。

蒋跃绒等[2]采用关联规则这一数据挖掘方法，对陈可冀院士活血化瘀治疗心血管疾病的用药规律进行了分析。其中对现代医学病名与药物进行关联分析发现，冠心病支架术后血瘀证应用川芎、赤芍的置信度最高，二者配伍可视为治疗冠心病支架术后的专病专方专药，其次常用的活血药依次为红花、延胡索、丹参；高血压病血瘀证对应的药物依次为牛膝、赤芍、生地黄、川芎、丹参、红花；心律失常血瘀证对应的用药依次为延胡索、川芎、生地黄、丹参、当归。分析结果与陈院士临证注意兼顾疾病特点灵活选用活血化瘀药和科学配伍的特色基本相符。其中丹参、红花、川芎、赤芍可作

[1] 潘锋.活血化瘀治法引领中医药传承创新发展—访中国科学院资深院士、国医大师陈可冀教授［J］.中国医药导报，2019，16（20）：1-8.

[2] 蒋跃绒，谢元华，张京春，等.陈可冀治疗心血管疾病血瘀证用药规律数据挖掘［J］.中医杂志，2015，56（5）：376-380.

为血瘀证的通用药物；延胡索辛散温通，"行血中气滞，气中血滞"，功能活血行气，疗一身诸痛，冠心病心绞痛、头痛明显者可选用；川芎辛温香窜，走而不守，能上行巅顶，下达血海，为血中之气药，治疗头痛常选用之，并适当配伍他药；赤芍苦微寒，清热凉血、祛瘀止痛，与川芎合用可佐其温燥，而加强活血化瘀之功，陈院士常用二者配伍治疗多种血瘀证，尤其是冠心病介入术后，以川芎、赤芍的有效组分配伍组成的芎芍胶囊，经多中心随机双盲对照研究证实具有预防介入术后再狭窄的作用。

（2）闭塞性动脉硬化症（ASO）：尚德俊[1]认为临床上观察舌苔与脉象的变化，对了解ASO的病情轻重，判断病变的发展和预后，以及指导临床辨证论治等，均有较大的指导价值。①肢体轻度坏疽感染，可出现黄苔而舌质红绛，为瘀热证，宜用清热活血法；②肢体严重坏疽继发感染，高热，可出现黄苔或黑苔，而舌质红绛或起芒刺，为热毒证，热极伤阴，宜用清热滋阴凉血法；③肢体缺血常见白苔而舌质红绛或有瘀斑，为血瘀证，宜用活血化瘀法；④肢体麻木、发凉常见舌质淡，苔白，或舌体胖。脉象弦滑、弦细、弦涩，为痰瘀证，可以应用活血通络、化痰软坚法治疗。

（3）高血压：郭维琴教授团队对100例高血压病门诊患者进行临床流行病学的中医研究。结果发现，无论是高血压的Ⅰ期、Ⅱ期还是Ⅲ期患者，心虚证者都多于肝虚证、肾虚

---

[1] 秦红松，陈柏楠，王元贤.尚德俊对闭塞性动脉硬化症辨证论治经验[J].山东中医杂志，2007（1）：55-56.

证，血瘀证也多于同期的气虚、阴虚、阳虚证者，且与"心主神志""心主血脉"相关的心悸、胸闷、失眠多梦、健忘、肢体麻木等症状也都相当普遍易见。心主血脉异常为高血压病的病理病机之一，血瘀证普遍存在于高血压病患者中，以往研究发现，在高血压病各类证型中伴有血瘀证者约占高血压病总数的一半，并且血瘀的程度Ⅲ期＞Ⅱ期＞Ⅰ期的趋势，说明血瘀之证贯穿于整个高血压病病变之中，且随着病情的发展日趋严重。此外，高血压病具有起病缓慢，病程长，中老年多发，易反复，缠绵难愈等特点。中医认为"久病入络""久病入血"。可见，活血化瘀、从心论治是高血压病现代中医治则的新的重要内容之一[1]。

2. 神经内科疾病

刘奇等[2]应用活血化瘀法治疗顽固性失眠，以血府逐瘀汤为主化裁（当归、生地、桃仁、红花、枳壳、赤芍、柴胡、甘草、桔梗、川芎、牛膝各10g，珍珠母、夜交藤、酸枣仁各20g），治疗失眠症62例，取得满意疗效。周德生等[3]认为，老年性痴呆在其复杂的病变中，瘀血停滞实乃关键所在，老年性痴呆治法宜活血化瘀较为妥帖。并总结了补肾活血、益气活血、理气活血、疏肝活血、化痰活血等辨证论治基础上常用活血化瘀法。

［1］王亚红，王刚，肖文君.郭维琴教授从心论治活血化瘀治疗高血压［J］.中华中医药学刊，2011，29（7）：1487-1488.
［2］刘奇，陈克进，董梦久，等.活血化瘀法治疗顽固性失眠的临床观察［J］.湖北中医杂志，2006，28（2）：34.
［3］周德生，孙晓鹏.活血化瘀法对老年性痴呆的研究进展［J］.中医药学报，2012，40（6）：136-138.

### 3. 消化系统疾病

赵婕等[1]以活血化瘀立法，辨证施治中药内服的方式对慢性萎缩性胃炎进行诊治干预，从临床疗效、胃镜病检改变、血液流变学多角度综合探究中医药治疗慢性萎缩性胃炎的疗效。将 80 例 CAG 患者给予活血化瘀中药（桃仁、红花、赤芍、川芎、香附、枳壳、当归等）内服，3 个月后进行胃镜及病理活检、血液流变学检查，以观察疗效。中医证候疗效总有效率为 88.75%，临床疗效总有效率为 88.75%。治疗前后中医症状积分及血液流变学变化比较均具有统计学意义（$P < 0.05$）。表明活血化瘀疗法能改善 CAG 患者的临床症状，明显降低 CAG 患者血液流变学的各项指标，从而发挥其治疗作用。

### 4. 泌尿系统疾病

郑文博等[2]观察活血化瘀方治疗肾病综合征瘀血证的疗效及对相关指标的影响。将本院 2007 年 4 月至 2013 年 3 月明确诊断为肾病综合征的 76 例患者，按照双盲随机平行对照原则分为治疗组 38 例，对照组 38 例。对照组采用常规西药及对症治疗，治疗组在对照组基础上给予活血化瘀方治疗，4 周为一个疗程，2 个疗程后观察患者的实验室指标、临床疗效。结果表明，活血化瘀方能够明显改善肾病综合征患者血瘀证，调节血脂紊乱，降低 24 小时尿蛋白定量水平，促进纤溶系统

[1] 赵婕，伍朝霞，赵丽华.活血化瘀法治疗慢性萎缩性胃炎的临床研究 [J].辽宁中医杂志，2014，41（11）：2387-2389.
[2] 郑文博，陈一川，彭献代.活血化瘀方治疗肾病综合征瘀血证临床研究 [J].环球中医药，2014，7（4）：297-299.

发挥作用，改善高凝状态。

### 5. 呼吸系统疾病

和凤领等[1]针对益气活血化瘀汤（葶苈子、黄芪、桔梗、丹参、桃仁、红花、当归、赤芍、川芎等）治疗慢性阻塞性肺疾病急性加重期的临床效果进行研究。选取2017年1月～2018年4月所接收的78例慢性阻塞性肺疾病急性加重期患者作为研究对象，按照就诊顺序将其分为对照组和观察组，对照组给予西医治疗，观察组给予益气活血化瘀汤治疗，对比两组患者治疗效果、肺功能检查结果以及并发症出现情况。结果显示，针对慢性阻塞性肺疾病急性加重期患者，给予益气活血化瘀汤可以有效改善患者临床症状，提高治疗效果，增强患者身体素质，值得临床推广实践。

### 6. 妇科疾病

詹丽等[2]总结了徐志华在妇科瘀血治疗方面的临床经验。

（1）化瘀调经：徐老认为，妇女以血为本，血则以流畅为贵。①化瘀止血调经，月经先期、月经量多、崩漏者，逐瘀止崩汤（当归、川芎、制没药、五灵脂、炒蒲黄、三七粉、阿胶、炒艾叶、牡丹皮、丹参、乌贼骨、生龙骨、生牡蛎）；经期延长、经间期出血者，桃红二丹四物汤（桃仁、红花、牡丹皮、丹参、当归、白芍、川芎、生地黄、炒蒲黄、益母草、血余炭）；②化瘀行滞通经，通经散（丹参、肉桂、炮穿山甲、刘寄奴、乌药、川牛膝、当归、白芍、川芎、莪术、三棱、红花、桃仁）。

[1] 和凤领，朱国兴.益气活血化瘀汤治疗慢性阻塞性肺疾病急性加重期的临床研究［J］.中医临床研究，2019，11（1）：71-72.

[2] 詹丽，李伟莉，徐云霞.徐志华教授治疗妇科瘀血诸疾经验介绍［J］.新中医，2009，41（10）：17-19.

（2）化瘀止痛：原发性痛经，膈下逐瘀汤加减；继发性痛经，《傅青主女科》宣郁通经汤加减；经行头痛，头痛逐瘀汤（当归、赤芍、白芍、川芎、红花、丹参、藁本、菊花、僵蚕、刺蒺藜、蔓荆子、制乳香、制没药）。

（3）化瘀消癥：子宫肌瘤，化癥汤（桂枝、茯苓、赤芍、牡丹皮、桃仁、莪术、三棱、焦山楂、鸡内金、槟榔、橘核）；输卵管阻塞不孕症，平时用经验方通经散加土鳖虫化瘀通络，经期用经验方二丹四物汤（牡丹皮、丹参、当归、白芍、川芎、地黄、香附、月季花、玫瑰花、茺蔚子、延胡索、淮牛膝、郁金）。

尤昭玲[1]认为子宫腺肌病属中医"血瘕"的范畴，病情虽复杂，但以正气虚弱、气血失调、瘀血阻滞为基本病机，特点为瘀和虚。治疗时基于三个原则：①活血祛瘀调经；②标本同治，益气扶正；③配以清热解毒之品。治疗此病需要把握时期。常分经前、经期、经后三个阶段对此病进行治疗。经前期（月经前5～7日）：经前血海满盈；冲任胞宫气血偏实；易于发生郁滞，以"防"为主，宜活血化瘀、行气散结。经验方如下：金银花10g，连翘10g，紫花地丁10g，蒲公英10g，醋香附10g，柴胡10g，山药10g，土鳖虫5g，益母草10g，甘草6g。经期（月经1～6日）：针对症状"痛""坠""胀"用药，活血祛瘀，同时配合清热解毒，以"治"为主。经验方如下：金银花10g，连翘10g，两

[1]　梁雪松，周游，尤昭玲．尤昭玲教授对子宫腺肌病的认识及诊疗经验[J]．四川中医，2015，33（11）：14-16．

面针 10g，木槿花 5g，生栀子 5g，石见穿 10g，蒲公英 10g，紫花地丁 10g，益母草 10g，鸡血藤 10g，大血藤 10g，土鳖虫 5g，山药 10g，荔枝核 10g，延胡索 10g，橘核 10g，川楝子 10g。经后期（月经 7 ～ 17 日）：气血冲任亏虚，易引起伏邪再次侵扰，以"固"为主，治以健脾益气、补肾宁心。经验方如下：党参 10g，黄芪 10g，白术 10g，山药 10g，莲子 10g，红景天 10g，绞股蓝 10g，无柄灵芝 30g，菟丝子 10g，桑椹 10g，枸杞 10g，覆盆子 10g，甘草 6g。

彭清慧[1] 观察活血化瘀综合疗法治疗输卵管性不孕症的临床疗效。将 100 例患者随机分为治疗组和对照组各 50 例。2 组均采用常规输卵管通液术治疗，治疗组加用活血化瘀综合疗法（内服汤药：当归、赤芍、牡丹皮、香附各 9g，川芎、红花各 6g，丹参 15g，枳壳 12g。配合穴位注射和中药保留灌肠）治疗。结果显示，活血化瘀综合疗法对输卵管性不孕症具有良好疗效。

7. 恶性肿瘤

傅汝林[2] 在长期的临床实践中，拟四法治疗血液系统肿瘤取得较好效果，分别为滋阴养血活血化瘀法、滋补肝肾活血化瘀法、清热解毒活血化瘀法、软坚化痰活血化瘀法。血液系统恶性肿瘤的形成与脏腑功能失调、阴阳偏盛、阴阳偏衰有密切关系，应以八纲、脏腑辨证为基础，治疗以调整脏腑功能为首要，灵活运用如清心火、泻肺热、泻肝火、补肝阴、健脾气、益胃气、温肾阳、滋肾阴等法则，不可滥用活血化瘀药物。对于有舌紫、脉涩之症的患者也不一

［1］ 彭清慧. 活血化瘀综合疗法治疗输卵管性不孕症 50 例临床研究［J］. 新中医，2014，46（2）：119-121.
［2］ 罗莉，柯龙珠，王定雪，等. 傅汝林从瘀论治血液系统肿瘤经验［J］. 中国中医基础医学杂志，2015，21（8）：1021-1023.

定要选用活血化瘀药物，而是需要根据具体病情选择，如初期或瘀血见证不多者选用茜草根、三七、鸡血藤、大血藤、大叶紫珠草等养血活血之品；若有出血且来势凶猛者，除选用上述药物外可适当加用白茅根、侧柏炭、槐花、地榆等止血药物。运用养血活血之品要注意止血而不留瘀，因此对于久病、病情反复者可酌加桃仁、红花、莪术、三棱等稍峻猛的活血化瘀药物，瘀血重者可加水蛭、虻虫、地鳖虫之类，使瘀血去而新血生；诸如丹参、鸡血藤、大血藤、赤芍、茜草根等药物有养血活血之功效，活血化瘀而不伤正，这些活血化瘀药物在临床运用广泛，也是血证中的常用药物。

唐德才[1]认为血瘀存在于肿瘤全过程，与正虚并存的血瘀为肿瘤发生发展的基本病机，癌栓黏附血管内壁所形成的静态黏附，即血瘀是肿瘤转移的核心环节，由此提出"静态黏附为动态转移之滥觞，动态转移为静态黏附之赓衍"的观点，而正虚血瘀是癌瘤传舍的根本病机，故可运用活血化瘀配合补气药以截断肿瘤传舍之势，即破除静态黏附为中药干预肿瘤预防转移的关键。而选用恰当品种，掌握使用时机，辨证配伍他药是保证疗效的重要环节。

徐嘉斌等[2]探讨活血化瘀在恶性肿瘤辨治中的应用方法。认为恶性肿瘤之病理变化与血瘀状态及瘀血产物密切相关，临证运用活血化瘀法，当与病机相应，重成瘀之因；与病程

[1] 唐德才.活血化瘀药在抗肿瘤及转移中的运用思考[J].南京中医药大学学报，2019，35（1）：1-4.

[2] 陈嘉斌，徐国暑，陈伟，等.活血化瘀法在恶性肿瘤治疗中的应用[J].上海中医药杂志，2019，53（2）：33-36.

相应，明瘀成之时；与病位相应，知生瘀之处；与病理产物相应，晓瘀生之度。活血方药之用，以扶正为先，以正本清源为治；化瘀治法之用，中病即止，时时养血，以防瘀血再生。

### 8. 骨科疾病

尚先宝[1]对骨折术后促进骨折愈合中应用活血化瘀类药物的近期和远期疗效进行探讨。选择收治骨折手术复位患者 120 例，随机分为实验组和常规组。常规组接受常规康复治疗，实验组同时接受活血化瘀类药物（血塞通、丹参酮）治疗，统计两组骨折愈合情况。结果显示，中医活血化瘀类药物可促进骨折手术患者骨折更快愈合，并降低肿胀程度和疼痛程度。

## 三、实验研究

### （一）改善血液循环实验

血瘀证的病理基础为血液流变学、微循环异常，西医学认为，血瘀证相当于循环系统疾病，活血化瘀药就是通过改善血液流变学，纠正血液循环和微循环障碍，增加组织器官血流量来调节全身或局部血行失常的治疗方法。活血化瘀药的主要药理作用主要表现为改善血液流变性、改善微循环、扩张血管、抗血栓、降血脂、调节结缔组织代谢等本实验通过改善血液流变性和改善微循环两方面来进行。李亚杰等[2]选用肾上腺素复制气滞血瘀模型来进行川芎提取物活血化瘀作用的实验研究。结果显示，川芎提取物中剂量能改善气

［1］ 尚先宝.骨折术后患者应用活血化瘀类药物促进骨折愈合的近期与远期疗效［J］.新疆中医药，2019，37（4）：35–36.

［2］ 李亚杰，彭成.川芎提取物活血化瘀作用的实验研究［J］.湖北民族学院学报（自然科学版），2011，29（4）：456–459.

滞后血瘀模型动物部分血液流变学指标，能对抗肾上腺素致大鼠肠系膜微循环障碍，具有活血化瘀的作用。

马雪瑛等[1]实验发现，通心络胶囊可明显增强血瘀模型大鼠 t-PA 活性，降低 PAI 活性，明显增加血液流速，改善血液流态，减轻小鼠耳廓微循环障碍。说明通心络胶囊能改善微循环障碍，调节纤溶系统功能异常，具有活血化瘀的作用。

孟庆棣等[2]经实验证明，丹参饮、失笑散非常显著地影响血小板的聚集作用，对改善血液循环有着重要意义，但桃仁承气汤有促进血小板聚集趋势，不利于血液循环的改善。

邓文龙等[3]经实验发现，对内毒素发热及炎症时毛细血管通透性增高、渗出和水肿，清解液及活化液均有抑制作用，二方合用，效果增强。对肾上腺皮质功能，活化液能明显兴奋之，对 RES 吞噬功能，清解液能激活之，二方合用时，它们各自所具的作用仍得保存，清解液的非特异抗感染抗休克效果还可因并用活化液而得加强。上述结果提示，清热解毒与活血化瘀合用时，它们的药理作用或能增强或能互补，共同全面调动机体功能从而在临床发挥良好的抗感染效果。

[1] 马雪瑛，林成仁，王敏，等.通心络胶囊活血化瘀作用的实验研究 [J].中国中医基础医学杂志，2006，12（8）：594-595.

[2] 孟庆棣，许俊杰.活血化瘀方对血小板聚集性的影响 [J].第一军医大学学报，1986，6（4）：302-303.

[3] 邓文龙，刘家玉.清热解毒、活血化瘀及其合用的抗感染疗效原理研究 [J].中药通报，1985，10（2）：39-43.

周小青等[1]采用完全性结扎冠状动脉前降支的方法，造成心肌缺血模型。用 HE 染色及 DNA 末端标记法（TUNEL）分别观察心肌组织病理变化与心肌细胞凋亡的变化。研究结果表明血府逐瘀汤、活络效灵丹、桃红四物汤、丹参饮可有效抑制心肌细胞坏死及凋亡，减轻心肌细胞损伤，对缺血心肌有保护作用，而失笑散对急性缺血心肌无明显保护作用。这可能与血府逐瘀汤、活络效灵丹、桃红四物汤及丹参饮能维持 $Ca^{2+}$ 平衡、抗线粒体损伤及氧自由基损伤有关，有待进一步研究探讨。

周小青等[2]采用完全性结扎冠状动脉前降支的方法，造成心肌缺血模型，检测各组 CK、LDH 水平以及形态学变化。从实验结果看，心肌缺血组及失笑散组 CK、LDH 含量明显升高，与对照组比较有统计学意义（$P < 0.05$），心肌细胞坏死增多，而血府逐瘀汤组、活络效灵丹组、桃红四物汤组、丹参饮组 CK 与 LDH 含量均低于心肌缺血组，且与之比较有统计学意义（$P < 0.05$），心肌坏死程度较低。这表明血府逐瘀汤、活络效灵丹、桃红四物汤、丹参饮能有效缓解缺血对心肌造成的损伤，使酶的外漏减少，从而对缺血心肌起到保护作用。而失笑散不能有效缓解缺血对心肌造成的损伤。研究表明大量氧自由基的生成是心肌缺血造成损伤的主要机制之一。通过本实验发现，血府逐瘀汤组、活络效灵丹组、桃红四物汤组、丹参饮组能显著提高缺血心肌组织 SOD 活性，同时降低 MDA 含量，

［1］ 周小青，罗尧岳，谢小斌. 活血化瘀类方干预性心肌缺血犬心肌组织病理改变及心肌细胞凋亡的实验研究［J］. 中西医结合心脑血管病杂志，2003，1（12）：707-708.

［2］ 周小青，肖雅. 活血化瘀类方抗急性心肌缺血的实验研究［J］. 中西医结合心脑血管病杂志，2003，1（4）：187-188.

以减轻脂质过氧化物损伤，使心肌细胞坏死明显减少。具有抗心肌缺血损伤的作用。

黄琨[1]的研究表明，益气活血方改善心梗大鼠冠脉微循环功能障碍疗效确切，益气活血药可以降低毛细血管周细胞计数，维持血管的相对完整性，改善局部微循环的血流，减少梗死面积，并增加毛细血管密度促进血管新生，从而达到改善局部心肌血供的作用；从基因蛋白水平保护血管内皮功能，调节内源性血管收缩和舒张活性物质之间的平衡，改善血管痉挛，增加心肌供血，修复受损内皮细胞功能，逆转缺血、缺氧造成的细胞形态、功能、代谢的改变，增加局部心肌组织的血流灌注量，提高心肌细胞的供血，调节微循环的血流灌注，从而有效改善心肌冠脉微血管功能障碍。此外，益气活血中药可抑制心肌 NF-κB 表达和降低血清 TNF-α 水平，防止免疫、炎症造成的微循环损伤，防止心肌细胞损伤，以增加心肌血供。

宋书辉等[2]观察当归总苯酞的活血化瘀作用。研究采用多个药理模型从动物实验性血栓模型、血小板聚集功能方面、高黏血症模型等方面证明当归总苯酞具有明显的活血化瘀作用，表现为抗血栓形成、抗血小板聚集功能、抗凝血活性和改善血液黏度等，其活血化瘀作用涉及多个环节、多个途径，在今后的研究中应当重点应用现代生物技术对其活血化瘀的

[1] 黄琨.益气活血中药对心梗大鼠冠脉微血管功能障碍及相关分子调控机制的研究 [D].北京：北京中医药大学，2013.

[2] 宋书辉，徐旭，于冰，等.当归总苯酞活血化瘀作用的实验研究 [J].中草药，2012，43（5）：952-956.

作用机制进行更深入系统的研究，有助于明确其针对多靶点作用的特点，为临床广泛应用提供实验基础。

张宝霞等[1]实验结果显示，大鼠急性心肌梗死后 Caspase-3 蛋白表达明显增高，凋亡细胞数目显著增多，说明再灌注损伤时细胞凋亡发生。而活血化瘀方药能很好地抑制缺血心肌细胞过度凋亡，降低凋亡指数；且能明显上调缺血后心肌组织 Bcl-2 表达，下调缺血后心肌组织 Fas 表达，另外活血化瘀方药能够下调模型大鼠 caspase-3 蛋白表达水平，因此，活血化瘀"生新层面"之"化旧生新"作用机制可能通过多靶点抑制心肌细胞凋亡、多途径降低细胞凋亡指数而发挥保护心肌作用。

韩岚等[2]通过实验证明，桃红四物汤（TSD）各剂量组均使小鼠出现凝血时间（CT）明显长于对照组，提示 TSD 可抑制凝血因子、血小板和毛细血管功能，具有明显的抗凝作用。本实验结果表明，TSD 能显著延长大鼠体内血栓形成时间（OT）及 CT，能显著降低血瘀大鼠的全血比黏度、血浆比黏度及血清比黏度，具有较好的活血化瘀作用，其作用机制及物质基础有待于进一步研究。

孟保华等[3]从微静脉、微动脉、微血流、毛细血管网交点开放数等方面观察了独一味提取物对小鼠肠系膜微循环的影响，结果表明独一味提取物能够明显抑制肾上腺素所致微静脉管径的收缩，对

[1] 张宝霞，白娟，赵珍珍，等.活血化瘀"生新层面"之"化旧生新"法干预细胞凋亡机制研究 [J].中医学报，2012，27（4）：441-443.
[2] 韩岚，许钒，章小兵，等.桃红四物汤活血化瘀作用的实验研究 [J].安徽中医学院学报，2007，26（1）：36-38.
[3] 孟保华，孟宪丽，刘韵璐，等.独一味对小鼠肠系膜微循环的影响 [J].中药药理与临床，2009，25（2）：84-85.

微动脉管径的收缩也有一定的抑制作用，改善微血流速度的降低，但维持时间不长，同时还能够抑制毛细血管网交点开放数的减少，起到改善微循环作用。表明改善微循环是其活血化瘀的重要途径之一，然其活性成分及作用机理尚需进一步研究。

### （二）抗纤维化实验

张长明等[1]选择对 CKD 治疗有效的药物氯沙坦作为对照组，在上海中医药大学五家附属三甲医院肾病科进行随机对照研究，证实抗纤灵方（丹参 15g，制大黄 15g，桃仁 12g，当归 12g，牛膝 9g）降低血清中血管紧张素 Ⅱ 和胶原蛋白，减少尿 TGF-β1。抗纤灵方可能通过抑制 TGF-β1、血管紧张素等体内血管活性因子，减少胶原蛋白在肾脏的沉积，改善肾纤维化。活血化瘀通络治疗可以延缓慢性肾衰的进展。

曹献英等[2]观察到，应用活血化瘀方药（柴胡、丹参、赤芍、鳖甲等）后，大鼠肝细胞内的 CCO、G-6-P、ATPase、TPP 和 ACP 的含量确有明显回升，基本恢复到正常水平。血清中的 GPT、BIL 等物质的含量显著下降。结果提示，活血化瘀方药具有保护肝细胞及其膜系统的稳定性，保护和增强肝细胞内的酶活性以及防止细胞内的物质释放。上述作用可

[1] 张长明，周家俊，何立群，等.从血管活性因子角度研究抗纤灵方改善肾功能抑制肾纤维化的作用机制[J].中华中医药杂志，2014，29（2）：405-407.

[2] 曹献英，贡长恩，于世瀛，等.活血化瘀方药治疗大鼠肝纤维化的组织化学和血清学实验研究[J].北京中医药大学学报，1998，21（2）：34-36+71.

能通过改善血循环，防止和减轻肝细胞变性坏死得以体现，从而增强细胞内能量代谢，蛋白质合成和吞噬消化功能。

罗尧岳等[1]实验研究表明，5 首活血化瘀方均有不同程度降低 TC、LDL-c、TG 的作用，其中血府逐瘀汤、活络效灵丹优于其他 3 个中药组。本实验表明，5 首活血化瘀方均具有不同程度地降低高脂喂饲家兔全血黏度（低切、高切）、血浆黏度、红细胞比容，改善血液流变特性。其中血府逐瘀汤作用优于其他 4 个中药组。本实验通过对 5 首活血化瘀代表方研究，表明 5 首活血化瘀代表方均有不同程度地调节血脂代谢、改善血液流变特性，抗 AS 形成的作用，其中血府逐瘀汤、活络效灵丹优于失笑散、桃红四物汤、丹参饮。5 首活血化瘀方通过何种机制抗 AS 形成尚有待进一步研究。

黄文强等[2]通过风药对肝纤维化的抑制，揭示风药活血化瘀的作用。用 50% $CCl_4$ 橄榄油溶液皮下注射 8 周制造大鼠肝纤维化模型，造模成功后，将大鼠随机分为 A（防风、羌活、白芷）组、B（下瘀血汤）组、C（秋水仙碱）组、D（生理盐水）组、E 组（正常组）。观察各组药物治疗后变化情况和各组肝组织的病理学变化。与模型组比较，下瘀血汤组和风药组大鼠血清 HPC-Ⅲ、HA、Col Ⅳ-C、FN 含量较模型组明显降低，光镜下可见风药组和下瘀血汤组灶性正常肝细胞索，未见肝假小叶形成。提示风药对大鼠肝纤维化有较好的抑制作用，为中医药抗肝纤维化提供新的用药思路。

[1] 罗尧岳，谢小兵，危玲.活血化瘀类方对动脉粥样硬化家兔血脂、血液流变学变化的影响 [J].湖南中医学院学报，2003，23（1）：9-12.
[2] 黄文强，彭宁静，吕德，等.风药活血作用及其抗大鼠肝纤维化的实验探索 [J].辽宁中医杂志，2013，40（3）：584-585+605.

### （三）抗癌（肿瘤）实验

方肇勤等[1]采用二乙基（diethlintrosamine，DEN）诱发大鼠肝癌模型，探讨常用中医不同治法的作用机制及差异。实验表明，无论是清热解毒法、活血化瘀法，还是健脾理气法、西药化疗，在肝癌的治疗上均取得了一定的疗效，中药各组均优于西药化疗。其中清热解毒法在肝癌局部治疗方面是最有效的，尤其体现在对肝脏病理中癌细胞的恶性程度的改变及降低肝组织中 AFP 的含量等方面，但该组大鼠肝脏局部情况的好转与大鼠生存质量及生存率下降的结果不一致，其机制可能是该治法过度强调"癌毒"的病机而忽视了苦寒致虚、致滞的病机。实验结果显示，活血化瘀的综合疗效要优于清热解毒、健脾理气及西药化疗等治法，收到了较为满意的疗效，这说明活血化瘀在治疗原发性肝癌方面具有一定的现实意义，也印证了中医对肿瘤以瘀血为主要病机的认识。结果表明，与模型组相比，活血组大鼠腹腔出血死亡数明显降低，大鼠肝脏表面出血斑点也明显好转。同时活血化瘀可减少邪毒的进一步积聚，恢复机体对癌肿的抗病能力，这可能是活血化瘀法取得较好效果的原因。

唐照亮等通过艾灸抗小鼠 $S_{180}$ 实体瘤的实验研究表明，艾灸"关元"穴和对肿瘤的灸割治疗均能提高其存活率，延长生存期，抑制肿瘤的生长。表明灸疗有明显的杭肿瘤作用。结果提示，灸疗的杭肿瘤作用与其热疗效应、活血化瘀作用

---

[1] 方肇勤，梁尚华，李海燕.不同治则对 DEN 诱发大鼠肝癌作用的比较研究［J］.上海中医药大学学报，2002，16（1）：42-46.

及提高机体免疫力等有密切关系[1]。通过复制寒凝血瘀证大鼠模型，观察艾灸大鼠"肾俞"穴对其血液流变、氧自由基、血管内皮分泌功能、细胞因子和中枢神经递质含量等方面的影响。结果揭示，灸疗有显著的活血化瘀作用，其作用途径与改善血液循环状态，调节血管的舒缩功能，稳定内环境等多方面作用密切有关[2]。唐照亮等进一步研究艾灸活血化瘀的作用与机制。建立"寒凝、热毒、气虚、血虚"等4种血瘀证大鼠模型，分别观察灸治"肾俞"穴对其血液流变性、自由基代谢、免疫功能和微循环等方面的影响。结果显示，艾灸能改善模型的血液流变性与微循环、调节血管舒缩活动、纠正自由基代谢紊乱、提高免疫功能、保护胸腺和抑制其细胞凋亡、调整体液及神经递质水平、促进内环境的稳定，起到祛风散寒、解毒化瘀、培元扶正、行气活血的作用。提示艾灸具有活血化瘀的作用[3]。

　　肿瘤组织的新生血管形成是影响肿瘤发生发展的重要因素。肿瘤微环境中的新生血管形成是一个多细胞、多因素参与的过程，肿瘤细胞、血管内皮细胞令肿瘤间质细胞等多种细胞参与其中。临床实践中也多见瘀毒证候表现的肿瘤患者，且在治疗过程中配伍解毒、活血药物也取得了一定疗效。近年来的研究也表明解毒活血中药对肿瘤新生血管形成具有抑制作用，并且对肿瘤微环境具有多靶点的

———————————

［1］　唐照亮，陈森和，宋小鸽，等.艾灸抗小鼠S$_{180}$实体瘤的实验研究［J］.针刺研究，1999（1）：60-63.

［2］　唐照亮，宋小鸽，王宁新，等.艾灸活血化瘀作用机制的研究［J］.安徽中医学院学报，2004，23（2）：24-28.

［3］　唐照亮.艾灸对血瘀证活血化瘀作用的研讨［J］.安徽中医学院学报，2007，26（1）：24-28.

调控作用。郭秋均等[1]对肿瘤新生血管形成的机制和解毒、活血药对其作用的靶点做了总结。活血、解毒中药调控肿瘤新生血管形成的途径：改善肿瘤组织内乏氧微环境；影响血管内皮（祖）细胞行为功能；调节肿瘤细胞功能和形态结构；重塑免疫抑制细胞表型。

### （四）镇静止痛作用实验

吴小环等[2]研究发现芪龙头痛颗粒（QLTT）高、中、低3个剂量与正天丸均能有效提高模型小鼠的血浆 5-HT 水平和脑组织中 5-HT、NE 和 DA 含量，表明 QLTT 可通过调节单胺类神经递质，抑制三叉神经元及三叉颈复合体神经元的活化，从而缓解偏头痛的发生。综上可知，QLTT 具有明显的镇静作用，可降低血液黏滞度，改善脑部血液循环，有确切的活血化瘀功效，同时还可提高血浆和脑组织的 5-HT、NE 和 DA 的含量，调整脑部血管舒缩功能作用和抑制三叉颈复合体内神经元的活化程度，以减少偏头痛发生频率和疼痛程度。

### （五）促进骨痂形成实验

赵灏等[3]探讨活血化瘀汤对股骨骨折大鼠骨痂组织胶原表达水平及促进愈合机制。选取清洁级雄性 SD 大鼠 43 只，依据随机数字表法将大鼠分成两组，观察组（22 只）、对照

[1] 郭秋均，李丛煌，花宝金.解毒活血药调控肿瘤新生血管形成机制的研究进展［J］.中华中医药杂志，2016，31（7）：2699-2702.

[2] 吴小芳，张梅奎，黄怀.芪龙头痛颗粒镇静作用及其抗偏头痛机制研究［J］.中药新药与临床药理，2014，25（2）：164-168.

[3] 赵灏，易智.活血化瘀汤对股骨骨折大鼠骨痂组织胶原表达水平及促进愈合机制分析［J］.四川中医，2019，37（2）：37-40.

组（21只），股骨中段使用线锯切断制备股骨骨折模型，造模后第二天观察组活血化瘀汤灌胃，对照组使用同剂量生理盐水灌胃；灌胃四周后使用颈椎脱臼法将大鼠处死，察看股骨骨痂生长和骨折愈合状况，同时行 HE 染色察看大鼠骨痂组织结构，免疫组化检测大鼠治疗后 7 天、14 天、21 天及 28 天骨痂组织内 I 与 II 型胶原表达状况；比色法检测血清磷（P）、钙（Ca）、碱性磷酸酶（ALP）含量，ELISA 检测血清生长激素（GH）含量。治疗 28 天时观察组大鼠骨痂组织内钙化状况和骨小梁结构则显著优于对照组，治疗后 7 天、14 天、21 天、28 天观察组大鼠骨痂组织内 I 型及 II 型胶原表达水平均高于对照组，差异有统计学意义（$P < 0.05$）；治疗后 21 天、28 天观察组大鼠血清 GH、P、Ca 及 ALP 水平均高于对照组，差异有统计学意义（$P < 0.05$）。表明骨折前期活血化瘀汤可加速骨痂组织内 I 型与 II 型胶原合成，更有利于纤维 – 软骨性骨痂产生。

## 第五节  衡法研究

衡法是由颜德馨教授于 20 世纪 70 年代提出并广泛应用于临床的一种治法。40 多年来，衡法理论基础厚实，理、法、方、药环环相扣，特色鲜明，已成体系。下面将衡法的应用研究总结如下。

### 一、理论研究

颜德馨提出了"气为百病之长，血为百病之胎""久病必有瘀，怪病必有瘀"的学术观点及调气活血为主的"衡法"治则。气为百病之长，血为百病之胎，瘀血是气血不和的重要因素。而活血化瘀能够疏通气血，调整阴阳，平衡气血，其作用超越了前人"通行血脉，消除瘀血"的含义。他研究发现，中医治病讲究"阴平阳秘"，根据病人的阴阳消长的过程立方用药，有"汗""吐""下""和""温""清""补""消"八法，但在临床上又确实存在着局限性。他通过临床总结和实践验证，提出了人体的健康与长寿在于"调其气血，令其调达，而致和平"的衡法论。所谓衡法，具有平衡和权衡的意义。衡法的组成，以活血化瘀药为主，配以行气、益气的药组合而成，能够调畅气血，平衡阴阳，发挥扶正祛邪、固本清源的作用，适用于阴阳表里寒热虚实等多种疾病。颜德馨的衡法分为升降气机法、降气平逆法、补气升阳法、清热活血法等10余种治则与方法，这些方法对冠心病、白血病、肝硬化等都有疗效。

后来，他又将气血学说和"衡法"治则应用于抗衰老领域。他指出，人体衰老的主要机制就在于气血失调，内环境失衡，而内环境失衡则是由于瘀血的存在。他以调整气血法延缓衰老，与过去补肾健脾等方法抗衰老的理论截然不同。他研究出的以益气活血为宗旨的"衡法圣方"系列中成药，是抗衰老研究的一大成果，服用后可促进机体的气化作用，降低血液黏度，加快血液的流速，使机体主要内脏器官得到正常的供血，发挥正常生理作用。

衡法的适应范围很广，内、外、妇、儿等多种疾病均可以用衡法治疗。当然，尤以血瘀证为最适合的证候。衡法的临床应用，并非活血化瘀药的简单堆砌，而是有其严密的组织规律。在应用时必须注意不能脱离中医辨证论治基本精神，必须明辨病因病机，然后立法、选方、用药，这样疗效才能提高。在临床应用时，应针对不同的病症，选用相应的活血化瘀药，并进行合理配伍，才能取得满意效果。通过实践，将衡法归纳为10种配伍方法。即益气活血法、理气活血法、育阴活血法、散寒活血法、清热活血法、通络活血法、祛痰活血法、软坚活血法、攻下活血法、止血活血法。在治疗疾病过程中，"疏其气血，令其调达，而致和平"是一种很重要的手段，血府逐瘀汤既能活血，又可理气，这就是本方所以适应范围很广泛的道理所在。王清任编本方歌诀曰："血化下行不作痨"，提示治疗疾病必须注重调和气血，能防止疾病进一步恶化[1]。

陈百先[2]认为，衡法治则从医学辩证法意义上讲是控制论原理在中医学上的成功应用，为中医辨证施治增添了新内容，同时也为中医学进一步研究"阴平阳秘"的内平衡理论（现代医学称为稳态）提供了实践依据。从瘀血的病理本质上对衡法治则的特殊临床意义再作一些粗浅的探讨。瘀血作为全身病变，其本质应视为是一种机体内部环境失去平衡的体质状态，而瘀血累及各有关系统所产生的各种症状应视为"证"。颜氏在文中指出："任何疾病的发生都是阴阳失调所致，气血是人体阴阳水火的物质基础，气血紊乱是形成疾病的最根本原因，所以瘀血是气血紊乱引起的整体性的病理表现。"在此颜氏强调了瘀血致病的整体性。瘀血的病理本质从中医辨证观点看是气血紊乱、阴阳失衡的一种体质状态，是一种临床整体机能

［1］ 邢斌，韩天雄，窦丹波.衡法的创制与运用［N］.中国中医药报，2006-04-05（006）.

［2］ 陈百先.从瘀血的病理本质看衡法治则的临床意义——读颜德馨同志《活血化瘀治则的理论探讨》有感［J］.铁道医学，1985，13（4）：221-223.

变化为主的定型反应形式。颜氏在文中指出：衡法是针对体内阴阳平衡破坏、正邪消长对比失调而采取的平衡气血的方法。衡法能调畅气血，平衡阴阳，发挥扶正祛邪，消除疾患的作用，这种作用远远超过历代所谓的"通行血脉消除瘀血"的含意。由于衡法直接作用于气血，促进机体维持阴平阳秘，改变机体全身的瘀血体质状态，所以临床上除了直接对各瘀血证本身产生效果外，对受瘀血间接影响而引起的多系统疾病在治疗上创造了机体内环境的有利条件。实践证明，在考虑了一些疾病的瘀血因素，施以活血化瘀，使机体气血调畅，阴阳趋于"稳态"后，则往往提高了八法治则的疗效，衡法超过了八法中"消法"狭义化瘀的范围。实践还证明，当机体处于瘀血体质时，则瘀血不散，百病难愈，特别是久病、怪病。如以衡法为先导，扫除瘀血障碍，使阴阳趋于动态平衡之后，八法治则就能更充分地发挥疗效。

## 二、临床研究

### （一）衡法经验总结

#### 1. 应用体会

范征吟[1]总结分析了颜德馨教授"衡法"20年临床实践形成的应用体会。衡法以"气为百病之长，血为百病之胎"为纲辨证施治各种病症，或从气治，或从血治着手，以调气血而安脏腑为治疗原则。若病郁阻遏气血属实证者，则用疏

---

[1] 范征吟. 全国名老中医颜德馨教授首创"衡法"的学术思想和临床应用［J］. 上海医药，2001，22（10）：466–468.

通法；若因脏腑虚弱而致使气血不通者，则用通补法，通过调畅气血，达到"疏其血气，令其调达，而致和平"的治疗目的。

（1）从气论治，包括以下5法：①疏畅气机法：治郁先理气，气行郁自畅。通过疏畅气机，不仅能疏肝解郁，还可借以根治多脏腑病变，不论是补剂、攻剂，包括化痰、利湿、活血等方中，均体现疏畅气机之法。②升降气机法：临床推崇"脾统四脏"之说。脾胃为气机升降之枢纽，脾胃健旺，则五脏六腑气机升降就有序；另外，肝以升发为顺，肺以宣降为常，故肝肺升降也是气血的升降。③降气平逆法：此法能使上逆之气得以平顺，较多用于肺气上逆、肝气上逆等证。④补气升阳法："内伤脾胃，百病由生"，病理关键在于脾胃虚弱，阳气不升。每取李氏清暑益气汤化裁，治冠心病、心肌梗死、心肌疾病、胃病、肝胆病及肾炎、尿毒症属中气本虚，又感湿热的病证，颇效。⑤通补阳气法：病属邪痹阳遏，则用通阳法，因脏腑阳虚而元真不通者，则用补阳法。更多是通阳与温阳融于一体，即在辨证基础上加附子治之，虽辛烈有毒，但既能通阳，又可温阳，配以生地（有甘润之效）制其燥，佐以甘草缓其毒，则应用范围扩大。冠心病、心绞痛及心肌梗死引起的胸痛，其实质多为阳虚阴凝，取附子汤治疗，温阳为主，疗效显著。病态窦房结综合征，其病机为阳气衰惫，寒凝血脉，务必峻补阳气，逐寒通脉，取通脉四脉汤，意在离照当空，阴霾自去。

（2）从血论治，亦有以下5法：①清热活血法：取清热药与活血药同用，适宜于治疗血热瘀血症，如各种创伤性炎症，以及病毒感染、慢性溃疡、变态反应性炎症及结缔组织疾病、肿瘤等疑难病。②温经活血法：取活血药与温里药同用，适用于寒凝血瘀证。如附子、肉桂、桂枝、仙灵脾、仙茅、巴戟天与活血药配伍，能加强活血化瘀功效，对属寒凝血瘀证的充血性心衰、病态窦房性综合征、冠心病心绞痛、慢性肾功能衰竭、性功能减退、艾迪生病、顽固性哮喘、硬皮病、不育、不孕等功能低下的疑难病症有良效[1]。③活血止血法：取活血药与止血药同用，适用于血瘀出血证。凡出血又有瘀血停滞体内脉外，当以去蓄利瘀，使血返故道。④活血通络法：取活血药与通络药同用，适用于络脉瘀阻证。对血液凝坚的沉疴则效清代叶天士"每取虫蚁迅速、飞走诸灵、俾飞者升、走者降，血无凝滞，气可益通"之法，投以水蛭、全蝎、蜂房、䗪虫等搜剔络脉之瘀血。⑤活血祛痰法：取活血药与祛痰药同用，适用于痰瘀交结症。古人素有"怪病多痰"之说，临证所见冠心病、高脂血症、脑血管病、老年性痴呆、尿路结石、哮喘、类风湿关节炎均有痰瘀交结之象。"怪病多瘀"与"怪病多痰"互为影响，若患者形体肥胖，舌苔粘腻而垢，宜化痰为主；如面色黧黑，唇舌青紫，癥瘕积聚，当以活血为主，方选桃红四物汤、血府逐瘀汤加减[2]。

（3）气血双治，分为以下两法：①理气活血法：取活血药与理气药同用，适用于气滞血瘀或血瘀气滞证。临床常以血府逐瘀汤为主方治疗多种疑难杂症。②益气活血法：取活血药与补气药同用，适用于气虚血瘀证。代表方剂为补阳还五汤，用于心脑血管病、顽固性水肿、遗尿、肾结石等气虚

［1］ 颜德馨.化瘀赞育汤治男科疾病［J］.新中医，1991（6）：14.

［2］ 吕立言.颜德馨教授运用活血化瘀法治疗"久病、怪病"经验简介［J］.中医药研究，1996（1）：6-7.

血瘀者多获良效。针对老年人，选用黄芪、川芎、红花等益气活血药组成衡法冲剂，经实验与临床观察，证实确有良好的延缓衰老的效果。

衡法是中医学治则理论的一大创新和发展。有人认为中医学的"八法"都是"衡法"，但"八法"是对人体不同的病理状态给予不同的方药，是间接达到平衡阴阳气血的治疗方法，"八法"中的任何一法都有一定的局限性，而"衡法"则是直接作用于气血，对任何病理状态，都可通过适当配伍而具备平衡阴阳气血的特异作用，因此既能祛邪而用于实证，还可扶正以治疗虚证；既可用于热证，又可用于寒证；既可治疗急性病，又能治疗慢性病。因此，它的作用已不是"八法"中的任何一法所能概括。"衡法"的临床应用，不是活血化瘀药的简单拼凑，而是根据气血运行特点而创立的具备各种调理气血平衡功能的一种法则，是一种以活血化瘀为中心内容，并配合疏、理、温、清、补、攻等各种方法于一体的新的法则，从某种意义上说，它又是对"八法"的概括和总结。因此，"衡法"是中医学治则理论上的一大创新和发展。

2. 衡法用药经验

洪文旭[1]总结了颜德馨衡法用药经验。衡法可分为三类共12法，治疗以调气血、安脏腑为原则，若病邪阻遏气血属实证者用疏通法；若因脏腑虚弱致使气血不通者则用通补法。常用药如小茴香、乌药配泽泻治水肿；檀香配生麦芽治食滞；苍术配升麻治消化病；枳壳配桔梗治冠心病；蔓荆子、葛根、细辛、白芷加活血药治眩晕；生大黄、生蒲黄、白及治胃溃疡出血等。代表方如逍遥散、清暑益

---

[1] 洪文旭. 颜德馨用药配伍经验 [N]. 中国中医药报，2013-05-31（004）.

气汤、麻黄细辛附子汤、三子养亲汤、犀泽汤、瓜蒌薤白汤、血府逐瘀汤、益心汤等。对于多种疑难病症，如冠心病、慢性肝炎、胃炎、肾炎、血小板减少性紫癜、血栓闭塞性脉管炎、系统性红斑狼疮、白血病、肝硬化、肿瘤等。临证灵活运用均有满意的疗效，而且取得实验客观指标的支持。

（1）心脑血管疾病用药经验：对于心脑血管病的治疗，颜德馨更是得心应手。如冠心病属胸痹范畴，可分为隐匿性、心绞痛、心肌梗死三种，如气滞血瘀用血府逐瘀汤；痰瘀痹阻用温胆汤加味（竹茹、枳壳、法半夏、陈皮、茯苓、全瓜蒌、丹参、郁金、赤芍、薤白、甘草）；气虚血瘀用益心汤（党参、黄芪、葛根、川芎、丹参、赤芍、山楂、石菖蒲、决明子、降香）；阴虚血瘀用育阴通脉汤（首乌、女贞子、旱莲草、桑椹子、胡麻仁、丹参、赤芍、葛根、煅龙牡、五味子、麦冬）。脑血管病属中风、卒中、瘖痱范畴，可分为出血性、缺血性两类，如瘀血阻络用大秦艽汤（秦艽、羌活、防风、白芷、白附子、全蝎、当归、川芎、赤芍、细辛、甘草）；肝阳夹瘀用镇肝息风汤（龟板、龙骨、牡蛎、赤白芍、天麻、玄参、牛膝、丹皮、地龙、全蝎、石菖蒲、水蛭、甘草）；痰瘀交阻用涤痰汤（竹茹、半夏、枳实、胆南星、白术、赤芍、丹参、川芎、石菖蒲、陈皮、水蛭、甘草）；气虚血瘀用补阳还五汤。以上均可随证加减。

（2）胃脘痛用药经验：胃脘痛属胃火过亢用左金丸加山栀、蒲公英、芦根、花粉、石斛、沙参、八月札、娑罗子、檀香、麦芽；脾胃湿滞用苍术、川朴、陈皮、姜半夏、白茯苓，寒加桂枝、干姜，热加黄芩、山栀、川连，痛加木香、香附、甘松，虚加党参、白术；胃阳不足用附子、桂枝、吴茱萸、荜茇、荜澄茄、干姜、半夏、丁香；燥土失润用木瓜、白芍、乌梅、石斛、沙参、麦芽加佛手、绿萼梅、醋香附等。糖尿病属瘀热蕴结用人参白虎汤、桃红四物汤；气虚血瘀用清暑益气汤、温清汤；阴虚血瘀用六味地黄丸、清营汤等。均可化裁应用。还有用单味苍术治脂肪肝，车前子治高血压，枳术丸治食管贲门失弛缓症等，皆获良效。

膏方用药经验：唐仕欢等[1]基于中医传承辅助平台，以《颜德馨膏方精华》为本，挖掘颜德馨教授在膏方中的用药规律，为指导临床实践提供客观依据。该研究录入传承辅助系统的膏方有378首，包含439味中药，用药频数在150次以上的中药有35味，补气药有白术、西洋参、山药、炙甘草、人参、黄芪、大枣、党参，理气药有陈皮、青皮、苍术，活血药有丹参、川芎、生蒲黄、怀牛膝、桃仁，补阴药有玉竹、枸杞子、麦冬，补阳药有续断、鹿角胶，安神药有灵芝、远志。可见颜老膏方中以调气活血中药为主，体现其倡导的膏方应注重气血平衡。在所有药物的关联规则分析中，研究结果提示仍以调畅气血药物组合为主，出现频次在200次以上的有丹参–白术、丹参–当归、丹参–赤芍、白术–茯苓、白术–苍术、苍术–茯苓、丹参–白术–茯苓、丹参–白术–苍术、白术–苍术–茯苓等，从中更能体现出颜老膏方的气血衡法思想，或从气治，或从血治，或气血同治，以调气血安脏腑为基本原则，疏其血气，令其调达而致和平[2]。

[1] 唐仕欢，申丹，卢朋，等.中医传承辅助平台应用评述[J].中华中医药杂志，2015，30（2）：329–331.
[2] 颜德馨.颜德馨临床经验辑要[M].北京：中国医药科技出版社，2000.

　　自古以来，膏方之制订确实以补为主，颜师对此别有见解。首先，他认为膏方不仅是滋补强壮的药品，更是治疗慢性疾患的最佳剂型。所以制方之时，应明察病者阴阳气血之偏胜，而用药物之偏胜来纠正，以求"阴平阳秘，精神乃治"。故膏方之制订，首当重视辨证论治，以衡为期。其次，由于求治者多为中老年，脏器渐衰，气血运行不畅，而呈虚实夹杂之病理状态。如果一味投补，补其有余，实其所实，往往会适得其反。最后，即使是虚象十分明显的老年人也不宜滥施蛮补。故颜师于膏方中每将补药与活血调气药相配伍，动静结合，补而不滞，既能消除补药黏腻之弊，又可充分发挥其补益之功，有一举两得之妙[1]。

　　整个膏方运用过程中也十分突出"动药"的运用，如苍术–白术，赤芍–丹参、陈皮–丹参、苍术–白术–茯苓、丹参–苍术–白术等运用，通过动药的疏其血气来增强膏方的进补吸收，正如颜老所讲"补品为静药，必须配以辛香走窜之动药，动静结合，才能补而不滞"[2]，重视脾胃功能，动静结合，这也是颜老膏方的一大特色[3]。

　　**（二）临床各科应用**

　　**1. 循环系统疾病**

　　颜老师临证推崇《金匮要略》"夫脉当取太过不及，阳微

［1］邢斌.膏方不唯"补"当以"衡"为期——颜德馨教授膏方新义［J］.江苏中医药，2002，23（3）：8-9.

［2］颜乾麟.颜德馨膏方精华［M］.北京：中国中医药出版社，2009.

［3］徐福平，孙玉姣，林立宇，等.基于中医传承辅助平台对《颜德馨膏方精华》用药规律研究分析［J］.四川中医，2017，35（8）：1-4.

阴弦，即胸痹而痛，所以然者，责其极虚也"之说，归纳心系疾病病机为虚中夹瘀，虚实并见，多以心脏气血阴阳亏损为本，气滞血瘀痰结阴凝阻于心脉为标，总以"气虚血瘀"为其基本病机。临证善于从气血论治，常以益气、温阳、活血为治疗大法。现将其用药心法整理如下。①攻补兼施。攻补兼施是攻邪与扶正同时施用的治法，适用于邪实正虚的病证。颜老师认为，心系疾病多以心脏气血阴阳亏损为本，气滞、血瘀、痰结、阴凝阻于心脉为标。实为虚不能补，瘀不受攻。颜老师遵循王清任"气通血活，何患不除"之说，强调血气以通为用，主张治疗当以攻补兼施贯穿于整个心系疾病的发生、发展和转归过程中，临床擅用桃红四物汤。此方寓祛瘀于养血之中，通补相兼，攻而不伐，补而不凝，有"疏其血气，令其调达，而致和平"的药效[1]。冠心病发展至心力衰竭，出现呼吸困难、睡眠中憋醒、水肿等症状，强调"有一分阳气，便有一分生机"，认为温运阳气是治疗心血管疾病的重要法则，尤其对一些危重的心血管疾病，更不可忽视温运阳气的必要性。立法用药先益气温阳，用附子、干姜、甘草温阳，黄芪、党参、白术益气，配以红花、桃仁活血，葶苈子、泽兰、益母草等泻肺利水，有相得益彰之功。用于"血不利则为水"之证，有"菀陈则除之"的功效[2]。②上下兼顾。上下兼顾是指升清阳与降浊阴药物配伍使用的升清降浊之法。心系疾病的发生、发展前后，气滞血瘀痰结阴凝阻于心脉，导致气机升降失常，又进一步加重或诱发心系疾病。在基础方之上，辅以升麻、

[1] 颜乾麟．颜德馨教授治疗难治病的经验举隅［J］．新中医，1990，22（10）：4-5.

[2] 韩天雄，邢斌，窦丹波，等．颜德馨运用温阳法经验撮要［J］．上海中医药杂志，2006，40（9）：10-11.

柴胡、蔓荆子、川芎等，使得清阳之气上升；桃仁、红花、当归、决明子润肠通便，益母草、茯苓通利小便。用药遵气血论治，又能降泄亢盛之阳。或常用药对葛根、石菖蒲、决明子配伍；或以降香与决明子相配，降泄浊气，使气机升降有序，或附子与生地黄相配，临证常用于阴阳两虚型心功能不全或房颤兼有便秘者[1]。③寒热同施。寒热并用是将寒性药与热性药同时施用于一个组方的方法，常用方如半夏泻心汤、乌梅丸、大黄附子汤等。④气血并治。气血并治是理气或补气药与活血药同时施用的治疗方法。气虚气滞，则瘀阻脉道，两种情况互为因果，均可导致心血管疾病的发生、发展。颜老师提出消除瘀血最妥善的方法是"固本清源"，清源为了固本，固本者亦是为清源。补气活血配伍代表：人参配苏木。理气与活血相配则用枳壳与郁金，枳壳走气分，郁金通血分；或用石菖蒲配蒲黄，石菖蒲疏肝气，化脾浊，蒲黄主入血分，兼行气分。⑤开阖并用。开阖并用是宣散药与收涩药同时使用，一开一阖，一收一散，相反相成，使两种药物更好发挥功效。颜老师认为，治疗心血管疾病更需注重气的升降出入这组矛盾的对立统一，常于温阳益气活血大法上酌加开合并用之品，使郁结开通，气液宣行。临床常用石菖蒲、生蒲黄配伍白芍；或以酸枣仁配川芎。⑥升降结合。升降结合是沉降药与升浮药配伍使用，以使全身气机升降斡旋，动静相召，阴阳交泰，气血冲和。心系疾病胸满胸痛，病机

---

[1] 赵昊龙. 颜德馨教授从气血辨治疑难杂症的经验[J]. 上海中医药杂志，2002，36（3）：13-15.

以阳虚气滞居多，其治在气，治疗用药必须兼顾气机升降，临床常辅以枳壳汤治疗心血管疾病。心悸临证治疗常配以交泰丸[1]。

2. 消化系统疾病

脾胃病的主要病理变化是阴阳、气血、升降的平衡失调，衡法是平调、平治中焦脾胃之法，包括燮理纳运、斡旋升降、权衡润燥、平衡阴阳、平调寒热、兼顾虚实、调畅气血、调和脏腑、调谐心身、调协内外等十个方面，根据中焦脾胃平衡理论，在古方基础上创立的十二首方剂，在临床应用中具有良好疗效。"衡法"，是中医治疗学中一个具体的法则，即平调、平治之法。衡法是"和"思想在治疗学中的具体的应用，"和"是衡法治疗的目的和追求'和'是目标"衡"是手段，即由衡达平，由平至和。正如《素问·至真要大论》所说"谨察阴阳所在而调之，以平为期。""疏其血气，令其调达，而致和平""谨道如法，万举万全，气血正平，长有天命"等著名学术思想是"衡法"的理论渊源。颜德馨认为气血是临床辨证的基础，化瘀药为主，配以行气、益气，以发挥调畅气血，扶正祛邪、固本清源、平衡阴阳的治疗作用，颜氏发展了中医气血学说，为疑难杂症和老年病诊治开拓了一条新途径。此外，也有不少当代脾胃大师十分推崇应用"和""衡"之法治疗脾胃病，如张镜人强调要"寒温相适，升降并调，营阴兼顾，虚实同理"，徐景藩倡导要"虚实兼顾，升降相需，润燥得宜"，张泽生提出要"权衡升降润燥，气血兼调，散中有收"，刘志明指出："临床常见慢性胃痛，则多属虚实相

---

[1] 陈丽娟，颜乾麟，颜新.颜德馨心系疾病用药心法 [J].中医杂志，2014，55（24）：2081–2083.

兼，寒热错杂，宜用和法"[1]。综观古今，平调平治是治疗脾胃病的有效之法，在前贤们应用和法、衡法的宝贵经验基础上继承、总结并加以提高具有重要的现实意义[2]。

何晓晖教授推崇吴鞠通"治中焦如衡，非平不安"之论说，运用衡法治疗脾胃病形成了较系统的学术思想。衡法，即平衡之法，在脾胃病治疗中的具体运用包括调理纳运、斡旋升降、权衡润燥、平衡阴阳、平调寒热、兼顾虚实、调畅气血、调和脏腑、调谐心身、调谐内外等 10 个方面，并创立了和中调胃方、逐瘀调胃汤、清化调胃汤、温中调胃汤、疏肝调胃汤、降逆调胃汤、润中调胃汤、清中调胃汤等系列验方用于临床，疗效显著。①平衡阴阳：燮理升降、调理湿燥、平调寒热、协调气血、调理虚实等均是实现中焦阴阳平衡的手段与方法。创立和中调胃方，该方集中体现了平衡阴阳的治疗观，为何教授治疗脾胃病的第一方。方由半夏泻心汤、四君子汤、戊己丸等方化裁组成。②调畅气血：何教授认为，调畅脾胃气血，关键是"和"，核心是"畅"。自创逐瘀调胃汤（当归、赤芍、丹参、紫参、五灵脂、蒲黄、蒲公英、三七、柴胡、枳壳、莱菔子、黄芪、刺猬皮、鸡内金、土茯苓），用于治疗胃黏膜萎缩、肠上皮化生、异型增生等癌前病变，疗效较好。③平调寒热：虚实寒热错杂是胃病最常见的证型，治疗时须寒热并用。创制用于脾胃湿热证的验方清化

---

［1］　史宇广，单书健.当代名医临证精华胃脘痛专辑［M］.北京：中医古籍出版社，1988.

［2］　何晓晖.衡法在脾胃病治疗中的应用［J］.江西中医药，2011，42（7）：3-11.

调胃汤（黄连、黄芩、茵陈、芦根、田基黄、苍术、半夏、厚朴、砂仁、白术、茯苓、莱菔子）。④兼顾虚实：在临证遣方用药时重视虚实错杂的全面兼顾，攻补兼施是其常用治法。创立的和中调胃汤便是由半夏泻心汤和四君子汤等组成，除调和寒热的特点外，还兼顾益气健脾。再如治疗胃病脾胃虚寒类证的验方温中调胃汤（黄芪、桂枝、白芍、干姜、淫羊藿、半夏、党参、茯苓、白术、炙甘草、木香、黄连）补中有泻，同样体现了攻补兼施之妙。此外，何教授在使用寒凉药清中焦之热时，时刻注意顾护胃气，尤其对气味苦寒、性能峻猛之方药，常佐以四君子汤之类补脾健胃。在使用苦寒药时，用量一般不大，如黄连、龙胆草一般只用3～5g，且多用无败胃之嫌的蒲公英。⑤调和脏腑：治疗脾胃病须调和脏腑，即如张景岳所说："安五脏即所以调脾胃"。何教授强调，重在调和肝脾及调和肝胃，创立了疏肝调胃汤（柴胡、枳实、白芍、当归、麦芽、党参、白术、茯苓、炙甘草、半夏、木香、海螵蛸、蒲公英、莱菔子、夜交藤）疏肝扶脾，理气和胃。何教授治疗脾胃阳虚患者常加温补肾阳药，最善用淫羊藿。对于脾胃阴虚患者常在补脾益胃基础上选加黄精、山药、生地黄、桑寄生、枸杞子等补肾阴药。何教授重视"心胃相关"理论在治疗脾胃病中的运用，一方面重视"身心同治"，另一方面善用调心安神之法。在临床治疗中焦气滞或胃气上逆诸证若效果不好时，常加上宣肃肺气之品，如苦杏仁、桔梗、莱菔子、厚朴、瓜蒌等。⑥身心同治：何教授从中医学"形神合一""心身统一"的生命观出发，强调治神。动之以情，晓之以理，喻之以例，明之以法，以达到宽慰患者情怀，调整心身机能，促进疾病康复的目的。⑦协调内外：何教授在论治脾胃疾病时注重"天人相应"，主动采取各种养生措施，以适应一年四季气候的变化。何教授倡导李东垣的时间医学思想，即在处方用药时要考虑四时气候对脾胃的影响，选用一些时药，以协调人体与外界环境的关系，如春天阴雨之季，可选用佩兰、苍术、砂仁；何教授还强调饮食治疗的重要性。一是要纠正患者不良饮食习惯，二是要告知患者饮食禁忌，三是要指导患者饮食疗法。⑧燮理纳运：治疗时要脾胃两顾，纳运同理。何教授最常用香砂六君子汤燮理纳运、脾胃同治。⑨斡旋升降：在治疗脾胃之病，何教授特别重视调理中焦气机，用药注意顺应脏腑升降特点，使脾胃升降如常。常用葛根、柴胡、黄芪、升麻、桔梗等药物使脾气得升，用法半夏、枳壳、厚朴、旋覆花、大黄等使胃气得降。何教授治疗胆汁反流性胃炎常用方降逆调胃汤（柴胡、桔梗、吴茱萸、干姜、半夏、黄连、蒲公英、大黄、厚朴、枳实、旋覆花、莱菔子）升降并用，胆胃同治，临床屡试不爽。何教授对于中气下陷病症，常用补中益气汤化裁，常在原方基础上配伍大剂量枳壳或枳实，有时佐以少量大黄，以通降腑气，使升中有降，调畅气机。⑩润燥相伍：胃为燥土，喜润恶燥，而脾为湿土，喜燥恶湿。何教授治疗气阴不足证的验方润中调胃汤（麦冬、沙参、玉竹、石斛、白芍、山楂、甘草、太子参、白术、茯苓、桑寄生、蒲公英、半夏、枳壳），滋而不腻，补而不滞，润中寓燥，柔中掺刚，临床反复应用，疗效确切。再如何教授针对胃火炽盛证创立的清中调胃汤（黄连、黄芩、大黄、蒲公英、牡丹皮、半夏、吴茱萸、白芍、沙参、枳壳、莱菔子、海螵蛸），全方寒温相伍，升降相成，刚柔相济，苦寒而不碍阳，燥烈而不伤阴[1]。

何晓晖运用衡法治疗胃食管反流病提出了三个治疗要点：①整体论治，以平为期。治疗胃食管反流病，必须坚持整体观念，坚持辨证论治，要以联系的观点来分析其病因病机，治病求本，标本兼治，虚实兼顾，升降同调，寒热并治，身心共调。②宣通气机，升降相因。食管以通为顺，以空为用，宣通食管是治疗食管病的重要方法。宣可宽胸，通可降逆，即有扩张食管和增强食管蠕动之功。食管与胃均以降为顺，治疗也当和降胃气，又要权衡升降，升降相伍。③刚柔相济，润养为要。食管喜柔润，易发生阴亏失濡之证。治疗食管病既要注意润养食管，保护阴津，又要润燥相伍，刚柔相济。降逆调胃汤是何晓晖教授治疗胃食管反流病的常用方，其方药组成为：柴胡、白芍、枳实、半夏、干姜、黄连、黄芩、大黄、吴茱萸、厚朴、蒲公英、钩藤、海螵蛸、桔梗、莱菔子。具有疏肝泄热，和胃降逆之效。随症加减：泛酸明显者加旋覆花、代赭石；大便溏者去大黄，加茯苓；气虚者加党参、黄芪；疼痛明显者加木香、延胡索；口苦甚者加龙胆草；寐差者加夜交藤、酸枣仁[2]。

气病及血，气血同病，胆溢百脉是黄疸的基本病机。慢性肝病合并黄疸者其主要病机是瘀热内结，肝脉瘀阻，即"瘀血发黄""瘀热发黄"。因此活血化瘀应贯穿退黄的全过程，正所谓"治黄必活血，血行黄易却"，"治黄须分新久，久病又当变法也"，所以治疗慢性肝病黄疸通过调气活血法会取得意想不到的疗效。以"衡法"为

［1］ 周玉平，何晓晖.何晓晖教授"衡"法论治脾胃病临床经验介绍［J］.新中医，2012，44（2）：133-135.

［2］ 李明凤，孙乙铭，熊燕，等.何晓晖教授运用衡法治疗胃食管反流病经验［J］.时珍国医国药，2014，25（2）：468-469.

主治疗慢性肝病黄疸 103 例，均取得一定疗效，衡法辨证采用①疏肝活血法基本方：柴胡 10g，枳壳 15g，赤芍 15g，佛手 15g，白术 15g，泽兰叶 15g，益母草 15g，鸡骨草 15g。②解毒活血法基本方：茵陈 30g，栀子 5g，大黄 10g（后下），泽兰 15g，白茅根 15g，牡丹皮 10g，虎杖 15g，鸡骨草 15g，赤芍 60g。③补气活血法基本方：黄芪 15g，白术 15g，太子参 15g，泽兰 15g，白茅根 15g，桃仁 15g，红花 15g，当归 15g，赤芍 60g，鸡骨草 15g。结果表明，衡法治疗慢性肝病黄疸有较好效果，对肝功能恢复有显著疗效[1]。

### 3. 免疫系统疾病

重症肌无力是一种自身免疫性疾病，可表现眼睑下垂，四肢无力，吞咽困难，甚至呼吸困难等症状。本病属于中医"痿症"范畴。邓铁涛教授以强肌健力饮治疗该病，疗效较佳，其学术思想主张本病多由脾胃亏虚所致，以大剂量补气升阳药峻补中气，升其清阳。孟如教授从肝肾论治该病，同时不忘兼顾脾胃。谢文强在何晓晖教授指导下，以衡法为指导思想，自拟新方补中益气养血汤（黄芪、党参、橘核、鸡血藤、刺五加、炙甘草、升麻、白术、柴胡、当归、陈皮、枳壳、生地、苍术、制首乌、山药），本方以补中益气汤为基础方，旨在平衡阴阳，调和气血，激发患者自身潜能[2]。

[1] 朱建新. 衡法在慢性肝病黄疸治疗中的应用 [J]. 中国中医药现代远程教育，2012，10（21）：17–18.

[2] 谢文强. "补中益气养血汤"治疗重症肌无力新探 [J]. 江西中医药，2014，45（5）：14–15.

### 4. 恶性肿瘤

林丽珠认为中老年膀胱癌患者发病病机为本虚标实，治疗不能过于驱邪，也不能过于扶正，首推国医大师颜德馨教授"衡法"治疗。膀胱气化功能失常，易致湿热瘀毒聚于膀胱。故治疗以温阳化气、利水行湿为主，兼清热解毒、攻毒散结。全方共用可利尿不伤阴，调和阴阳，破血不伤气血、解毒不伤胃。配伍特点处处体现"衡"法，故能取得较好的疗效[1]。

### 5. 疑难病症

颜德馨根据《内经》"人之所有者，血与气耳"之说，认为气血以流畅和平衡为贵。他指出，临床一些久治不愈的疑难病症，多因气血失畅所致。而调气活血疗法能直接作用于气血，促进气血阴阳平衡，具有扶正祛邪、固本清源的功效，随证配伍，适用于阴、阳、表、里、寒、热、虚、实等各种病证。据此，他在理论上强调"久病必有瘀，怪病必有瘀"，并以"疏其血气，令其调达，而致和平"为治则，将具有调理气机、活血化瘀功效的治疗方法称之为"衡法"，从而为诊治疑难病症提出了一整套崭新的理论和行之有效的治疗方法。对老年痴呆症、冠心病、血小板减少、再障、乙型肝炎、溃疡性结肠炎、不孕以及小儿弱智等，都取得较好的效果[2]。

### 6. 妇科疾病

"膜样痛经"又称"脱膜样痛经"，多见于青年女性，因其行经第 2～3 天少腹剧痛，经量多，并排出子宫内膜呈烂肉状血块，李

［1］ 李要轩．"衡法"治膀胱癌案［N］．中国中医药报，2016-09-02（004）．
［2］ 发明衡法，擅治难病的颜德馨［J］．上海中医药杂志，1996（9）：34-35.

扣娣[1]认为本病关键是血行不畅，瘀阻胞宫，故采用"衡法"（即活血化瘀）治疗，逐瘀脱膜治其标，临床采用自拟"活血化膜汤"（当归、赤芍、丹参、延胡索、三棱、莪术、五灵脂、肉桂、制香附等）治疗；补肾调肝固其本，临床采用自拟通肾养血化膜汤（紫石英、菟丝子、鹿角片、熟地、桑椹子、白芍、鸡血藤、丹参等）治疗，以达到平衡气血，使之"祛除瘀血，流通血脉"，建立新的"阴平阳秘"。

妇科临床研究贵在运用求衡思维法，以临床实践为依据，以辩证思维与逻辑思维为指导，以调整脏腑功能平衡，气血运行平衡，冲、任、督、带经脉协调平衡，天癸－胞宫－生殖轴生理平衡为目的，最终求得"阴平阳秘"，以衡为期的治疗效果。求衡思维辨证法是中医理论研究与现代科学方法结合的有机手段，既体现了中医特色，又提高了临床疗效[2]。

7. 针灸应用

胡玲香在临床中治疗冠心病、脉管炎、肝硬化、颈椎病以及面瘫等疾病，只要辨证有瘀血存在的，在常规治疗的同时，往往运用"衡法治瘀"的原则配以相应的穴位，均收到更佳的疗效。

（1）俞募相配平衡阴阳：背俞穴属阳，胸腹募穴属阴，俞募相配有调整脏腑功能、平衡阴阳的作用。

（2）通任督平衡阴阳：选择任督二脉上的穴位可以达到

---

[1] 李扣娣.""衡法"治疗膜样痛经之我见 [J].黑龙江中医药,2000( 6):42.

[2] 赵文研，陈荣，""求衡思维"法在妇科临床研究运用体会 [J].中华中医药学刊，2007，25（6）：1222-1223.

平衡阴阳的作用。

（3）气会与血会穴的使用：八会穴中的气会膻中和血会膈俞，二穴在临床中也是非常常用的穴位。

（4）补益气血平衡阴阳：①调脾胃以充气血：脾胃为"后天之本"，气血生化之源，瘀血的产生与气虚、血虚有一定的关系，故选用脾胃经上的穴位以补益气血在治疗瘀血中非常重要。②选用土穴：土生万物，选用五输穴中属土的穴位，在对气血的调补上尤为重要，即阳经的合穴和阴经的俞（原）穴；尤其是胃经的足三里，脾经的太白最为常用。③直接选取补益气血的腧穴：在针灸治疗中，有许多可以直接达到补益作用的经典腧穴，如关元、气海、气海俞、中脘、足三里、三阴交等。④调冲脉以活血化瘀：冲脉为"血海"，与血的关系密切，调冲脉可以起到活血化瘀的作用。根据冲脉的循行，调冲脉除了可以选择八脉交会穴中与冲脉相通的公孙穴之外，还可以选择夹脊穴和气冲穴，以达到活血化瘀的作用。⑤郄穴治瘀：选择与血液关系密切的脏腑如心肝脾胃经脉的郄穴，如阴郄、中都、地机、梁丘，可取得更好的治疗瘀血的效果[1]。

## 三、实验研究

衡法Ⅱ号为抗衰老新药，系根据颜德馨教授提出的"气虚血瘀导致人体衰老"理论而研制，主要由黄芪、当归、赤芍、红花等11味中药组方，具有益气健脾、养血、活血化瘀之功效。临床及动物实验表明，衡法Ⅱ号具有改善微循环，增加脏器血供，提高机体免

---

[1] 符佳，李季，张彩荣.针灸衡法治瘀—胡玲香老师针灸治瘀经验［J］.上海针灸杂志，2005，24（1）：1–2.

疫力，调节中枢神经与内分泌系统等作用[1]。用慢性悬吊应激法致小鼠性功能障碍模型，观察衡法Ⅱ号的抗应激作用与促进性活力作用。口服衡法Ⅱ号 2.5g/kg、15g/kg 能明显促进慢性应激负荷与正常雄性小鼠的性活力。用小鼠 Y 迷宫箱进行测试表明，慢性悬吊应激法可造成学习、记忆障碍模型，口服衡法Ⅱ号 2.59/kg、15g/kg 能明显提高慢性应激负荷与正常小鼠的学习、记忆功能[2]。

临床与实验研究表明，调脂护脉方治疗脾虚瘀阻型高脂血症疗效肯定，并在改善症状方面优于辛伐他汀。调脂护脉方可能通过以下途径预防动脉粥样硬化形成：①调血脂作用：通过提高 LDL-R mRNA 表达，达到降低 LDL，αx-LDL 含量，减少脂质在血管内皮下沉积。②抑制泡沫细胞形成：通过降低 αx-LDL-R mRNA 表达，减少巨噬细胞对 αx-LDL 的摄取。③降低细胞间黏附：通过抑制 ICAM-1 表达，减少其他细胞与内皮细胞间的黏附。④保护内皮功能：通过保护内皮结构和调节对内皮依赖的 $TXB_2$、6-Keto-$PGF_1$a、t-PA 水平，减少脂质对内皮的损伤[3]。

颜老认为，肝为痰瘀之本脏，而高脂血症日久及动脉粥

［1］ 颜德馨，胡泉林，王平平，等.气虚血瘀是人体衰老的主要机制［J］.中国医药学报，1989，4（2）：11.

［2］ 许士凯，叶新，包天桐，等.衡法Ⅱ号对慢性应激负荷雄性小鼠性活力及学习记忆行为的影响［J］.中国医药学报，1990，5（3）：27-29.

［3］ 颜德馨，颜乾麟，颜新，等.衡法新药调节血脂的临床与实验研究［J］.医学研究通讯，2004（4）：4.

样斑块形成，均为痰瘀为患，故从痰瘀致病之脏——肝脏论治高脂血症，干预动脉粥样斑块，将能起到执简驭繁的作用。结合上述病机，颜老创立了降脂方：虎杖 15g，生蒲黄 10g，水蛭、降香、大黄各 3g。方中五味药同归肝经，具有活血化瘀、疏肝降浊兼以解毒的功效，与肝主疏泄、主藏血的生理特性相吻合，抓住肝为痰瘀之本脏，通过恢复肝的功能，来实现机体气机调畅，达到气行水行、气行血行的目的，从而截断痰瘀生成之源，对病机相同的高脂血症和动脉粥样硬化起到异病同治的效果。高脂血症和动脉粥样斑块形成的病机可大体概括为痰瘀互结，久郁成毒。治疗上应痰瘀兼顾，兼以解毒。本方在发挥降脂作用的同时，尚可抑制斑块形成、稳定甚至逆转斑块，在治疗高脂血症和动脉粥样硬化的临床实践中，取得良好的效果[1]。

## 第六节　固涩法研究

固涩法，也称收涩法。指用药味酸涩，具有收敛固涩作用的方药，治疗气血精液滑脱不禁的治法[2]，是根据《素问·至真要大论》"散者收之"的原则立法的。适用于自汗盗汗、久嗽虚喘、久痢久泻、精关不固、小便失禁、崩中漏下、久带清稀等症，有敛汗固表、

---

[1] 董乃娥.遵衡法，从气血论治高脂血症 [J].新中医，2012, 44（12）：150–151.

[2] 中医药学名词审定委员会.中医药基本名词（2004）[M].北京：科学出版社，2005.

敛肺止咳、涩肠止泻、固肾涩精、固崩止带等法[1]。临床应用范围较广，现将其研究进展总结如下。

# 一、理论研究

## （一）经典中的固涩法

鲁明源[2]认为《素问》"散者收之"是临床使用收敛固涩法的理论依据。"散者"指人体生命物质的耗散不固，即精、气、血、津液等滑脱不禁、散失不收，主要表现为遗精滑泄、久泻久痢、尿频遗尿、自汗盗汗、各种出血、神志不定等。治疗当用"收之"之法，施以固精、涩肠、缩尿、敛汗、止血、安神等具有固涩作用的方药收敛之，以保护正气。

王贵淼[3]认为固涩法虽在临床上常用，但《伤寒》《金匮》中皆述之不详。本文从涩肠固脱、酸收涩肠、甘温涩精、收涩镇惊、收涩除温、温中涩血六方面，论证张仲景的选方以切合临床实用。

张浩良[4]就仲景涩法的运用作一初步的探讨，将其分为收涩止血、涩肠止痢、收敛止汗、收散涩精、重镇收敛安神、散邪敛肺止咳、收涩止带七部分。并认为其应用皆是收涩与

[1] 李经纬，余瀛鳌，蔡景峰等.中医大辞典[M].2版.北京：人民卫生出版社，2004.

[2] 鲁明源."散者收之"的病机与临床应用探讨[J].山东中医杂志，2009，28（6）：371-372.

[3] 王贵淼，王兴华.仲景固涩六法在临床的运用[J].长春中医药大学学报，1991（2）：26-27.

[4] 张浩良.仲景涩法探讨[J].新疆中医药，1992（4）：52-55.

祛邪相配，如是则收敛而不碍邪，祛邪可以安正。

### （二）固涩法分类

黄阳生[1]对固涩法进行了总结，将固涩法分为12法：敛肺止咳法，敛汗固表法，涩肠止利法，固肾缩尿法，益元固精法，固下止带法，固经止崩法，固胎保产法，收敛止血，健脾止涎法，补益收泪法，生肌敛疮法。并认为邪气盛者当禁用此法，以免留邪为患，然邪未尽而正气耗散者，亦在所必用，且应及时投之，以防正气耗散日甚，唯固涩之中须兼祛余邪。

### （三）机理研究

在机理方面，固涩法首先能增强人体的收敛功能。人体的气血津液贵在流通，而保证这种流通的就是人体的收敛功能，倘若人体收敛功能异常，就会出现气脱、血溢、汗泄、二便失常等滑脱失固症状。固涩法和固涩药的作用，就是帮助人体的收敛功能恢复正常。如《伤寒论》小青龙汤能解表化饮，用于肺有痰饮兼感风寒的病症，方用收涩药五味子、白芍，这种祛邪实的同时配伍固涩药的方法，就是增强人体的收敛功能，防止祛邪太过而耗散正气。其次，固涩法亦能标本同治。从固涩药之药性看，且有寒热温凉之别。其除固涩作用外，还往往兼有其他多种治疗作用。运用固涩法不仅能收敛气血津液的耗散而治标，同时由于气血津液的敛聚而起扶正治本的作用。固涩药确能通过多种不同的扶正、祛邪以及缓解症状等途径，从而起到固涩滑脱症状的作用[2]。

---

［1］ 黄阳生.固涩十二法［J］.江西中医药，1985（3）：55-57.

［2］ 章巧萍.论固涩法［J］.浙江中医学院学报，1997（2）：1-2.

### （四）配伍特点

涩剂的组成中，大部分方剂有涩药，有些方剂则没有，如玉屏风散、封髓丹、驻车丸、当归六黄汤等便是。固涩法很少单独使用，往往和其他治法结合使用以提高疗效。①补涩相配，主要用于虚证。②清涩同用，主要用于实热证。③温涩共施，主要用于寒实证或虚寒证。④针对性选用固涩药，在辨证用方的基础上针对症状酌情选用固涩药，以有的放矢地提高疗效[1]。

## 二、临床研究

### （一）应用规律研究

郭贞卿[2]提出，那种认为涩法是为正虚无邪，滑泄不禁之证而设，若邪实未去，当先攻其邪，不可误用涩法的观点是站不住脚的。涩法作为一种治则来说也如其他治法一样，各有其适用范围，它不能取代其他治则。疾病的情况比较复杂，往往会受到多种因素的干扰，因此，相应的治疗法则也不能限于一方一法，涩法在这种错综复杂的情况中，完全有发挥作用于邪实诸症的可能性，涩法用之得当不唯不敛邪，反而有助于祛邪扶正。

陈幼清等[3]总结陈朗清临证经验，将陈老应用固涩法整理为肺虚劳嗽补肺固金；胃痛黑便温中固摄；肾应久泻温肾

[1] 章巧萍.论固涩法 [J].浙江中医学院学报，1997（2）：1-2.

[2] 郭贞卿.涩法刍议 [J].江苏中医杂志，1980（3）：7-8.

[3] 陈幼清，陈革.陈朗清运用固涩法的经验 [J].中医杂志，1983，2（6）：15-17.

涩肠；气虚崩漏补气固涩；久带不愈益肾固涩五个方面。

陆新如[1]介绍陆俊江老中医运用补肾固涩法治疗滑脱证的经验。采取"虚则补之""涩可固脱"的治法，辨证求因论治，如久泻不已，温肾补脾涩肠；肾虚遗精，补肾泻火固摄；久带难愈，温肾固涩止带；崩中漏下，补肾固冲止血；肺肾虚喘，补肺纳气敛金。充分验证了"肾者主水，受五脏六腑之精而藏之"的意义所在。

王玉材[2]认为固涩法的应用，常因证而异。自汗、盗汗可选用参附龙牡、玉屏风散、当归六黄汤之类，久咳、久泻、久痢、脱肛不收，可酌用纯阳真人养脏汤、五味子汤之类；遗精滑精、便数遗尿，可参用金锁固精丸、缩泉丸、桑螵蛸散之类，崩漏、带下，宜用固经丸、樗根皮丸合参。祛邪而邪尚未尽，固涩药仍可酌情参用。固涩法的应用，不必囿于久证虚证之说，对某些疾患早期施用配伍得当，常可收到意想不到的效果。

孙鼎全等[3]认为涩以固脱是涩剂的主要作用。它适用于自汗、盗汗、大便不固、小便频数、精滑不禁、久嗽津耗、崩中带下等症。并根据前人经验，治疗因严重感染所致的自汗、盗汗、泻泄滑脱不禁、久嗽咯血案皆获显效，举肠虚不固，滑泻不禁；腹腔感染自汗、盗汗；支气管扩张咯血3例阐述固涩法的临床使用。

郭腾等[4]认为敛法即收敛固涩之法，其使用要点在于：救脱固

［1］陆新如.陆俊江用补肾固涩法治疗滑脱证的经验［J］.2005，32（12）：1309-1310.

［2］王玉材.固涩法的应用［J］.江苏中医杂志，1982（2）：63.

［3］孙鼎全，王树元.固涩法临床应用举例［J］.山东中医杂志，1982，（3）：151-153.

［4］郭腾，郭兆晶.敛法余论［J］.中医药研究，1994（5）：42.

本，要在肝肾；正虚邪恋，敛可祛邪；敛补相辅，开源节流。

章巧萍[1]从固涩法的源流与发展，固涩法的含义与机理，固涩法的常用配伍特点三方面总结了固涩法的应用，阐述了涩法在临床错综复杂的证情中，完全有发挥作用于邪实诸证的可能性，并非为纯虚无邪，滑脱不禁之证而设。把涩法仍禁锢在原有的认识中是不符临床事实的。固涩法作为一种治疗法则，也同其他治疗法则一样，各有其适应范围，不能相互替代，只能相互补充、促进。

裴淑华[2]将涩法的临床应用概括为用于久嗽亡津证；用于下利脱肛的虚寒证；用于汗证；用于遗精、白浊、尿频四类，并举病例说明了涩法的临床应用。

林建德[3]指出，"散者收之"语出《素问·至真要大论》，是指一些疾病表现"散"的证候时，可采用"收"的治疗法则。这是临床上使用收涩法的理论根据。临床上可按脏腑病变部位的不同而采用不同的收涩法，并将收涩法的应用分为卫气不固，汗出过多；肺气不司，久咳不已；心气不固，惊悸怔忡；肾气不固，精关失禁；冲任不固，月经过多；肠脱不固，泻痢不止；伤津亡血7个方面具体论述。并认为"散者收之"是一种正治法，必须有"散"的证候才可以"收"。"收"是维护正气，增强机能，促使疾病向愈。故久病、虚证及时使用，可免重伤正气，对健康的恢复有利。但如果是新

[1] 章巧萍.论固涩法 [J].浙江中医学院学报，1997（2）：1-2.

[2] 裴淑华.涩法之我见 [J].黑龙江中医药，1992（5）：9-11.

[3] 林建德.谈谈"散者收之"——收涩法的临床应用 [J].新中医，1974（1）：28.

病、实证，邪气方盛，则急在攻邪，错用收涩，就无异闭门留盗，后患更多，临证必须十分注意。

### （二）临床各科应用

1. 内科病症

（1）出血：刘久峰等[1]总结邓启源治疗血证独到经验。邓老认为血证多为急症，急则治标，出血宜速止，提出以益气温涩法为治血证之大法，擅长用人参、黄芪益气摄血；赤石脂、海螵蛸、焦山楂温涩止血，收效显著。并举肌衄、牙衄、鼻衄、崩漏、远血病例阐述临床的使用。

（2）蛋白尿：金克畅[2]认为蛋白尿为脾肾俱虚，清浊难分，封藏失职，精微下泄之机，可采用扶正收涩法治之。慢性肾炎无水肿、持续蛋白尿者，多以正虚不固为突出，可酌情选用益气固涩、温阳固涩、滋阴固涩等法，但不可忽视暗恋之余邪。

（3）早泄：薛建国[3]认为固涩法是中医治疗早泄应用最多的治法之一，并结合历代医家治疗早泄的制方用药特点，对固涩法的制方配伍方法和用药规律进行分析，归纳为补涩配伍法、升涩配伍法、宁涩配伍法、清涩配伍法、温涩配伍法 5 种配伍方法。提出应用固涩法治疗早泄需在辨证论治原则的指导下进行恰当配伍才能取得较好的临床疗效。

[1] 刘久峰，邓淑云.邓启源老中医用益气温涩法治疗血证经验［J］.辽宁中医杂志，1989，10（6）：4-6.
[2] 金克畅.扶正收涩法治疗蛋白尿［J］.新中医，1988（9）：36-37.
[3] 薛建国.固涩法治疗早泄配伍方法探析［J］.南京中医药大学学报，2010，26（3）：166-168.

（4）遗尿：黄秀月[1]以益气固涩法治疗老年女性压力性尿失禁、牟德英等[2]以温阳固涩法治疗下元虚寒型小儿遗尿30例，均获得较满意的疗效。

（5）泄泻：黄定良[3]认为泄泻临床上分为脾虚气陷，清阳不升型；脾肾阳虚，关门不固型；肝脾不调，木旺克土型；湿热内蕴，脾虚阴伤型；寒热错杂，虚实夹杂型五型，治疗上，各种治法应联合运用，在辨证施治中，抓住要点及主次，掌握时机，斟酌方药用量，可获取较佳疗效，万不可被"慎用补涩"之说所拘泥。

（6）糖尿病：曹秋生等[4]采用"十子固肾方"（菟丝子30g，益母草30g，金樱子15g，莲子15g，五味子15g，五倍子10g，覆盆子15g，沙苑子15g，枸杞子20g，女贞子30g，生黄芪30g，山药15g，大黄10g，水蛭3g等），同时加用替米沙坦，并设对照组比较。结果显示，采用固涩法+ARB治疗糖尿病早期肾病，效果较好。

穆绪超等[5]针对固涩法治疗糖尿病胃轻瘫进行了疗效观

［1］ 黄秀月.益气固涩法治疗老年女性压力性尿失禁30例［J］.福建中医药，2008，39（6）：35-36.

［2］ 牟德英，李玲.温阳固涩法治疗下元虚寒型小儿遗尿30例［J］.江西中医药，2007（12）：30.

［3］ 黄定良.浅谈收涩法在慢性泄泻中的运用［J］.河北中医，2001，23（12）：918.

［4］ 曹秋生，唐晓斌，郭金琛，等.固涩法加ARB治疗糖尿病早期肾病临床观察［J］.河北医学，2014，20（6）：1027-1029.

［5］ 穆绪超，李俊增.固涩法治疗糖尿病胃轻瘫疗效观察［J］.中国社区医师，2006（16）：45.

察，认为治疗糖尿病胃轻瘫可应用固摄肾元法、固表敛汗法、涩肠止泻法进行治疗，疗效尚佳。

耒寿良[1]从古今38位著名医家（著作）42方的检测中发现，合并使用固涩药物的方剂有29家30方，其中使用最多的依次为：山药、五味子、山萸、乌梅、五倍子、金樱子、覆盆子、桑螵蛸、芡实、龙骨、牡蛎、椿根皮等药物。认为固涩药不仅能有效地减少糖尿病病人的尿量，同时也能减少尿糖的外泄，从而使人体的津气滑脱散失现象得以收敛和纠正，是一种直接治其标的有力举措；固涩药具有生津、育阴化阴和潜摄浮阳之功，能加强益气健脾和填精固肾之力。故而固涩药物在糖尿病的治疗中，具有多种综合性作用，无论轻症、重症，或并发症，都有可供选择的机会。并且在辨证施治原则的指导下，又可与其他各种不同功能的药物相互配合，相辅相成。

（7）肿瘤：张力等[2]总结了刘沈林教授治疗消化道肿瘤的辨证经验，消化道肿瘤因其部位及功用的特殊性，治疗时应始终以顾护胃气为旨，"存得一分胃气，留得一丝生机"。提出了以收敛固涩法治疗消化道肿瘤，一方面可固摄正气，御邪外出，另一方面固摄癌毒，预防播散，其自创"复方乌梅散"，可收敛固涩，扶正摄毒，临床屡见效验。

---

[1] 耒寿良.浅述固涩法在糖尿病治疗中的作用[J].黑龙江中医药,2000（4）：2-3.

[2] 张力，邹玺，刘沈林.刘沈林教授运用收敛固涩法治疗消化道肿瘤[J].吉林中医药，2013，33（6）：563-566.

葛明等[1]认为转移是肿瘤恶性生物学行为的特征性表现，也是治疗失败的主要原因。因此，成功控制转移是提高肿瘤治疗水平以及决定患者预后的关键所在。中医学认为，癌毒的扩散与正气的亏虚是肿瘤转移的根本病机，治疗肿瘤应用收敛固涩法可以固摄正气，收敛癌毒，从而达到抑制肿瘤转移的功效。

郝金凤[2]临床应用固涩法治疗癌症晚期正气虚乏所致之疼痛，以及正虚邪实，虚实夹杂之疼痛，均收到满意疗效，并列举贲门瘤、肺癌进行举例。固涩法多由固涩药组成，此类药多属甘涩、咸涩、酸涩、苦涩之品。甘酸化阴，咸涩固精，甘助脾以生气血，咸助肾以保精液，正气充沛，邪气自然消减。

### 2. 妇科疾病

马桂文[3]列举漏下不止、带多似崩、妊娠久泄、产后自汗四例阐述了固涩法是用以收摄控制气、血、精、液耗散滑脱的习用大法。尤以妇科临床选用较多，这和妇女的特殊生理、病理有着密切的关系。

贺玉斌等[4]通过收集月经病18例，妊娠病6例，带下病

[1] 葛明，汪洋.论收敛固涩法在防治肿瘤转移中的作用[J].贵阳中医学院学报，2011，33（3）：82-84.

[2] 郝金凤.固涩法治疗癌症晚期疼痛的体会[J].内蒙古中医药，1991（3）：13-14.

[3] 马桂文.固涩法妇科临床应用举隅[J].陕西中医函授，1988（1）：31-33.

[4] 贺玉斌，白文良.固涩法在妇科临床上的应用[J].西北药学杂志，2006（1）：31.

20例，产后病8例，应用固涩法进行治疗总结：①妇女由于有经、孕、产、乳等特殊生理过程，因而相应易患精、气、津、血过度耗散，甚至出现滑脱不禁，以致危及生命，故妇科临床多选用该法。②在运用此法时，应根据耗散滑脱所出现的不同症状而选用相应的固涩药。③固涩法属急则治标之法，根据"治病必求于本"的原则，临证还应仔细分析虚脱耗散的根源，进行标本兼顾，全面治疗。④固涩法仅可适用于虚证、脱证及久病大病之后无邪的情况，如运用不当，就会造成"闭门留寇"，其害无穷，不可不慎。

### 3. 儿科疾病

宋知行[1]对名老中医董廷瑶治疗小儿泄泻的经验进行了总结，董师认为，固肠止涩法之运用，必须具备苔净、腹软、溲通、身无热度等四个条件，方为合宜。具体用止涩药，大致分为清肠略参酸涩；泄邪辅之止摄；温中佐以固下；扶元兼须收脱四种，临床收效尚佳。

温骥媛等[2]将固涩法与其他治法密切结合，用于治疗小儿泻痢、咳喘、自汗、遗尿等多种疾病，收效良好。具体分为敛肺固表、固涩大肠、固涩下元、固摄廉泉法四类，并举医案予以详述。

张南[3]总结了钱育寿在儿科疾病中应用固涩法的经验，并将其总结为升降疏和固表敛汗、动静结合涩肠止泻、标本兼顾健益固脬、内外同治敛肺平喘、凉营补虚摄血止衄五个方面。认为涩法是以收

［1］ 宋知行.董廷瑶老师治小儿泄泻用止涩药经验［J］.山东中医杂志，1982（2）：81-82.

［2］ 温骥媛，周跃庭.固涩法在儿科中的运用［J］.北京中医，1992（5）：43-45.

［3］ 张南.钱育寿在儿科临床应用涩法的经验［J］.江苏中医，1990（9）：4-6.

敛固涩的药物消除滑脱之证，虽然它是治标之法，但小儿正处于生长发育的旺盛阶段，原本气血津液相对不足，若再长期耗竭，更致入不敷出，必然严重影响小儿生长发育。而涩法具有较快改善临床症状，阻止精微物质外泄的特点，若从整体着手，结合治本，可收事半功倍之效。

孙波[1]将周跃庭教授应用固涩法治疗小儿顽症进行了总结，并将其分为妙用固涩法治疗小儿迁延性肺炎；擅长用固涩法治疗慢性咳喘；活用固涩法治疗小儿泄泻；运用固涩法治疗小儿尿失禁；善用固涩法治疗小儿汗证五个方面，并认为固涩法是治疗儿科诸疾的重要方法，而不是可用可不用的辅助之法。

## 三、实验研究

王新月等[2, 3]采用双抗体夹心 ABC–ELISA 法检测治疗前后温下组、温涩组和对照组血清白细胞介素 –8（IL–8）、肿瘤坏死因子 –α（TNF–α）的含量，采用二步免疫组化法检测治疗前后 3 组结肠组织 IL–8、TNF–α 的表达水平，比较 3 组治疗前后血清和结肠组织 IL–8、TNF–α 的变化。探讨温

[1] 孙波. 周跃庭教授以固涩法治疗小儿常见顽症的经验 [J]. 北京中医，1999（1）：10–12.

[2] 王新月，林燕，田德禄，等. 温下法与温涩法对溃疡性结肠炎患者 IL–8、TNF–α 的影响比较 [J]. 北京中医药大学学报，2007，30（6）：376–379+433–434.

[3] 王新月，林燕，田德禄，李等. 温下法与温涩法对溃疡性结肠炎患者结肠表皮生长因子含量的影响 [J]. 中华中医药杂志，2007，22（1）：34–36.

下法与温涩法在溃疡性结肠炎（UC）免疫炎性损伤方面的不同作用机制。发现温下法与温涩法均降低血清和结肠 TNF-α 水平，温下法在降低血清和结肠 IL-8 方面疗效优于温涩法。采用二步免疫组化法检测治疗 1 个月前后温下组（29 例）、温涩组（27 例）和对照组（27 例）患者结肠组织表皮生长因子（EGF）的表达水平，比较 3 组治疗前后结肠组织 EGF 的变化。探讨温下法与温涩法在 UC 损伤修复方面的不同作用机制，发现温涩法与温下法都能较好地促进结肠 EGF 表达，而温涩法疗效更优，对照组未见明显改变。

## 第七节　情志疗法研究

情志疗法是指在中医情志理论指导下，治疗患者心理疾病和心身疾病，以促使患者心身状况向健康方向发展的治疗方法，有着独特的理论体系和显著的临床疗效。情志疗法源自《内经》，后世多有发挥。

## 一、理论研究

### （一）情志相胜理论研究

韩晶杰[1]采用文献学的方法，对《内经》情志学说的论述及后世的发挥进行整理研究，探讨了情志相胜法的原理，并论证了情志相胜法从治疗领域扩展到养生自我调控的可行性，情志相胜自我调

---

[1]　韩晶杰.《内经》情志相胜理论及其养生应用研究［D］.北京：北京中医药大学，2005.

控的原理、原则和方法。首先梳理了情志相胜理论源流，提出情志相胜学说源于《内经》，经后世医家张从正、朱震亨、张介宾、吴昆等丰富补充、发展完善，形成了独具特色的理论体系。其次，从情志阴阳五行论、情志心神主宰论、情志脾思调控论及现代实验研究四个方面解析情志相胜法的基本原理。傅遂山等[1]综合历代医家对中医情志相胜疗法机理的认识，概括为五志相胜、阴阳互制、缓急相对、以情胜情、调畅气机。临床运用时详察病因，精心设计，早期治疗；谨守病机，不拘一格，灵活施治；整体调整，证病结合，心身兼治。张伯华[2]以《内经》情志治疗思想及方法为研究对象，理论与应用相结合，《内经》情志治疗思想与先秦诸子及现代心理学有关内容互参，系统总结出情志治疗三大方法，即情胜法、思胜法、调欲法，统称为情志疗法。李明瑞[3]讨论了情志学说的理论得失、临床局限和丰富发展途径。认为重视情志变化在致病中的作用，肯定以情胜情治疗心理疾病的效果，是情志学说的理论优势。同时指出忽视诱发情志变化的社会因素和主观因素等，是情志学说的不足。多种情志综合致病高于单一情志致病，情志相胜疗法难于进行临床上的广泛推广等，是运用情志学说指导临床的局限性。借鉴佛教

[1] 傅遂山，王琦.中医情志相胜疗法的基本原理与临床运用 [J].中国中医药现代远程教育，2009，7（6）：8-9.

[2] 张伯华.《内经》情志治疗思想临床应用研究 [D].济南：山东中医药大学，2003.

[3] 李明瑞.论情志学说的得失与发展 [J].中医杂志，2011，52（20）：1795-1797.

精神疗法的基本原理，把培养良好生活习惯，坚持身体锻炼，塑造理想人格与情志疗法结合起来，是丰富和发展情志学说的重要途径。

## （二）中医心理疗法研究

金丽[1]对中国古代医学心理思想进行了专题研究，认为中国古代心理疗法始终坚持"身心并调""治养结合"的原则，因此除运用"情志疗法"以外还经常配合"针灸疗法""药物疗法"，同时将中国养生思想融入其中，使之具有更加广泛的内容从而形成了不同于现代心理疗法的鲜明特征。主要论述了最能体现中国古代心理疗法而为世人称道的"情志疗法"。通过搜集、整理，将其归纳为情志相胜疗法、情志对立疗法、习惯疗法、移念疗法、语言疏导疗法、顺势利导疗法、顺情从欲法、宁神静志疗法、传统音乐疗法，并对各种疗法的原理予以了论述，同时从大量的文献中选取了价值较高的相关临床验案进行佐证。杨倩[2]研究了中医心理疗法，认为中医心理治疗的主要方法包括中医情志疗法、中医认知疗法和中医行为疗法。情志疗法最具中医特色，中医认知疗法和中医行为疗法与现代心理治疗有相通之处。国外研究者亨利提出的消极、积极情绪－神经－内分泌模式有助于解释情志相胜的生理基础。中医心理治疗有诸多优点对现代心理治疗有启示作用。如充分考虑传统文化、社会家庭环境和生活方式对患者心理的影响，重视患者自我心理调节，治疗方法设计精巧，注重治疗的个体差异性等。张红兰等[3]介绍了中医心理治疗的主要方法，并对其优势和不足进行了评价，提出必须要

［1］ 金丽.中国古代医学心理思想之研究［D］.石家庄：河北医科大学，2003.

［2］ 杨倩.中医心理治疗的主要方法及启示［D］.南京：南京师范大学，2006.

［3］ 张红兰，郑文清.中医心理治疗方法述评［J］.中华中医药学刊，2011，29（1）：160-162.

加强实证研究，建立现代中医心理治疗体系。

### （三）情志疗法机理研究

金光亮[1]认为，不同的情志所引起的气机变化情况不同，彼此相互影响和制约；且气机也是情志之间五行相胜、阴阳互制与缓急相对关系的基础。情志相胜的基本机理，应是不同运动方式的气机之间的相互调节。潘丽丽[2]从调节气机方面系统地论述了传统中医情志疗病的机理，认为其机理与中药四气五味的调动气机而愈病的作用是等同的，情志疗病值得进一步探讨研究。张伯华[3]则认为情志有经意与不经意之分。经意情志须认知参与，产生于认知之后，不经意情志直接产生于情境刺激，不经认知参与，或仅经较低级认识活动。同时探讨了影响情志经意与不经意的各种因素，如个性、心理定式、生理病理。从心理学角度对情志机制进行探讨，有益于中医情志致病与情志相胜疗法的现代研究。周杰等[4]认为，情志致病既可见形病，也可见神病，最终导致形神俱病。因此情志疗法也有"五行相胜"和非"五行相胜"情志疗法之分。由于情志致病主要影响五脏气机，故情志病证应运用

［1］ 金光亮.论气机互调是情志相胜疗法的基本机理［J］.中医杂志，2008，49（2）：104-106.

［2］ 潘丽丽.从调节气机谈疾病的情志疗法［J］.辽宁中医药大学学报，2010，12（5）：102-103.

［3］ 张伯华.论情志的经意与不经意［J］.中国中医基础医学杂志，2004，10（9）：9-12.

［4］ 周杰，丁艳玲.论情志疗法及机理［J］.时珍国医国药，2009，20（6）：1558-1559.

情志相胜理论，并以协调五脏气机为治疗目的。吴红玲[1]认为中医情志疗法具有矫正负性情志，塑造正性情志；情志相胜；精神的良性导向对机体的反作用及心理自我防御机制等作用机理。并提出辨病辨证论治、因人制宜、身心兼顾应用原则，总结了常用情志疗法有五志相胜疗法、言语开导、清心静神疗法、疏导宣泄疗法及移情易性疗法等。

### （四）历代名医情志疗法研究

李宇涛等[2]分析了张景岳的情志学术思想，张景岳以精气神、脏情相关、阴阳五行等理论说明了情志与脏腑、气、血、津液的生理病理关系，创立了"情志病"与"情志三郁"，提出了"五志互病"观点，根据情志病的特点详细论述了情志病的治疗，认为情志病分为气机紊乱和伤脏致虚两个阶段，具有"实终不实，而虚则终虚"的特点，治疗上须以虚实为纲，不可一味地开郁顺气；提出了"以情病者，非情不解"的观点，治疗中重视情志对脾胃的影响。形成了重视情志、重视治形、形神并重的辨证论治特点。其情志学术思想对现代中医学的理论研究和临床实践均有一定参考价值。马义泽[3]参照现代心理学的研究成果，从情志疗法、共情、行为疗法、综合疗法等四个方面探讨了张从正的心理治疗方法，认为张从正的心理治疗设计精巧且合理，既吻合中医学的治疗法度，又暗合现代

［1］　吴红玲.中医情志疗法探析［J］.中医药学刊，2005，23（10）：1863-1864.

［2］　李宇涛.张景岳的情志学术思想研究［D］.福州：福建中医学院，2003.

［3］　马义泽.试论张从正的心理治疗方法［J］.山东中医药大学学报，2003，27（2）：107-108.

心理治疗的某些原则与方法。郝志等[1]研究指出，朱丹溪以《内经》情志观为指导，结合临床实践，提出了气机紊乱是情志致病的主要机制，完善了以情胜情和以情解情的治疗方法，并提出情志疗法的使用原则。

### （五）相关疾病情志疗法的理论研究

周锡芳等[2]在对中医心理疗法干预亚健康状态研究现状综述的基础上，提出中医心理疗法重视整体观念，注重治疗的个体差异性，重视患者自我调节，运用中医情志疗法、中医认知疗法和中医行为疗法等干预亚健康状态取得明显的效果。但应看到中医心理疗法对干预亚健康状态尚处于初级阶段，还需运用多学科、多方法深化中医心理疗法干预亚健康效果的实证和实践研究。杨小青等[3]探讨中医情志致病和抑郁症发生的关系，运用中医情志致病学说来解释抑郁症的成因，为中医情志疗法和现代心理学治疗抑郁症提供理论基础。燕燕等[4]阐述情志因素与不寐在病因病机和防治方面的关系。认为七情失调，可引起阴阳失调、气血不和、脏腑功能失常而产生不寐，究其主要情志改变有恼怒、喜极、思虑、悲忧、惊恐5种因素，总属真阴精血不足、阳不入阴而神有不安。

[1] 郝志，姜桂宁，王君.浅析朱丹溪对情志病的认识 [J].山东中医杂志，2010，29（5）：299-300.

[2] 周锡芳，单守勤，薛蓓蕾，等.中医心理疗法干预亚健康状态研究现状 [J].中医杂志，2012，53（20）：1781-1784.

[3] 杨小青，张小玲.从中医"情志致病"探讨抑郁症成因 [J].辽宁中医药大学学报，2010，12（9）：87-88.

[4] 燕燕，郑洪新，李睿.情志"致"不寐与情志"治"不寐 [J].辽宁中医药大学学报，2008，10（9）：58-59.

在防治方面，认为中医情志疗法可采用"以情胜情疗法""移情易性疗法""宁神静志疗法"，这些疗法对治愈情志因素引起的不寐疗效较为显著。

## 二、临床研究

### （一）神经系统疾病

方锐等[1]研究了阿尔茨海默病社区中医适宜干预技术及其应用策略，表明中药内服疗法、针灸推拿疗法、药膳食疗、气功、太极拳等运动疗法、情志疗法、五音疗法等中医适宜干预技术可以应用于社区轻度认知损害（MCI）及轻、中度 AD 的防治，建立健全的社区医疗机构 – 患者 – 社区老年人监护人员的 AD 社区中医干预模式是值得探索的。胡钰颖[2]应用中医辨证论治结合情志疗法治疗抽动障碍的临床疗效显著、安全性好。沈月红等[3]认为，失眠以七情致病最为多见，与心、肝功能失调密切相关。肝失疏泄，心神失养，气血阴阳平衡失调是其基本病机，临床以实证、虚实夹杂证为主，常见证型有：心肝气郁证、肝火扰心证、肝阳上亢证、心肝血瘀证、心肝血虚证和阴虚火旺证 6 种证型，治疗宜疏肝柔肝、清肝降火、活血养血、滋阴平肝、养心安神等，早期情志疗法亦是治疗此类失眠的关键。

［1］ 方锐，镜清，葛金文，等. 阿尔茨海默病社区中医适宜干预技术及其应用策略［J］. 世界中医药，2013（6）：604–609.

［2］ 胡钰颖. 中医辨证论治结合情志疗法治疗抽动障碍的临床探索［D］. 广州：广州中医药大学，2010.

［3］ 沈月红，汪永胜. 从心肝相关理论结合情志疗法论治失眠［J］. 江苏中医药，2016，48（4）：44–45+46.

## （二）呼吸系统疾病

支琴等[1] 探讨情志相胜疗法对慢性阻塞性肺疾病（COPD）患者焦虑、抑郁状态及肺功能改善作用。100 例 COPD 患者随机分为治疗组和对照组各 50 例，对照组住院期间按照中医护理常规进行护理，治疗组在对照组基础上采用中医情志相胜法进行护理，观察实施护理前后 2 组患者焦虑自评量表（SAS）、抑郁自评量表（SDS）及肺功能指标。护理后，治疗组 SAS 和 SDS 评分均降低，对照组 SAS 评分降低，治疗组 SAS 和 SDS 评分均低于对照组，差异均有统计学意义（$P < 0.01$）；护理后，2 组一秒用力呼气容积占预计值百分比（FEV1%）和 FEV1/FVC 值均升高，治疗组 FEV1% 和 FEV1/FVC 值均高于对照组，差异均有统计学意义（$P < 0.05$ 或 $P < 0.01$）。表明中医护理情志相胜法能改善 COPD 患者焦虑、抑郁状态，提高其接受治疗的主动性和积极性，从而改善呼吸功能。陈洋凯等[2] 认为情志失调是咳嗽发病的一个重要致病因素。从情志因素引起的咳嗽方面着手，探讨咳嗽的病因病机及调畅情志法在治疗咳嗽中的重要作用。

## （三）消化系统疾病

西医学认为心理因素对胃溃疡的形成有很大影响，溃疡形成后，如果不良情绪刺激仍未解除，则使病情进一步加重。

［1］ 支琴，蒋盛熠，姚昌杰.情志相胜疗法在慢性阻塞性肺病患者中的应用［J］.中西医结合护理（中英文），2017，3（2）：69-71.

［2］ 陈洋凯，陈宪海.调畅情志法在治疗咳嗽中的应用［J］.实用中医内科杂志，2010（7）：28-29.

张茗[1]总结，中医同样提出胃溃疡的发病主要由于情志所伤，因此应针对胃溃疡患者的情绪反应进行心理和情志疗法治疗。聂绍通[2]在对肝胃气滞型胃脘痛患者用相同方法进行药物治疗时，全程重视采用调理情志配合治疗。结果显示，情志调节对肝胃气滞型胃脘痛治疗作用的影响明显，应在临床治疗中重视运用。

### （四）免疫系统疾病

黄丽等[3]选用抑郁自评量表（SAS）和焦虑自评量表（SDS）作为评价工具，比较治疗前后观察组和对照组的测评结果，显示中医情志疗法对老年类风湿关节炎患者的焦虑、抑郁心理起到了明显的改善作用，方法值得推广应用。

### （五）循环系统疾病

丁宏娟等[4]探讨了情志疗法干预高血压病气郁质患者的疗效。按国家中医药管理局发布的《中医体质分类与判定》（ZYYXH/T157-2009）标准评定纳入高血压病气郁质患者共216例，采用情志疗法进行干预1个月、2个月、3个月，观察患者情志、血压动态变化情况及总疗效。发现随着干预时间的延长，情志症状改善率逐渐增加，血压（收缩压、舒张压）呈逐渐下降趋势，与干预前比较，差异均有统计学意义。说明情志疗法能有效调节高血压病气郁质患

[1] 张茗.心理治疗及情志疗法在胃溃疡治疗中的应用［J］.中国临床康复，2006，10（31）：131.

[2] 聂绍通.情志调节对肝胃气滞型胃脘痛治疗效果的影响［J］.中国中医药现代远程教育，2009（9）：16-17.

[3] 黄丽，王晓妹，程婧，等.中医情志疗法在老年类风湿关节炎患者的应用效果［J］.广西中医药大学学报，2013（1）：25-27.

[4] 丁宏娟，左文英，薛薇，等.情志疗法干预高血压病气郁质患者疗效的动态观察［J］.国医论坛，2019，34（2）：22-24.

者的情志，进而从不同程度上改善患者的血压水平，达到防病治病及提高社区慢性病健康管理效率的目的。心脏康复是心血管疾病二级预防的重要组成部分，通过指导患者健康的生活方式，从而延缓或逆转心血管疾病的发生和发展，而心理康复作为心血管病患者康复过程中的组成部分更是尤为重要。牛琳琳等[1]认为，情志疗法是治疗患者心理疾病和心身疾病的有效方法，其作为中国传统疗法不仅有其深邃的医疗哲理和科学基础，而且简便易行。

## （六）内分泌系统疾病

苏伟娟等[2]探讨中医情志疗法对初诊 2 型糖尿病患者生存质量的影响。将 80 例初诊 2 型糖尿病患者随机分为两组，分别采用胰岛素联合中医情志疗法治疗（治疗组）与单纯胰岛素治疗 12 周（对照组），观察患者空腹血糖（FPG）、餐后 2 小时血糖（2hPG）、糖化血红蛋白的变化（HbA1c），并采用 36 项简明健康状况调查问卷（SF-36）评定患者生存质量的改善。治疗 12 周后，两组的 FPG、2hPG、HbA1c 均较治疗前下降（$P < 0.01$）；治疗 12 周后两组比较差异具有统计学意义（$P < 0.01$）；治疗组 SF-36 各个维度评分较治疗前均升高（$P < 0.01$），治疗 12 周后两组比较差异具有统计学意义（$P < 0.01$）。表明中医情志疗法干预有效改善接受胰岛素治疗的初诊 2 型糖尿病患者的生存质量。

———————————

［1］ 牛琳琳，于瑞.中医情志疗法在心脏康复中的应用探析［J］.中医临床研究，2018，10（22）：43-45.

［2］ 苏伟娟，郑欣，王丽英，等.中医情志疗法对初诊 2 型糖尿病患者生存质量的影响［J］.中国卫生标准管理，2018，9（24）：85-87.

### （七）精神系统疾病

张浩等[1]通过对古籍中的有关情志相胜理论进行梳理研究，结合现代医学相关研究，阐述怒胜思、喜胜悲、阳胜阴等情志相胜疗法治疗抑郁症的机理，为治疗抑郁症提供新思路。曲淼等[2]认为，运用情志相胜疗法治疗抑郁症首先是要正确辨别导致患者抑郁症的情志因素，然后根据不同的情志因素分别采取不同的策略施治，如"思胜恐""恐胜喜""喜胜悲""悲胜怒""怒胜思"。在运用情志相胜疗法时，根据患者的具体体质和病情，还要注意控制好刺激的强度。情志相胜疗法的运用不应机械照搬五行相克，应根据临床情况，随证变化。许芳等[3]认为，抑郁症属于中医"郁病"范畴中的情志之郁，其中，"悲""恐"是抑郁症患者临床中最常见的主诉。"悲伤肺""恐伤肾"，肺、肾与抑郁的病因病机、症状表现等密切相关，体现了肺、肾在抑郁症治疗中不可或缺的地位。通过情志相胜法，如喜胜悲疗法、思胜恐疗法等在治疗抑郁症疗效显著。同时，结合轻松愉悦的心境、积极开导助其思考亦是治疗情绪低落、悲观失望的良药。临证当依照不同情况或单用或结合中药治疗，才能收到更好的治疗效果。何玲玲[4]研究表明，穴位按摩结合情志疗法可有效干预高校学生心理亚健康状态。

［1］张浩，吕荣菊，郑智勇，等.情志相胜疗法在抑郁症中应用及其机制研究［J］.辽宁中医药大学学报，2017，19（8）：70-73.

［2］曲淼，董兴鲁，张姝，等.中医情志相胜疗法治疗抑郁症［J］.吉林中医药，2013，33（6）：555-557.

［3］许芳，李侠.情志相胜法在抑郁症临床应用中的思考［J］.浙江中医药大学学报，2015，39（2）：95-97.

［4］何玲玲.穴位按摩结合情志疗法对高校学生心理亚健康的干预［J］.甘肃中医学院学报，2012，（6）：62-64.

### （八）妇科疾病

刘锦霞等[1]观察五脏情志疗法对乳腺增生病肝郁气滞证患者治疗前后临床症状、体征评分及心理、生存质量的影响。结果显示，五脏情志疗法通过身心同治，对焦虑、抑郁、躯体化等心理异常指标改善明显，可提高乳腺增生病肝郁气滞证患者的临床疗效。

曹琛等[2]采用随机法将 60 例以失眠为主症的肝肾阴虚型围绝经期综合征患者分为 2 组，治疗组给予以滋肾平肝为法自拟的更年汤结合情志疗法治疗，对照组给予更年安片治疗。治疗组治疗前后匹兹堡睡眠指数量表（PSQI）评分总分及各项目积分比较，差异有显著性意义。滋肾平肝法结合情志疗法治疗失眠为主症的肝肾阴虚型围绝经期综合征疗效肯定。温玉华等[3]观察补肾疏肝法配合情志疗法对围绝经期综合征患者的疗效和对临床症状量表评分的影响。结果表明：补肾疏肝法治疗围绝经期综合征疗效确切，心理疗法是治疗围绝经期综合征的关键环节，补肾疏肝法结合心理疏导比单纯用中药疗效好。

沈碧琼[4]对女性更年期综合征中医药治疗方案进行了研

[1] 刘锦霞，宋爱莉.从"心身同病"论治乳腺增生病肝郁气滞证的疗效观察 [J].新中医，2012，（12）：69-71.

[2] 曹琛，刘巧莲，陈惠林，等.滋肾平肝结合情志疗法治疗失眠为主症的围绝经期综合征临床观察 [J].新中医，2011（3）：85-87.

[3] 温玉华，殷新，李泽福.补肾疏肝法配合情志疗法治疗围绝经期综合征 30 例临床观察 [J].四川中医，2011（8）：89-91.

[4] 沈碧琼.女性更年期综合征中医药治疗方案研究 [D].广州：广州中医药大学，2008.

究，在改善患者生存质量方面，中药配合情志治疗对血管舒缩维度及心理维度方面远期疗效较巩固，而激素替代疗法对改善患者性生活维度方面效果较明显；在改善更年期综合征某些症状方面，中、西医治疗各有所长；中医药和情志治疗女性更年期综合征安全可靠，无明显不良反应。秦莉花[1]对中医"情志疗法"治疗绝经综合征内在规则的数据挖掘研究揭示，绝经综合征患者异常情志的出现受一般情况、血管舒缩症状、躯体症状、性生活症状等多方面因素影响。其情志的改变具有易怒、易悲、易焦虑特点，尤其具有复合情志的特点；且情志应分等级及表现方式不同。情志相胜疗法不能完全适应绝经综合征患者复合情志的治疗。情志疗法治疗绝经综合征患者可根据情志轻重等级不同及表现方式不同，进行治疗方案的调整。

雷洁莹[2]临床研究表明，中药灌肠结合调情志治疗盆腔炎性慢性盆腔痛有较好的临床疗效，能改善患者躯体疼痛和情绪障碍等方面的症状。李智红等[3]运用问卷调查研究发现，肝郁是慢性宫颈炎患者典型心身疾病体现，情志疗法在慢性宫颈炎治疗中的运用不容忽视。

## （九）肿瘤

李佩佽[4]观察情志疗法对乳腺癌术后患者情志失调的治疗作用。

［1］ 秦莉花.中医"情志疗法"治疗绝经综合征内在规则的数据挖掘研究［D］.广州：广州中医药大学，2010.
［2］ 雷洁莹.中药灌肠结合调情志治疗盆腔炎性慢性盆腔痛的临床研究［J］.新中医，2012（11）：71-74.
［3］ 李智红，雷磊.社会医学模式下慢性宫颈炎治疗中的情志疗法［J］.长春中医药大学学报，2011（4）：535-536.
［4］ 李佩佽.情志疗法在乳腺癌治疗中的应用之临床研究［D］.南京：南京中医药大学，2010.

结果显示，情志调节疏肝解郁法能改善乳腺癌患者症状、增强免疫功能、提高生活质量，是行之有效的方法之一。张义荣[1]以提高患者的生活质量为出发点，采用生活质量量表、汉密尔顿焦虑量表作为评价手段，证实了中医情志疗法可以显著提高癌症患者的生活质量、改善焦虑状态，且无不良事件发生。冯燕玲[2]通过随机对照法研究中医情志疗法干预子宫切除术患者的不良情绪的临床有效性。结果显示，中医情志疗法对改善子宫切除术患者的不良情绪为有效干预措施。情志治疗组术后恢复情况优于对照组。本研究为建立妇科围手术期的中医情志治疗的规范模式提供了科学证据。吕晓皑等[3]以中医学"治未病"思想为指导，观察中医团体情志疗法对乳腺癌阈下抑郁的干预效应。发现中医团体情志疗法可以有效缓解乳腺癌术后阈下抑郁，提高整体生活质量，且可操作性强，患者依从性佳。

### （十）皮肤科疾病

蒋友琼[4]观察中药丹栀逍遥散加减配合情志疗法治疗痤疮（冲任失调型）临床疗效及不良反应，初步探讨此法的作用机理。治疗组采用口服中药"丹栀逍遥散"配合情志疗法

［1］张义荣.中医情志疗法对癌症患者生活质量影响的疗效观察［D］.广州：广州中医药大学，2009.

［2］冯燕玲.中医情志疗法对全子宫切除患者围手术期的影响的临床研究［D］.广州：广州中医药大学，2011.

［3］吕晓皑，高秀飞，王蓓，等.应用中医团体情志疗法"治未病"调治乳腺癌阈下抑郁［J］.中华中医药学刊，2013（4）：819-821.

［4］蒋友琼.中药配合情志疗法治疗冲任失调型痤疮临床疗效观察［D］.成都：成都中医药大学，2012.

治疗；对照组采用单纯口服中药"丹栀逍遥散"治疗。结果表明，治疗组和对照组治疗痤疮（冲任失调型）均有较好疗效且无明显不良反应。

## 三、实验研究

路艳星[1]运用乳腺癌生存质量测评量表（FACT-B4.0版），采用调查问卷的形式，对进行中药治疗＋中医理论为指导的集体情志疗法和未接受情志疗法的肝郁型乳癌病人进行临床调查研究，观察情志疗法对患者生活质量的影响。通过与疏肝解郁中药组相比，中医集体情志疗法＋疏肝解郁中药组可以明显改善肝郁质乳癌患者的生存质量，为乳腺癌的临床康复寻找更广阔的心理学途径，为中医集体情志疗法的临床推广和普及奠定基础。王小云等[2]采用2×2析因设计，进行多中心随机对照试验研究，观察补肾中药和中医情志治疗妇女绝经综合征的临床有效性和安全性。结果表明，补肾中药加中医情志疗法是治疗绝经综合征有效治疗方案。郑益志等[3]通过检测治疗前后患者汉密尔顿抑郁量表（HAMD）、汉密尔顿焦虑量表（HAMA）水平及血清单胺类神经递质表达水平的变化，探讨中医情志疗法治疗寻常型银屑病的可能机理。结果提示，银屑病患者存在

［1］ 路艳星.中医情志疗法对肝郁型乳腺癌患者生存质量的影响［D］.广州：广州中医药大学，2011.

［2］ 王小云，杨洪艳，张春玲，等.补肾中药与中医情志疗法治疗绝经综合征的随机对照试验［J］.南方医科大学学报，2006（6）：796-798.

［3］ 郑益志，陈春凤，贾丽莹，等.中医情志疗法对寻常型银屑病患者HAMD、HAMA水平及外周血单胺类神经递质的影响［J］.浙江中医药大学学报，2013（5）：506-510.

明显的抑郁、焦虑情绪障碍，中医情志疗法能有效改善银屑病患者的临床症状及精神状态，其作用机制可能与降低外周血单胺类神经递质有关。沈碧琼等[1]观察补肾中药结合情志疗法对绝经综合征患者 Kupperman 评分及血清激素水平的影响。结果表明，补肾中药结合情志疗法对绝经综合征有治疗作用，能明显改善患者的神经精神症状。

## 第八节　通络法研究

### 一、理论研究

络脉是气血运行的通路，络病治疗的根本目的在于保持络脉通畅以恢复其正常功能，故"络以通为用"的治疗原则正是针对络脉生理特点及络病病理实质而提出的。通络药物按传统分辛味通络、虫药通络、藤药通络及络虚通补。按功能分，将通络药物分为流气畅络药、化瘀通络药、散结通络药、祛痰通络药、祛风通络药、解毒通络药、荣养络脉药七大类，便于临床把握运用[2]。也有学者指出，络病的治疗不局限于虫蚁通络、辛润通络，还有补肝肾、养气血、散寒凝、化痰热、利

［1］　沈碧琼，王小云，张春玲，等.补肾中药结合情志疗法对绝经综合征患者 Kupperman 评分及血清激素水平的影响［J］.上海中医药杂志，2009（5）：41-43.

［2］　吴以岭.络病治疗原则与通络药物［J］.疑难病杂志，2005，4（4）：213-215.

湿浊、通府气等诸多丰富的药物治法及针刺治法[1]。络病学说发展史上有三个重要里程碑[2,3]:《黄帝内经》奠定了通络法的理论基础,对络脉生理、病理及治疗作了初步论述,并且提出了刺络放血及药物通络等治疗方法。如《素问·三部九候论》曰:"索其结络脉,刺出其血,以见通之。"东汉著名医家张仲景的《伤寒杂病论》奠定了络病证治的基础,用活血化瘀通络方以及活血化痰通络方治疗络脉痹阻的病证,治络名方如旋覆花汤、大黄䗪虫丸、鳖甲煎丸、抵当汤等。张仲景率先用虫类药通络,将䗪虫、土鳖虫、水蛭、蛴螬等虫类药用于通络方中,以提高疗效。清代著名医家叶天士发展了络病学说,提出了"久痛入络,"久病入络"理论,还发展了络脉病的治疗方法及药物,辛味通络法和通补络脉法。

由于通络法在临床的应用越来越广泛,受到众多医家的重视。根据络脉的病理、病证特点和用药特点,可将通络法分为祛邪通络法及扶正通络法两大类。

## 二、临床研究

### (一)祛邪通络法

#### 1.化瘀通络法

瘀血阻滞脉络,气血运行受阻,不通则痛。化瘀通络法主要适

---

[1] 樊永平.浅论络病疗法[J].北京针灸骨伤学院学报,2000,7(2):55-60.

[2] 吴以岭.络病学说形成与发展的三个里程碑(一)[J].疑难病杂志,2004,3(2):89-91.

[3] 吴以岭.络病学说形成与发展的三个里程碑(二)[J].疑难病杂志,2004,4(2):149-151.

用于络脉瘀阻之证，如痹证、癥瘕积聚、痛证等。临床常随其瘀阻络脉部位不同而表现各有不同，如瘀阻脑络则为头晕头痛；瘀阻心络则为胸闷胸痛；瘀阻肝络则胁下疼痛，甚则发为鼓胀等。李振华[1]以活血化瘀、辛温通络法治疗瘀血头痛，王道坤[2]以活血化瘀、搜剔通络法治疗慢性胃炎，陈云凤[3]以补肺益肾、化瘀通络法治疗特发性肺间质纤维化，李勇军等[4]以头针配合中药化瘀通络法治疗中风后恢复期，方利等[5]以活血化瘀通络法治疗强直性脊柱炎，关彤[6]以祛瘀通络法治疗干燥综合征。常用方如血府逐瘀汤、鳖甲煎丸、复元活血汤、身痛逐瘀汤、桃红四物汤等。

### 2. 祛痰通络法

祛痰通络法用于水液输布异常而停聚凝结，瘀阻脉络所致的病证。如半身不遂、黄疸、眩晕、癫狂、痞证等。根据痰湿的性质及所停留部位的不同，常见的临床表现有胸闷脘痞，神昏谵语等。元代著名医家朱丹溪指出："痰夹瘀血，遂

［1］ 华荣，李郑生，张彦红，等．李振华教授辨治瘀血头痛经验［J］．中医药学刊，2006，24（7）：1212-1213．

［2］ 马义斌，王道坤．王道坤教授通络法治疗慢性胃炎经验总结［J］．甘肃中医学院学报，2014，31（3）：17-19．

［3］ 陈云凤．补肺益肾、化瘀通络法治疗特发行肺间质纤维化的中医理论探讨［J］．中国中医药现代远程教育，2013，11（18）：1-2．

［4］ 李勇军，孔令东．头针配合中药化瘀通络法治疗中风后恢复期临床观察［J］．时珍国医国药，2013，24（9）：2155-2156．

［5］ 方利，刘健，章平衡，等．中医活血化瘀通络法治疗强直性脊柱炎研究进展［J］．中国临床保健杂志，2015，18（5）：545-547．

［6］ 关彤．中医对干燥综合征的辨治思路［J］．长春中医药大学学报，2009，25（4）：504-505．

成窠囊"。吴以岭等[1]以祛痰通络法治疗糖尿病肾病，张翕宇等[2]以活血化痰通络法防治糖尿病周围神经病变，周震等[3]以化痰通络法治疗急性脑梗死，王喜芳等[4]以活血化瘀、祛痰通络法治疗缺血性中风。常用方如旋覆花汤、枳实薤白桂枝汤、桃红四物汤加味等。

### 3. 祛风通络法

祛风通络法用于风邪侵袭肌表、经络，卫外功能失常而出现的病证，如抽搐、痉挛、震颤、痹证等。《素问·风论》曰："风者，百病之长也。"风邪致病广泛，可分外风、内风两大类。外风的临床表现主要为恶风、皮肤瘙痒、发疹、头身疼痛等。内风的临床表现主要为眩晕、抽搐、震颤、惊厥等。黄学民等[5]以疏风通络治法治疗糖尿病肾病，胡建华[6]以平肝息风通络法治疗神经系统疾病。常用方如牵正散、止痉散、蠲痹汤等。

### 4. 祛寒通络法

祛寒通络法用于寒邪侵袭机体，阳气被遏所致经脉气血运行不畅的病证，如痹证、头痛、胸痹、胃痛等。常见的临床表现有恶寒、

[1] 吴以岭，魏聪，贾振华，等.从络病学说论治糖尿病肾病[J].疑难病杂志，2007，6（6）：350-351.

[2] 张翕宇，谢春光，杜联.活血化痰通络法防治糖尿病周围神经病变的机制探讨[J].天津中医药，2016，33（1）：55-58.

[3] 周震，宋宛珊，毛蕾，等.化痰通络法治疗急性脑梗死100例随机对照临床研究[J].天津中医药，2012，29（1）：19-21.

[4] 王喜芳，武继涛，许新霞.从痰瘀论治缺血性中风89例[J].中医研究，2007，20（8）：53-54.

[5] 黄学民，赵进喜，张亚欣.论糖尿病肾病疏风通络治法及其抗炎抗免疫损伤作用[J].北京中医药大学学报，2012，50（1）：44-46.

[6] 王秀薇.胡建华平肝息风通络法治疗神经系统疾病[J].上海中医药杂志，2006，40（12）：9-10.

身痛、头项强痛、畏寒肢冷、四肢拘急、脘腹冷痛等。钟秋生等[1]以补肾祛寒通络法治疗膝骨关节炎，杨志敏等[2]以益肾强督祛寒通络法治疗强直性脊柱炎。常用方如温经通痹汤、乌头汤、桂枝附子汤等。

### 5. 祛湿通络法

祛湿通络法用于感受外界湿邪，或体内水液运化失常而阻遏气机与清阳所致的病证，如淋证、水肿、痹证、湿疹、黄疸等。常见的临床表现有身体困重、肢体酸痛、腹胀腹泻、纳呆、酸楚、痞闷等。李振华[3]采用温中健脾除湿通络法治疗顽痹，王道坤[4]以祛湿化痰、清热通络法治疗慢性胃炎，刘健等[5]以健脾化湿通络法治疗类风湿关节炎贫血。常用方如藿朴夏苓汤、羌活胜湿汤、宣痹汤、三仁汤等。

### 6. 理气通络法

理气通络法用于人体某一脏器组织、经络的气机阻滞所致的病证，如积聚、胁痛、头痛、胸痹、胃痛等。常见临床表现主要是气机阻滞部位的胀闷、疼痛、窜痛等。王道坤[4]

［1］钟秋生，叶国辉，王惠珍，等.补肾祛寒通络法治疗膝骨关节炎44例临床观察［J］.新中医，2007，39（1）：24-25.

［2］杨志敏，吕妮妮.益肾强督祛寒通络法治疗强直性脊柱炎的临证体会［J］.光明中医，2015，30（11）：2412-2415.

［3］郭会卿，李沛，李郑生.李振华教授温中健脾除湿通络治疗顽痹经验［J］.中医学报，2010，25（1）：42-43.

［4］马义斌，王道坤.王道坤教授通络法治疗慢性胃炎经验总结［J］.甘肃中医学院学报，2014，31（3）：17-19.

［5］刘健，李华，谌曦.健脾化湿通络法治疗类风湿关节炎贫血的临床研究［J］.中西医结合学报，2006，4（4）：348-354.

以辛香理气、和血通络法治疗慢性萎缩性胃炎，邵祖燕[1]运用理气通络法治疗胃脘痛，王志新[2]运用活血化瘀、理气通络法治疗糖尿病足。常用方如旋覆花汤、复元活血汤、柴胡疏肝散、通窍活血汤等。

### 7. 清热通络法

清热通络法用于感受火热之邪而机体阳热内盛所致脉络瘀阻的病证，如衄血、尿血、眩晕、淋证、痉证等。临床多见高热、烦渴、汗出、大便秘结、吐血、痈肿疮疡，甚则高热神昏、抽搐、角弓反张等。针对此类病证，清代著名医家叶天士提出"直须凉血散血"的治疗方法。周学平等[3]以养阴清、宣痹通络法治疗类风湿性关节炎，李振华[4]以温中健脾除湿、清热通经活络法治疗顽痹，何其财等[5]以清热通络法治疗类风湿关节炎。常用方如大黄牡丹皮汤、四妙勇安汤等。

### 8. 解毒通络法

《说文解字》中对毒的解释为"毒，厚也。害人之艸，往往而生。"解毒通络法用于因感受毒邪而致脉络瘀阻的病证，有热毒、湿

［1］ 丁慧芬.邵祖燕运用理气通络法治疗胃脘痛经验［J］.山东中医杂志，1998，17（12）：557.

［2］ 王志新.活血化瘀、理气通络法治疗糖尿病足25例［J］.河南中医，2007，27（11）：38-39.

［3］ 周学平，周仲瑛，金妙文，等.养阴清热、宣痹通络法治疗类风湿性关节炎的临床研究［J］.南京中医药大学学报，2002，18（2）：85-88.

［4］ 郭会卿，李沛，李振华.国医大师李振华临证经验——温中健脾除湿通络治顽痹［J］.中国中医药学报，2009，26（3）：1-2.

［5］ 何其财，周长征，邝涛，等.清热通络汤治疗类风湿性关节炎（风湿热郁证）30例临床观察［J］.中医药导报，2012，18（10）：59-60.

毒、疫毒、虫毒等之别。临床多见于瘰疬、癌病、瘿瘤、痹证等。蓝毓营[1]以解毒通络法治疗缺血性中风，屈静等[2]以解毒通络法治疗脑卒中急性期，史成和等[3]以凉血解毒通络法治疗早期带状疱疹。常用方如凉血解毒汤、解毒丸等。

### （二）扶正通络法

#### 1. 益气通络法

益气通络法用于因元气不足或脏腑功能减退所致脉络不通的病证，如眩晕、痿证、半身不遂、胸痹等。常见临床表现如乏力、气短、精神疲惫、头晕目眩、脉虚等。吴以岭[4]以益气活血、通络止痛的通心络胶囊治疗冠心病心绞痛，李鑫颉等[5]以益气活血通络法治疗缺血性中风，王亚黎等[6]以健脾益气通络法治疗干燥综合征；李艳艳等[7]以益气通络法

［1］ 蓝毓营. 解毒通络法治疗缺血性中风的研究［J］. 浙江中医学院学报，2004，28（5）：86-87.

［2］ 屈静，邹忆怀. 解毒通络法对脑卒中急性期证候与细胞因子的影响［J］. 吉林中医药，2012，32（10）：1017-1018.

［3］ 史成和，王秀娟. 凉血解毒通络中药治疗早期带状疱疹［J］. 中国实验方剂学杂志，2010，16（11）：197-199.

［4］ 吴以岭. 络病学［M］. 北京：中国中医药出版社，2006.

［5］ 李鑫颉，贾振华，魏聪. 络病理论与中风病［J］. 南京中医药大学学报，2015，28（3）：204-206.

［6］ 王亚黎，刘健，杨佳，等. 新安健脾益气通络法对干燥综合征的疗效、心肺功能影响及免疫学机制研究［J］. 风湿病与关节炎，2014，3（1）：5-9.

［7］ 李艳艳，张燕萍，王书臣，等. 益气通络法治疗肺络闭阻、气阴两虚型特发性肺纤维化的临床研究［J］. 时珍国医国药，2014，25（3）：630-632.

治疗肺络闭阻、气阴两虚型特发性肺间质纤维化。常用方如黄芪桂枝五物汤、补中益气汤等。

2. 养血通络法

养血通络法用于血液亏虚，不能濡养脏腑、经络、组织所致的络脉瘀阻的病证。如心悸、中风、眩晕、闭经、头痛等。常见临床表现有心悸，多梦，手足发麻，头晕，爪甲、唇色淡白等。赵景明等[1]以养血通络法治疗黄褐斑，颜学桔等[2]以补肾养血通络法治疗腰椎间盘突出症，胡萍萍[3]以养血通络法治疗化疗后末梢神经炎。常用方如四物汤、胶艾汤、归脾汤等。

3. 温阳通络法

温阳通络法用于阳气亏虚而络脉瘀阻的病证，如腰痛、头痛、泄泻、月经不调、不孕等。常见于多脏器组织病变，临床表现如畏冷、肢凉、便溏、小便清长等。刘文刚等[4]以温阳通络中药治疗绝经后骨质疏松症合并膝骨关节炎，赵鸿等[5]以温阳通络方治疗冠心病心绞痛心肾阳虚证，李建树[6]以温阳通络法治疗糖尿病周围神经

[1] 赵景明，潘拉梅，王建萍，等. 养血通络散治疗黄褐斑80例 [J]. 山西中医，1996，12（6）：17-18.

[2] 颜学桔，黄大平，旷惠桃. 补肾养血通络汤治疗腰椎间盘突出症30例分析 [J]. 中医药导报，2008，14（7）：59-60.

[3] 胡萍萍. 养血通络汤治疗化疗后末梢神经炎疗效观察 [J]. 辽宁中医药大学学报，2012，14（12）：25-26.

[4] 刘文刚，许学猛，谢国平，等. 温阳通络中药对绝经后骨质疏松症合并膝骨关节炎患者的疗效及机制 [J]. 广东医学，2009，30（5）：807-809.

[5] 赵鸿，谢静. 温阳通络方治疗冠心病心绞痛心肾阳虚证30例临床观察 [J]. 中医药导报，2011，17（6）：25-27.

[6] 李建树. 温阳通络法治疗糖尿病周围神经病变30例 [J]. 中国中医药现代远程教育，2014，12（8）：31.

病变。常用方如温经汤、当归四逆汤、阳和汤、生化汤等。

### 4.滋阴通络法

滋阴通络法用于阴液亏少所致脉络瘀阻的病证，如肺痿、痿证、胁痛、消渴、虚劳等。可见于多个脏器、组织的病变，常见的临床表现有五心烦热、潮热、盗汗、两颧潮红、咽干口燥等。杨磊[1]以滋阴通络汤加味治疗中风后遗症；杨亚平等[2]以滋阴通络法治疗缺血性中风。常用方如一贯煎、大黄䗪虫丸、大补阴丸、左归丸、通幽汤等。

周水平等[3]就通络法用药配伍规律作了简要总结：①随其所得，分部处之。②宿邪缓攻，通补兼施；③辛香宣透，引经通络；④虫类走窜，剔邪搜络；⑤取类比象，藤类入络；⑥血肉有情，填补络道。

近年来，络脉理论深受学术界的重视，许多久病、痛病运用各种通络法，取得了较好的临床治疗效果。络病的治疗均以"通络"为治疗大法，通络法总体可分为祛邪通络法如化瘀通络法、祛痰通络法、祛风通络法、祛寒通络法、祛湿通络法、理气通络法、清热通络法、解毒通络法与扶正通络法如益气通络法、养血通络法、滋阴通络法、温阳通络法两大类12种。尽管越来越多的医家重视通络法的临床应用，然

---

［1］ 杨磊.自拟方滋阴通络汤加味治疗中风后遗症32例临床观察［J］.世界最新医学信息文摘，2015，15（28）：154–155.

［2］ 杨亚平，李颖慧.滋阴通络法治疗缺血性中风55例分析［J］.四川中医，2003，21（3）：48–49.

［3］ 周水平，仝小林，徐远.通络法用药配伍规律浅析［J］.国医论坛，2003，18（1）：18–19.

而对通络法的理论及临床应用方面还缺乏更全面、系统的研究，希望通络法的理论研究和临床应用随着中医药事业的发展而更加完善。

## 三、实验研究

刘健等[1]观察新风胶囊（黄芪、薏苡仁、雷公藤、蜈蚣等）对类风湿关节炎（RA）患者肺功能、肺部、关节、全身症状及调节性 T 细胞（Treg）的影响，并探讨其作用机制。将 66 例 RA 患者随机分为两组：新风胶囊组（研究组）和风湿骨痛组（对照组），观察两组治疗前后各指标的变化。与对照组比较，研究组患者肺功能、肺部、关节及全身症状明显改善，同时，CD $4^+$CD $25^+$CD $127^-$ Treg 升高（$P < 0.01$ 或 $P < 0.05$）。表明复方新风胶囊通过上调 CD $4^+$CD $25^+$CD $127^-$ Treg，从整体水平调节免疫平衡，改善 RA 患者肺功能和肺部症状。

王亚黎等[2]基于健脾益气通络的治则，对干燥综合征进行理论研究、临床研究、实验研究 3 个方面的探讨，表明健脾益气通络法能明显改善干燥综合征的症状、心肺功能，免疫学机制主要是健脾益气通络法对干燥综合征患者细胞因子及调节性 T 细胞的调控作用。

郑蕙田团队研究了针药结合补肾通络法（长针深刺、电针和中药雪莲穴位注射相结合）对糖尿病周围神经病变（DPN）患者的影响。结果发现，补肾通络法对神经传导速度（NCV）有良好改善作

[1] 刘健，万磊，刘磊，等.健脾通络法对类风湿关节炎调节性 T 细胞及肺功能的影响[J].中国临床保健杂志，2011，14（2）：113–116.
[2] 王亚黎，刘健，杨佳，等.新安健脾益气通络法对干燥综合征的疗效、心肺功能影响及免疫学机制研究[J].风湿病与关节炎，2014，3（12）：5–9.

用[1]；可以降低血糖提高胰岛素敏感性，改善胰岛素抵抗，部分纠正 DPN 患者的糖脂代谢紊乱，升高 NO 水平，提示针药结合补肾通络法可能通过 NO 机制，促进周围血管的舒张，改善周围神经的血供，有利于 DPN 的修复[2]；对 DPN 患者的血液流变性有一定改善作用[3]。

【编者注：此文是在鲁璐、田丙坤所著论文《通络法临床应用综述》基础上修改而成，原论文发表于《河南中医》，2017，37（3）：547-550.】

## 第九节 "扶阳抑阴" 治法研究

"扶阳抑阴学派" 简称 "扶阳派"，是 "温补学派" 的分支，但又有区别。"扶阳抑阴" 治法是《伤寒论》基本的治病用药思路，但这一治法却是温补学派代表人物张介宾最早提出的（《类经附翼·医易义》），后来经过清代喻嘉言、黄元御等人的补充和发展，逐渐成为一种成熟的治病方法。自清末

---

［1］ 郑蕙田，李永方，陈国美，等.针刺补肾通络法对糖尿病周围神经病变神经传导速度的影响［J］.上海中医药大学学报,2000,14（2）：58-60.

［2］ 郑蕙田，李永方，袁顺兴，等.针药结合补肾通络法对糖尿病周围神经病变患者糖脂代谢和一氧化氮的影响［J］.上海针灸杂志，2000（S1）：8-9+77-78.

［3］ 郑蕙田，李永方，袁顺兴，等.针药结合补肾通络法对糖尿病周围神经病变患者血液流变性的影响［J］.现代康复，2001，5（3）：64-65.

蜀医郑钦安成为"火神派"开山祖师之后，这一治法就成为该学派临床用药的基本立场。近十多年来，中医界风起云涌，使沉寂许久的中医理论研究产生了些许涟漪，也为其增加了一些活力，成为诸多学术流派中颇有鲜活生命力的一支新生力量和生力军。由于"扶阳派"是在临床实践之中发生和发展的，源于实践而又从属于实践，完全以东方文化背景下的生命科学为理论依据，又有其深厚扎实的临床基础，这就是其在近十多年来能够得到迅速发展的原因所在。

笔者收集 2013 年 12 月之前关于"扶阳"治法的资料 96 份，包括 4 次"扶阳"专题论坛文章 62 篇、1 次专题研讨会文章 7 篇、期刊论文 5 篇、学位论文 2 篇、学会论文集文章 8 篇以及"扶阳"专著 12 部，研究发现其应用的基础可概括为阳主阴从的重阳观、阳虚渐增的体质观、"阳常不足，阴常有余"的病理观、阳虚阴盛的病势观和阳虚上浮、外越、下陷的阴火病机观，遣方用药尊崇仲景，温药扶阳，擅用附子。现分析如下。

## 一、阴阳理论是扶阳抑阴治法的理论基础，"重阳"理念是其源头

阴阳学说是中华民族传统文化的哲学基础，是中国人的世界观和方法论，也是中医理论发生及构建的文化基因，《黄帝内经》理论的构建和成书深受其影响。无论是温补学派还是"扶阳抑阴学派"乃至"火神派"，必然携带着浓郁的阴阳理论的印记。阴阳理论是在人类对太阳崇拜的生存大背景之下发生的，没有太阳崇拜也就没有阴阳理论的发生。这从"阴阳"的字形架构即可得出，有"日"则为"陽"，无"日"则为"黔"（或陰）。也是刘安、董仲舒提出"阳为主，阴为从"以及《黄帝内经》重阳理念的重要依据。也是"阳

气者，若天与日，失其所则折寿而不彰，故天运当以日光明，是故阳因而上卫外者也"（《素问·生气通天论》）之所以用太阳取象类比的重要背景，在彰显"重阳"理念的同时蕴含了"阳气盛衰寿夭观念"[1]。可见，中医学中的"重阳"思想源于人类对太阳的崇拜是显而易见的，这自然也是"扶阳抑阴"流派的理论源头[1-2]。后人之所以有"为医者，要知保扶阳气为本……亦可保百余年寿矣"（《扁鹊心书》），"尝见多寿之人，无不慎节生冷，所以得全阳气"，"故凡欲保重生命者，尤当爱惜阳气"（《类经附翼·医易义》），以及"阴为体，阳为用，阳气在生理情况下是生命的动力，在病理情况下又是抗病的主力"[3]等论述，无不深受其影响。

仅就"扶阳"治法而言，是《黄帝内经》首创了"扶阳"思想[4]，有"阴病治阳""热之而寒者取之阳"的治病法则，张仲景是践行"扶阳"治法的第一人（《伤寒论》）[1, 5-8]。在王冰"益火之源，以消阴翳"之后，周之干基于"人身以阳气为主"率先提出了"用药以扶阳为先"的用药思路（《慎斋遗书》）[2]。张介宾进一步提出，"圣人作《易》，至于消长之际，淑慝之分，则未尝不致其扶阳抑阴之意，非故恶夫阴也，亦畏其败坏阳德，而戕伐乎乾坤之生意耳。以故一阴之生，譬如一贼，履霜坚冰至，贵在谨乎微，此诚医学之纲领，生命之枢机也"（《类经附翼·医易义》）。此后，喻嘉言、黄元御[9]以及以"扶阳抑阴"治法见长的"火神派"代表人物郑钦安[10-16]、吴佩衡[17-21]、祝味菊[2, 22-24]等，当前活跃在中医业界并在该领域具有广泛而深远影响的"扶阳"学派的领军人物李可[25-37]、卢崇汉[22, 28]、刘力红[14, 26-27, 36]、唐步棋[37]、张存悌[10, 37]、吴荣祖[17, 38]等，都是"扶阳"治病方法的身体力行者和弘扬拓展者。

"扶阳"流派的学术源流的脉络是清晰的，可以概括为：太阳崇拜→阴阳理论→重阳理念→《内经》扶阳思想→仲景践行扶阳→"温补学派"（张介宾首先提出"扶阳抑阴"）→郑钦安"火神派"[1]。

## 二、"扶阳"学派的主要学术观点

以郑钦安为代表的"扶阳"学派有如下学术观点[10, 12, 15, 37, 39-40]。

### （一）阴阳为纲，判分万病

以阴阳为纲，判分万病，是其基本的学术立场。郑钦安认为，"万病总是在阴阳之中"（《医法圆通·郑序》）。临证"但见舌青，满口津液，脉息无神，其人安静，唇口淡白，口不渴，即渴而喜热饮，二便自利者，即外现大热，身疼头痛，目肿，口疮，一切诸症，一概不究，用药专在这先天立极真种子上治之，百发百中。若见舌苔干黄，津液枯槁，口渴饮冷，脉息有神，其人烦躁，即身冷如冰，一概不究，专在这先天立极之元阴上求之，百发百中"。这就是郑氏提供衡量阴证和阳证的两把尺子，是判断阴虚、阳虚的"秘诀"。故卢崇汉教授指出，"做中医的始终要跟着脉证走，不要跟着指标走"。

### （二）重视阳气，突出扶阳

在"重阳"理念指导下，认为"阳者阴之根"，"阳主而阴从"，"阳统乎阴"，在诸种阳气中，郑钦安又特别强调肾阳的作用，"人生立命全在坎中一阳"，其善用附子、四逆辈，化裁而治疗百余种病。擅用附子，不夹阴药，为其用药特点[10]。

### （三）详辨阴火，精深独到

郑氏对阴寒偏盛所致虚阳上浮、外越、下陷所引起的种种假热之象，他称之为"阴火"者，有着相当深刻的认识。

#### 1."扶阳"派所论"阴火"的内涵

"扶阳"派所论"阴火"是指阴证所生之火，又称"假火"，本质是阳虚阴寒偏盛，导致虚阳上浮、外越、下陷而引起的种种"肿痛火形"其实是假象，常见的如慢性咽炎、口腔溃疡、牙齿即中痛、舌疮、口臭、头痛、颧红、目赤、耳鸣（以上各症即俗话所谓"上火"）以及内伤发热、皮肤包块红斑、足心发热如焚等都是极为常见的。这些临床表现在"扶阳"派看来，貌似火热之象，其实是真寒假热（即"阴火"），极易被误认作实火热证，或者阴虚火旺证，若以滋阴泻火之法治之，"实不啻雪地加霜"。

#### 2."扶阳"学派所论之"阴火"有别于李杲之"阴火"

李杲认为"脾胃虚弱，元气不足，而心火独盛。心火者，阴火也，起于下焦，其系系于心，心不主令，相火代之。相火，下焦包络之火，元气之贼也。火与元气不两立，一胜则一负。脾胃气虚，则下流于肾，阴火得以乘其土位"（《脾胃论》）。"或因劳役动作，肾间阴火沸腾，事闲之际，或于阴凉处解脱衣裳，更有新淋浴，于背阴处坐卧，其阴火下行，还归肾间"（《内外伤辨惑论》）。可以看出李杲所言阴火也是来源于肾，强调的是脾胃气虚是本，致"阴火"乘其土位是标。而"扶阳"派应用姜附所治疗的"阴火"是因为肾阳虚，虚阳上浮、外越、下陷为本者有很大的不同，二者在病位以及病性轻重上均有差异[10, 41]。

3. "扶阳"派所论之"阴火"也不同于阴虚所致的虚火

在阴阳对立制约理念下，将阴虚阴不制阳而产生的虚热、虚火，也称为"阴火"，这二者的内涵更是有很大的区别。二者的病理本质，一是肾阳虚衰，一为阴虚不足；前者要温阳益火，以消阴翳；后者则要滋阴降火，以清虚热；前者用药甘温，后者用药甘寒。不可不加辨识。

可见，"扶阳"派的学问不止在对大剂附子的擅用，更重要的是对"阴火"、假热证的辨认，于此尤具重要的现实意义[10]。

### （四）阳衰阴盛，病势趋向

"扶阳"派对病势判断的基本立场是"阳衰阴盛"，"阳衰"为病机之本。阳衰势必导致阴盛，这就是其"阳衰阴盛"的病势观。所谓病势观，是指医家对群体社会的发病特点和大体趋势的概括认识，关系到医家和学派的学术特点和认识疾病的前提。病势与社会、时代及地域、气候特点密切相关。"阴阳不明，医门坏极。喜清凉而恶辛温，无怪乎阴盛阳衰矣"（《医法圆通·卷二》）。认为俗医"喜清凉而恶辛温"，滥用寒凉伤阳之品，导致世人发病多有"阳衰阴盛"的病理趋势，因而临证以阴证、寒证为多发，而阳证、热证则少见的基本发病态势。故有"习见可温者十之八九，可清者百无一二""宜温者多，可清者少"（《伤寒质难·第十四》）之说；周连山也认为，当今临证"阳虚之证十之七、八，阴虚之证十无二三"；卢崇汉指出，"举目望去，现在有几个是阳实的啊？真正阳实的没有几个"（《扶阳讲记》）；李可也说："阳虚的人十占八九，真正阴虚的百不见一"（《人体阳气和疾病》）。这是"扶阳"派对当前临证病证谱基本趋势一致的认识[10, 25]。

### （五）阳常不足，阴常有余

何以会对当前临证病证谱基本趋势有"阳衰阴盛"的认识？"扶阳"派认为，人体现行的状况是"阳常不足，阴常有余"（《伤寒质难·第七》）。早在金元时期，朱震亨对仲景至宋代医界偏于《伤寒论》经方温热之弊而倡"阳常有余而阴常不足"之论，引发了元明时期滋阴养阴治法的兴起。张介宾认为人体"得阳则生，失阳则死"，故极力反对"阳常有余"之说而主张治病要"扶阳抑阴"（《类经附翼·大宝论》）。

祝味菊还指出："少阴伤寒，咎在不足，处治之法，始终宜温。阴质不足，佐以滋养；缓不济急，辅以注射；不足在表，温以卫之；不足在里，温以壮之；不足在心，温而运之；不足在脾，温而和之；下虚而上盛，温以潜之；少气而有障，温以行之；形不足者，温之以气；精不足者，温之以味。温药含有强壮之意，非温不足以振衰惫，非温不足以彰化气。经云：'劳者温之，怯者温之。'温之为用大矣"。在运用温法上发前人所未发，大胆创新，创立了温散、温潜、温滋、温清、温化和温润等温阳方法[2]。该学术流派在理论上重视阳气，"阳统乎阴，阳者阴之主"（《医理真传·卷二》），"阳主阴从"（《扶阳讲记》）；病机上则是阳虚阴盛，"阳常不足，阴常有余"（《伤寒质难·第七》）；对疾病的认识，指出"万病起于一元损伤"（《医法圆通·卷二》），疾病是阳常不足，阴常有余，"阳气无伤，百病自然不作"（《医理真传·卷二》），阳气不足是疾病的根本；"治病立法，在于以火消阴"，"重在扶阳"（《扶阳讲记》）[10, 22, 42]。

## （六）遣方用药遵循仲景

仲景治方，法度甚严，用药精当，药性偏温，剂量偏重。"扶阳"派根源于伤寒派，用药具有明显的经方风格，用方大都是经方，药味少，药量重，每方用药多在三五味、七八味之间，加减不过二三味，精纯不杂，不乱堆砌药物，法度甚严，达到郑钦安所称"理精艺熟，头头是道，随拈二三味，皆是妙法奇方"（《医法圆通·卷一》）的纯熟地步。据统计，《伤寒论》113方中，药味在七味（含七味）以下者占86%，其中桂枝汤各药的用量应该是桂枝45g，芍药45g，炙甘草30g，生姜45g，大枣12枚（约35g），该处方的总量应为200g左右。而非教科书中的43g左右[40]，而"扶阳"派的临床遣方用药基本宗此精神。

## （七）温药扶阳，擅长附子

"扶阳"学派在"阳常不足，阴常有余"以及"阳虚阴盛"病势观理念指导下，遣方用药的基本思路是用附子、姜、桂等温热药物以扶助阳气，尤其擅长于附子的应用，故云南的"扶阳"学派领军人物吴佩衡就被尊称为"附子先生"[17]。据统计，卢氏火神派第三代传人卢崇汉（《扶阳讲记》的作者）一年里共诊治患者2754人，在20013人次的诊治中共出具处方20076张，所涉病种83个，用药42种。其中用制附片19423方，占全年处方的96.8%；用生姜（包括干姜、生姜、煨姜、炮姜、筠姜，还包括生姜、干姜、筠姜同时使用）20016方，占全年处方的99.7%；用桂（包括桂枝、肉桂，或官桂，或同时使用）19852方，占全年处方的98.8%；药物用量，生姜或煨姜，每剂在30～200g，干姜、筠姜或炮姜用量在25～90g；桂枝用量在15～75g，肉桂或官桂用量在15～30g；附子用量在60～250g。每个病例都运用了附子，全年总计用附子13985 kg。这足以证明他在遵循着"阳常有余，阴常不足"的原则，擅用重用附子温扶阳气[2]。

据收集李可2006—2007年470张处方进行了用药规律分析，附子用药频率居第一，为79.00%。如果和乌头合并为84.32%，用附子扶先天少阴之阳。炙甘草用药频率为78.00%，排在第二位，重在补土伏火。干姜第三，为54.00%，如果把干姜炭和生姜合并，姜的总用药频率为91.68%，重在扶后天太阴之阳。肉桂用药频率为36.00%，如果和桂枝合并，用药频率为56.00%，重在扶厥阴之阳。以上充分体现了李可用药注重扶阳的基本精神，几乎贯穿了大多数疾病治疗过程的始终，不论外感、内伤、伤寒杂病，全部体现了这一基本精神[43]。

## 三、"扶阳派"又称为"火神派"

"火神派"临证治病的遣方用药思路仍然在《内经》"善诊者，察色按脉，先别阴阳""阴阳者……治病必求于本"的原则指导下，辨清病机的阴阳盛衰虚实，惟阳虚阴盛之证时，方可施以"扶阳抑阴"之法而予以温补之。之所以将其以"火神"名之，不外是依据《内经》"火为阳""水火者，阴阳之征兆"的论点，以"火"名"阳"的缘故。因此"火神派"绝不是什么新的学术流派，只是温补学派的重要分支而已。因为"温补"是"扶阳抑阴"治法达到的效果，"扶阳抑阴"是"温补"的作用核心机理，将其以"火神"名之，无外乎是体现"重阳"的理念，三者称谓不同而本质无别[1]。鉴于"阳常不足，阴常有余"是病证的重要形式，因而"治病立法，在于以火消阴"，温扶阳气。这是将"扶阳"学派称之为"火神派"的又一理由[22]。

## 四、"扶阳"学派的现实意义

### （一）阳衰阴盛病势趋向观念契合了人们现实的生活状况和临证病证谱

"扶阳"理念之所以得到广泛关注，是由于现阶段造成"阳常不足，阴常有余"之格局不外有体质因素、寒邪作祟（寒邪为患居多，随着电风扇问世，空调、冰箱的普及，当今因寒邪而病者，较之仲景所处时代"伤寒十居其七"有过之而无不及，空调病即是其例）、嗜食生冷（损脾伤阳）、工作烦劳（过劳则耗阳伤阳）、房事太过、作息无常（使阳气不能按时敛藏充养，久而久之造成阳气虚损）、恣用苦寒、滥用激素、滥用抗生素、慢性病发生率上升（病程冗长，久病多伤阳气）等，故祝味菊先生"阳常不足，阴常有余"之理论具有十分重要的现实意义[2]。

### （二）重视阳气，突出扶阳治病思路适应的病证谱广泛

依据现有资料统计，无论是祝味菊、卢崇汉，还是李可，他们运用"扶阳"方法治疗的病种几乎涵盖了当前世界医学界所能认识的一百多个病种，且疗效肯定[37]。

## 五、"扶阳"学派广受关注的缘由

"扶阳"治法由来已久，真正作为一个医学的学时流派而言，清末医家郑钦安及其《医理真传》《医法圆通》《伤寒恒论》三部著作，以元气立论，以阴阳为纲，强调"阳主阴从"，以及病势的"阳虚阴盛"，重视扶持阳气，开创了一个以扶阳为特点的学派[11, 13, 44]。

　　"扶阳"学派为何在近十多年来广受关注呢？依据文献分析，其中原因主要包括：①"扶阳"学派阳衰阴盛病势趋向观念契合了人们现实的生活状况和临证病证谱，适应的病证广泛，疗效肯定。②有一批业界学者倾心研究和大力推介。郑钦安及其《医理真传》《医法圆通》《伤寒恒论》是百年以前的成就，但是真正得以广泛关注则是在《郑钦安医学三书》得到整理出版之后的事。得益于业界李可、张存悌、刘力红、吴荣祖、卢崇汉等一批学者组织广泛深入地研讨，在近十年期间，先后在南宁、北京、上海、昆明、广州有 5 场"扶阳"专题论坛[2, 10-12, 14-23, 25, 38-96]，有力地促进学术研究和推介，这在其他学术流派的发展进程中是少有的，因而使"扶阳"学派的影响迅速地扩大。③中医学的理论研究在近现代时期少有创新，在清末温病学派之后的近百年期间，中医理论的研究基本处于留滞状态。人们寄希望于现代科学技术对中医理论研究水平的提升，但是由于东西方文化的差异，造成了中医学与成熟于西方文化背景下的现代科学技术在理论层面上难以融通，使人们对于历经近五十年用现代科学技术方法和手段对中医理论进行研究感到茫然或者失望，而"扶阳"派恰逢其时地兴起，以其鲜明的学术立场和观点，在中医学术气氛沉闷之中，使一个原本并不新奇的学术观念显得格外引人注目而迅速崛起。④先进媒介手段的助力也是一个不可忽视的因素。集网络、图书、论坛、视频等为一体的宣传推介，是火神派迅速兴起、广受关注的一大因素。

## 六、"扶阳派"的创新

"扶阳派"的创新表现在以下几方面：①提出"阳气盛衰寿夭观"。②突出"阴火"。"扶阳"派所论"阴火"是指阴证所生之火，又称"假火"，本质是阳虚阴寒偏盛，导致虚阳上浮、外越、下陷而引起的种种"肿痛火形"其实是假象。此与阳气虚衰、虚阳上浮之"戴阳证"以及阳虚阴盛、格阳于外的"阴盛格阳证"（或称"真寒假热证"）病机一致。③"阳常不足，阴常有余"的病理观。④病证谱基本趋势的"阳衰阴盛"观。⑤导致"阳常不足，阴常有余"证候病机和"阳衰阴盛"基本病势的原因有人口老龄化所致的体质因素、寒邪作祟（寒邪为患居多，随着电风扇问世，空调、冰箱的普及，当今因寒邪而病者，较之仲景所处时代"伤寒十居其七"有过之而无不及，空调病即是其例）、嗜食生冷（损脾伤阳）、工作烦劳（过劳则耗阳伤阳）、房事太过、作息无常（使阳气不能按时敛藏充养，久而久之造成阳气虚损）、恣用苦寒、滥用激素、滥用抗生素、慢病上升（病程冗长，久病多伤阳气）等十个方面。⑥在治疗用药上，对于阳虚所致的"阴火"要甘温"扶阳"，以姜、附、桂作为一线首选药物，运用山萸肉、龙骨、牡蛎、磁石以收敛上浮、外越之"阴火"。⑦生用附子、乌头、天雄（广东将附子上佳者又称"天雄"）、半夏、南星，而且剂量重。

【编者注：此文为张登本、田丙坤整理扶阳抑阴法时所撰，后以"扶阳抑阴治法研究述评"发表于《山西中医学院学报》2015,16（1）：4-9.】

## 参考文献

〔1〕张登本."扶阳抑阴"法之源流〔C〕.珠江：珠江流派高层论坛·扶阳分论坛，2013.

〔2〕余天泰.论"阳常不足，阴常有余"〔C〕.北京：第二届扶阳论坛，2008.

〔3〕陆鸿元.论著名老中医徐仲才运用扶阳法与治脾肾〔J〕.上海中医药杂志，1980，25（4）：8-9.

〔4〕邹澎宣，罗洋.《黄帝内经》之扶阳思想阐微〔J〕.天津中医药大学学报，2012，31（1）：5-6.

〔5〕杨兆林，王春红.《伤寒论》扶阳学说探讨〔J〕.中国中医急症，2010，19（10）：1749-1750.

〔6〕方统念.浅谈《伤寒论》中的"扶阳法"〔J〕.光明中医，2012（8）：1509-1510.

〔7〕司徒淳羽，刘敏.《伤寒论》中的扶阳思想及姜附桂配伍规律探讨〔D〕.广州中医药大学，2011.

〔8〕方志辉，万晓刚.《伤寒论》扶阳思想在岭南地区的临床运用特色〔D〕.广州中医药大学，2010.

〔9〕姜绍华.名医黄元御与《黄氏医书十一种》〔C〕.北京：第二届扶阳论坛，2008.

〔10〕张存梯.火神派的理论要点和现实意义〔C〕.北京：第二届扶阳论坛，2008.

〔11〕李康铭.浅论郑钦安的中医元气观〔C〕.北京：第二届扶阳论坛，2008.

〔12〕杜大威.郑钦安医学思想初探〔C〕.北京：第二届扶阳论坛，2008.

〔13〕唐迪佑.略论郑钦安之六经定法贯解〔C〕.北京：第二届扶阳论坛，2008.

〔14〕王仲宗，张红敏.火神派的现代理念——扶阳理论的辨本施治〔C〕.北京：第二届扶阳论坛，2008.

〔15〕郑群兴.论用火神派理论指导大方复治法治疗疑难重症〔C〕.北京：第二届扶阳论坛，2008.

〔16〕向天清.建立中医新体系从郑钦安扶阳思想得到的启示〔C〕.南宁：第三届泛中医论坛·思考中医2007——中医"治未病"暨首届扶阳论坛，2007.

〔17〕吴祖荣.附子先生——吴佩衡〔C〕.珠江：2013年珠江流派高层论坛·扶阳分论坛，2013.

〔18〕顾树华.传承吴氏学术思想，践行吴老温阳大法〔C〕.北京：第二届扶阳论坛，2008.

〔19〕吴麟梓.在吴佩衡重要学术思想传承下扶阳重阳与妇科治疗的意义〔C〕.昆明：著名中医学家吴佩衡学术思想研讨暨纪念吴佩衡诞辰120周年（1888-2008）论文集，2009.

〔20〕赵作伟.阴阳为纲治万病消症愈疾靠扶阳——扶阳理论在临床中的运用〔C〕.昆明：著名中医学家吴佩衡学术思想研讨暨纪念吴佩衡诞辰120周年（1888-2008）论文集，2009.

〔21〕林玲兰，熊亚隆，李铁军，等.纪念中医大师吴佩衡诞辰120周年扶阳法在癌症诊治中的指导作用〔C〕.昆明：著名中医学家吴佩衡学术思想研讨暨纪念吴佩衡诞辰120周年（1888—2008）论文集，2009.

〔22〕董良杰.阳常不足，阴常有余〔C〕.北京：第二届扶阳论坛，2008.

〔23〕李学麟.发皇古义，融会新知——《伤寒质难》评析〔C〕.北京：

第二届扶阳论坛，2008．

　〔24〕曹留蓝．祝味菊扶阳祛邪治疗思想浅探［J］．江苏中医，1991（11）：33-34．

　〔25〕李可．代谢病的治疗思路和方法——病在三阴，统于太阴［C］．北京：第二届扶阳论坛，2008．

　〔26〕卢崇汉，李可，吴荣祖，等．扶阳论坛［M］．北京：中国中医药出版社，2009．

　〔27〕刘力红，孙永章．扶阳论坛［M］．第2辑．北京：中国中医药出版社，2011．

　〔28〕卢崇汉．扶阳讲记［M］．北京：中国中医药出版社，2005．

　〔29〕孙其新．李可医论专辑［M］．北京：人民军医出版社，2013．

　〔30〕李可．李可老中医急危重症疑难病经验专辑［M］．太原：山西科学技术出版社，2006．

　〔31〕锥晓东，孙其新．李可医案处方集［M］．北京：人民军医出版社，2012．

　〔32〕孙其新．李可临证要旨［M］．北京：人民军医出版社，2011．

　〔33〕张涵．跟师李可抄方记（肿瘤篇）［M］．北京：中国医药科技出版社，2010．

　〔34〕齐玉茹．李可学术经验学步实录［M］．北京：中国医药科技出版社，2010．

　〔35〕田原．人体阳气与疾病：对话大医李可［M］．北京：中国医药科技出版社，2008．

　〔36〕傅文录．火神派学习与临证实践［M］．北京：学苑出版社，

2008.

〔37〕傅文录.火神派当代医家验案集［M］.北京：学苑出版社，2009.

〔38〕吴荣祖.观其脉证，辨识阳虚［C］.北京：第二届扶阳论坛，2008.

〔39〕刘永宽.欲学火神派必先明阴阳［C］.北京：第二届扶阳论坛，2008.

〔40〕施旭光.张仲景《伤寒论》中处方用药及配伍特点分析［C］.北京：第二届扶阳论坛，2008.

〔41〕庄严.常见"热象"的辨识——从麻黄附子细辛汤"反发热"证谈起［C］.北京：第二届扶阳论坛，2008.

〔42〕邢晓彤.论"阴常不足"和"阳常不足"［C］.北京：第二届扶阳论坛，2008.

〔43〕锥晓东.李可470张汤药处方用药规律分析［C］.北京：第二届扶阳论坛，2008.

〔44〕陈府.读郑钦安先生医书感悟［C］.北京：第二届扶阳论坛，2008.

〔45〕王仰宗，张红敏.火神派的现代理念——扶阳理论的辨本施治［C］.北京：第二届扶阳论坛，2008.

〔46〕奚九一，曹烨民，赵诚.奚氏扶阳祛邪法对肢体动脉性坏死的中医辨证研究［C］.北京：第二届扶阳论坛，2008.

〔47〕谷建军.扶阳学派对肾命学说的发展［C］.北京：第二届扶阳论坛，2008.

〔48〕张杰.浅谈中医扶阳对亚健康养生调理的体会［C］.北京：第二届扶阳论坛，2008.

〔49〕刘晓东.初探"火神派"之扶阳［C］.杭州：疗养康复发展的机

遇与挑战——中国康复医学会第 21 届疗养康复学术会议论文汇编，2010.

〔50〕奚九一. 中医脉管病为什么难治，奚氏扶阳祛邪法可供一试〔C〕. 哈尔滨：2010 年中国中西医结合周围血管疾病学术交流会论文集，2010.

〔51〕陈爱萍. 扶阳理论在中医风湿病治疗中的应用——学习《内经》体会〔C〕. 北京：中华中医药学会风湿病分会 2010 年学术会议论文集，2010.

〔52〕唐农. 从对称性原理谈扶阳理论内核结构的完整性及由此的若干临证思考〔C〕. 上海：第三届扶阳论坛暨扶阳学派理论与临床应用培训班论文集，2009.

〔53〕湛龙华. 民间验方亿草养生十八宝中医扶阳"治未病"神奇养生效果理论探研〔C〕. 上海：第三届扶阳论坛暨扶阳学派理论与临床应用培训班论文集，2009.

〔54〕赵庆新，刘凌凌. 扶阳法治疗心悸案例选〔C〕. 上海：第三届扶阳论坛暨扶阳学派理论与临床应用培训班论文集，2009.

〔55〕薛建平. 破格救心汤和扶正扶阳〔C〕. 上海：第三届扶阳论坛暨扶阳学派理论与临床应用培训班论文集，2009.

〔56〕孙良生. 略论扶阳思想在肿瘤治疗中的应用〔C〕. 上海：第三届扶阳论坛暨扶阳学派理论与临床应用培训班论文集，2009.

〔57〕赵梓佑. 附子等扶阳药物的临床应用总结〔C〕. 上海：第三届扶阳论坛暨扶阳学派理论与临床应用培训班论文集，2009.

〔58〕黄川. 几种扶阳要药的简介〔C〕. 上海：第三届扶阳论坛暨扶阳学派理论与临床应用培训班论文集，2009.

〔59〕杨志敏. 从圆运动认识扶阳法治失眠〔C〕. 全国第四次中

医科研方法学暨花生枝叶治疗失眠症研究成果汇报学术研讨会专家讲课和学术论文集，2009.

〔60〕陈军."偏"与"不偏"——对扶阳论坛及中风病后遗症的中医辨证施治的初步思考〔C〕.2012中国医师协会中西医结合医师分会神经病学专家委员会学术年会论文汇编，2012.

〔61〕姚友卿.扶阳法治疗恶性肿瘤经验谈〔C〕.中华医学会肿瘤学分会第七届全国中青年肿瘤学术会议——中华医学会肿瘤学分会"中华肿瘤明日之星"大型评选活动暨中青年委员全国遴选论文汇编，2011.

〔62〕吕立国，陈志强，王树声.从中医经典理论探讨扶阳法在晚期前列腺癌辨证治疗中的应用〔C〕.深圳：中华中医药学会第十一届男科学术大会论文集，2011.

〔63〕何希俊.针灸扶阳固本理论在脑病治疗中的思考〔C〕.广州：广东省针灸学会第十二次学术研讨会暨全国脑卒中及脊柱相关性疾病非药物诊疗技术培训班论文集，2011.

〔64〕陈玉琴.指压疗法与中医扶阳关系初探〔C〕.南宁：第三届泛中医论坛中医"治未病"暨首届扶阳论坛，2007.

〔65〕裴润萍.浅论扶阳的重要性——兼议其在肝病的治疗与防变中的体现〔C〕.广州：广东省针灸学会第十二次学术研讨会暨全国脑卒中及脊柱相关性疾病非药物诊疗技术培训班论文集，2011.

〔66〕裴润萍."扶阳论坛"之我见〔C〕.广州：广东省针灸学会第十二次学术研讨会暨全国脑卒中及脊柱相关性疾病非药物诊疗技术培训班论文集，2011.

〔67〕郭文荣.扶阳理论是治疗疑难病症的法宝〔C〕.昆明：著名中医学家吴佩衡学术思想研讨暨纪念吴佩衡诞辰120周年（1888–2008）论文集，2009.

〔68〕张晋云.扶阳法运用3则〔C〕.昆明：著名中医学家吴佩衡学术思想研讨暨纪念吴佩衡诞辰120周年（1888-2008）论文集，2009.

〔69〕蒋国康.扶阳临症医案浅析〔C〕.昆明：著名中医学家吴佩衡学术思想研讨暨纪念吴佩衡诞辰120周年（1888—2008）论文集，2009.

〔70〕李树清.扶阳法治疗阳虚型慢性肺心病86例疗效观察〔C〕.昆明：著名中医学家吴佩衡学术思想研讨暨纪念吴佩衡诞辰120周年（1888—2008）论文集，2009.

〔71〕邢斌.危症难病倚附子〔C〕.北京：第二届扶阳论坛，2008.

〔72〕毛进军.李可老中医"破格救心汤"的应用体会〔C〕.北京：第二届扶阳论坛，2008.

〔73〕张雯景.刘定西老先生中医学术思想推介〔C〕.北京：第二届扶阳论坛，2008.

〔74〕谈生蔚.浅述李可老中医的学术思想和临床经验〔C〕.北京：第二届扶阳论坛，2008.

〔75〕徐驯，徐汝奇.徐汝奇应用附子经验简述〔C〕.北京：第二届扶阳论坛，2008.

〔76〕姜绍华.名医黄元御与《黄氏医书十一种》〔C〕.北京：第二届扶阳论坛，2008.

〔77〕周正华.扶阳法临床应用举隅〔C〕.北京：第二届扶阳论坛，2008.

〔78〕王胜军.扶阳法治疗抑郁症的体会〔C〕.北京：第二届扶阳论坛，2008.

〔79〕李毅.四逆汤加减治疗尿毒症昏迷一例〔C〕.北京：第二届扶阳论坛，2008.

〔80〕郑国庆.论癫狂用附子〔C〕.北京：第二届扶阳论坛，2008.

〔81〕翟晓东.大剂量姜桂附应用实录〔C〕.北京：第二届扶阳论坛，2008.

〔82〕翟晓东，翟书庆.用附子黄芪汤扶阳益气治感冒〔C〕.北京：第二届扶阳论坛，2008.

〔83〕朱伟杰，胡少丽.浅谈温阳化浊法与慢性虚损性疾病辨治一得〔C〕.北京：第二届扶阳论坛，2008.

〔84〕李东秀.用炮附子治疗寒痹案一则〔C〕.北京：第二届扶阳论坛，2008.

〔85〕张志敏.温阳法治验医案举隅——附子临证应用心得〔C〕.北京：第二届扶阳论坛，2008.

〔86〕赵勇.温阳医话与实例（一）（二）（三）〔C〕.北京：第二届扶阳论坛，2008.

〔87〕朱伟杰.温阳辨治崩漏案〔C〕.北京：第二届扶阳论坛，2008.

〔88〕谭大清.论中医阴阳的科学性〔C〕.北京：第二届扶阳论坛，2008.

〔89〕孟亚伦.不孕症和少阴病的体会〔C〕.北京：第二届扶阳论坛，2008.

〔90〕张存梯.小中医学"火神"〔C〕.北京：第二届扶阳论坛，2008.

〔91〕李学麟，杨鸿.从《伤寒论》谈中医临证思维〔C〕.北京：第二届扶阳论坛，2008.

〔92〕肖地文.大剂温氏奔豚汤加味治愈一例重症冠心病合并严重肝肾功能衰竭、尿毒症〔C〕.北京：第二届扶阳论坛，2008.

〔93〕肖地文.破格救心汤治愈出血性疾病的体会〔C〕.北京：第二届扶阳论坛，2008.

〔94〕刘毅.扶阳要方—真武汤〔C〕.北京：第二届扶阳论坛，2008.

〔95〕潘毅.扶阳学术思想中的《易》思维体现〔C〕.珠江：珠江流派高层论坛·扶阳分论坛，2013.

〔96〕郑洪.岭南医学之扶阳学脉〔C〕.珠江：珠江流派高层论坛·扶阳分论坛，2013.

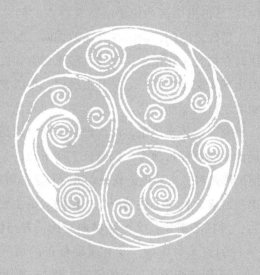

附篇一　中医治法研究的思考

虽然中医治则治法理论研究取得了很大进展，但是一些有识之士认为，研究中存在的问题需要正视与思考，并提出了对策与思路。

## 一、存在问题

陆付耳[1]提出中医治则治法研究存在的问题主要有三个方面：一是殊途同归，治法各异功效雷同。如完全不同的中医治法却在抗过氧化反应、改善血液流变学和提高免疫功能等方面出现了交叉重叠。二是分道扬镳，理法方药各行其是。即随着学科的逐渐分化，中医药学亦同其他学科一样越分越细，研究面也越来越窄，出现理法方药分道扬镳、各行其是的局面。三是厚古薄今，探索证实而不证伪。几乎所有的研究结果都是对古人的理论或观点进行科学的解释和证实，少有提出质疑者。针对上述情况，提出的对策主要为：①继承不泥古，发扬不离宗。②治法横向对比，方药纵向分析。③加强学科的交叉与碰撞。④有质疑修正的勇气。张登本等[2]认为，中医治则治法理论的研究主要有三种思路：一是理论研究，二是临床研究，三是实验室研究。其中实验研究存在一些值得思考的问题：①动物模型问题：由于所建立的模型判断指标都只反映西医某一病理的理化指标，无法用准确的证候与之对应。造模药物、动物个体差异等影响造模的

[1] 陆付耳. 中医治则治法研究的困惑与对策 [J]. 中国中西医结合杂志，2000，20（1）：61-63.

[2] 张登本，孙理军. 治则治法理论研究的现状与思考 [J]. 中医药学刊，2005，23（1）：17-19.

因素很多，很难保障所造模型的同一性和稳定性。②病证异同：治则治法的实验研究在实验中只能一次造出一个"病种"（很难说明是何证候），充其量只能说某一治法所用之方对某病种动物的药理作用。因而其研究结论也只能是局限性的，缺乏该法的普遍意义。③模型证候不等同中医临床依据四诊搜集资料所辨识的证候。④治法不等于具体方药，用一首方剂去验证一个"治法"理论，用以揭示某一治法理论的全部内涵及其意义还有很多工作要做。

## 二、对策与展望

针对中医治则治法研究中存在的问题，不少学者也提出了一些相应的对策，概括起来主要有以下几方面。

### （一）重视中医治疗思想研究

周超凡等[1]认为中医治疗思想是在古代唯物论和辩证法思想的影响下，逐渐发展成为以整体观为核心、以辩证法为特色的中医治疗理论体系。治疗思想是在治疗原则产生之前的临床思维，在中医治疗学中具有统帅地位和主导作用。它和其他思想规律一样，先有思想，然后才派生出原则。中医治疗思想与治疗原则是指导与被指导的关系。中医的治疗思想有较高的抽象性，治疗原则的抽象性比治疗思想较低，但原则性、定向性则强一些。当前较重视中医治则、治法与疗效的研究，而有忽略中医治疗思想研究的倾向，值得我们注意。如果我们重视了中医治疗思想的研究，不仅可以使中医治则、治法的研究提高到一个新的水平，或许当前一些疑难杂症和所谓

[1] 周超凡，周长发.中医治疗思想决定中医治则治法与疗效[J].中国中医药信息杂志，2006，13（2）：6-8.

"不治之症"也会"得其术",而竟得以攻克。

## (二)欲究"治"必求"理"

潘云等[1]围绕欲究"治"必求"理"这个观点,利用因果关系的逻辑推论提出中医学的医理是确立治则治法的原因,且"治"是"理"的结果,并且中医学的"理"分为人体生命之理和方药之理,而且临床时"理"的思路会决定"治"的角度,"理"的层次亦决定"治"的抽象或具体。中医学的一切研究都要求之于中医学的理论认识,并力求在理论上追寻其根本,做到寻根究源、反推其因,只有如此方可整合归纳中医学的理论知识,促进中医学的发展,以臻至境。倘若丢弃医理,只是一味地局限于研究治则治法,研究其语言分类、疗效大小、特色用法等,却不明白决定这些治则治法的那些根本医理,不懂得"理"与"治"的整合归纳,就不懂得临证时对治则治法的灵活变化,那接下来的研究就会烦冗凌乱,永无止境,对中医学的发展毫无益处。

## (三)治法研究必须与"证"的研究紧密结合

孙孝洪[2]反复强调治法研究必须与"证"的研究紧密结合,提出"以证释法,以方测法,以药论法"的研究思路。

---

[1] 潘云,王键.欲究"治"必求"理"[J].中医学报,2015,30(11):1633-1635.

[2] 孙孝洪.中医治疗学原理[M].成都:四川科学技术出版社,1990.

### （四）构建中医治则治法本体研究

侯玉等[1]提出通过对中医治则治法概念体系的深入分析，尝试构建试验性中医治则治法本体。借鉴斯坦福大学构建本体的七步法，整理中医治则治法概念体系，利用本体开发软件 Protege 构建中医治则治法本体。初步构建了中医治则治法本体，并实现简单查询。认为中医治则治法本体对中医信息资源的开发和利用具有一定的参考和借鉴意义，为中医实用性系统的建立提供了可供借鉴的方法和示例。

### （五）结合现代医学技术发展治法理论

周超凡等[2]针对既往文献、临床等研究缺乏计创性、系统性等问题，提出如下设想：①文献学研究。这是治则研究的基础工作。文献研究包括对古代文献与现代文献整理两个方面。②临床研究。临床研究主要有两大任务，一是传统的治则内容进行进一步的验证和发挥，二是争取创立一个新的治则体系，设想将治则分为三个部分：辨证治疗原则、辨病治疗原则、辨因治疗原则。③现代手段的研究。要重视对中医治则哲学基础的研究，但更大量的工作应是应用研究。可从以下几方面进行：由"天地（自然）、社会心理、人"向治则的顺向研究；从"证"入手研究；从法、方、药入手，逆向研究。即从药、方到"法"，从"法"到"则"的研究。药、方研

［1］ 侯玉，张昌林，车立娟，等.构建中医治则治法本体的研究［J］.数理医药学杂志，2010，23（5）：603-606.

［2］ 周超凡，倪健伟.中医治则研究简况及设想［J］.中医杂志，1987，28（4）：59-61.

究将有助于阐明"法"的实质。孟庆云[1]提出治法与治则的挖掘和现代发展，一要妙用和发展古法，二要借助现代医学观念推助治疗法则的发展，三要建立中医实验科学体系发展治则治法。指出现代治法治则需要向如下几方面发展：第一，传统的治法治则要规范化，以此提高理论的"易用性"；第二，应通过实验研究，进一步认识各种治法治则的机理；第三，应当创造出新的治法治则以解决疑难重证，尤其是急症的治法治则；第四，通过治法治则的增加和发展，扩大中医理论体系的框架。刘文兰等[2]认为，中医治则治法学说研究发展的重点，首先，应抓住疾病的病理本质，确定该疾病的治疗大法。在临床观察治疗的基础上，对某一疾病的病因（致病特点）、发病形式、病位、病性、病势等进行系统的观察和分析，在此过程中，必须结合现代医学对该病的四诊检查、理化指标检测和病理化验等结果，形成对该病病理本质的统一认识，进而确定该疾病的治疗大法。其次，围绕治疗大法，对其中涉及的每一种治法研究其适用时机和作用机理，从现代科学角度阐明该治法的具体作用环节和途径，进而研究该治法代表方剂的有效作用成分。

纵观古代和近代医家对治则治法的研究，如何将这些治则治法进行传承、总结与整理，如何在此基础上不断创新以提高临床疗效，各方专家就此议题展开了讨论，并对治则治

［1］ 孟庆云.中医治法治则的科学内涵及发展［J］.中医杂志，1992，33（10）：8–10.

［2］ 刘文兰，张炎，范晔.中医治则治法的研究现状及研究重点［J］.时珍国医国药，2007，18，（4）：836–837.

法的理论传承提出了自己的观点。王玉光等[1]认为，治则治法理论在中医理法方药体系中具有重要地位，治则治法理论的传承，在中医学术理论的传承中具有非常重要的意义。创新性治则治法理论的形成，需要传承经典，广泛地吸纳古今名医的经验，立足解决临床实际问题，参照现代医学的相关认识，也常能提供有意义的借鉴。传承中医治则治法理论，应该在理法方药整个体系上下功夫，文献梳理与名医访谈相结合，引入数理统计技术也是有意义的手段。中医治则治法理论传承，有利于中医学术进步，任重而道远。

[1] 王玉光，于智敏，赵进喜，等.传承创新治则治法理论，提高现代中医临床疗效[J].环球中医药，2016，9（4）：428-432.

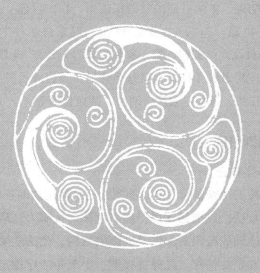

附篇二 中医治法研究成果综述

本研究主要基于 2015 年以前名老中医（国医大师、国家级名老中医）、省部级以上课题及省部级以上成果（二等奖以上），搜集各级课题论文共 175 篇，其中治则 98 篇，包括 973 课题 12 篇，国家自然科学基金 54 篇，科技攻关课题 7 篇，支撑计划课题 22 篇，国家中医药管理局课题 3 篇，涉及调整阴阳、正治、反治、治标治本、扶正祛邪、三因制宜；治法共 77 篇，包括 973 课题 15 篇，国家自然科学基金课题 41 篇，科技攻关课题 2 篇，科技支撑计划课题 14 篇，国家中医药管理局课题 4 篇，社科基金课题 1 篇，涉及补法、调气、调血、汗法、下法、温法、清法、活血化瘀等。

# 一、治则研究

## （一）扶正

培补正气以愈病的治疗原则，就是使用扶助正气的药物，或其他疗法，以增强体质，提高机体的抗病力，从而驱逐邪气，以达到战胜疾病，恢复健康的目的。此法主要应用于慢性疾病和癌症治疗。晁恩祥强调，中医药治疗稳定期慢性阻塞性肺疾病（COPD），有独特的专长和潜在优势，应重视在其稳定期扶正固本，以减少急性发作，延缓疾病进展。稳定期 COPD 属于中医"虚喘"范畴，其主要病机为肺肾两虚，治疗当以调补肺肾、纳气平喘为大法[1]。周仲瑛认为肺癌乃癌毒阻肺，病情总属本虚标实、虚实夹杂之证。肺癌的虚以

---

[1] 陈燕，杨道文，张洪春，等．晁恩祥调补肺肾法治疗稳定期慢性阻塞性肺疾病的思路与经验［J］．北京中医，2007，26（6）：337–338.

阴虚、气阴两虚为主；实不外乎气滞、血瘀、痰凝、毒聚等病理变化。其治疗当扶正抗癌并举[1]。周岱翰根据肺癌的发病具有"痰、瘀、毒、虚"特点，对中晚期肺癌患者，尤强调"痰"，"虚"两字，认为处于这一特定阶段肺癌的病理特征是以"虚"为本，以"痰"为标，虚实夹杂，以益气化痰法治疗可提高老年肺癌生存期[2]。实验表明，中医扶正祛邪不同治则有较好的抑瘤和抗肿瘤转移作用，不良反应较小，与化疗联用有协同作用[3]。现代研究表明，中医扶正培本法治疗恶性肿瘤具有增强和调节机体免疫能力、调节肿瘤细胞外基质平衡、抑制肿瘤细胞增殖、诱导肿瘤细胞凋亡、抗肿瘤血管生成和淋巴管生成、阻止基因突变等多种作用[4]。有学者指出，机体的各种细胞及其所具有的生理功能是人体正气的体现，而癌细胞及相关缺氧、炎症状态对正常细胞的招募和驯化能力是癌症进展的主要力量之源，也就是中医所说的"邪"。扶正培本通过抑制或阻断癌细胞及相关缺氧、炎症状态对正常细胞的招募和驯化来抑邪扶正，使正邪达成一种平衡稳态。故应从影响癌细胞募集能力角度探讨扶正培本治则的抗癌机制，而不能照搬西方医学致力于清除癌细胞的抗癌研究思路[5]。肿瘤干细胞存在于肿瘤组织中，其自我更

[1] 王志英，郭立中，叶放，等.周仲瑛教授治疗肺系病证的经验[J].中华中医药杂志，2009，24（1）：53-55.

[2] 林丽珠.益气除痰法提高老年肺癌生存期的前瞻性研究及预后分析[D].广州：广州中医药大学，2006.

[3] 李雁，方志红.扶正祛邪治则及其联合化疗对 Lewis 肺癌小鼠抑瘤作用的实验研究[J].中华中医药学刊，2011，29（10）：2176-2178.

[4] 李枋霏，李杰.扶正培本法治疗恶性肿瘤作用机制的研究进展[J].肿瘤防治研究，2014，41（6）：674-679.

[5] 耿良，花金宝.从影响癌细胞募集能力角度探讨扶正培本治则的抗癌机制[J].中医学报，2011，26（6）：157-159.

新及分化等生物学特性使之在恶性肿瘤的形成与转移过程中发挥着不容忽视的作用。由于恶性肿瘤在临床中含有起病隐匿，易转移，预后差等特点，具有伏而发病，病情深重和病势易变的"伏毒"特征，故将中医伏毒学说与恶性肿瘤及肿瘤干细胞病理特性相结合进行理论阐释，结合正虚毒结的临床常见证型及历代医家学术总结，提出扶正祛毒法作为防治恶性肿瘤转移的基本治则，为进一步科学论证提供理论支持[1]。实验研究证明，着重于扶正、辅以祛邪的益气养阴方通过调节细胞周期，降低 hTERT-mRNA 及其启动子甲基化的表达，下调端粒酶活性，诱导白血病细胞凋亡，抑制白血病细胞增殖，从而延长 KG1a/NOD-SCID 小鼠生存期，对急性白血病具有治疗作用[2]。在西医常规治疗的基础上联合应用扶正解毒化瘀颗粒，紧抓老年肺炎"热毒炽盛、痰瘀互结、正气亏虚"的核心病机进行针对性的干预，对病情较轻的患者有一定的促进胸片感染征象吸收和改善临床症状的作用[3]。针对小儿哮喘缓解期肺脾气虚，江育仁教授创固本防哮饮，临床应用可减少减轻哮喘发作，增强患儿体质，提高患儿的

[1] 张玉人，林洪生，张英.基于"伏毒"学说的扶正祛毒法防治恶性肿瘤转移的理论探讨[J].北京中医药大学学报，2014，37（9）：586-588，597.

[2] 焦宁.益气养阴方及其拆方治疗急性白血病的临床依据及诱导KG1a 细胞凋亡的实验研究[D].济南：山东中医药大学，2010：77.

[3] 王成祥，殷人易，徐红日，等.扶正解毒化瘀颗粒对不同危险分层老年肺炎的疗效研究[J].北京中医药大学学报，2013，36（3）：188-191.

生存质量和哮喘缓解率。实验研究表明，固本防哮饮降低小鼠气道高反应性和调节机体 IFN-γ 水平，可能是其防止哮喘复发的重要机制[1]。

### （二）祛邪

陈钢提出了"无正则邪不显""正邪相争则症剧""和则为正，不和则为邪"的观点。在临床治疗中，应注重正邪的相互转化。治疗所采用的祛邪之法，虽言邪去而正复，但实际上仍应归属于拨乱反正、纠偏复正之类。现代医学的细胞转化和诱导分化，实则与中医的正邪转化关系十分相似[2]。

### （三）调整阴阳

老年性痴呆（AD）中医治则治法规律研究发现，调整阴阳治则频数表中，滋补肾阴法频数最高，其次为平肝潜阳法、益气升阳法等[3]。有人针对平性药药性特点在方剂配伍中的体现做了探讨，认为平性药与他药配伍后在"整体取性""相关奏效""中介调节" 3 点的体现尤为突出；通过配伍可以体现平性药"体平用偏""双向适用，条件显性"的药性特点；气味配伍是体现平性药"调整阴阳""以偏纠偏"作用的主要途径。对于平性药，其调节阴阳的作用，不仅可以通过其本体所存在的寒热药性来体现，也可以是结合其味的表达来调节，或者通过与非平性药的配伍以达到调整阴阳的

————————————

[1] 袁雪晶.固本防哮饮治疗儿童哮喘缓解期肺脾气虚证的临床和实验研究 [D].南京：南京中医药大学，2010.
[2] 陈钢.正邪关系补论 [J].成都中医药大学学报，2005，28（1）：1-3.
[3] 何慧，张玉莲，崔远武，等.老年性痴呆中医治则治法规律研究 [J].吉林中医药，2012，32（2）：125-127.

目的[1]。

### （四）三因制宜

三因制宜，即因时、因地、因人而制定适宜的治法和方药。这是中医学的整体观念和辨证论治在治疗上的体现。很多医家在临床和养生方面践行着三因制宜。如刘友章教授治疗岭南脾胃病[2]，周铭心教授治疗西北燥证[3]，以及当代名老中医三因制宜的养生防病思想[4]，值得发扬光大。

## 二、治法研究

### （一）汗法

汗法是中医治病的重要法则，是最常用的祛邪途径与措施之一。汗法不仅可用于表证，还可以作为主要或辅助方法用于内外科等疾病的治疗。银屑病的病因病机十分复杂，从给邪找出路的角度出发，王建茹等提出在治疗银屑病中配合汗法的思路，临床可分"病邪在表，汗以透邪外达""邪气在里，汗以开门逐盗""邪盛变证生，汗以拔疾除病"三个层次进行应用[5]。

［1］ 孙冰，邓家刚.论平性药药性在方剂配伍中的体现［J］.中国中药杂志，2009，34（12）：1615-1616.

［2］ 阮氏秋贤，吴海滨，陈氏秋云，等.刘友章辨治岭南脾胃病用药经验［J］.山东中医杂志，2013，32（7）：499-500.

［3］ 赵明芬，李鹏，周铭心.周铭心教授从异法方宜论治西北燥证的学术思想与经验［J］.时珍国医国药，2012，23（3）：767-768.

［4］ 邓小英，卢传坚.当代名老中医"三因制宜"养生防病思想研究［J］.辽宁中医杂志，2011，38（9）：1917-1919.

［5］ 王建茹，唐雪勇，杨志波，等.刍议汗法与寻常型银屑病治疗［J］.中医杂志，2014，55（5）：444-446.

李士懋认为，汗法不仅用于表证，亦可用于里证。现代医学之脑中风、高血压病、冠心病、呼吸系统疾病、消化系统疾病等皆可用汗法。同时指出汗法的应用指征，疗效标准及条件等[1]。

## （二）下法

### 1. 下法治疗急性感染及上消化道出血

北京友谊医院"下法的临床应用与实验研究"课题组，将下法用于急性感染的治疗，收到了满意效果，下法应用指征：①里、实、热阳证；②蓄血、瘀血内结之出血症或血热出血症。临床应用病种为内科各种急性感染及上消化道出血。

中医下法可收到如下临床效果：①退热、改善一般状况；②止血，并防治出血后肝昏迷；③缓解尿毒症。

实验研究表明，下法具有以下作用：①退热作用；②抗感染作用；③抗内毒素作用；④止血作用；⑤大黄可防治肝硬化出血的肝昏迷[2]。此项目获1983年国家卫生部中医药科研乙级成果奖。

### 2. 通腑化痰法治疗缺血性中风

王永炎团队总结出缺血性中风病的证候、演变、辨证沦治和调摄护理的规律，确立了中风病的诊断标准、分标准，提出了急性缺血性中风的4个证候分类：即风痰瘀血痹阻脉络，风痰上扰痰热腑实，气虚血瘀，阴虚风动，并分别采用化痰通络、化痰通腑、益气活血、育阴息风等治疗法则，同时发现，风痰上扰痰热腑实是中风急症中的一个常见证候，确立了化痰通腑的有效治疗方法。缺血性中风急性期虽然本虚，然而侧重在标实。标实以瘀血、痰浊为主，具有可通

---

[1] 王四平，吕淑静，吴中秋，等.李士懋论汗法 [J].中医杂志,2013,54( 4 ):283–285.

[2] 王宝恩，赵淑颖，张淑文，等."下法"的临床应用与实验研究 [J].医学研究通讯，1985, 14 ( 11 ): 344–345.

的指征：一是起病后便秘便干（有多至 1 周不解大便者），自然腑内积有燥屎；二是舌苔黄或黄腻，证明中焦蕴蓄痰热；三是脉弦滑而大，说明痰热实邪猖獗。因此，须及时地祛除痰热积滞，勿使灼阴耗气。这就是以通为补的方法[1]。此项目获1986 年度国家中医药管理局中医药重大科技成果奖乙级奖。

3. 下法治疗多器官功能障碍综合征（MODS）实验研究

大承气汤能够显著 MODS 大鼠小肠胃肠梗阻症状，促进胃肠运动功能恢复，降低死亡率；可减轻 MODS 状态下小肠平滑肌细胞结构受到的损伤；可增加 MODS 状态下小肠平滑肌细胞中抑凋亡基因 Bcl-2 的表达，减少 Bax 的表达，使细胞凋亡减少，保护胃肠平滑肌细胞[2]。

4. 阳明腑实证病理及下法机理研究

阳明腑实证大鼠小肠 ICC 和神经网络受到破坏，大承气汤治疗后小肠胆碱能 / 氮能神经和 ICC 数量恢复，肠神经 –ICC 网络结构得到改善[3]。

5. 清下法治疗急性胆源性感染的机制研究

清热通下法的功效可大致体现在促进细菌及毒素的排出、保护肠黏膜屏障、调节炎症反应、调节免疫功能等四个方面。但中医药辨证论治急性胆源性感染并非通过特定的某个方面

［1］ 王永炎 . 缺血性脑卒中辨证论治初探 ［J］. 上海中医药杂志，1982（4）：4-5.

［2］ 卫明明 . 大承气汤对多器官功能障碍综合征大鼠小肠平滑肌细胞 Bcl-2 和 Bax 表达的影响 ［D］. 大连：大连医科大学，2011.

［3］ 梁国刚，谢明征，曹万龙，等 . 阳明腑实证大鼠小肠神经 –ICC 网络形态学损伤和下法施治研究 ［J］. 大连医科大学学报，2013，35（6）：520-525.

起作用，而是一个综合性的全身调节过程[1]。

6. 温下法与温涩法治疗溃疡性结肠炎（UC）的作用机制研究

温下法的作用机制可能是通过抑制 TNF-α 与 IL-8 的表达，阻抑以中性粒细胞为主的炎性细胞聚集，减少急性炎症反应；温涩法的作用机制可能是通过抑制淋巴细胞产生 TNF-α 来减轻慢性炎症损伤[2]。温下法与温涩法能够增加 UC 患者体内 EGF 的含量，进而可能通过 EGF 对黏膜屏障的保护作用促进黏膜损伤的修复。而温涩法作用优于温下法，表明温涩法在促进损伤修复方面疗效较优[3]。温下法的代表方剂温脾汤对 UC 模型的急性期有较好疗效，而温涩法的代表方剂真人养脏汤能够改善恢复期 UC 模型的炎性反应[4]；温脾汤在早期能更好地减少 MIP-1α 的表达，减轻 UC 结肠黏膜的炎症反应[5]。

7. 益活清下法治疗重症急性胰腺炎（SAP）

临床研究表明，益活清下法治疗重症急性胰腺炎，可降低患者

［1］ 肖广远，李炯，张静喆．清热通下法治疗急性胆源性感染机制探讨［J］. 辽宁中医药大学学报，2013，15（4）：71-73.

［2］ 王新月，林燕，田德禄，等．温下法与温涩法对溃疡性结肠炎患者 IL-8、TNF-α 的影响比较［J］.北京中医药大学学报，2007，30（6）：376-381.

［3］ 王新月，林燕，田德禄，等．温下法与温涩法对溃疡性结肠炎患者结肠表皮生长因子含量的影响［J］.中华中医药杂志，2007，22（1）：34-36.

［4］ 王新月，顾立刚，金基成，等．温下法和温涩法对 UC 大鼠前炎性细胞因子含量的影响［J］.中国中医基础医学杂志，2005，11（5）：352-354.

［5］ 金基成，张前，巩阳，等．温下法和温涩法对 UC 大鼠结肠 MIP-1α 含量的影响比较［J］.北京中医药大学学报，2004，27（6）：27-29.

血清 MCP-1 的水平[1]。

## （三）温法

陈淑长教授强调温经通络法防治 ASO 更符合中医辨治规律。实验表明，温脉通（WMT）的温经通络功效对实验损伤性 ASO 有明显的防治作用。它通过保护血管内皮细胞、降低 ASO 模型的高 ET 和高 $TXB_2$ 血症、提高低 NO 和低 6-Keto-$PGF_1\alpha$ 血症，由此调节 $TXB_2$ 和 6-Keto-$PGF_1\alpha$ 二者平衡。并且能明显降低全血黏度、血浆黏度、红细胞压积和红细胞聚集指数，显示出该方温经通络能改善血液流变学多项指标之变异，因此 WMT 能提高动脉血液流速；由于有效地降低高 ET、$TXB_2$ 血症并提升血浆低 NO 和 6-Keto-$PGF_1\alpha$ 水平，从而能够扩张血管，降低血栓发生率，其活血效应是通过温阳而达到作用的。此外，本方温经通络法的治疗机理应该尚有降低血脂作用。有研究发现：心血管病病人伴有痰证者，其全血黏度和红细胞聚集指数均明显高于无痰证者；而其他指标无显著性差异，非痰证患者与正常人之间亦无显著性差异。据此推断该指标应具特异性。本研究结果显示温经通络的 WMT 能改善红细胞聚集指数和全血黏度两项变异指标。分析其机理，用实验结果反证求因，可以推断温经通络法尚能化痰祛瘀，而且预示祛痰逐瘀这一结果应是通过温阳散寒来达成的[2]。

［1］金涛，夏庆，赵龙，等．益活清下法对重症急性胰腺炎患者血清单核趋化蛋白-1 的影响［J］.华西医学，2009，24（10）：2565-2569.

［2］邓伯杨．动脉硬化闭塞症的实验研究［D］.北京：北京中医药大学，2005.

益气温阳方对脾气虚变应性鼻炎（AR）大鼠模型的实验研究发现，温阳益气方能降低脾气虚 AR 大鼠模型血清 IL-5 和 ECP 水平，防止 EOS 活化、增殖、分化，并防止 EOS 释放 ECP，对治疗 AR 有作用[1]。

## （四）清法

清法，是指清热法，是运用寒凉性质的方药，通过其泻火、解毒、凉血等作用，以解除热邪的治疗大法。《素问·至真要大论》中"热者寒之"就是指的本法。临床应用时，根据所犯脏腑和疾病发展的不同阶段，"清法"又具体分为清热泻火，清热解毒，清热凉血，清热养阴等。老年痴呆病程中毒邪是关键；正虚肾亏贯穿始终。因此，清壅盛之毒邪，补不足之肾精，应当是老年痴呆的根本大法。二者相辅相成，辩证统一。"补法"是为了使机体正气充盈，"清法"是为了驱除有害病理产物，分别应用于老年痴呆的不同阶段[2]。

刘鲁明团队的"清热化湿法为主中西医结合治疗胰腺癌的临床及应用研究"，在继承全国名中医于尔辛教授治疗恶性肿瘤学术思想基础上，创新性地提出以"湿热蕴结"为核心的胰腺癌病机理论假说，确立了清热化湿的胰腺癌治疗法则，制定了清胰化积方为主的治疗方案，可明显提高胰腺癌患者的生存期，为该病机提供了循证医学依据，突破了胰腺癌"脾虚气滞"病机传统认识，完善发展了

---

[1] 吴拥军，严道南，王宇，等.益气温阳方对脾气虚变应性鼻炎大鼠模型的实验研究 [J].时珍国医国药，2014，25（11）：2602-2604.

[2] 鲁艺，张林，禄颖，等."清法"与"补法"治疗老年痴呆症的辨证意义 [J].长春中医药大学学报，2012，28（2）：191-193.

胰腺癌病机[1]。此项目获得 2011 年度中国中西医结合学会科学技术奖一等奖。

刘友章认为，急性痛风性关节炎的基本病机是"湿热痹阻，瘀毒内留"，治当清热利湿，解毒化瘀，"内清外透"的治疗法则切合病机。内清外透法指导下的以痛风康Ⅱ号颗粒和痛风Ⅰ号外敷方为主的中医综合治疗方案可明显减轻急性痛风性关节炎患者关节疼痛、关节红肿、关节功能障碍，提高综合疗效，对急性痛风性关节炎具有消肿止痛的作用，并且具有良好的安全性[2]。

研究证实清脉饮及其拆方含药血清对血管内皮细胞具有保护作用，其机制可能与抑制炎症反应有关，其可能是治疗动脉粥样硬化的作用机制之一[3]。清脉饮及其拆方可通过上调I-κBmRNA 的表达和下调 NF-κKBmRNA 的表达而发挥抗动脉粥样硬化闭塞症（ASO）的作用，清法组效果最佳[4]。

[1] 刘鲁明，陈震，孟志强，等.清热化湿法为主中西医结合治疗胰腺癌的临床及应用研究［J］.中国科技成果，2012（17）：64.
[2] 蔡骏逸.内清外透法对湿热痹阻型急性痛风性关节炎的止痛抗炎效应及作用机制研［D］.广州：广州中医药大学，2012.
[3] 张伟芳，黄鑫，赵凯.清脉饮及其拆方含药血清对 TNF-α 损伤的 Ealy 细胞的保护作用［J］.宁夏医科大学学报，2013，35（6）：635-640.
[4] 陈凯伟，钱月慧，黄鑫，等.清脉饮及其拆方对动脉硬化闭塞症兔主动脉Ⅱ-κB 及 NF-κBmRNA 表达的影响［J］.宁夏医科大学学报，2014，36（7）：720-725.

### （五）调理气血

气血紊乱是形成心脑病证的最根本原因[1]，而调气活血是治疗心血管病的基本治法。文献指出，活血化瘀方药有强烈的抗凝作用，甚至有促纤溶作用，此为防治缺血性心脑血管病的药理基础；益气活血为主防治缺血性心脑血管病，临床施治疗效显著。有研究将冠心病分为气滞血瘀和气虚血瘀 2 型，按其证候特点，以调气活血为主，随症加减用药，取得了明显的效果[2]。同时有文献认为益气化瘀药物能降低患者血脂及血液黏稠度，抗血小板凝聚，溶解血栓，扩张缺血区血管，增加缺血区血流量，增加细胞摄氧量，改善局部脑细胞代谢，从而促进脑功能恢复。实践证明调气活血法应用广泛，针对性强，重复有效，能直接作用于心脑血管病灶，具有改善功能及治疗病变等多种作用。其所以能有如此效果，是与其直接作用于气血有关。王清任在《医林改错》谓："气通血活，何患不除？"调气活血法的调畅气血，平衡阴阳，发挥扶正祛邪，消除疾患作用，正符合《素问·至真要大论》之定义"疏其血气，令其调达，而致和平"[3]。颜德馨运用"衡法"调气活血治疗心脑血管疾病颇具疗效[4]。

全身气机升降失调，尤其是胃肠道气机升降失调是肠癌发生发展的关键因素，而肠癌术后由于正虚而邪毒残存及局部机械性损伤，

---

[1] 颜乾麟.颜德馨中医心脑病诊治精粹［M］.北京：人民卫生出版社，2006

[2] 袁立新，袁建虎.调气活血法治疗冠心病［J］.陕西中医学院学报，2002，25（4）：16-17.

[3] 颜乾麟，韩鑫冰，韩天雄，等.论气血失衡是心脑血管病的基本病机［J］.中华中医药杂志，2010，25（7）：1083-1085.

[4] 严夏，陈洁真，王大伟，等.颜德馨运用"衡法"调气活血治疗心脑血管疾病的经验［J］.上海中医药杂志，2008，42（12）：1-3.

更进一步加重了全身和局部的气机升降失调，造成肠道功能紊乱，表现为腹痛、腹泻、便秘、里急后重或腹泻与便秘交替等。基于中医气机升降理论，李枋霏等认为该症状群属于气机升降失常，清阳不升，浊阴不降 结合现代研究进展，治疗当从升降出入，调气为先；正气不足，补益为要；邪气犹存，穷寇宜追等方面进行整体辨证论治，扶正祛邪兼顾[1]。

### （六）补法

补法是指用补益药物补养人体气血阴阳不足，改善衰弱状态，治疗各种虚证的方法。现代临床应用补法治疗老年性疾病时，多考虑老年人虚中夹实的特点。

#### 1. 益肾化浊法治疗老年期血管性痴呆（VD）

张伯礼团队的"益肾化浊法治疗老年期血管性痴呆的研究"，研究结果证实了"毒损脑髓"的病机假说，表明肾虚、痰瘀内阻是 VD 的基本证候特征；痰浊壅滞、化热生风为 VD 病情波动的重要原因；风火痰瘀、蕴结壅积、酿生浊毒为 VD 病情下滑的关键。探索并首次提出了根据 VD 病情划分平台、波动、下滑三期的分期辨证治疗的指导思想。早期发现、早期积极治疗可延长平台期，控制病情发展，使之相对稳定，从而达到防止病情下滑的目的。实验研究表明，在体外条件下，聪智颗粒通过两条途径实现的，即通过胶质细胞介导的间接保护作用和直接作用于神经细胞的保护作用，是通过多层次—多途径—多靶点的，有拮抗—调节—整合的综合作用

---

[1] 李枋霏，何莉莎，贾程辉，等. 基于气机升降理论治疗肠癌术后肠道功能紊乱 [J]. 中医杂志，2014，55（16）：1423-1426.

来实现的。其应用化痰瘀、降浊毒聪圣胶囊的有效性，证明了 VD 的发生发展与痰瘀化毒为害，毒损脑络有直接关系[1]。此项目获 2002 年度国家科学技术进步奖二等奖。

2. 补肾化痰法治疗阿尔茨海默病（AD）

田金洲团队的"补肾化痰法治疗阿尔茨海默病及其应用技术"将国际诊断标准中国化，建立了中文版阿尔茨海默病操作性诊断标准；将阿尔茨海默病辨证分型标准化，开发了阿尔茨海默病证候要素量表；将阿尔茨海默病治疗个体化，发明了补肾化痰的有效疗法。通过转基因小鼠等 AD 模型研究发现，代表药物金思维复方能选择性抑制 Aβ 产生，促进 Aβ 降解，调节生成和代谢平衡，减少 Aβ 沉积，从而保护神经突触结构和功能，具有多靶点调节作用[2]。此项目获得 2013 年国家科学技术进步二等奖。

3. 补肾活血法治疗帕金森病（PD）

杨明会团队的"补肾活血理论在治疗帕金森病中的应用"丰富创新了 PD 中医脑病理论，突破了中医学关于 PD "诸风掉眩，皆属于肝"传统病机认识，提出肾－脑相关理论[3]，并在此基础上，明确提出了"肾虚血瘀"是其基本病机的观点，创立了"补肾活血法"为其基本治法，拓展了 PD 治疗思路和策略，丰富创新了中医脑病理论。此项目获得 2012 年度国家科学技术进步奖二等奖。

［1］ 张伯礼.益肾化浊法治疗血管性痴呆的临床与基础研究［A］.第四次全国中西医结合养生学与康复医学学术研讨会论文集［C］.2004.

［2］ 田金洲，时晶，张雷明，等.金思维提取物预防 Aβ42 淀粉样蛋白产生及其机制研究［A］.中医药优秀论文选（下）［C］.2009.

［3］ 杨明会，李敏，窦永起，等.补肾活血法治疗帕金森病的理论探讨［J］.中国中医基础医学杂志，2009，15（11）：812-814.

### 4. 补肾法抗衰老的研究

沈自尹团队的"补肾法对老年男性下丘脑—垂体—性腺轴作用的临床和实验研究"，研究表明，补肾法对老年男性下丘脑－垂体－性腺轴的功能减退确有一定的改善作用[1]。此项目获得获 1987 年度国家中医管理局中医药重大科技成果奖乙级奖。

### 5. 补肾益精法延缓衰老作用的机理研究

赵伟康团队的"补肾益精法延缓衰老作用的机理研究"，研究阐明了补肾益精法延缓衰老的作用机理，证实了"五脏虚损"的衰老学说具有现代机理基础。临床研究表明：固真胶囊可以明显提高经化疗和放疗治疗的肿瘤患者的 NK 细胞的活性，提高 CD4/CD8 比值，降低 MIF 等作用，减轻化疗和放疗对患者的毒副反应，是良好的肿瘤治疗辅助药物。由补肾益精中药组成的固真方能明显提高老龄动物胸腺重量，增加胸腺蛋白质和核酸含量，改善胸腺性激素受体的老龄性变化，增强血清胸腺因子功能，提示补肾益精中药对下丘脑—垂体—性腺—胸腺轴的各个层次的老龄变化均有不同程度的纠正作用。补肾益精中药对胸腺依赖性免疫功能的作用，可能是通过胸腺—神经内分泌网而实现的[2]。此项目获 1991 年度国家中医药管理局中医药科技进步奖二等奖。

---

[1] 沈自尹，王文健，张新民，等.补肾法对老年男性下丘脑－垂体－性腺轴作用的临床和实验研究[J].中医杂志，1986（4）：32-36.

[2] 赵伟康，潘迎宪，万叔援.固真方对老年雄性大鼠下丘脑－垂体－性腺－胸腺轴作用的实验研究[J].中医杂志，1989（12）：43-45.

### 6.健脾益气法治疗小儿营养性缺铁性贫血

北京中医医院温振英团队"健脾益气法治疗小儿营养性缺铁性贫血的研究",调查发现,小儿缺铁性贫血临床表现以脾虚型占多数;通过治疗前后木糖吸收试验结果证实,健脾组和补血组治疗后木糖吸收率均有提高,并恢复到正常水平。可以说明,"脾为生血之源"是指脾对造血的营养物质有吸收代谢功能[1]。此项目获国家卫生部一九八五年度医药卫生科技成果乙级奖。

### 7.扶正化瘀法延缓免疫衰老

蒋文跃课题组从免疫衰老角度验证中医"正虚夹瘀是衰老的主要机理"的理论。实验表明,补肾化瘀法较单纯补肾或化瘀效果更佳,扶正化瘀可能是延缓免疫衰老的理想途径[2]。

## (七)活血化瘀法

血瘀证是中医常见证候,也是中医理论的重要组成部分和临床常见重要病症。"活血化瘀"是中医重要治法。

### 1.活血化瘀法治疗心脑血管疾病

中国中医研究院西苑医院陈可冀团队的"血瘀证与活血化瘀研究",以"活血化瘀"为主,治疗冠心病(5316例),疗效由70%提高到88%。创立血瘀证诊断标准和冠心病心绞痛诊断及疗效评价标准,已被国家标准采纳,在全国推广应用。通过对多种活血化瘀中药进行的深入研究,发现了活血化瘀方药在调节心肌代谢、改善心血管功能、抗心肌缺血等方面有新的治疗作用。以及"活血化瘀"

[1] 温振英,吕敏华,曾昭田,等.健脾益气法治疗小儿营养性缺铁性贫血的研究[J].医学研究通讯,1986,15(4):120-121.
[2] 蒋文跃,李顺成,王玉明.补肾、化瘀及补肾化瘀法延缓免疫衰老的对比研究[J].中华老年医学杂志,1997,16(3):178-180.

的基本治疗规律与作用原理，即：活其血脉、化其淤滞，通过改善心脑及周围血管功能，改善冠状动脉循环和血液理化性状等，达到抗心肌缺血，抗脑缺血，抗动脉硬化及血栓栓塞等功效。此项目荣获 2003 年国家科学技术进步一等奖。该课题组活血化瘀方药心脑血管疾病临床治疗应用成果：倡导在抗心绞痛和抗血小板中应用活血化瘀方药，以及冠心 2 号及其组成药的应用研究；血府逐瘀汤及其有效部位对冠心病 PCI 后再狭窄的防治研究。其创新点主要在于：① 20 世纪 60 年代开始倡导以活血化瘀方药治疗冠心病；②首创以活血化瘀方药防治介入治疗后冠脉再狭窄；③首先在中医药领域采用多中心 RCT 的临床研究方法[1]。

2. 益气化瘀法治疗椎间盘退行性病变

王拥军、施杞研究团队的"益气化瘀法治疗椎间盘退变性疾病的基础研究和临床应用"，根据中医气血理论，经过长期的临床实践，确立了"调和气血防治椎间盘退变性疾病"的学术思想，创立了防治椎间盘退变性疾病的经验方——"益气化瘀方"。开展一系列临床和实验研究，对"益气化瘀方"的有效性和作用机制进行了系统观察和深入探索，进而验证了"益气化瘀方"的科学性及可靠性，丰富并发展了中医气血理论。认识到"益气化瘀"中的"益气"主要是补益先天肾气和后天脾胃之气，强调脾气与肾气的有机联系；"化瘀"乃化血瘀、痰瘀，"益气"促进化瘀，"化瘀"更能发挥"血

[1] 陈可冀.血瘀证与活血化瘀治疗临床研究［A］.第六次全国中西医结合血瘀证及活血化瘀研究学术大会论文汇编［C］.2005.

之生化""气之推动"作用，说明"益气化瘀法"可以"防治结合，标本兼顾"，为非手术疗法治疗椎间盘退变性疾病开辟了新思路[1]。此项目获得 2011 年度国家科学技术进步奖二等奖。

### 3. 活血化瘀法治疗小儿病毒性肺炎血瘀证

阎田玉等应用活血化瘀法治疗小儿病毒性肺炎血瘀证，症见舌暗红，甲皱微循环改变，主要是管袢变细，血流缓慢，血流断聚；小儿凝血功能异常，凝血酶原时间（PT）延长，凝血酶凝结时间（TCT）延长。应用活血化瘀法治疗改善微循环，取得了较好疗效[2]。此项目获得 1986 年卫生部中医药科研乙级成果奖。

### 4. 益气化瘀法治疗慢性硬膜下血肿

施杞团队应用益气化瘀法，以补阳还五汤化裁为益气活血汤，重用黄芪 120g，治疗 12 例慢性硬膜下血肿，治疗效果满意。在动物实验中发现，运用足量黄芪可使鼠的巨噬细胞吞噬率明显提高。实验说明，益气化瘀法具有改善病灶局部血液微循环，促进巨噬细胞增多，以及活跃其功能的作用，因而能有效地使血肿得到清除。此外，治疗组血肿包膜呈纤维组织疏松现象，这可能是中药治疗本病不易复发的原理[3]。此项目获得获 1986 年度国家中医管理局中医药重大科技成果奖乙级奖。

---

［1］ 施杞.益气化瘀法防治椎间盘退变性疾病的应用与发展［J］.上海中医药大学学报，2008，22（4）：1-5.

［2］ 阎田玉，林胡春，龚明敏，等.小儿腺病毒肺炎血瘀症的临床诊治体会［J］.中医杂志，1981（12）：27-29.

［3］ 施杞.益气化瘀法治疗慢性硬膜下血肿 12 例［J］.上海中医药杂志，1983（1）：6-8.

5. 活血祛瘀法治疗子宫内膜异位

邵会权团队应用活血祛瘀法，以疏肝活血方和益气活血方，并根据"久病入络"与"虫蚁搜剔"的理论，用5种虫类药等量研末，组成"异位粉"，用以加强活血祛瘀之作用，治疗156例子宫内膜异位症患者，有效率达82.05%。在甲皱毛细血管的祥顶中发现有瘀血的毛细血管明显减少，证明了活血祛瘀能促进局部血液的吸收，减少了张力，所以取得了临床症状及体征的好转。另外女性激素测定及部分血液物化指标测定中，治疗前后的变化也可说明活血祛瘀治疗可能通过对女性激素比例的调整，来改善机体反应和缓解症状，同时与调整生殖器局部的反应性亦有一定的关系[1]。中医活血祛瘀疗法对子宫内膜异位症的治疗作用虽较慢，但无激素类治疗的抑制排卵、干扰机体正常内分泌功能的副作用，且巩固一段时间后疗效较稳定，对未生育的患病妇女，尚有促进生育的功能，为子宫内膜异位症提供了一种新的疗法。此项目获1980年度卫生部科技成果乙级奖。

6. 活血化瘀治疗视网膜静脉阻塞

上海第一医学院眼科研究所应用活血化瘀法治疗视网膜静脉阻塞，发现视网膜静脉阻塞外周微循环障碍主要表现为微血流中红细胞聚集以及局部血流停滞。活血化瘀的作用原理在于纠正微循环障碍，改善血液流变性。同时还具有抗血

[1] 邵会权，高秀惠，归缓琪，等.用活血祛瘀法治疗子宫内膜异位症的临床分析与理论探讨[J].上海中医药杂志，1980（3）：4-6.

栓形成和溶解血栓的作用[1]。此项目获 1981 年度卫生部科技成果奖乙级奖。邓亚平团队的"活血化瘀治疗视网膜静脉阻塞的实验与临床研究"，认为视网膜静脉阻塞属瘀血病证，本课题通过动物实验及临床研究，探明了活血化瘀治疗视网膜静脉阻塞的机制及确切疗效，为进一步推出治疗本病的廉、简、便新药打下基础。动物实验结果表明眼底Ⅲ号能促进反映视网膜功能的 ERG 之 a、b 波振幅的恢复，证明本制剂的活血化瘀作用对治疗眼内出血具有良好效果[2]。此项目获 1991 年度国家中医药管理局中医药科技进步奖二等奖。

7. 破血逐瘀、泄热醒神、化痰开窍法治疗出血性中风

任继学团队"破血化瘀、泄热醒神、化痰开窍法治疗出血性中风的临床与实验研究"，在出血性中风病急性期的研究中，以任继学教授为首的课题组，率先提出了新的病机理论：气血逆乱，瘀、痰、热、风、浊毒，五邪互相渗透，伤损脑髓之元神。根据以上病因病机，提出了新的治法为破血化痰、泄热醒神、豁痰开窍。本项目研究结果提示以破血化瘀，泄热醒神，豁痰开窍为治疗总则所采用的系列中药治疗出血性中风急性期病人的疗效优于对照组，并且可以降低急性期的病死率，同时在改善神经功能缺损及促进血肿吸收方面有明显的优势[3]。此项目获 1997 年国家中医药管理局中医药科技

［1］ 徐俊义，蔡松年，郭秉宽. 活血化瘀治疗视网膜静脉阻塞的疗效机理研究——外周围循环观察［J］. 中西医结合杂志，1985，5（2）：97-99+110.

［2］ 邓亚平，王明芳，王典蓉，等. 活血化瘀治疗视网膜静脉阻塞的研究［J］. 中国医药学报，1993，8（3）：17-19.

［3］ 任继学，金润泉，赵建军，等. 破血化瘀、泄热醒神、豁痰开窍法治疗出血性中风急性期 222 例患者的临床研究［A］. 国家中医药管理局脑病重点研究室建设研讨会暨中风病科研成果推广交流会论文汇编［C］. 2010.

进步奖一等奖。

8. 益气活血利水法治疗慢性心力衰竭

洗绍祥团队长期从事"益气活血利水法治疗慢性心力衰竭的应用研究"。慢性心力衰竭多属中医的心悸、喘证、水肿、血瘀等范畴，是一个本虚标实之证，本虚多为心、脾、肾之气、阳虚；标实多见水阻、痰浊、血瘀。而心气虚则是心衰的共同病机，且贯穿于心衰的全过程，血瘀则是伴随心气虚亏而存在于整个心衰病程的主要病机。益气活血利水法主药北芪和益母草，从中药药性两药配合具有益气活血利水等功效，符合心力衰竭中医治则，实验研究资料也表明具抗心力衰竭的良好血流动力学效应，临床上取得良好的效果[1]。临床研究表明内皮素（ET）、一氧化氮（NO）可作为反映充血性心衰 CHF 严重程度的客观指标之一，且在 CHF 病理生理改变中起重要作用。益气温阳活血利水中药具有保护内皮细胞功能，纠正 ET、NO 分泌失衡作用，这可能是其治疗 CHF 作用机制之一[2]。此项目获 2012 年度中华中医药学会科学技术奖一等奖。

9. 衡法抗衰老研究

颜德馨团队的"瘀血与衰老的关系——衡法 II 号抗衰老

[1] 丁有钦，洗绍祥，吴伟，等.益气活血注射液治疗慢性心力衰竭临床研究 [J].广州中医学院学报，1994，11（1）：16-19.
[2] 洪永敦，洗绍祥，陈宇鹏，等.益气温阳活血利水中药对充血性心力衰竭患者内皮素及一氧化氮的影响 [J].中药新药与临床药理，2000，11（2）：71-73.

的临床和实验研究"，从中医理论和实践出发，探讨瘀血与衰老的关系，提出了人体衰老的气血失衡学说的新观点。认为人体气血充盈、调和、平衡是人体长寿的主要因素，"人体衰老的主要机制在于气血失调"，"人体内环境的失衡，主要在于瘀血"，从而提出人体衰老的本质是"气血失调，气虚血瘀"，进而提出了人体衰老的气血失衡学说，独倡瘀血实邪为人体衰老的主要机制，打破了"脾肾虚损致衰"的传统观点，为世人瞩目。他首创以泄代补，从排除致衰老因子入手，用黄芪、苍术、当归、赤芍、红花等为主消除体内积瘀，纠正脏腑虚衰，使气血由不平衡到平衡，从而达到延缓衰老的目的。这一成果在国内外都产生一定影响，荣获 1989 年国家中医药管理局科技进步二等奖[1]。

## （八）通络法

吴以岭团队以"营卫承制调平"为指导，系统探讨"脉络－血管系统病"发病、病机、辨证与治疗，指出气候变化异常——外感六淫、社会心理应激——内伤七情、环境污染影响——毒损脉络、生活起居异常——劳逸失度、代谢产物蓄积——痰浊瘀毒是其主要致病因素，提出络气郁滞（或虚滞）、脉络瘀阻、脉络绌急、脉络瘀塞、络息成积、热毒滞络、脉络损伤、络虚不荣八个基本病理机制，在"脉络血管系统病"辨证论治方面提出辨证要点。围绕"不通"这一"脉络－血管系统病"的病变实质，提出"络以通为用"的治疗总则，突出"调"之干预——调营卫、气血、阴阳，调五脏之气、

[1] 李敏娟.发明衡法，擅治难病的颜德馨[J].上海中医药杂志，1996（9）：34-35.

气机升降、邪正虚实，并按功能将"脉络－血管系统病"常用药物进行分类，同时依据基本病理机制确立八大证候类型和脏腑辨证论治。通过系统构建脉络学说辨证论治体系为提高"脉络－血管系统病"这类严重危害人民生命健康重大疾病的临床疗效提供了理论指导。以脉络学说为指导提出"微血管损伤"为急性心肌梗死、脑梗死、糖尿病微血管并发症这类重大疾病的共性核心病机，"络以通为用"治疗总则指导下"搜剔疏通"的用药规律及通络药物在微血管功能与结构完整性保护方面显示出独特的优势[1]。此项目获 2012 年度中华中医药学会科学技术奖一等奖。

### （九）扶阳抑阴法

张登本教授详细分析总结了扶阳派近十年来兴起的原因及学术创新。扶阳抑阴治法是扶阳抑阴学派（火神派）的基本治病思路，其应用的基础可概括为阳主阴从的重阳观、阳虚渐增的体质观、"阳常不足，阴常有余"的病理观、阳虚阴盛的病势观和阳虚上浮、外越、下陷的阴火病机观，遣方用药尊崇仲景，温药扶阳，擅用附子[2]。

---

［1］ 吴以岭.脉络学说构建及其指导血管病变防治研究［A］.全国中西医结合发展战略研讨会暨中国中西医结合学会成立三十周年纪念会论文汇编［C］.2011.

［2］ 张登本，田丙坤."扶阳抑阴"治法研究述评［J］.山西中医学院学报，2015，16（1）：4-9.